早期错殆畸形——辨析与治疗

Recognizing and Correcting Developing Malocclusions

以问题为导向的正畸对策

A Problem-oriented Approach to Orthodontics

（美）尤斯特奎欧 · A. 阿罗约
（Eustáquio A. Araújo）
（美）皮特 · H. 布尚
（Peter H. Buschang）
主编

白玉兴　厉　松　王红梅　主译

北方联合出版传媒（集团）股份有限公司
辽宁科学技术出版社
沈　阳

图文编辑

刘　菲　唐晓莉　郭　静　马艳婷　王　琳　刘　倩　王　蓉　王　芳　李　君　李华东　徐　泽　王　岩
陈　悦　陈　涛　王　峰　赵　辉　徐　岩　肖　艳　张　梅　林　波　于欣欣　赵　雪　李　萱　王　欣
唐　菲　赵　跃　袁　舒

Title: Recognizing and Correcting Developing Malocclusions: A Problem-Oriented Approach To Orthodontics
by Eustáquio A. Araújo, Peter H. Buschang
ISBN: 9781118886120

图书在版编目（CIP）数据

早期错殆畸形：辨析与治疗 /（美）尤斯特奎欧・A. 阿罗约（Eustáquio A. Araújo），（美）皮特・H.布尚（Peter H. Buschang）主编；白玉兴，厉松，王红梅主译. — 沈阳：辽宁科学技术出版社，2018.6（2019.10 重印）
ISBN 978-7-5591-0700-8

Ⅰ.①早…　Ⅱ.①尤…②皮…③白…④厉…⑤王…　Ⅲ.①口腔正畸学　Ⅳ.①R783.5

中国版本图书馆CIP数据核字（2018）第072455号

出版发行：辽宁科学技术出版社
（地址：沈阳市和平区十一纬路25号　邮编：110003）
印 刷 者：辽宁新华印务有限公司
经 销 者：各地新华书店
幅面尺寸：210mm × 285mm
印　　张：16
插　　页：4
字　　数：350千字
出版时间：2018 年 6 月第 1 版
印刷时间：2019 年 10 月第 2 次印刷
责任编辑：陈　刚　殷　欣　苏　阳
封面设计：袁　舒
版式设计：袁　舒
责任校对：李　霞

书　　号：ISBN 978-7-5591-0700-8
定　　价：298.00 元

投稿热线：024-23280336
邮购热线：024-23284502
E-mail:cyclonechen@126.com
http://www.lnkj.com.cn

致谢
Dedications

感谢我挚爱的妻子Teresa、亲爱的女儿——正畸医生Kika和儿子Chico在我编撰本书过程中给予我持久不断的关心与爱意。感谢我亲爱的父母，尤其是将我引领至口腔科学领域的父亲。感谢我尊敬的每位导师、PUCMinas及SLU的校友及同事，以及给予我充分信任的患者们，是你们帮助我成长为一名更好的医生。最后还要感谢挚友Drs. Orlando Tanaka、Jose Mauricio及Roberto Vieira对我的支持与帮助。

——Eustáquio A. Araújo

感谢挚爱的家人尤其是妻子Joyce，你的睿智与鼓励是我坚持的动力。感谢我出色的同事及校友们，与你们共事是我今生的幸运。

——Peter H. Buschang

编者名单
Contributors

Ildeu Andrade Jr., DDS, MS, PhD
Associate Professor of Orthodontics
Department of Orthodontics
Pontificia Universidade Católica de Minas Gerais
Belo Horizonte, Brazil

Eustáquio A. Araújo, DDS, MDS
Pete Sotiropoulos Endowed Professor of Orthodontics
Clinic Director – Graduate Orthodontics
Department of Orthodontics
Center for Advanced Dental Education
Saint Louis University
St. Louis, MO, USA

Peter H. Buschang, PhD
Regents Professor and Director of Orthodontic Research
Department of Orthodontics
Texas A&M University Baylor College of Dentistry
Dallas, Texas, USA

Ewa Monika Czochrowska, DDS, PhD
Associate Professor
Department of Orthodontics
Medical University of Warsaw
Warsaw, Poland

David B. Kennedy, BDS, LDS (RCSEng), MSD, FRCD(C)
Clinical Professor and Co-clinic Director for Graduate Orthodontics
Faculty of Dentistry
University of British Columbia
Vancouver, BC, Canada

Paweł Plakwicz, DDS, PhD
Clinical Professor
Department of Periodontology
Medical University of Warsaw
Warsaw, Poland

Gerald S. Samson, DDS
Adjunct Associate Professor
Department of Orthodontics
Center for Advanced Dental Education
Saint Louis University
St. Louis, USA

Robyn Silberstein, DDS, PhD
Clinical Associate Professor
Department of Orthodontics
University of Illinois College of Dentistry
Chicago, IL, USA

Bernardo Q. Souki, DDS, MSD, PhD
Associate Professor of Orthodontics
Department of Orthodontics
Pontifical Catholic University of Minas Gerais
Belo Horizonte, Brazil

译者名单
Translators

主　译

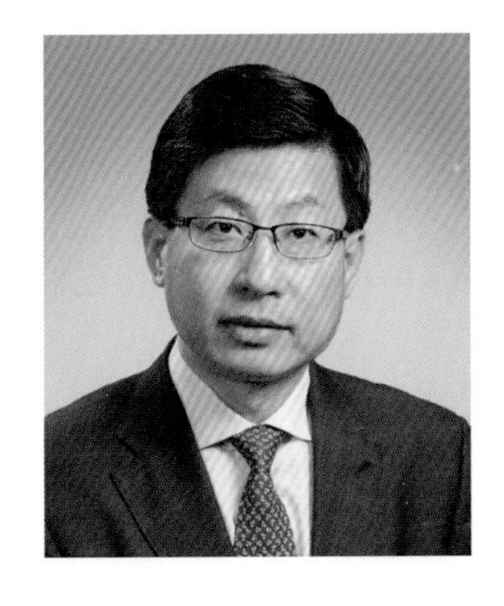

白玉兴

主任医师、教授、博士生导师，现任首都医科大学附属北京口腔医院及口腔医学院院长。兼任中华口腔医学会副会长、中华口腔医学会口腔正畸专委会主任委员、北京口腔医学会副会长、北京口腔医学会正畸专委会主任委员、北京市牙病防治所所长、北京口腔医学研究所所长。担任《中华口腔医学杂志》副总编辑，《中华口腔正畸学杂志》副总编辑，《北京口腔医学杂志》主编及《美国正畸学杂志（AJO-DO）》、《Angle 正畸学杂志》等杂志的审稿专家。为国际牙医师学院院士（FICD），英国爱丁堡皇家外科学院正畸专科院士国际考官。享受国务院政府特殊津贴。为国家人社部及国家卫计委有突出贡献中青年专家。入选人社部国家百千万人才工程。先后承担国家自然基金7项及多项其他国家级课题，获省部级科技奖6项，发表论文256篇（其中SCI收录文章61篇），主编（译）论著14部，参编论著8部。获得国家发明专利6项，实用新型专利9项。在国内最早（2002年）开始无托槽隐形矫治技术的研究、开发和临床应用，填补了国内空白，并获得了中华口腔医学会科技进步二等奖。

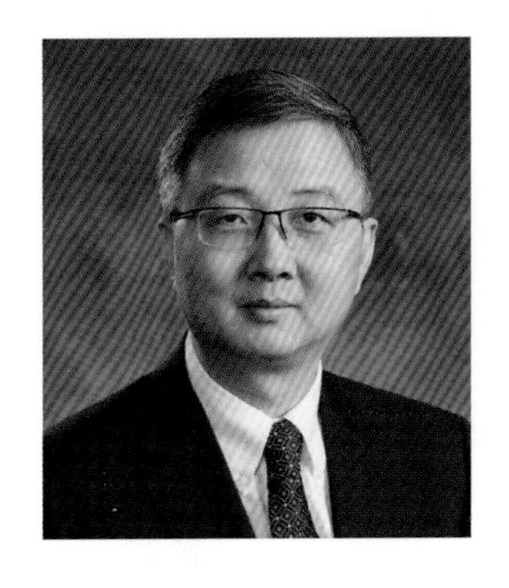

厉　松

主任医师、教授、博士生导师，现任首都医科大学附属北京口腔医院副院长。兼任北京市口腔医疗质量控制与改进中心主任、中华口腔医学会理事、中华口腔医学会口腔正畸专委会委员、中华口腔医学会口腔医学设备器材分会常务委员、北京口腔医学会理事、北京口腔医学会医院管理分会主任委员、北京口腔医学会正畸专委会副主任委员、北京市牙病防治所副所长、东城区预防医学会第二届委员会副会长等职务。担任《北京口腔医学杂志》以及《中华口腔正畸学杂志》编委，并为美国正畸协会（AAO）、世界正畸联盟（WFO）、国际牙科研究会（IADR）的国际会员，国际牙医学院院士。先后承担国家自然科学基金项目2项及多项其他省部级课题，获省部级科技奖1项，发表论文80余篇，主译、参编、参译著作10部。

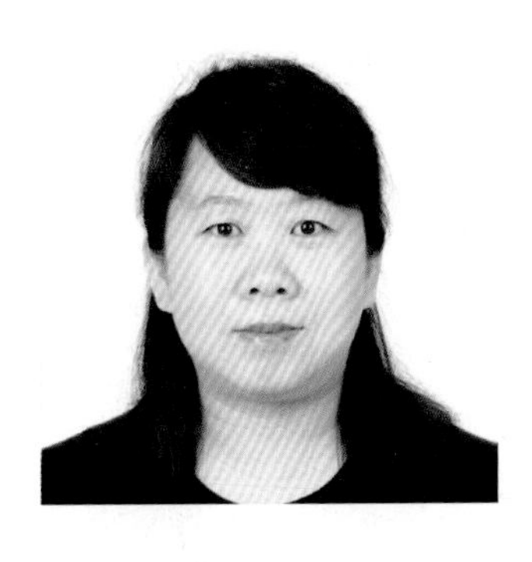

王红梅

主任医师，现任首都医科大学附属北京口腔医院正畸科主任，兼任中华口腔医学会口腔正畸专业委员会常务委员、北京口腔医学会口腔正畸专业委员会常务委员，世界正畸联盟（WFO）、国际牙科研究会（IADR）的国际会员，《中华口腔正畸学杂志》编委。从事口腔正畸临床工作20余年，参与多项国家自然科学基金及省部级基金课题，发表论文30余篇，参译论著3部。

参译人员（按姓名首字笔画为序）

王红梅　方东煜　厉　松　白玉兴　苏　莉　张海萍　陈　莉

中文版特别说明

Special Instruction

本书中涉及的诊治方法并无倾向性，并且需要特别指出的是，笔者及出版部门的初衷是为相关临床问题提供参考，并不保证采用书中描述的方法治疗后的效果。并且本书引用的信息无论来自网络还是其他来源，在图书撰写到读者阅读这段时间内可能已经更改甚至消失，其参考价值也会发生相应变动，因此读者需注意“尽信书则不如无书”，必要时还应及时请教相关领域的专家，获取更为准确且具有针对性的建议。

序
Foreword

在学习正畸学的过程中，学生们经常想知道老师是否和他们有一样的困惑，而其中一个最常被提及的问题就是“您会特别重视正畸早期治疗吗”。我知道，无论我回答“会”还是“不会”，都会与一些学生的想法一致，同时也会与另一些学生的想法不同，因此我不会简单回答“会”或“不会”，而是鼓励他们独立思考，给出自己的见解。所以我的回答通常是“没错，我会认真教授正畸的早期治疗，但我也会格外重视‘晚期治疗’，以及各个年龄段各个时期的正畸治疗。我们不仅要学习单期矫治、双期矫治，多期的矫治都是我们要掌握的内容”。

我知道这个回答有搞笑的成分在，当然学生们也不会轻易放过我，总会要求我解释得再详尽一点儿。这时我的第一个例子来自先前一位叫Greg Dyer[1]的毕业生很久之前做的一项研究。研究中两组样本分别为青春期及成年女性，旨在比较不同组的正畸治疗效果。他发现青春期组治疗效果的70%是生长发育的功劳，仅30%的效果来自正畸牙移动；而在成人组，部分安氏Ⅱ类病例中上下颌骨极为不匹配，牙齿必须进行大量代偿才会取得一定效果——而此时已经不能指望力量强大的生长发育了，所有的工作都必须由正畸医生来做。这足以说明在这项研究的背景下，在青春期开展早期治疗比推迟到成人期治疗会取得更好的效果。在此我要特别指出的是，脱离开患者情况而去讨论“早期治疗好”“晚期治疗佳”的行为类似纸上谈兵，是站不住脚的空中楼阁，具体情况具体分析才是最明智的选择。针对上面的例子，“安氏Ⅱ类青春期女性患者的正畸治疗不要推迟到成年，最好及早进行”才是最准确的概括。同理，有许多临床经验及研究结果强调了唇腭裂持续时间长、学科协作多的序列治疗的重要性，也不断有关于正畸-正颌联合治疗病例治疗分期的讨论。但在我看来，抛开患者的具体情况去分析双期甚至多期矫治的病例意义不大。

但是，我们“相信”早期治疗与否真的重要吗？我们“看好”单期或多期矫治就真的算数吗？人人生而不同，我们没有“不见其人，先治其病”的超能力；就算有这种能力，先入为主的思想也往往会禁锢住我们仔细探究的脚步，最终的治疗效果也会大打折扣。真正有说服力同时也有效的治疗决策不是建立在我们自以为是的认知上，而是来自对患者情况全面而细致地评估。

本书首先阐述错𬌗畸形的遗传学、正常及异常的颅颌面发育情况以及𬌗的生长发育，大部分内容与时俱进，当然也包含一些已被广泛讨论的知识。这些知识共同构成了帮助我们理解正畸治疗理想时机的理论基础。本书内容还涵盖了基于各种技术的诊断确定、方案制订、预后评估以及各类错𬌗畸形的病变原因、发生发展和治疗方式，而这也是本书的精华所在。最后我们设计了特别专题来讨论一些相对独立的话题，比如不良习惯的控制、正畸治疗的生物机械原理、牙齿异常萌出及先天缺牙的诊治以及自体牙移植的应用，相信这一部分的讨论会使读者在临床操作中更加得心应手。

与以往的正畸著作不同，本书的理念是摒除经验主义的傲慢与偏见，对学术观点进行循证客观的专题介绍。同时本书的编者们都是长期从事口腔正畸临床、教学与研究一线的正畸学者，他们总结自己多年积累的知识与经验，通过研究使这些宝贵的经验科学化，通过对各种疑难杂症的最佳治疗，展现在科学中对艺术的完美追求。感谢各位编者无私地呈现他们到目前为止所有的心血与财富。

无论秉持怎样的学术观点，希望本书的读者能从中获取阅读与学习的快乐，更好地将理论与实践相结合，为患者带来更大裨益。

参考文献

[1] Dyer, GS: Age effects of orthodontic treatment: adolescents contrasted with adults. MS Thesis, The University of Tennessee, 1989.

Rolf G. Behrents

目录
Contents

第1章

早期错殆畸形的治疗时机

A guide for timing orthodontic treatment

Eustáquio Araújo, DDS, MDS[1] and Bernardo Q. Souki, DDS, MSD, PhD,[2]

[1]*Center for Advanced Dental Education, Saint Louis University, St. Louis, MO, USA*

[2]*Pontifical Catholic University of Minas Gerais, Belo Horizonte, Brazil*

当决定撰写本书时，我们面临的首要问题就是如何客观地对待正畸时机问题。为了解专业人士对“早期矫治”的看法，我们联系了多位临床医生与专家学者并很快得到了回应，**回复内容涵盖“早期矫治”的方方面面**。本书将对收集到的问题分主题逐一阐释。

本书从实用角度出发使用了“早期矫治”这一约定俗成的术语，但这一说法并不严谨，其实际含义应为“适时治疗”或“阻断性治疗”。

生长发育高峰期在早年一直被认为是进行正畸治疗的黄金时期，然而近年来这种观点正在遭遇挑战，有学者更倾向于在更早一些的混合牙列晚期开始矫治，主要原因在于这一时期可以有效地利用替牙间隙[1]。

在20世纪初就已出现一些关于早期矫治的观点。1912年Lischer[2]指出：“根据近年很多执业医生的操作体会，错殆畸形治疗的黄金时期应为牙齿替换期，即6～14岁”。1921年，一篇题为《错殆畸形早期治疗的相关诊断》[3]的文中强调了遗传因素的重要性。Hamilton在《颅颌面矫形术的发展》[4]中写道：

a 医护人员应尽其所能帮助病患，包括进行错殆畸形的早期治疗。

b 医生为经济收益而开展治疗不仅不负责任且有悖伦理道德。

c 在患者受益最大化前提下，正畸医生和其他牙科专业人士都可以开展早期治疗。

d 医护人员应把预防及阻断作为早期治疗的重要手段，“不治已病治未病”。

e 早期治疗需要儿童口腔科医生及其他专业人士的早期介入。

f 正畸专业的教育培训应包含早期治疗的相关内容。

而另一方面，Johnston[5]认为：

a 并没有很多证据支持早期开展的双期矫治较单次矫治总体治疗效果更佳。

b 以下颌骨为主要关注点的治疗同样会对上颌骨有影响。

c 无论对于患者还是医生，早期治疗不仅难以称为“效果显著”，还会加重治疗的负担。

d 应用功能矫治器并不能增加牙弓周长，因此拔除前磨牙的概率并未降低。

e 部分患者可能会因颌骨牙列畸形而罹患心理疾病，但这并不是进行早期治疗的绝对理由。

那么错𬌗畸形的治疗到底应在何时开展？要回答这个问题我们必须先明确以下两点：

1. 生长发育中的错𬌗是否应该早期干预阻断以及进行双期治疗？
2. 什么样的错𬌗畸形应尽早开始矫治？

哪些是早期治疗可以达到的目标？通过早期矫治，有经验的医生可以及时纠正患儿的不良习惯，充分利用生长潜能及替牙期的间隙，调整颌骨的生长平衡及牙弓的发育，从而减小牙周及其他口腔问题出现的可能，提升患儿的自信及心理健康水平。其优势包括患儿依从性良好、情感满足度高，可充分利用生长潜能，以及简化Ⅱ期治疗的可能性；劣势则为治疗效率偏低、疗程长，患儿口腔卫生状况及对矫治器的耐受程度难以保证，以及较高的治疗费用。正畸医生应充分评估患者的收益及风险，对是否进行早期正畸治疗给予客观冷静的判断。

毫无疑问，目前对于“什么样的错𬌗畸形应该治疗”业内已达成共识，但生长发育中的错𬌗畸形患者的治疗时机依然是正畸界长久以来一直讨论的话题，并且迄今尚未达成共识[1, 6-10]。早期干预还是将治疗推后至生长发育高峰期，专家们依然各执己见[1, 9]，不过争议的存在很大程度上是由于我们缺少治疗决策的科学基础[8]。长久以来口腔科学是相对经验主义的一门学科，甚至如今依然有很多医生会使用他们在学校中学到的第一种矫治技术来治疗患者，尽管治疗效果很有可能不甚理想。若要准确高效地完成治疗[1]，必须依赖治疗决策的科学制定。当循证医学告诉我们某个时机是开始正畸治疗的最佳时刻，此时再开始治疗才是相对科学的[9]。

Souki[11]设计了名为“预防性正畸监控”的周期性随访（即PIOM），这项对生长发育期错𬌗畸形患者的周期性随访评估了不同时间开始正畸矫治的优缺点，给予临床医生关于正畸治疗时机的启发。字面上来讲，PIOM旨在追踪生长发育过程中𬌗的变化，并试图发现干扰正常咬合建立、影响正畸治疗效果的因素。PIOM的目标为：

1. 在尽量减少干预的前提下进行前瞻性预测。
2. 提供全面的正畸指导，最终使患者在成人时的咬合兼顾功能与美观。
3. 确定相关参数，使正畸医生可以明确开始治疗的时机。
4. 确定相关参数，指导不同发育阶段的治疗时机。
5. 更加充分地了解𬌗的生长发育规律。
6. 减轻患者依从性对正畸治疗效果的影响。
7. 推迟Ⅱ期治疗开始的时间，甚至直至第二磨牙咬合建立。

随着儿童的生长发育，从乳牙期、替牙期到恒牙期，从第一颗乳牙萌出到第二颗恒磨牙咬合建立，漫长的时间内牙弓形态及咬合类型的建立受到许多影响形态发生的内部因素及环境因素的影响。𬌗的动态情况发展，𬌗的评估标准也应相应增加时间的维度。

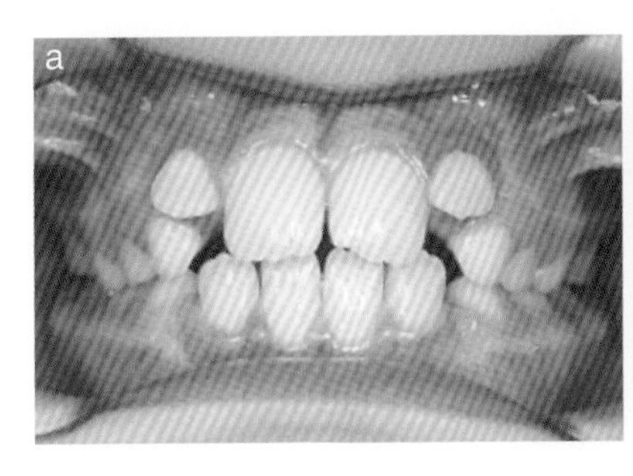
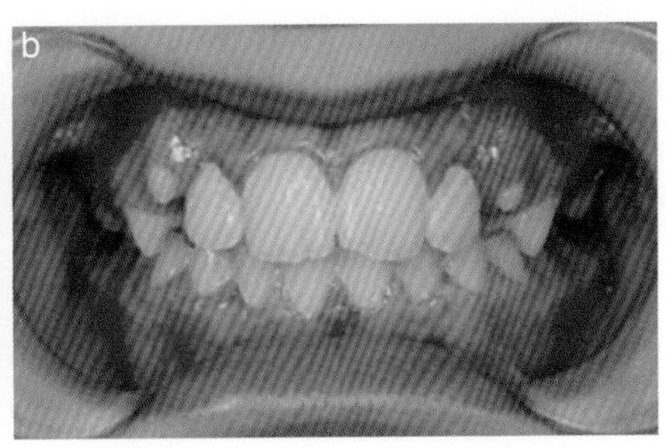

图1.1 a. 一名处于“丑小鸭期”的8岁男孩的口内像，显示出上颌侧切牙远中唇向移动及上颌中切牙间隙。b. 患者未经正畸治疗，3年后口内像显示上颌切牙自行排齐。

医生必须了解在殆的发育过程中，并非只有一种理想的殆特征，很大范围内的殆特征都属于正常殆范畴。混合牙列的正常殆范围比乳牙列或恒牙列更广。

尤其对于有意进行PIOM随访的医生而言，充分了解殆在各个时期的特征非常重要。在牙科学甚至整个医学界的发展历程中，人们普遍认为发现“异常状况”而不加以干预阻断会使疾病更加难以治愈甚至无药可救[7]。然而由于缺乏对殆特征的充分了解，这一观念在正畸治疗中有可能会带来不必要的治疗（图1.1、图1.2），或使医生过早开展治疗（图1.3）。

如前所述，正畸医生应该格外关注如下两个问题：双期还是单期矫治以及矫治开始的时机；什么样的错殆畸形应尽早开始矫治。

1.1 正畸早期阻断性治疗的适应证

有些正畸问题若不早期阻断，就会向着更加难以纠正、影响最终治疗效果、加重患者精神压力的方向发展，严重者甚至会使患者罹患心理疾病。多年来，专家们对于早期治疗的适应证仍未达成共识，美国儿童牙医协会[12]给出的参考标准如下：（1）需要纠正不良口腔习惯。（2）需要

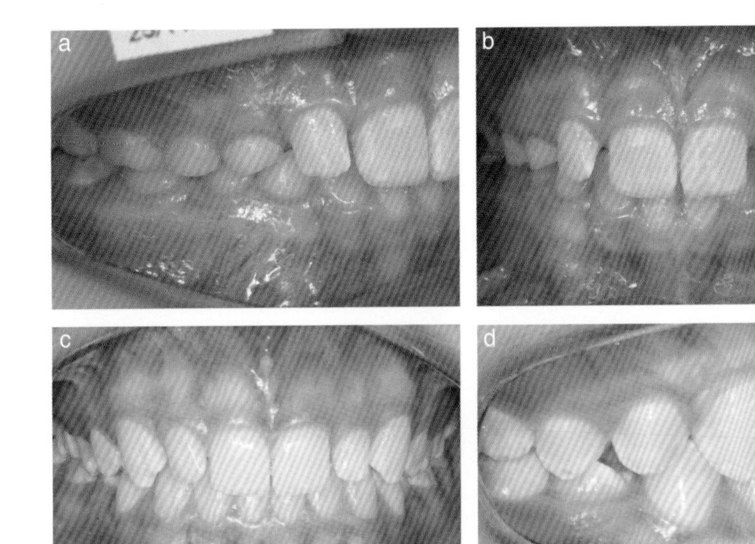

图1.2 a，b. 一名9岁女孩的口内像显示深覆殆及牙列间隙。除非腭黏膜受到创伤或者患儿及家长格外重视这一时期的面容美观，这种暂时性的错殆畸形（深覆殆、牙列间隙）并不是正畸治疗的适应证。c，d. 患者未经正畸治疗，5年后深覆殆及牙列间隙得到明显调整。

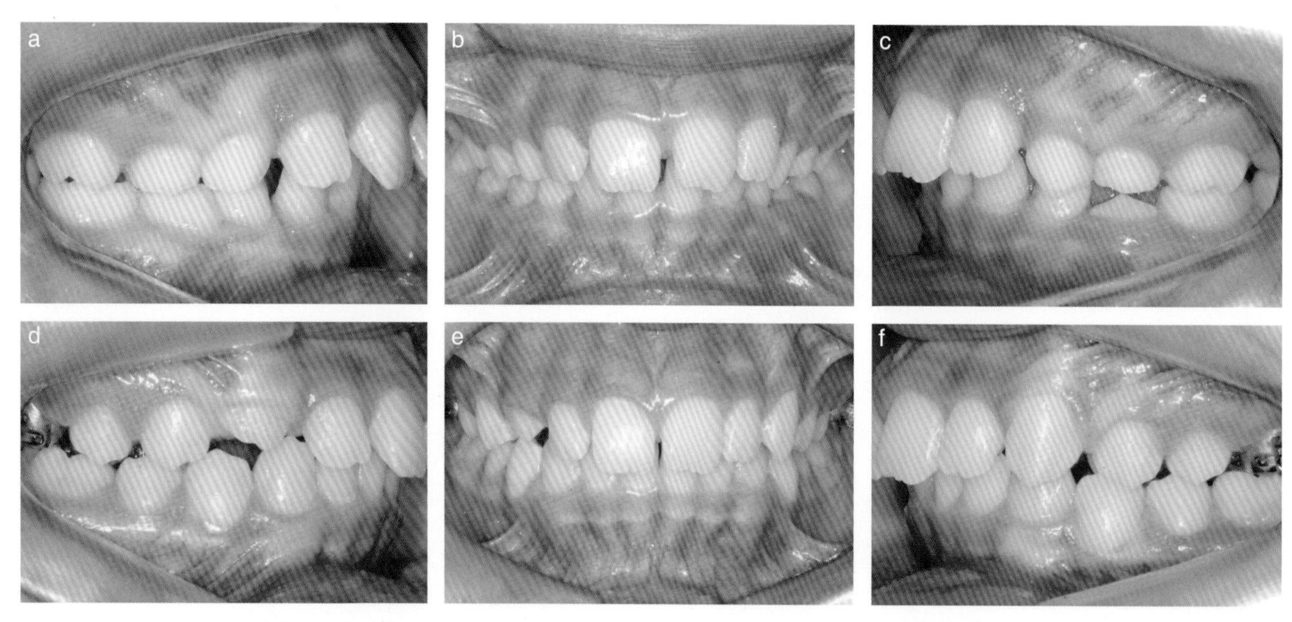

图1.3 a～c. 一名身心健康、处于混合牙列期的9岁男孩的口内像显示出安氏Ⅱ类1分类错㕮畸形，经评估其上颌前牙发生㕮创伤的风险为轻到中度，因此医生确定其治疗方案为稍推迟进行的单期矫治。d～f. 患者12岁处于恒牙列早期时的口内像。之前并未进行正畸阻断性矫治，仅戴用面弓5个月，目前已粘接矫治器进行疗程为12～18个月的正畸治疗。经充分评估本病例未进行“早期矫治”，缩短了治疗时间。

进行牙列间隙管理。（3）萌出异常。（4）前牙反㕮。（5）后牙反㕮。（6）深覆盖。（7）可能会导致心理疾病并增加㕮创伤及高角面型发生率的安氏Ⅱ类错㕮畸形。（8）安氏Ⅲ类错㕮畸形。

1.2 进行早期治疗的理想时间

为确定最理想的治疗时间，我们应该充分考虑如下几个因素：（1）社会心理因素。（2）错㕮的成因及严重程度。（3）治疗效果及效率；（4）患者的生长发育水平。

1.2.1 社会心理因素

社会心理因素在儿童的生长发育过程中扮演着非常重要的角色，然而正畸医生在进行治疗决策时却很少会考虑到这一方面[13-14]。当心理教育学家们研究校园欺凌[15]等问题时，临床医生们也要意识到自己的工作同样可以提升患者的自尊心及生活质量[16]。

许多人尚未意识到不治疗错㕮畸形及可能的后遗症会对健康水平及生活质量产生的影响，认为咬合状况与健康水平关系不大[17]。确有一些文献阐述了错㕮畸形与生活质量的关系，然而这些文献评估生活质量的方法并不一致且样本不随机，使得其可靠程度与参考价值大打折扣[18-19]。尽管操作方式仍不明确，生活质量的评估应尽快将正畸学的内容规范化地纳入其中[18]。

相比较年长的人群，对面容美观更为关注的年轻人主动寻求正畸治疗的意愿更为强烈[13]，他们更易受家长及同龄人的影响并接受牙医的建议[13, 20-21]。

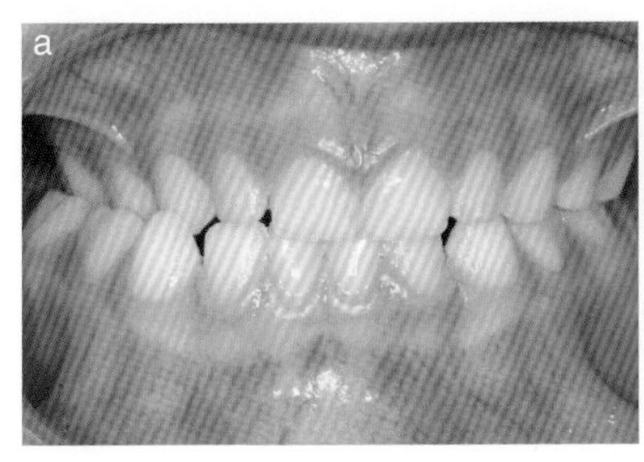
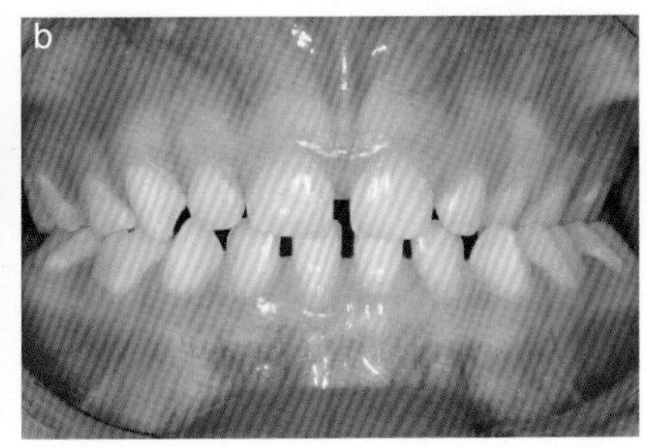

图1.4　a. 下颌骨移位造成的后牙反殆；b. 无下颌骨移位的后牙反殆。

当错殆畸形有可能给患者的精神心理状态带来不良影响时，哪怕治疗效率并不高[1]，正畸治疗也应当及时启动[13]。

1.2.2 错殆的严重程度

不同患者的错殆情况往往不同，一般认为更严重的错殆类型要优先治疗。如图1.4，与无下颌骨移位的后牙反殆相比，下颌骨移位造成的后牙反殆更应及早治疗，因为后者可导致面部不对称并增加将来的治疗难度[22]。再如图1.5，尽管缺少文献支持，与单侧侧切牙反殆相比，2颗中切牙的反殆更应及早治疗。但仅考虑错殆畸形的严重程度也难免失之偏颇。假设一患儿患有非常严重的安氏Ⅲ类错殆畸形，考虑到其将来很有可能要进行正颌手术，因此将正畸治疗推迟到生长发育后期是完全可以接受的[23]。也就是说，有些错殆畸形可以推迟到正畸-正颌治疗一次完成，而有些儿童安氏Ⅲ类错殆最好及早进行干预[24–25]。

1.2.3 治疗效果及效率

为确定最理想的治疗时间，治疗的效果及效率也应充分考虑[10]。效果是对方法有效性的考量，是医生制定治疗决策时应考虑的重要因素。而效率这个概念则与时间相关：我们需要多久才能达到预期的治疗效果？我们花费的人力物力财力与获得的治疗结果是匹配的吗？如果付出与收益不匹配，我们还需要进行早期正畸治疗吗？这些都是医患双方应考虑的问题。因此，在确定治疗方案前，应思考如何兼顾效率与效果，在尽可能短的正畸治疗时间内获得最佳疗效。

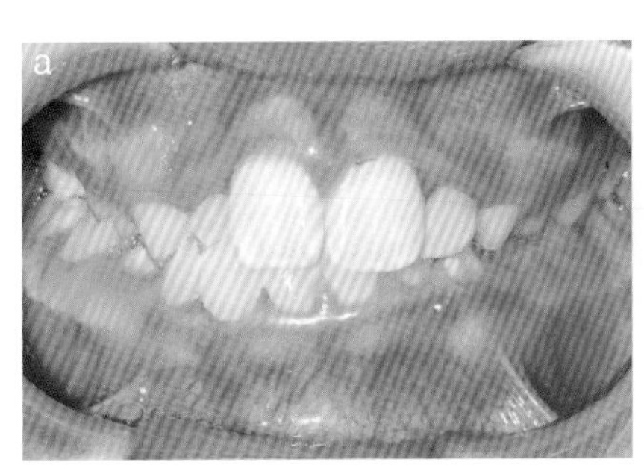
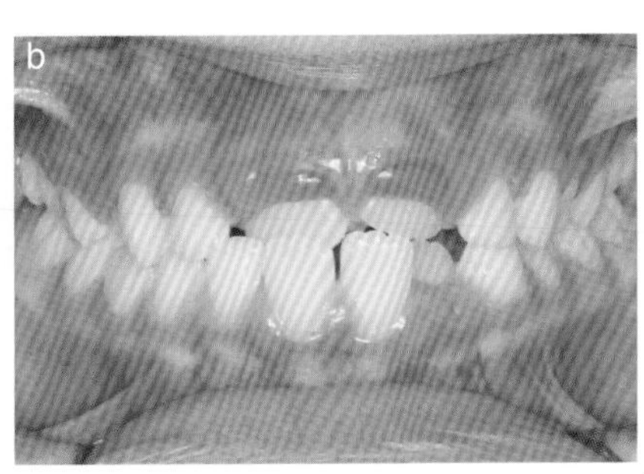

图1.5　a. 一名骨面型正常的安氏Ⅰ类8岁男孩的口内像，显示其上颌右侧侧切牙反殆。b. 一名骨面型正常的安氏Ⅰ类7岁女孩的口内像，显示其2颗上颌中切牙反殆。一般认为图b中的情况更易造成牙周损伤并影响口颌面部生长发育，应及早进行干预治疗。

1.2.4 患者的生长发育水平

正畸治疗开始前，医生应从各方面评估患者的生长发育水平[26–28]。即使是简单的错殆畸形，治疗前患者也应具备最基本的情感成熟度[29]，因为这可以在一定程度上提升患者治疗时的舒适度[30]并减少儿童患者进行早期治疗时可能遇到的风险。儿童在接受检查时的行为表现可以作为判断其情感成熟度的参考，并由此决定是否进行进一步的正畸治疗。社会心理成熟度与生理年龄有关。美国正畸协会（AAO）颁布的手册《孩子的首次体检》中写道，首次正畸检查最好在孩子7岁之前进行。当然，进行早期正畸治疗与否应因人而异。此外，牙弓内问题较多时应评估牙龄，颌骨垂直向及矢状向存在问题时则应同时评估骨龄[26–27]。

综上，对以上各因素的综合考虑可以帮助我们更好地决定：（1）早期正畸治疗是否有必要。（2）应在何时启动正畸治疗。

参考文献

[1] Proffit WR. The timing of early treatment: an overview. *Am J Orthod Dentofac Orthop* 2006;**129**(4 Suppl):S47–49.

[2] Lischer BE. *Principles and methods of orthodontics: An introductory study of the art for students and practitioners of dentistry*. Philadelphia and New York: Lea & Febinger; 1912.

[3] Johnson, LR. The diagnosis of malocclusion with reference to early treatment. *J Dent Res* 1921;**3**(1):v–xx.

[4] Hamilton DC. The emancipation of dentofacial orthopedics. *Am J Orthod Dentofac Orthop* 1998;**113**(1):7–10.

[5] Johnston Jr L. Answers in search of questioners. *Am J Orthod Dentofac Orthop* 2002;**121**(6):552–95.

[6] Freeman JD. Preventive and interceptive orthodontics: a critical review and the results of a clinical study. *J Prev Dent* 1977;**4**(5):7–14, 20–3.

[7] Ackerman JL, Proffit WR. Preventive and interceptive orthodontics: a strong theory proves weak in practice. *Angle Orthod* 1980;**50**(2):75–87.

[8] Livieratos FA,. Johnston LE. A comparison of one-stage and two-stage non-extraction alternatives in matched Class II samples. *Am J Orthod Dentofac Orthop* 1995;**108**(2):118–31.

[9] Bowman SJ. One-stage versus two-stage treatment: are two really necessary? *Am J Orthod Dentofac Orthop* 1998;**113**(1):111–6.

[10] Arvystas MG. The rationale for early orthodontic treatment. *Am J Orthod Dentofac Orthop* 1998;**113**(1):15–8.

[11] Souki BQ. Desenvolvimento da oclusão. In: Toledo OA (ed), *Odontopediatria: fundamentos para a prática clínica*. 4th edn. Rio de Janeiro: Medbook, 2012. p. 307–27.

[12] American Academy on Pediatric Dentistry Clinical Affairs Committee – Developing Dentition Subcommittee, American Academy on Pediatric Dentistry Council on Clinical Affairs. Guideline on management of the developing dentition and occlusion in pediatric dentistry. *Pediatr Dent* 2008 2009;**30**(7 Suppl):184–95.

[13] Kiyak HA. Patients' and parents' expectations from early treatment. *Am J Orthod Dentofac Orthop* 2006;**129**(4 Suppl):S50–54.

[14] Tung AW, Kiyak HA. Psychological influences on the timing of orthodontic treatment. *Am J Orthod Dentofac Orthop* 1998 Jan(1);**113**:29–39.

[15] Takizawa R, Maughan B, Arseneault L. Adult health outcomes of childhood bullying victimization: evidence from a five-decade longitudinal British birth cohort. *Am J Psychiatry* 2014;**171**(7):777–84.

[16] Bogart LM, Elliott MN, Klein DJ, et al. Peer victimization in fifth grade and health in tenth grade. *Pediatrics* 2014;**133**(3):440–7.

[17] Carvalho AC, Paiva SM, Viegas CM, et al. Impact of malocclusion on oral health-related quality of life among Brazilian preschool children: a population-based study. *Braz Dent J* 2013;**24**(6):655–61.

[18] Zhou Y, Wang Y, Wang X, et al. The impact of orthodontic treatment on the quality of life a systematic review. BMC Oral Health [Internet]. 2014 Jun [cited 2014 Jun 10]; 14:66. Available from PubMed: http://www.ncbi.nlm.nih.gov/pmc/articles/PMC4060859/

[19] Perillo L, Esposito M, Caprioglio A, et al. Orthodontic treatment need for adolescents in the Campania region: the malocclusion impact on self-concept. Patient Prefer Adherence [Internet]. 2014 Mar [cited 2014 Mar 19]; 8:353–9. Available from PubMed: http://www.ncbi.nlm.nih.gov/pmc/articles/PMC3964173/

[20] Miguel JAM, Sales HX, Quintão CC, et al. Factors associated with orthodontic treatment seeking by 12–15-year-old children at a state university-funded clinic. *J Orthod* 2010;**37**(2):100–6.

[21] Burden DJ. The influence of social class, gender, and peers on the uptake of orthodontic treatment. *Eur J Orthod* 1995;**17**(3):199–203.

[22] Lippold C, Stamm T, Meyer U, et al. Early treatment of posterior crossbite – a randomised clinical trial. Trials [Internet]. 2013 Jan 22]; 14:20. Available from PubMed: http://www.ncbi.nlm.nih.gov/pmc/articles/PMC3560255/

[23] Fudalej P, Dragan M, Wedrychowska-Szulc B. Prediction of the outcome of orthodontic treatment of Class III malocclusions – a systematic review. *Eur J Orthod* 2011;**33**(2):190–7.

[24] Mandall N, DiBiase A, Littlewood S, et al. Is early Class III protraction facemask treatment effective? A multicentre,

randomized, controlled trial: 15-month follow-up. *J Orthod* 2010;**37**(3):149–61.

[25] Masucci C, Franchi L, Defraia E, et al. Stability of rapid maxillary expansion and facemask therapy: a long-term controlled study. *Am J Orthod Dentofac Orthop* 2011;**140**(4):493–500.

[26] Baccetti T, Franchi L, McNamara JA. An improved version of the cervical vertebral maturation (CVM) method for the assessment of mandibular growth. *Angle Orthod* 2002;**72**(4):316–23.

[27] Gu Y, McNamara JA. Mandibular growth changes and cervical vertebral maturation. A cephalometric implant study. *Angle Orthod* 2007;**77**(6):947–53.

[28] Mohlin B, Kurol J. To what extent do deviations from an ideal occlusion constitute a health risk? *Swed Dent J* 2003;**27**(1):1–10.

[29] DiBiase A. The timing of orthodontic treatment. *Dent Update* 2002;**29**(9):434–41.

[30] Gecgelen M, Aksoy A, Kirdemir P, et al. Evaluation of stress and pain during rapid maxillary expansion treatments. *J Oral Rehabil* 2012;**39**(10):767–75.

第2章

𬌗的发育：干预时间与方法

Development of the occlusion: what to do and when to do it

Bernardo Q. Souki, DDS, MSD, PhD

Department of Orthodontics, Pontifical Catholic University of Minas Gerais, Belo Horizonte, Brazil

本章节讲述根据牙颌发育的7个阶段进行预防性和阻断性矫治（PIOM）的理论基础。如能将咬合的发育（即自乳牙列至恒尖牙和第二恒磨牙的萌出）正确划分为几个阶段，并且能在每个阶段识别相应问题，就可以及时做出正确的治疗决定。这样，到恒牙列发育完成时，有些错𬌗畸形问题已经解决，符合当代正畸学科的高效矫治理念。如果能很好地理解并识别这些牙颌发育阶段（表2.1），就可抓住治疗时机并最终获得理想的正畸治疗效果。虽然个体间的生理年龄和发育顺序可能差距甚大，但认识其生理构造是咬合管理的基础。

2.1 阶段1——乳牙萌出

牙齿萌出是一个在萌出年龄和顺序上个体差异性极大的生物学过程[1]。乳牙在口腔内萌出通常发生在婴儿出生后6个月左右，最先萌出的是下颌中切牙（表2.1）。在30个月龄时，约70%的儿童乳牙已全部萌出，但是也有很大的个体差异性。如果在14个月龄时，乳牙一颗都未萌出或所有乳牙都已萌出均被认为是正常现象[2]。如果到16个月龄时还未萌出任何乳牙，则需X线检查。

乳牙列早萌模式可能预示乳牙列与替牙列交替也较早[3]。乳牙萌出顺序个体差异很常见，不会对乳牙列的发育造成显著干扰，通常也无须关注，除非异位萌出导致其他牙齿萌出困难，这在此咬合发育阶段是非常罕见的。最常见的乳牙萌出顺序是A，B，D，C和E[2]。

2.1.1 乳牙列的生物发生

乳牙列的生物发生可分为以下4个阶段：

阶段1 包括上下乳切牙的萌出（图2.1a和图2.1b）。由于后牙尚未萌出，因而覆𬌗较深，下颌运动范围大。颞下颌关节（temporo-mandibular joint, TMJ）的解剖形态尚未发育成熟，因此允许下颌的这种运动[4]。在这个阶段，髁突形态处于发育初期，关节窝平坦。

阶段2 起始于乳磨牙的萌出和建𬌗（图2.1c和

表2.1　咬合发育的临床阶段

阶段	描述
1	乳牙萌出
2	乳牙列发育完成
3	第一恒磨牙萌出
4	恒切牙萌出
5	下颌尖牙和上下颌第一前磨牙萌出
6	第二前磨牙萌出
7	上颌尖牙和上下颌第二恒磨牙萌出

2.1d）。这个现象使得牙列垂直高度第一次增加，因此覆𬌗变浅。乳磨牙的𬌗面形态促进了咬合关系的建立，同时刺激了TMJ的形态发育[5]。

阶段3 起始于乳尖牙的萌出（图2.1e）。这个阶段对于灵长间隙的建立和维持是很重要的。在上牙列，灵长间隙位于侧切牙和尖牙间；在下牙列，灵长间隙位于尖牙和第一乳磨牙之间[6]。灵长间隙为1～5mm。

阶段4 以第二乳磨牙的萌出为标志（图2.1f）。乳牙列咬合关系和垂直高度的获得起始于第一乳磨牙的萌出，该阶段则进行了进一步的巩固治疗。这个阶段在30~36个月龄时结束，所有乳牙完成建𬌗。

2.1.2 本阶段的牙弓大小变化

研究表明[7]，2岁以内牙弓周长显著增加（即乳牙列萌出时期）。

2.1.3 本阶段的咬合发育管理

该阶段中错𬌗畸形发生率非常低，但是医生应告知患儿家长乳牙萌出年龄和顺序的个体差异性极大。在乳牙列萌出期间不建议进行阻断性矫治。

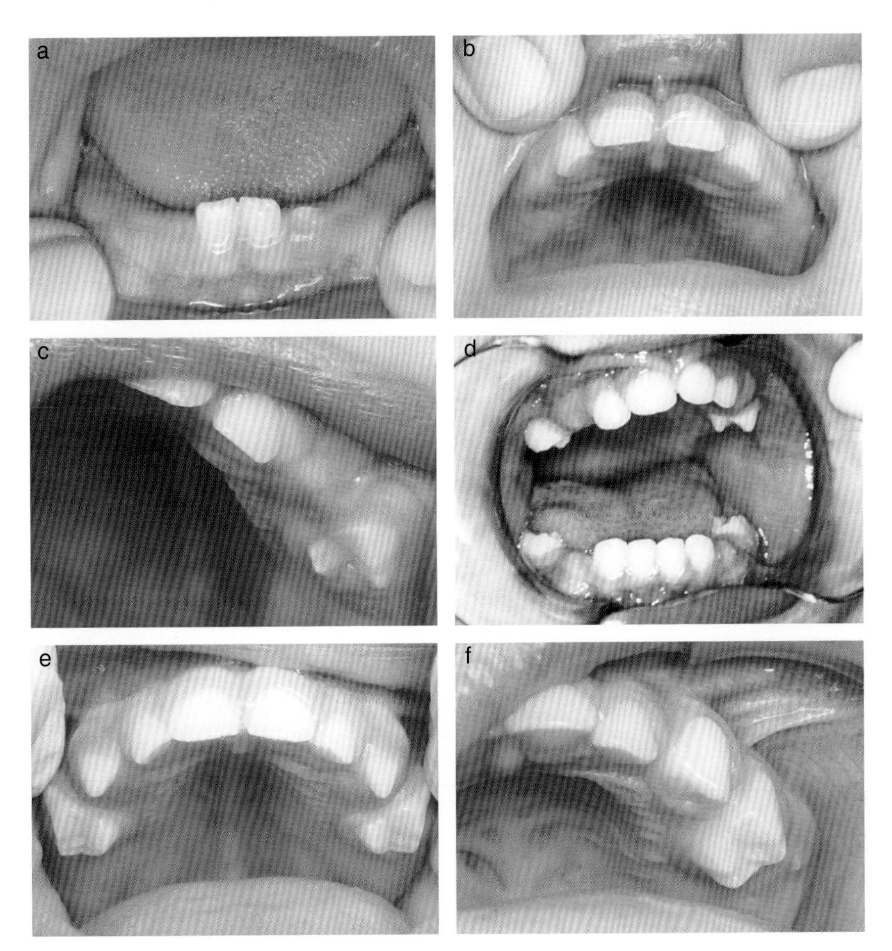

图2.1　阶段1：乳牙萌出。

即便诊断有咬合发育异常，如反𬌗或间隙问题等，也建议等到乳牙列发育成熟后再决定最佳治疗方法。此阶段也无须激进地要求戒除吮指习惯。在这个阶段，绝大多数患儿都可使用安抚奶嘴，因为不会对咬合造成永久性损伤[8]。研究表明，在该阶段末期（2～3岁）戒除安抚奶嘴可使牙颌后遗症自行恢复[9]。而对于年龄较大仍未戒除安抚奶嘴的患儿，则需仔细评估其骨面型。安抚奶嘴对垂直生长型患儿的危害要大于水平生长型患儿[10]。

在阶段1时，医生也会发现口呼吸现象。在这个年龄阶段，腺样体增生导致的上呼吸道阻塞可能会破坏面部发育的协调性。有研究表明，4岁以前会完成面部发育的60%，因而正确的呼吸方式应当在4岁以前建立。

2.2 阶段2——乳牙列发育完成

此阶段口内只有乳牙，容易被忽视，然而此阶段的正常咬合关系有利于正常恒牙列的发育。在阶段2牙列正常的儿童，仍然有很大的可能性在后续阶段出现异常。图2.2和图2.3分别为一位咬合关系正常的患儿的曲面断片层和口内像。

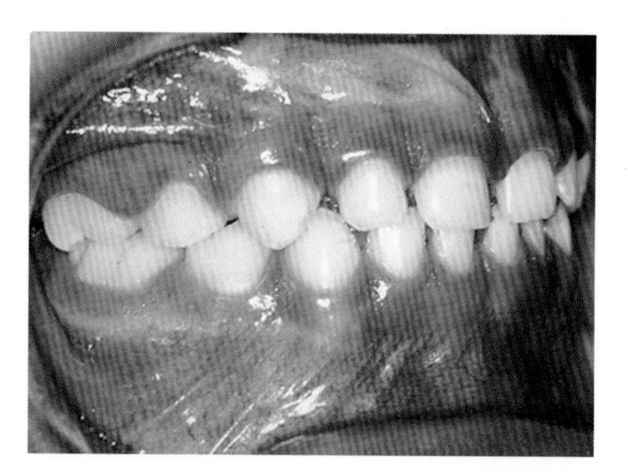

图2.3 正常乳牙列的特征。

通常而言，该阶段包括3～6岁的儿童。在本阶段早期，第二乳磨牙刚萌出后，通常与第一乳磨牙之间有间隙（图2.4a）。然而，在接下来的几个月中，这个生理性间隙由于第二乳磨牙的近中移动而关闭，这是由于邻近的第一恒磨牙的发育所致（图2.4b）。在乳牙列晚期（约6岁），除Baume Ⅰ类咬合关系的切牙间之外乳牙间应无间隙（图2.4c）。牙弓周长会减小。通常情况下，乳牙列晚期无牙列拥挤[11]。然而，该阶段前牙区如有间隙，将有利于近远中向宽度较大的后继恒切牙

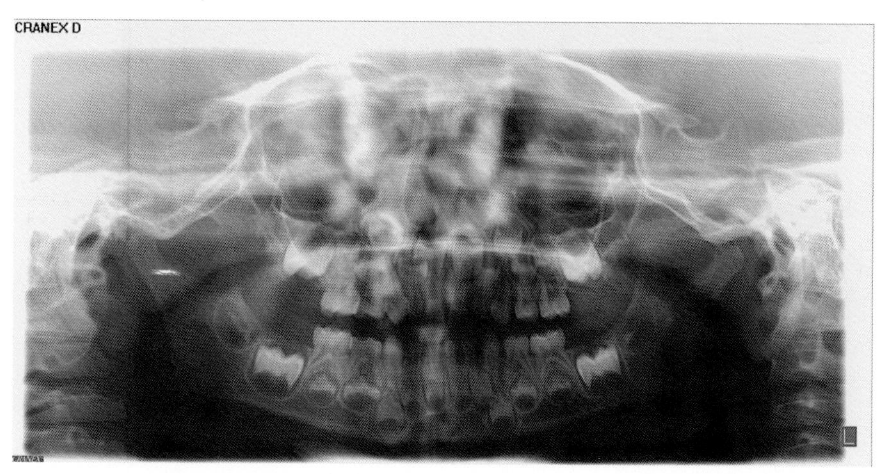

图2.2 一位3岁患儿的曲面断片层。

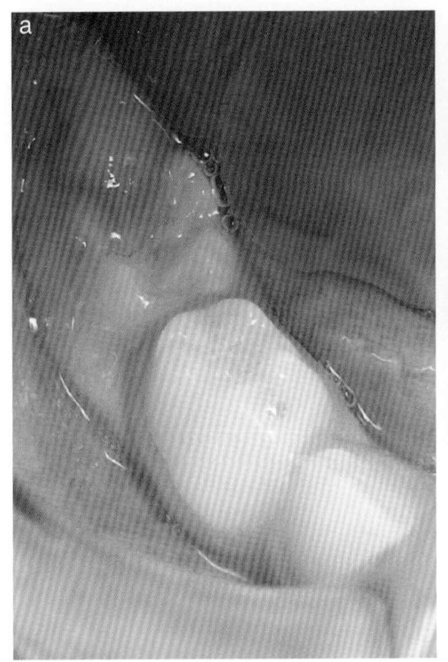

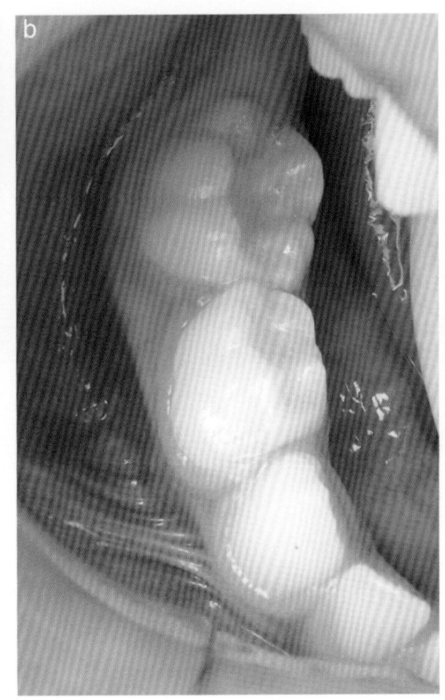

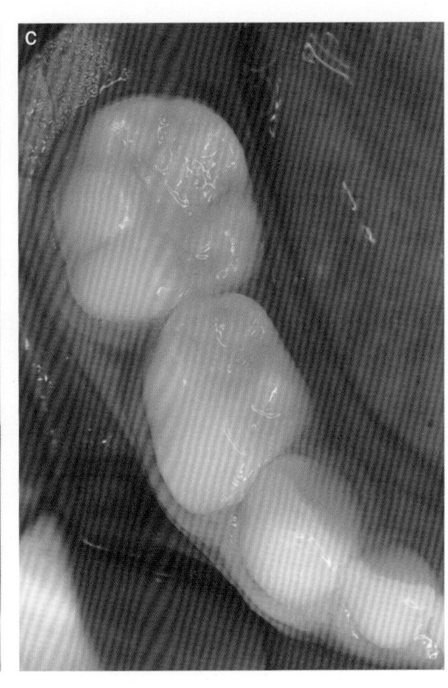

图2.4　乳牙列中牙间隙的关闭。

的排齐[12]。

表2.2是基于北美白人男孩的数据[13]，提供了乳切牙、恒切牙的平均宽度，比较了每颗牙的平均宽度以及整个切牙区的宽度差。“–”号表示由于恒牙宽度较大导致的间隙不足。

Baume[14]认为乳牙列可能有也可能没有散在间隙，两种情况均为正常[6]。但是，有生理或发育间隙的情况下，即BaumeⅠ类，乳恒牙替换时间隙不足的风险会小一些[12]。

乳牙根在牙槽骨中几乎是垂直的，且冠几乎无颊–舌向角度，因此，在乳牙列中，上下切牙间角度接近180°。后牙区无Wilson曲线，Spee曲线平或浅[11]。乳牙列切牙轻中度磨耗也是正常现象[15]。

如今，在牙颌发育过程中，上下乳尖牙的关系被作为矢状向分类的主要参照[6, 16]。上颌乳尖牙的长轴指向下颌第一乳磨牙和乳尖牙的邻面（图2.3），称之为正常咬合。

与Angle的恒牙列分类法类似，这种咬合模

表2.2　乳切牙和恒切牙的近远中向宽度，乳/恒切牙及前牙区的宽度不调

牙列	切牙	乳切牙平均宽度（mm）	恒切牙平均宽度（mm）	乳/恒切牙宽度不调（mm）	前牙区宽度不调（mm）
上颌	中切牙	6.41 ±0.43	8.91 ±0.59	–2.50	–8.24
	侧切牙	5.26 ±0.37	6.88 ±0.64	–1.62	
下颌	中切牙	4.06 ±0.35	5.54 ±0.32	–1.48	–5.36
	侧切牙	4.64 ±0.43	6.04 ±0.37	–1.40	

来自Moyers，北美白人男孩数据[13]

式临床上称为“尖牙Ⅰ类关系”。以乳尖牙判定的正常矢状向关系的比例为80%[8]。在阶段2，0～3mm的前牙覆盖都是正常的[6]。

正常的水平向关系特征为，上颌乳磨牙的颊尖位于下颌乳磨牙颊尖的颊侧，形成正覆盖；上颌乳磨牙的腭尖咬合于下颌乳磨牙的中央窝内；上颌乳尖牙的腭侧与下颌乳尖牙和第一乳磨牙的颊侧形成咬合接触。

该阶段，前牙覆殆的正常范围较大。切牙盖住唇面2/3或切对切的覆殆情况均视为正常。由于该阶段高发非营养性吮吸习惯，前牙开殆的患病率较高[17]。

2.2.1 本阶段的牙弓大小变化

有研究提示，大部分儿童在3～6岁期间，其上、下乳牙列的牙弓长度和周长有少量减小[18]。相反的，有些学者发现乳牙列的牙弓长度并没有减少，而Baume则报道了分别有89%的上颌和83%的下颌乳牙列在矢状向上尺寸减小。无研究支持在此阶段有牙弓长度的增加。

乳牙列的宽度，即尖牙间宽度和磨牙间宽度，根据有些文献报道在阶段2是稳定的[18-19]，然而也有文献表明在4～6岁时有宽度的变化[13]。

2.2.2 本阶段的咬合发育管理

本阶段中，有数个因素可能导致错殆畸形，并增加患儿发生咬合异常的罹患率。表2.3综合了在这7个咬合发育阶段中推荐使用的预防性和阻断性矫治方法。

- **口腔习惯**：口呼吸习惯应当进行评估，并转诊至耳鼻喉科医生。图2.5示一名3岁女孩在腺样体切除术前和气道清除术后48小时的情况。可见呼吸模式正常，面部肌肉协调性显著提高。

  与其他具有争议性的问题一样，关于吮指习惯的极端做法都是不正确的[9-10]。医生应当识别吮指习惯在不同患儿中的差异性，应当知晓有些患儿事实上依赖于吸吮食指来获得情感支持和安全感，然而在另一些患儿中，吮指只是一个无意义、空虚的习惯，可以戒除而不会造成精神创伤[20]。

表2.3 阻断性矫治方法及其在7个咬合发育阶段中的应用（详见不同颜色所示）

	咬合发育阶段						
方法	1	2	3	4	5	6	7
口腔习惯	也许	是	是	是	也许	也许	也许
间隙保持	否	是	是	是	也许	是	是
重获间隙	否	也许	是	是	是	是	是
创造间隙	否	否	否	也许	也许	否	否
前牙反殆	否	是	是	是	也许	也许	也许
后牙反殆	否	是	是	是	是	也许	也许
Ⅱ类错殆	否	否	否	也许	也许	是	是
Ⅲ类错殆	否	是	是	是	也许	也许	也许

是
也许
否

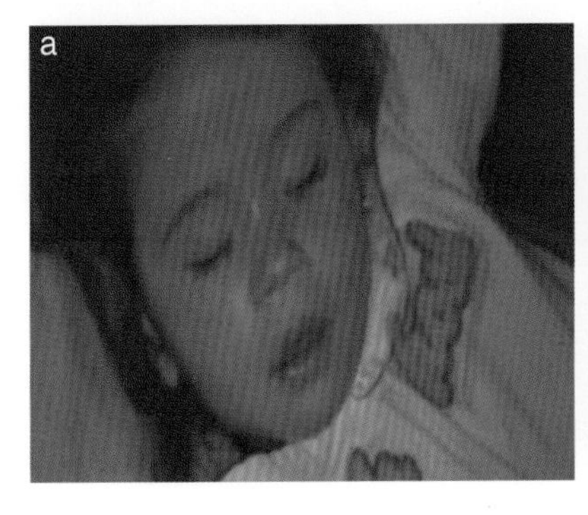

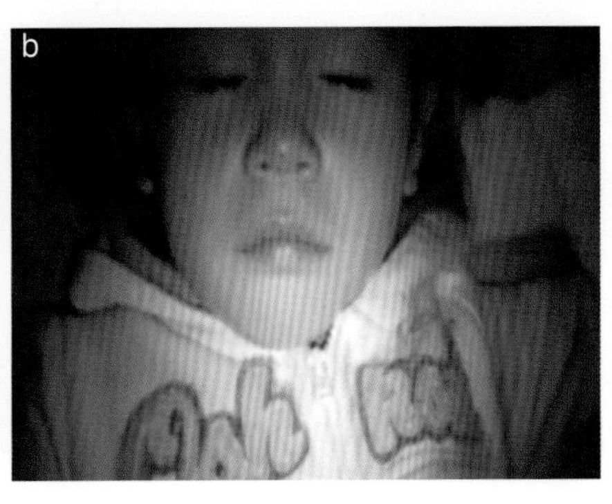

图2.5　3岁口呼吸女孩。a. 腺样体切除术前1天晚上。b. 气道恢复正常48小时后。

在该阶段也经常会发现夜磨牙习惯，仅当发现牙齿过度磨损时才需注意（图2.6a）。乳牙𬌗面少量磨耗可能是生理性的（图2.6b）。

- **间隙保持：** 当仅有第一乳磨牙缺失时，可用简单的固定或活动保持器维持间隙。然而，当第一恒磨牙尚未萌出而第二乳磨牙早失时，治疗手段有限，预后不良。在前牙区，从间隙保持的角度来看，若乳尖牙已萌出，则无须在1颗或多颗乳切牙缺失时用活动或固定保持器维持间隙[22]。本阶段中乳尖牙的早失很罕见，一旦发生，无论行何种干预措施，均须谨慎计划。
- **重获间隙：** 第一乳磨牙的早失容易引起第二乳磨牙的近中移动，导致牙弓周长减小。应考虑固定或活动矫治器重获间隙。
- **创造间隙：** 恒牙比其相应乳牙需要更多间隙（表2.2）。若乳牙列无间隙，则需要大量扩弓来预防替牙期前牙区拥挤。然而，没有研究证实用正畸或矫形技术进行乳牙列扩弓的有效性。
- **前牙反𬌗：** 前牙反𬌗可能会干扰颌骨的正常发育，也可导致牙齿磨损和牙龈萎缩等。通常建议进行早期干预[21]以重建正常发育和预防𬌗创伤（图2.7）。患儿成熟度和依从性是考虑干预前牙反𬌗时机的重要因素。
- **后牙反𬌗：** 建议去除导致下颌前伸或侧方移位的𬌗干扰（早接触）（图2.7）。有文献支持后牙反𬌗应利用未闭合的腭中缝尽早解除。
- **Ⅱ类错𬌗：** 通常情况下，不建议在本阶段进行Ⅱ类错𬌗的干预治疗。然而在个别病例中，若下颌发育严重不足，医生建议前移下颌骨时，正畸医生可能作为干预治疗团队的一员，尤其是当存在睡眠呼吸暂停的情况下（sleep apnea, OSA）。

但由于骨成熟度不足，这种干预措施的效率

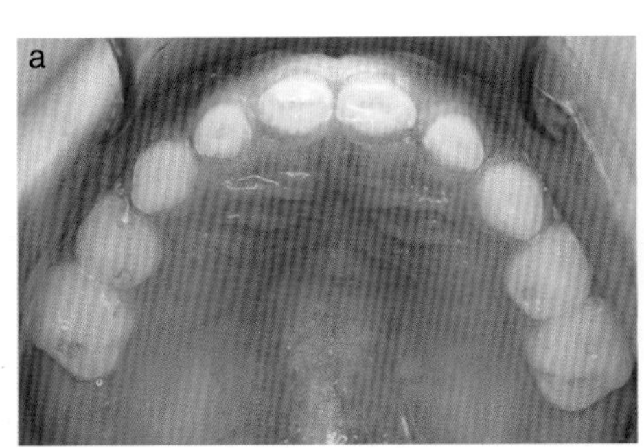

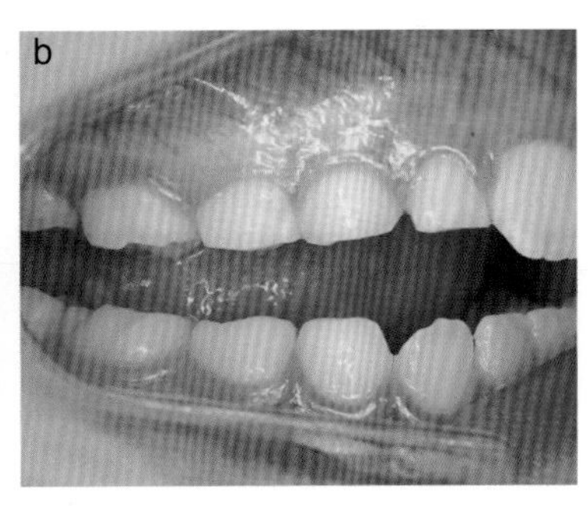

图2.6　乳牙列和早期混合牙列中的夜磨牙。a. 严重磨损。b. 中度磨损。

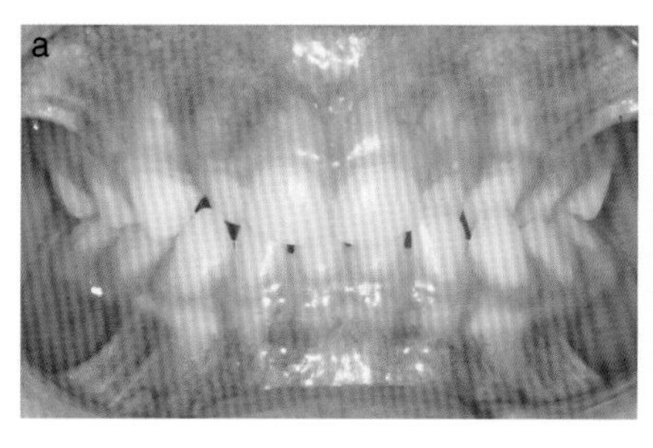

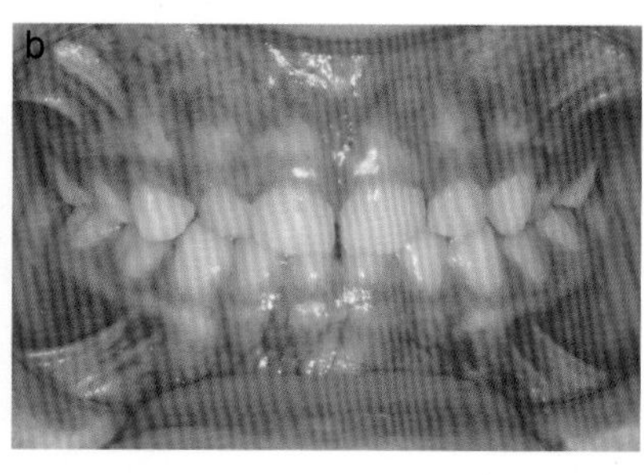

图2.7　乳牙列：前牙反殆和后牙反殆。a. 治疗前。b. 治疗后。

是可疑的。

- **Ⅲ类错殆：**由于本阶段患儿情感成熟度较高，强烈建议进行Ⅲ类错殆的早期治疗（图2.8）。第7章将详细讲述可能实施的治疗步骤。

2.3 阶段3——第一恒磨牙萌出

一般而言，混合牙列起始于下颌恒中切牙的萌出。下颌第一恒磨牙也在相应时间萌出，随后萌出上颌第一恒磨牙，但也常见第一恒磨牙早于下颌中切牙萌出。这些顺序并不具有显著临床差异。切牙和第一恒磨牙的萌出即为替牙列早期。为方便讲述，本章默认第一恒磨牙先萌出。虽然第一恒磨牙萌出时间平均为6岁，但4～8岁均视为正常。

第一恒磨牙利用第二乳磨牙远中的骨沉积间隙萌出到乳牙列远中。在出生时，下颌第一恒磨牙的牙胚位置接近下颌体和升支的交界处，冠近中倾斜。在幼儿中，上颌第一恒磨牙位于上颌结节中，冠远中倾斜。萌出时，上颌第一恒磨牙逐渐向近中倾斜，并沿第二乳磨牙的远中邻面萌出到最后位置。

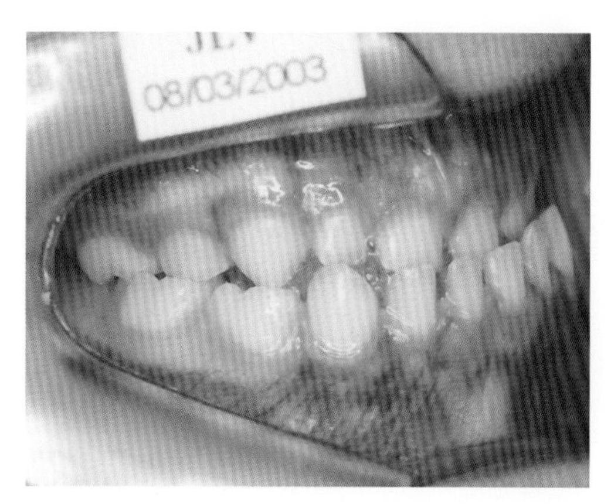

图2.8　乳牙列的骨性Ⅲ类错殆畸形。

因此，普遍认为第二乳磨牙的末端平面对于第一恒磨牙的早期建殆非常重要。然而，在阶段2中提到过，乳磨牙末端平面的分析应当综合考虑乳尖牙关系。

第一恒磨牙的萌出与青少年快速生长期基本同时发生[23]，并获得咬合垂直向高度的第二次生理性增加。

阶段3的正常咬合通常包括以下特征：第一恒磨牙Ⅰ类咬合关系或尖对尖矢状向关系；乳尖牙Ⅰ类咬合关系；覆盖0～3mm；覆殆可为尖对尖至3/4的切牙覆盖量；上下牙弓宽度匹配。

2.3.1 本阶段的咬合发育管理

- **口腔习惯：**同阶段2。
- **间隙保持：**当第一恒磨牙萌出后，以其作为基牙进行固定间隙保持就较为简便了。
- **间隙重获：**第一恒磨牙的异位萌出很常见，其详细治疗方法见第8章。
- **创造间隙：**不建议在本阶段进行。

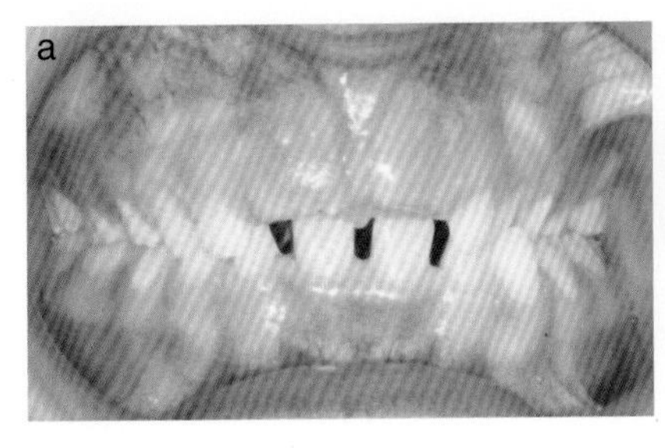

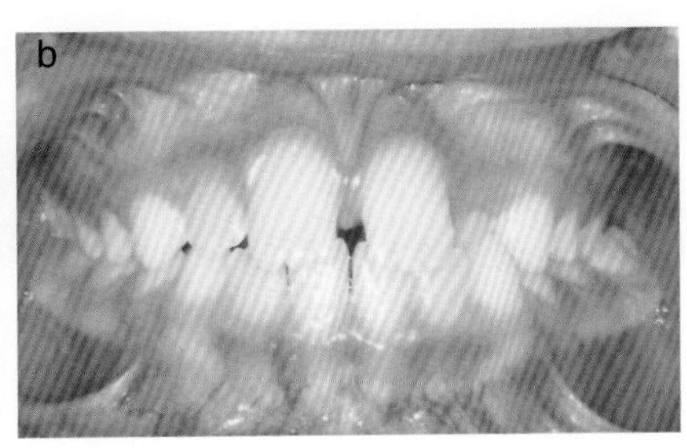

图2.9　第一恒磨牙萌出后的后牙反殆。a. 上颌左侧乳牙反殆。下颌轻度功能性偏斜。b. 只有左侧第一恒磨牙反殆，无功能性偏斜。

- **前牙反殆：**同阶段2。
- **后牙反殆：**同阶段2。当第一恒磨牙萌出后，不管恒切牙是否已萌出，均需严格评估后牙反殆以决定是否需要将上颌第一恒磨牙纳入矫治（图2.9a）。若无功能性偏斜或乳尖牙区横向发育限制，则第一恒磨牙的反殆矫正可暂缓（图2.9b）。
- **Ⅱ类错殆：**本阶段不建议进行治疗，因其效果与后期治疗一致，而效率较低。仅当有精神心理因素的考虑或切牙创伤风险较大时才建议治疗。
- **Ⅲ类错殆：**同阶段2。

2.4 阶段4——恒切牙萌出

在替牙列早期，乳切牙脱落，恒切牙萌出。替牙列早期持续约2年（6~8岁）。然后，进入间歇期，持续约2年。有些儿童的间歇期较长。

虽然阶段1~3期间，错殆发生率比较低，但是阶段4时错殆发生率是非常高的。需要注意的是，虽然“正常”发育意为“自然发生”，本阶段某些切牙错位可能被认为是正常的，而“理想”咬合十分少见。理解导致这些牙齿错位的机制对于临床上选择观察而非阻断治疗是非常必要的。

下颌切牙在其对应乳牙的舌侧发育，并在舌侧萌出。由于这种萌出模式，下颌乳切牙的牙根可能无法正常吸收，从而无法自然脱落。

当上颌切牙萌出时，它们通常参与了对应乳牙的牙根吸收，萌出时排列尚可。但上颌侧切牙有时腭侧位萌出，尤其是在间隙不足的患者中较易发生。

在本阶段中，上颌切牙牙冠可能是远中倾斜的，侧切牙尤甚。早期文献将这种上切牙位置描述为“丑小鸭阶段”（见第一章图1.1）。由于相邻的上颌尖牙正在萌出中，这种牙冠位置是为了防止与尖牙牙冠接触从而保护牙根结构的牙性代偿保护机制。当尖牙萌出后（阶段7），切牙间的间隙将自然关闭，上颌侧切牙的牙轴也将自动纠正。

而下颌切牙自萌出时起，绝大部分情况下均有较好的邻面接触，切牙间隙十分罕见。少量拥挤是正常的，若发现有较大间隙，则应考虑是否有口腔不良习惯。

2.4.1 本阶段的牙弓大小变化

应当注意的是，当下颌第一恒磨牙和恒切牙萌出后，下颌牙弓长度就稳定了。但由于下颌乳尖牙向远中的灵长间隙移动，因此尖牙间宽度有显著增加[13, 24]。

由于上切牙牙冠较乳切牙唇倾，且唇舌向厚度较大，因此上颌牙弓长度将增加约1.5mm。从乳牙列更替到早期混合牙列，尖牙间宽度将增加约2mm[7]，可能主要归功于该区域的骨沉积。上颌宽度的最大增长量发生于上颌中切牙的萌出时[14]。

2.4.2 本阶段的咬合发育管理

- **口腔习惯：**为了利用切牙萌出时的牙颌发育潜力，实施干预措施预防或破除前牙开殆是非常重要的。
- **间隙保持：**必须维持恒切牙早失的间隙。
- **重获间隙：**前牙区的间隙不足、切牙拥挤不齐可能是由于口腔不良习惯造成牙弓宽度缩窄（图2.10）或牙弓矢状向长度减少（图2.11）所致。建议进行阻断性矫治恢复牙弓的原有宽度，并解除切牙的舌倾，以利用本阶段前牙区正常的尺寸变化（图2.11）。
- **创造间隙：**虽然创造间隙的技术在近几十年有普遍应用，但是扩弓治疗的稳定性较差，应避免使用。
- **前牙反殆：**建议进行干预。需鉴别诊断反殆是由简单牙错位还是下颌功能性的矢状向或侧方移位引起。
- **后牙反殆：**同阶段3。

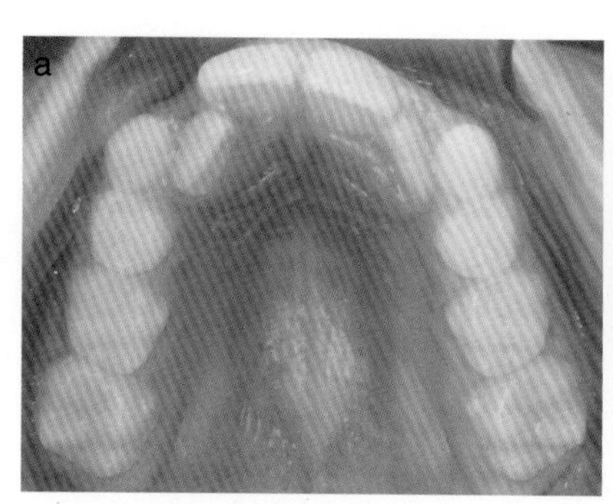

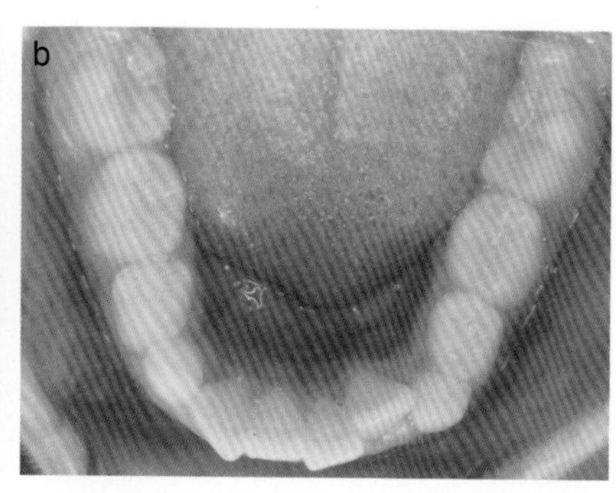

图2.10　牙弓宽度缩窄导致的切牙拥挤。

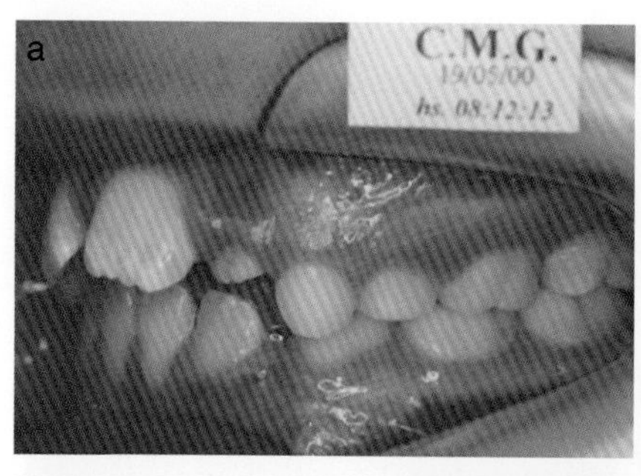

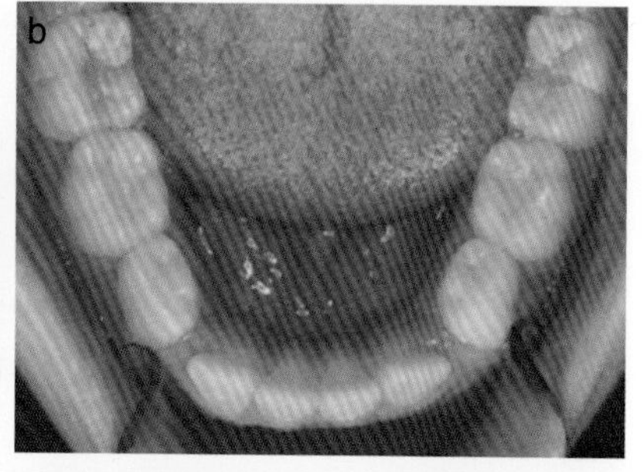

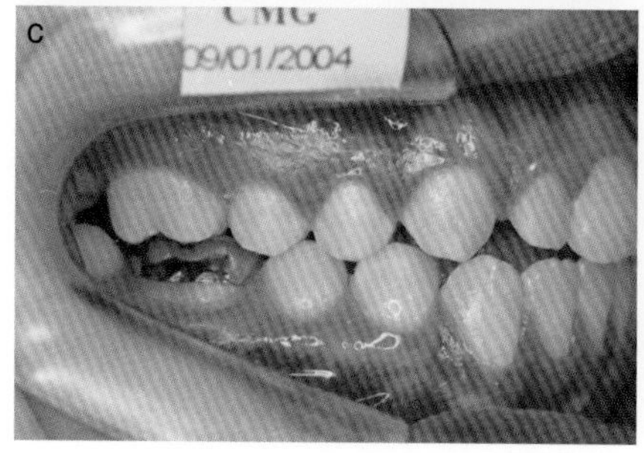

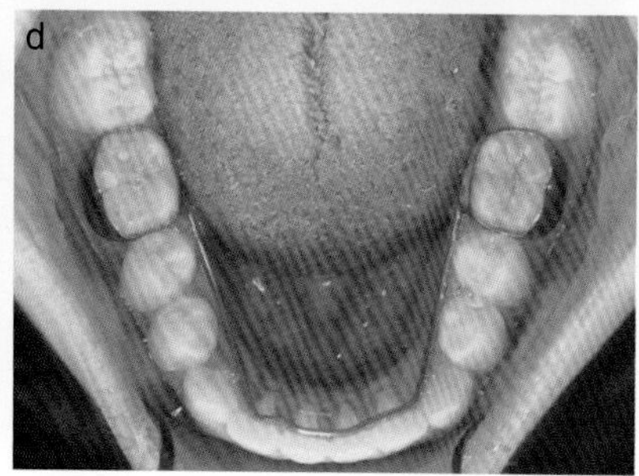

图2.11　a，b. 8岁患儿，下颌乳尖牙早失，间隙变小。切牙舌倾导致牙弓周长减小。c，d. 早期矫治，包括上颌快速扩弓、唇挡、下颌舌弓维持替牙间隙。

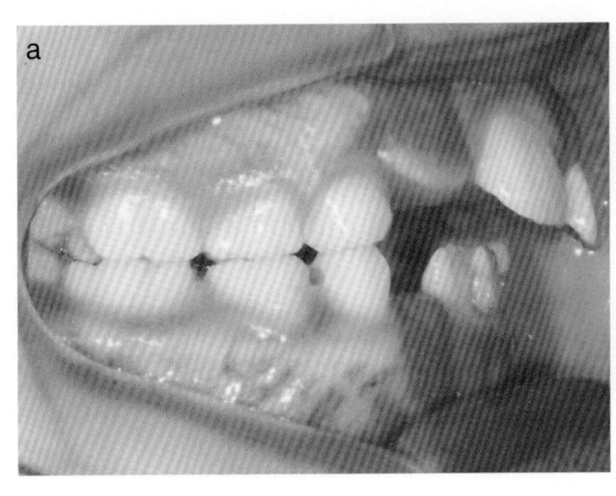

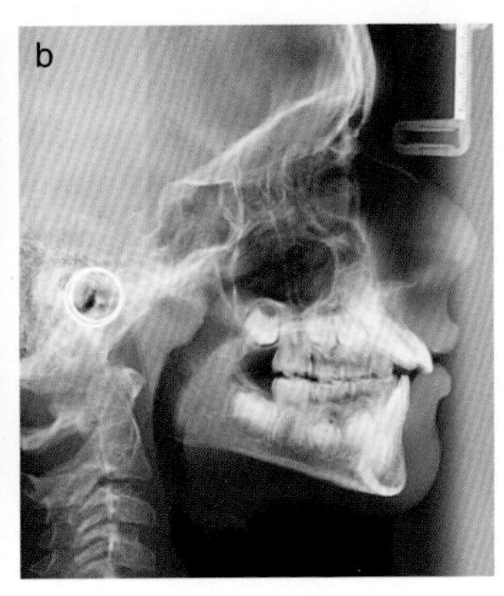

图2.12　8岁患儿，深覆盖，Ⅱ类咬合关系，上切牙唇倾。青春发育期前（CS1）。

- **Ⅱ类错殆：**若覆盖超过5mm，嘴唇将无法保护切牙，则建议进行预防性措施保护新萌切牙免受创伤。若创伤的概率不大，以及无美观或精神心理上的主诉，则无须在本阶段进行治疗，因其治疗效果不会优于后期治疗，且效率较低。图2.12示一Ⅱ类错殆、深覆盖的8岁患儿。虽处于青春发育期前（CS1），但由于创伤风险大，建议进行正畸治疗。
- **Ⅲ类错殆：**同阶段3。然而，随着时间推移，预后越差——详见第7章。

2.5 阶段5——下颌尖牙和上下颌第一前磨牙萌出

本阶段标志着替牙列第2阶段的开始。从咬合发育的角度来看，下颌恒尖牙最好于第一前磨牙之前萌出，以便间隙管理和前牙排列。曲面断层片检查经常会发现，以咬合平面为参考，下颌尖牙的牙胚位于第一前磨牙下方。然而幸运的是，下颌尖牙在绝大部分情况下会加速萌出，获得较好的萌出顺序。下颌第一前磨牙先于尖牙萌出也不少见，应进行观察。这种萌出顺序在序列拔牙治疗中是我们所期望的，因为需要在下颌尖牙萌出前拔除第一前磨牙（详见第5章）。

第一前磨牙通常情况下不会发生萌出障碍。但是，由于第一乳磨牙脱落困难，上颌第一前磨牙常见颊向萌出。通常情况下，拔除第一乳磨牙即可使异位萌出的上颌第一前磨牙顺利萌出。

在上牙列，我们注意到颌骨内第一前磨牙的巨大牙冠经常影响相邻恒尖牙的萌出模式。因此，上颌第一前磨牙的较早萌出在防止尖牙被推挤至牙弓外有重要意义。

2.5.1 本阶段的咬合发育管理

- **口腔习惯：**理想情况下，在这个咬合发育的阶段，应已纠正不良口腔习惯。
- **间隙保持：**本阶段的间隙保持方式就是确保下颌尖牙早于第一前磨牙萌出。也可用下颌舌弓防止下后牙近中移动以及下切牙的自然舌倾。
- **重获间隙：**同阶段4。
- **创造间隙：**同阶段4。
- **前牙反殆：**若仍存在，需立即干预。
- **后牙反殆：**同阶段4。若发现有根吸收，则这些乳牙不能作为扩弓支抗。
- **Ⅱ类错殆：**有些孩子，尤其是骨成熟度高的女孩，其青春发育高峰期有可能发生在咬合发育的第5阶段。评价每位患者的骨成熟度有利于在Ⅱ类矫形治疗中利用生长发育高峰期进行治疗。

- **Ⅲ类错殆：**骨性Ⅲ类的面弓治疗虽然仍可实施，但应有所限制。近期，有研究报道了一种阻断Ⅲ类错殆的技术，利用骨支抗牵引钩（连接于骨种植板）进行颌间牵引[25]，并被认为是可用于骨成熟度较高的Ⅲ类错殆患者的一种治疗方法。

2.6 第二前磨牙萌出

到11岁，第二乳磨牙和第二前磨牙的替换是预防/阻断性矫治保存替牙间隙的重要时机。第二乳磨牙和第二前磨牙的近远中向宽度差将提供一个自由间隙，称之为E间隙或替牙间隙[26]。

替牙间隙的概念最初是由Nance提出的[27]，包括乳尖牙和乳磨牙及其继替恒牙之间的宽度差。然而，乳尖牙比恒尖牙小，同时第一乳磨牙很少比第一前磨牙大。Gianelly[28]研究这个关系，并提出了这个概念——替牙列第二阶段的替牙间隙主要是由第二乳磨牙（E’s）和第二前磨牙的大小差别造成的。

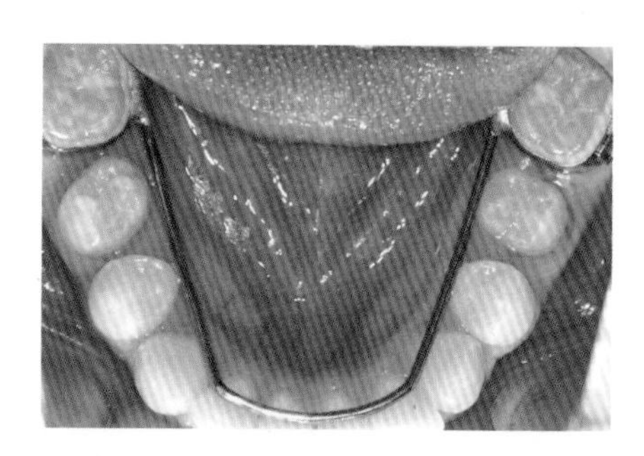

图2.13　下颌舌弓维持E间隙。

有证据表明，替牙列晚期和恒牙列交替时，第一恒磨牙近中移动并占据E间隙，导致牙弓周长减小，尤其是下颌。医生应当评估这个机会并保存这个宝贵的间隙（图2.13）。E间隙不仅可用于改善牙齿排列情况，还可用于轻度Ⅱ类和Ⅲ类咬合关系的综合正畸治疗（图2.14和图2.15）。

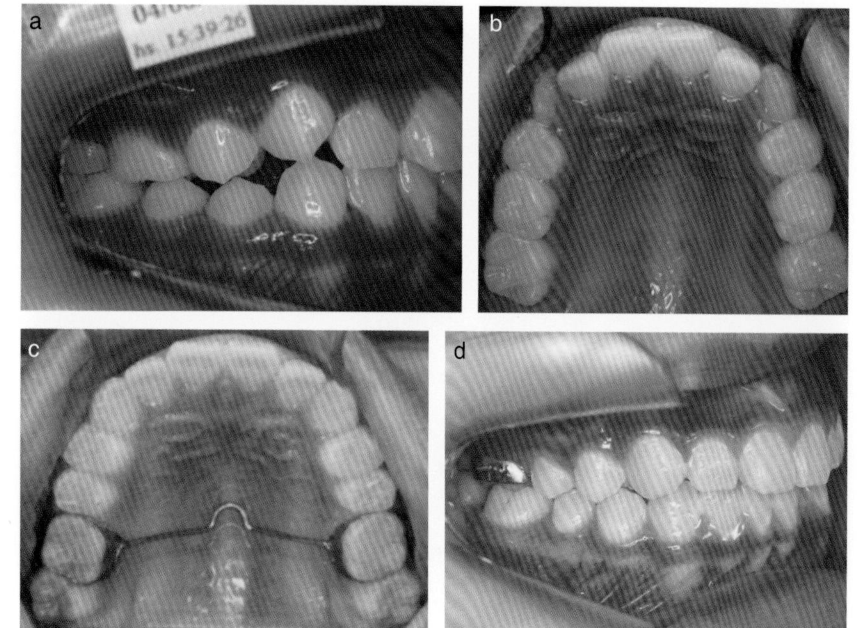

图2.14　Ⅱ类错殆患者的上颌E间隙维持有利于改善牙弓矢状向位置关系。

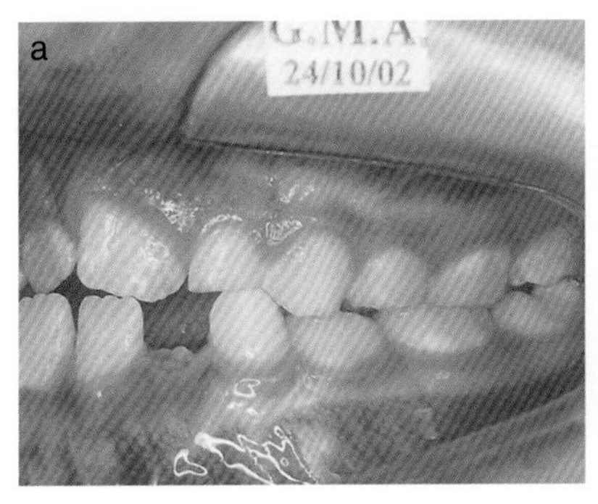

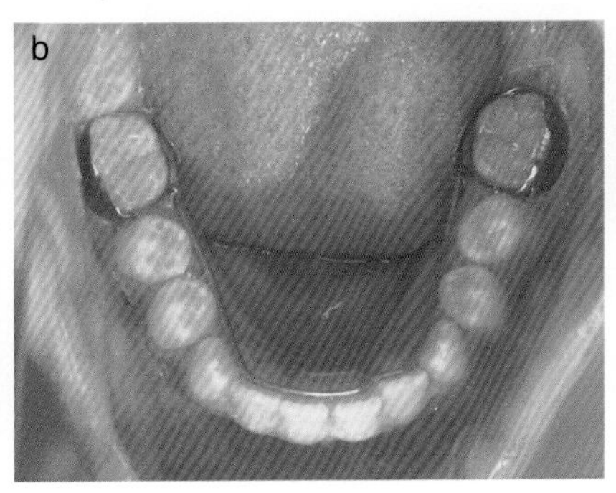

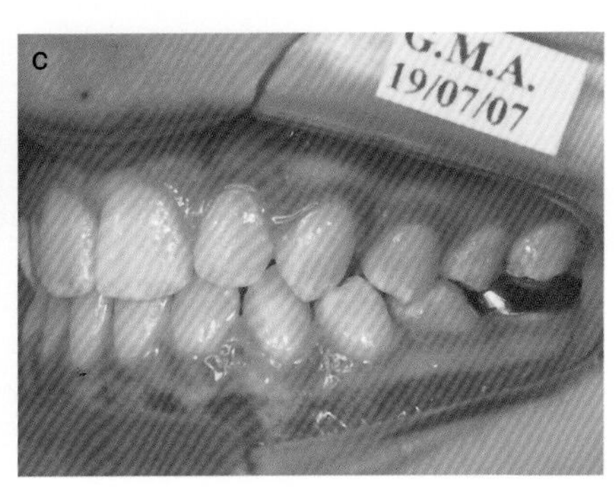

图2.15 Ⅲ类错𬌗患者的下颌E间隙维持有利于切牙内收并获得合适的覆盖。

2.6.1 本阶段的咬合发育管理

- **口腔习惯：** 同阶段5。
- **间隙保持：** 强烈建议检查每一位患者，并在第二乳磨牙脱落前考虑进行E间隙保持。保存E间隙，维持牙弓周长能为约70%的牙列拥挤患者提供足够间隙[28]。
- **重获间隙：** 本阶段可解决由于环境因素导致的牙弓周长减小。若由于第二乳磨牙早失，本阶段可进行重获牙弓周长。切牙的舌倾也可以在本阶段纠正，为下一阶段做准备。
- **创造间隙：** 不推荐进行。
- **前牙反𬌗：** 若仍存在，则须纠正。
- **后牙反𬌗：** 本阶段应无后牙反𬌗，尤其是下颌移位（功能性）造成的后牙反𬌗。
- **Ⅱ类错𬌗：** 在上颌第二乳磨牙脱落前，应对Ⅱ类错𬌗患者进行详细检查，评估是否使用横腭杆/Nance弓或口外弓[19]。另外，本阶段有些患者接近青春发育高峰期，是治疗此类错𬌗畸形的最佳时机。
- **Ⅲ类错𬌗：** 同阶段5。阻断治疗的预后随着年龄增大而变差。若在此阶段前未阻断骨性Ⅲ类错𬌗畸形，则可能需要拔牙掩饰治疗甚至正颌手术。此阶段进行阻断治疗可能为时已晚，但仍可使用种植板和骨支抗技术尝试减小错𬌗的严重性。详见第7章。

2.7 阶段7——上颌尖牙和上下颌第二恒磨牙萌出

上颌尖牙和上下颌第二恒磨牙的萌出标志着替牙列第二阶段的结束。在绝大多数儿童，此阶段约发生在12岁。然而，萌出年龄有很大的个体差异性，通常也无临床意义。

上颌尖牙萌出运动的复杂性导致异位萌出和埋伏阻生的风险很大。因此，作为预防措施，每年应当拍摄曲面断层片进行观察。

通常而言，下颌第二恒磨牙早于上颌同名牙萌出。近年来，有文献报道了第二恒磨牙阻生概率增大[29]。这与龋病发病率降低、前牙区拥挤的阻断性正畸治疗有关。医生应当观察第二恒磨牙的萌出直至完全建𬌗。上颌第二恒磨牙有可能由于异位萌出的第三恒磨牙而阻生（详见第8章，图8.28）。下颌第二恒磨牙则常见近中阻生于第一恒磨牙远中面，无法完全萌出。

2.7.1 本阶段的咬合发育管理

- **口腔习惯：**同阶段6。
- **间隙保持：**本阶段必须继续进行间隙保持。若已保存E间隙，则可保证固定矫治阶段有较好的牙齿排列。
- **重获间隙：**为促进上颌尖牙的正常萌出，可能需要进行间隙开展。通常此步骤在综合正畸治疗中进行。
- **创造间隙：**同重获间隙。
- **前牙反𬌗：**同阶段6。
- **后牙反𬌗：**同阶段6。
- **Ⅱ类错𬌗：**本阶段对于很多患者而言是纠正骨性Ⅱ类错𬌗的最佳时机。对于确认骨性Ⅱ类的矫正最佳时间，必须评估骨龄。
- **Ⅲ类错𬌗：**同阶段6。

2.8 总结

正畸医生、儿科医生和全科医生应当知晓监测咬合发育过程的重要性。替牙期牙弓内、牙弓间问题的解决、控制导致错𬌗畸形的环境因素等均是儿童临床口腔保健的常规内容。

医生必须知晓协调的面型、骨性Ⅰ类和理想的Ⅰ类咬合关系只是理论目标，若不进行正畸阻断性治疗则不太可能自然发生。认识到我们无法预计患者是否会发育成理想的Ⅰ类关系，而只能进行回顾性的判断，意味着尽管我们处于循证时代，诊断和治疗方案的确定均依赖于经验。这并不是说“如果怀疑，那就治疗”。这种方法就像一把双刃剑，获得疗效的同时可能造成伤害。有些早期治疗措施获得了良好的骨性和牙周疗效，然而，有一些治疗则带来伤害，譬如轻度拥挤、深覆𬌗、上切牙间隙或骨性Ⅱ类错𬌗畸形等。

正畸医生以及儿童牙医的目标应为获得有利于诊断的信息，以便在整个咬合发育阶段评估牙齿关系。预防性和阻断性矫治（PIOM）可使医生成功预测患者的发育变化，并应用有效性和高效率的概念，通过阻断性方法进行必要的干预。

参考文献

[1] Moorrees, CFA, Fanning, EA, Hunt E. Age variation of formation stages for ten permanent teeth. *J Dent Res* 1963;**42**:1490–502.

[2] Nanda RT. Eruption of human teeth. *Am J Orthod* 1960;**46**:363–78.

[3] Gron AM. Prediction of tooth emergence. *J Dent Res* 1962;**41**:573–85.

[4] Nickel JC, McLachlan KR, Smith DM. Eminence development of the postnatal human temporo-mandibular joint. *J Dent Res* 1988;**67**(6):896–902.

[5] Nickel JC, McLachlan KR, Smith DM. A theoretical model of loading and eminence development of the postnatal human temporo-mandibular joint. *J Dent Res* 1988;**67**(6):903–10.

[6] Hegde S, Panwar S, Bolar DR, Sanghavi MB. Characteristics of occlusion in primary dentition of preschool children of Udaipur, *India. Eur J Dent* 2012 Jan; **6**(1):51–5.

[7] Bishara S, Ortho D, Jakobsen, J R; Treder, J; Nowak A. Arch width changes from 6 weeks to 45 years of age Maxillary Arch. *Am J Orthod* 1997;**111**(4):401–9.

[8] Recommendations for the use of pacifiers. *Paediatr Child Health* 2003;**8**(8):515–28.

[9] Warren JJ, Bishara SE. Duration of nutritive and non-nutritive sucking behaviors and their effects on the dental arches in the primary dentition. *Am J Orthod Dentofac Orthop* 2002;**121**(4):347–56.

[10] Cozza P, Baccetti T, Franchi L, Mucedero M, Polimeni A. Sucking habits and facial hyperdivergency as risk factors for anterior open bite in the mixed dentition. *Am J Orthod Dentofacial Orthop* 2005 Oct; **128**(4):517–9.

[11] Kumar KPS, Tamizharasi S. Significance of curve of Spee: An orthodontic review. *J Pharm Bioallied Sci*. Medknow Publications and Media Pvt. Ltd.; 2012;**4** (Suppl 2):S323–8.

[12] Leighton BC. The early signs of malocclusion. *Eur J Orthod* 2007;**29**(Supplement 1):i89–i95.

[13] Moyers R. *Handbook of Orthodontics*. 4th edn. Chicago: YearBook Medical Publishers, Inc. 1988.

[14] Baume L, Baume LJ, 1950. Physiological Tooth Migration and Its Significance for the Development of Occlusion. Part III The biogenesis of the successional dentition. *J Dent Res* 1950;**29**:331–7.

[15] Warren JJ, Yonezu T, Bishara SE. Tooth wear patterns in the deciduous dentition. *Am J Orthod Dentofacial Orthop* 2002;**122**(6):614–8.

[16] Infante PF. An epidemiologic study of deciduous molar relations in preschool children. *J Dent Res* 1975;**54**(4):723–7.

[17] Urzal V, Braga AC, Ferreira AP. The prevalence of anterior open bite in Portuguese children during deciduous and mixed dentition--correlations for a prevention strategy. *Int Orthod* 2013;**11**(1):93–103.

[18] Moorrees CF, Gron a M, Lebret LM, Yen PK, Fröhlich FJ. Growth studies of the dentition: a review. *Am J Orthod* 1969;**55**(6):600–16.

[19] Baume LJ. Physiological Tooth Migration and Its Significance for the Development of Occlusion. Part I The biogenetic course of the deciduous dentition. *J Dent Res* 1950; **29**:123–32.

[20] Vasconcelos FMN De, Massoni ACDLT, Heimer MV, Ferreira AMB, Katz CRT, Rosenblatt A. Non-nutritive sucking habits, anterior open bite and associated factors in Brazilian children aged 30–59 months. *Braz Dent J* 2011;**22**(2):140–5.

[21] American Academy on Pediatric Dentistry Clinical Affairs Committee-Developing Dentition Subcommittee [Corporate Author]. Guideline on management of the developing dentition and occlusion in pediatric dentistry. *Pediatr Dent* 2009;**30**(7 Suppl):184–95.

[22] Ghafari J. Early treatment of dental arch problems. I. Space maintenance, space gaining. *Quintessence Int* 1986;**17**(7):423–32.

[23] Tanner JM. Human growth and constitution. In: Harrison GA, Tanner GM, Pilbeam DR, Baker PT. *Human biology: an introduction to human evolution, variation, growth, and adaptability.* 3rd edn. Oxford; Oxford University Press, 1988. p. 337–435.

[24] Moorrees CFA, Chadha J. Available space for the incisors during dental development – A growth study based on physiologic age. *Angle Orthod* 1965;**35**(1):12–22.

[25] Heymann GC, Cevidanes L, Cornelis M, De Clerck HJ, Tulloch JFC. Three-dimensional analysis of maxillary protraction with intermaxillary elastics to miniplates. *Am J Orthod Dentofacial Orthop* 2010;**137**(2):274–84.

[26] Gianelly A. Leeway space and the resolution of crowding in the mixed dentition. *Semin Orthod* 1995;**1**(3):188–94.

[27] Nance H. The Limitations of Orthodontic Treatment. Part I. Mixed Dentition Diagnosis and Treatment. *Am J Orthod & Oral Surg* 1947;**33**:177.

[28] Brennan MM, Gianelly AA. The use of the lingual arch in the mixed dentition to resolve incisor crowding. *Am J Orthod Dentofacial Orthop* 2000;**117**(1):81–5.

[29] Rubin RL, Baccetti T, McNamara JA. Mandibular second molar eruption difficulties related to the maintenance of arch perimeter in the mixed dentition. *Am J Orthod Dentofacial Orthop* 2012;**141**(2):146–52.

第3章

混合牙列期的诊断：早期错殆畸形严重程度的评估

Mixed dentition diagnosis: assessing the degree of severity of a developing malocclusion

Eustáquio Araújo, DDS, MDS

Center for Advanced Dental Education, Saint Louis University, St. Louis, MO, USA

关于早期矫治的有效性和效率问题并无令人满意的答案。有效性可被定义为产生一个预期结果的能力，效率则是获得这一效果的时间、努力或花费。对于Ⅰ期治疗而言，因大部分文献都是基于主观信息的定性分析，其有效性很难评估。而关于效率问题，虽然尚无定论，但仍可能找到些许有用的数据。很多医生和研究人员仍对早期治疗的效果持有怀疑态度。

Ⅰ期矫治也称为早期矫治，其目的为预防，阻断或纠正一个或多个特定的正畸问题。

预防性矫治意为维持一个良好的总体口腔健康环境。另外，阻断性矫治指使用早期治疗性干预技术阻断错殆畸形的发展。阻断性治疗可能会完全纠正一个错殆问题，或者只是减小其严重性，为正常生长发育提供更好的条件。

治疗年轻患者时，医生应当有明确的Ⅰ期治疗目标，包括建立更好的咬合关系、预防可能会损害牙列及其支持组织的问题、减小前牙的创伤风险、管理牙弓发育、纠正下颌水平向移位以及实施生长发育的循证理论[1-13]。

另外，关注患者及其家人的精神心理因素是非常重要的，这常常是他们寻求正畸治疗的重要因素。加强儿童的自信对于其社会心理发展和平衡人格的建立很重要[14]。患者的幸福快乐是考虑进行任一治疗的首要因素，这是包括正畸治疗在内的所有医疗保健领域的新模式。

3.1 评估治疗需要、复杂性和结果

是否能降低发展中的错殆畸形的严重程度？用阻断性正畸治疗能使错殆严重程度降低多少百分比？如果Ⅰ期治疗有效，如何定量评估？

治疗需要和结果的评估费时而困难。

大部分研究关注的是评估正畸治疗前错殆畸形的严重程度。然而，早期阻断性矫治的评估大部分是主观性的。

这些年，研究人员提出了很多指数来评估治疗需要、复杂程度和治疗结果。一个好的指数必

须是可靠的、可重复的以及准确的。很多正畸指数可用于评估治疗需要，包括Summers'咬合指数（Summers' Occlusal Index）、牙美观指数（Dental Aesthetic Index, DAI）、同行评估等级指数（Peer Assessment Rating, PAR）、正畸治疗需要指数（Index of Orthodontic Treatment Need, IOTN）以及复杂程度、结果和治疗需要指数（Index of Complexity, Outcome and Need, ICON）。

3.1.1 Summers'咬合指数

1966年，Chester Summers提出了咬合指数来评估错殆畸形的严重程度。首先评估患者的牙龄，然后评估咬合分类，譬如磨牙关系、覆殆、覆盖、后牙反殆、后牙开殆、牙齿不齐（已发生的和可能发生的）、中线关系以及缺失恒牙等。对每一分类进行打分、用相应牙龄的加权公式计算得分[16]。

3.1.2 牙美观指数（DAI）

与Summers'指数不同，DAI评估了咬合的美观和生理特征来获得治疗需要分数。DAI指数是1986年由Jenny和Cons提出的[17]，通过普通人群对200张不同咬合照片的美观感受得出。这些照片包括面像和口内像。其结果是关于美观和咬合的数学回归方程。

3.1.3 同行评估等级指数（PAR）

在1987年，当时尚无测量错殆程度和治疗结果的指数，英国正畸标准工作小组的10位正畸医生提出了同行评估等级指数（PAR）。

研究者评估了超过200个治疗前和治疗后的牙颌模型，确定了需评估的特征部分。PAR指数的11个部分包括右上后牙、上前牙、左上后牙、右下后牙、下前牙、左下后牙、右侧后牙咬合、覆盖、覆殆、中线和左侧后牙咬合。

PAR指数评估错殆程度，可靠性和有效性好，但未评估错殆的其他数个方面。PAR指数为零指的是咬合和排列正常，分数较高意味着错殆程度较严重。治疗前、后的PAR指数可以进行比较来评价治疗效果[18-19]。

3.1.4 正畸治疗需要指数（IOTN）

1989年，Brook和Shaw提出了正畸治疗需要指数（IOTN）。与DAI指数相似，IOTN指数包含美观和牙齿健康两部分。IOTN指数主要在英国应用[17, 20]。美观部分主要通过观察相片进行评分，牙齿部分则用5个级别来进行评估。级别1包括轻度牙齿问题，而级别5则为复杂牙齿问题，提示正畸治疗需求很高。医生需将错殆畸形归入合适的级别中。使用IOTN指数评估治疗需要时，先评估牙齿问题部分，若有必要，则再评估外观问题。

3.1.5 复杂程度、结果和治疗需要指数（ICON）

复杂程度、结果和治疗需要指数（ICON）是结合了IOTN和PAR指数的相应部分而得，由Richmond和Daniels于1998年提出。与PAR指数相似，可用于评估治疗前难度以及治疗效果[21]。ICON指数使用5个咬合特征，将其分别置入加权数学方程中并相加所得。涉及的分类有：IOTN中Brook和Shaw的美观部分、反殆、上牙列拥挤/间隙、后牙区矢状向位置关系以及前牙垂直向位置关系。治疗前、后分数可进行比较来确定治疗效果。

3.1.6 美国正畸学委员会复杂指数和疗效评估

美国正畸学委员会（American Board of Orthodontics, ABO）认为现有的指数体现的是病例难度而非复杂程度。因为病例难度的评价通常很主观，委员会认为评估病例复杂程度更能定量化。病例复杂程度指“构成综合征的疾病或紊乱的因素、症状和体征的总和[21-22]”。

虽然很多人认为PAR指数是定量的，但ABO认为该指数无法体现细微的差别。ABO决定提出两个指数，分别为不调指数（Discrepancy Index, DI）和客观评分系统（Objective Grading System, OGS），用来定量评价治疗前严重程度和治疗效果。1998年，ABO的14位理事召开会议，探讨研究这些指数[23-24]。

为获得DI，需要正畸资料如模型、头颅侧位片和曲面断层片。DI中的参数包括覆盖、覆殆、前牙开殆、后牙开殆、拥挤、咬合关系、后牙反殆或反锁殆、后牙正锁殆、ANB角、IMPA角和SN-GoGn角。另外，在其他分类，对缺失牙或多生牙、中线不调、埋伏阻生、异位萌出以及牙齿大小和形态异常进行评分。从2000年到2002年，DI进行了大量的测试。2003年即实施了DI并至今用于ABO认证过程Ⅲ期考试中的病例复杂程度评估。

由于DI已经过大量测试被认为有效，那么可以认为，通过在Ⅰ期治疗前后测定DI是定量评价阻断性矫治引起的错殆复杂程度变化的一种有效方法。在很多情况下，该指数可以认为是Ⅰ期前到Ⅱ期前的改善指数。

这个想法催生了大量的研究和有意义的发现。Vasilakou[25]检查了300个Ⅰ期治疗前、后的资料。

该研究可定量测定Ⅰ期干预治疗产生的变化以及Ⅱ期治疗开始前的改善程度。测量了组成DI的所有变量以确定变化最大的部分。最后，按照安氏分类法分为3组，以评估是否某种类型的早期治疗获益更大。

因为所有Ⅰ期前（T1）和很多Ⅱ期前（T2）

表3.1 总体DI分数差别

	T1均值	T2均值	差值平均数	标准差	*P*值
覆盖	3.06	0.87	2.19	2.64	<0.001*
覆殆	0.94	0.77	0.17	1.13	0.008
前牙开殆	1.32	0.41	0.9	3.00	<0.001*
后牙开殆	0.21	0.21	0	1.59	0.971
拥挤	1.92	1.25	0.67	1.76	<0.001*
咬合关系	3.49	1.96	1.54	2.73	<0.001*
后牙反殆或反锁殆	0.91	0.083	0.83	1.37	<0.001*
后牙正锁殆	0.02	0.11	−0.09	0.62	0.16
ANB角	1.32	0.75	0.57	2.04	<0.001*
SN-MP角	2.15	2.27	−0.12	2.59	0.410
IMPA角	0.66	0.85	−0.19	2.26	0.146
其他	1.26	0.46	0.80	1.29	<0.001*
合计	17.26	9.98	7.28	7.06	<0.001*

*差值具有统计学意义，$P<0.004$

表3.2　变化百分数（%）

	Ⅰ类	Ⅱ类	Ⅲ类	总样本
合计	49.3*	34.5*	58.5*	42.2*

*t检验，具有统计学意义，P<0.004

模型是混合牙列期的，因此使用了Tanaka-Johnston预测来计算牙列拥挤量[26]。另外，需要特别注意的区域是前牙和后牙开𬌗的评估。因数颗牙尚在萌出过程中，未完全萌出的牙此项不计分。

计算T1和T2的平均分及T1-T2差值的平均值。若T2总分降低，则表明病例复杂程度降低。反之，则表明病例复杂程度增加。表3.1列出了T1和T2总分均值、每个变量的分值及其平均差值。另外，用配对t检验比较了T1和T2的平均分值，P值显示了其差异是否具有统计学意义。所有有统计学差异的数据均用星号标出。

T1均值为17.26分，T2 均值为9.98分。DI分数平均下降7.28分，t检验显示差异具有统计学意义。这些数据表明DI减少42.2%，总样本的复杂性下降。

DI的每个变量均用统一方法进行评估，差异具有统计学意义的变量包括覆盖、前牙开𬌗、拥挤、咬合关系、后牙反𬌗或反锁𬌗、ANB角以及“其他”分类。无显著性变化的变量包括覆𬌗、后牙开𬌗、后牙正锁𬌗、SN-MP角和IMPA角。

然后，将样本按照安氏分类法分为3组（Ⅰ类、Ⅱ类和Ⅲ类），DI减少百分数见表3.2。

3.2 评价阻断性治疗效果

每种类型的错𬌗畸形对阻断性矫治的反应如何？哪个变量因治疗的变化更大？

3.2.1　Ⅰ类

Ⅰ类组包括81个病例。T1时DI均值为11.74分，T2为5.95分，平均减少5.79分，具有统计学差异。这些数据显示DI有49.3%的降低，意味着该组别病例复杂程度的下降。该指数所有变量也用同样方法进行分析，具有统计学差异的为覆盖、前牙开𬌗、拥挤、咬合关系、后牙反𬌗或反

表3.3　安氏Ⅰ类组DI差值

	T1均值	T2均值	差值平均数	标准差	P值
覆盖	2.27	0.57	1.7	1.6	<0.001*
覆𬌗	0.53	0.39	0.14	0.89	0.174
前牙开𬌗	2.04	0.42	1.62	3.49	<0.001*
后牙开𬌗	0.32	0.07	0.25	1.53	0.150
拥挤	1.49	0.87	0.62	1.76	0.001*
咬合关系	0	0.35	−0.35	1.58	0.002*
后牙反𬌗或反锁𬌗	0.89	0.10	0.79	1.31	<0.001*
后牙正锁𬌗	0	0.02	−0.02	0.22	0.320
ANB角	0.57	0.58	−0.01	1.57	0.944
SN-MP角	1.96	2.08	−0.12	2.44	0.650
IMPA角	0.55	0.33	0.22	1.73	0.252
其他	1.11	0.15	0.96	1.52	<0.001*
合计	11.74	5.95	5.79	5.30	<0.001*

*差值具有统计学意义，P<0.004

表3.4 安氏Ⅱ类组DI差值

	T1均值	T2均值	差值平均数	标准差	*P*值
覆盖	2.62	1.08	1.54	1.76	<0.001*
覆殆	1.41	1.15	0.26	1.32	0.01
前牙开殆	0.91	0.24	0.67	2.43	<0.001*
后牙开殆	0.17	0.27	−0.10	1.63	0.418
拥挤	2.33	1.68	0.65	1.88	<0.001*
咬合关系	5.13	2.80	2.33	2.87	<0.001*
后牙反殆或反锁殆	0.62	0.07	0.55	1.12	<0.001*
后牙正锁殆	0.04	0.18	−0.14	0.81	0.023
ANB角	1.57	0.82	0.75	2.03	<0.001*
SN−MP角	2.31	2.42	−0.11	2.31	0.523
IMPA角	0.78	1.37	−0.59	2.58	0.004*
其他	1.25	0.44	0.81	1.25	<0.001*
合计	19.13	12.53	6.60	6.60	<0.001*

*差值具有统计学意义，*P*<0.004

锁殆以及“其他”分类。所有有统计学差异的变量均为T2时有所减少。无统计学差异的变量包括覆殆、后牙开殆、后牙正锁殆以及所有头侧数据（ANB、SN−MP、IMPA）（表3.3）。

3.2.2 Ⅱ类

Ⅱ类组包括165个病例。T1时DI均值为19.13分，T2为12.53分，平均减小6.60分，也具有统计学差异。这些数据显示DI有34.5%的降低，意味着该组别病例复杂程度的下降。分析了所有变量，显著降低的变量为覆盖、前牙开殆、拥挤、咬合关系、后牙反殆或反锁殆、ANB角以及“其他”分类。该组别IMPA角有显著增加，表明治疗后下切牙位置更为不利。无统计学差异的变量包括覆殆、后牙开殆、后牙正锁殆以及SN−MP角（表3.4）。

3.2.3 Ⅲ类

Ⅲ类组包括54个病例。T1时DI均值为19.85分，T2降低为8.24分，平均减少11.6分，具有统计学差异。这些数据显示DI有58.5%的降低，意味着该组别病例复杂程度的大量下降。具有统计学差异的为覆盖、拥挤、咬合关系、后牙反殆或反锁殆以及“其他”分类。无统计学差异的变量包括覆殆、前牙开殆、后牙开殆以及所有头侧数据（ANB角、SN−MP角、IMPA角）。关于后牙正锁殆的*t*检验无效，因T1期或T2期患者此项均无计分（表3.5）。

这些发现可能减少关于阻断性矫治有效性的争议，然而虽然他们得出了一些答案，但同时又产生了新的问题。Ⅰ类组别的差异可确定为水平向和垂直向关系、拥挤和覆盖的改善。第5章将详述安氏Ⅰ类的治疗。

Ⅱ类错殆的早期干预治疗无疑是正畸学中最具有争议性的。Ⅱ类矫治受生长发育影响很大。有趣的是，Ⅱ类错殆是早期干预中受益最少的。可以清楚地看到，很大一部分观察到的治疗效果均来源于下切牙的唇倾。这需要我们对早期干预治疗的益处进行反思。预防上切牙创伤、精神心理因素、患者的幸福快乐以及发展中的垂直生长

表3.5 安氏Ⅲ类组DI差值

	T1均值	T2均值	差值平均数	标准差	*P*值
覆盖	5.61	0.68	4.93	4.05	<0.001*
覆殆	0.13	0.18	−0.05	0.73	0.582
前牙开殆	1.48	0.92	0.56	3.64	0.267
后牙开殆	0.148	0.18	−0.03	1.58	0.864
拥挤	1.33	0.48	0.85	1.64	<0.001*
咬合关系	3.74	1.78	1.96	2.73	<0.001*
后牙反殆或反锁殆	1.83	0.11	1.72	1.76	<0.001*
后牙正锁殆	0	0	0	0	-
ANB角	1.67	0.74	0.92	2.5	0.009
SN-MP角	1.94	2.09	−0.15	3.50	0.757
IMPA角	0.46	0.05	0.41	1.61	0.068
其他	1.5	1	0.50	0.95	<0.001*
合计	19.85	8.24	11.6	8.96	<0.001*

*差值具有统计学意义，$P<0.004$

型是早期干预Ⅱ类错殆的原因，详见第6章。

研究结果证实，早期干预治疗中获益最大的是Ⅲ类错殆畸形。然而，其治疗效果也可能是最不稳定的，很可能在未来的时间中因不良生长导致效果丧失更多。Ⅲ类错殆的理论和干预措施详见第7章。

参考文献

[1] Pancherz H. Treatment timing and outcome. *Am J Orthod Dentofac Orthop Off Publ Am Assoc Orthod Its Const Soc Am Board Orthod*. 2002 June;**121**(6):559.

[2] Ngan P. Biomechanics of maxillary expansion and protraction in Class III patients. *Am J Orthod Dentofac Orthop* 2002 June;**121**(6):582–3.

[3] Mitani H. Early application of chincap therapy to skeletal Class III malocclusion. *Am J Orthod Dentofac Orthop* 2002 June;**121**(6):584–5.

[4] McNamara JA Jr. Early intervention in the transverse dimension: is it worth the effort? *Am J Orthod Dentofac Orthop* 2002 June;**121**(6):572–4.

[5] Little RM. Stability and relapse: early treatment of arch length deficiency. *Am J Orthod Dentofac Orthop* 2002 June;**121**(6):578–81.

[6] Lindsten R. Early orthodontic treatment and interceptive treatment strategies. *Eur J Orthod*. 2013 Apr;**35**(2):190.

[7] Kurol J. Early treatment of tooth-eruption disturbances. *Am J Orthod Dentofac Orthop* Off Publ Am Assoc Orthod Its Const Soc Am Board Orthod. 2002 June;**121**(6):588–91.

[8] Kokich VO Jr. Congenitally missing teeth: orthodontic management in the adolescent patient. *Am J Orthod Dentofac Orthop* 2002 June;**121**(6):594–5.

[9] Keski-Nisula K, Hernesniemi R, Heiskanen M, et al. Orthodontic intervention in the early mixed dentition: a prospective, controlled study on the effects of the eruption guidance appliance. *Am J Orthod Dentofac Orthop* 2008 Feb;**133**(2):254–260; quiz 328.e2.

[10] Gianelly AA. Treatment of crowding in the mixed dentition. *Am J Orthod Dentofac Orthop* 2002 June;**121**(6):569–71.

[11] English JD. Early treatment of skeletal open bite malocclusions. *Am J Orthod Dentofac Orthop* 2002 June;**121**(6):563–5.

[12] Boley JC. Serial extraction revisited: 30 years in retrospect. *Am J Orthod Dentofac Orthop* 2002 June;**121**(6):575–7.

[13] Chongthanavanit N. Effect of early headgear and lower arch treatment on the development of occlusion [Master's Thesis]. [St. Louis]: Saint Louis University.

[14] Proffit WR, Tulloch JFC. Preadolescent Class II problems: treat now or wait? *Am J Orthod Dentofac Orthop* 2002 June;**121**(6):560–2.

[15] Sarver D, Yanosky M. *Special considerations in diagnosis and treatment planning. Orthodontics Current Principles and Techniques*. 5th edn. St. Louis: Mosby, Inc.; 2012. p. 59–98.

[16] Summers CJ. The occlusal index: a system for identifying and scoring occlusal disorders. *Am J Orthod*. 1971 June;**59**(6):552–67.

[17] Jenny J, Cons NC. Comparing and contrasting two orthodontic indices, the Index of Orthodontic Treatment need and the Dental Aesthetic Index. *Am J Orthod Dentofac Orthop* 1996 Oct;**110**(4):410–6.

[18] Richmond S, Shaw WC, O'Brien KD, et al. The development of the PAR Index (Peer Assessment Rating): reliability and validity. *Eur J Orthod*. 1992 Apr;**14**(2):125–39.

[19] Richmond S, Shaw WC, Roberts CT, Andrews M. The PAR Index (Peer Assessment Rating): methods to determine outcome of orthodontic treatment in terms of improvement and standards. *Eur J Orthod*. 1992 June;**14**(3):180–7.

[20] McGuinness NJ, Stephens CD. An introduction to indices of malocclusion. *Dent Update* 1994 May;**21**(4):140–4.

[21] Daniels C, Richmond S. The development of the index of complexity, outcome and need (ICON). *J Orthod* 2000 June; **27**(2):149–62.

[22] Cangialosi TJ, Riolo ML, Owens SE Jr, et al. The American Board of Orthodontics and specialty certification: the first 50 years. *Am J Orthod Dentofac Orthop* 2004 July;**126**(1):3–6.

[23] Cangialosi TJ, Riolo ML, Owens SE Jr, et al. The ABO discrepancy index: a measure of case complexity. *Am J Orthod Dentofac Orthop* 2004 Mar;**125**(3):270–8.

[24] Casko JS, Vaden JL, Kokich VG, et al. Objective grading system for dental casts and panoramic radiographs. American Board of Orthodontics. *Am J Orthod Dentofac Orthop* 1998 Nov;**114**(5):589–99.

[25] Vasilakou, N. Quantitative assessment of the effectiveness of phase 1 orthodontic treatment utilizing the ABO discrepancy index [Master's Thesis]. [St. Louis]: Saint Louis University; 2013.

[26] Tanaka MM, Johnston LE. The prediction of the size of unerupted canines and premolars in a contemporary orthodontic population. *J Am Dent Assoc* 1939. 1974 Apr;**88**(4):798–801.

第4章

牙殆和错殆畸形的基因学

The genetics of the dental occlusion and malocclusion

Robyn Silberstein, DDS, PhD

Department of Orthodontics, University of Illinois College of Dentistry, Chicago, IL, USA

4.1 引言

出生缺陷是由环境和基因因素共同引起的。其间联系可能是已知的原因，如染色体异常、单基因缺陷或暴露于致畸因素，但同样的也有可能是由未知原因引起的[1]。本章节将列举一些常见的颅面部和牙齿畸形，以及牙医和正畸医生需要考虑的特殊问题。基因异常及相关颅颌面特征的详尽回顾资源可在关于人类基因、特征和遗传性疾病的网络数据库、在线人类孟德尔遗传数据库（Online Mendelian Inheritance in Man, OMIM）或综述文章中查找[2–4]。

4.1.1 个性化医疗

随着高科技分析工具、家族性遗传连锁分析和全基因组关联研究的发展，确定基因型和环境对表型特性影响的研究也有飞速进展。人类DNA测序变得越来越简便、快速、价格合理和成熟。第一次人类基因组测序是在2000年，耗时10年，花费1亿美金。但现在基因组测序只需不到一天时间[5]。实验室可通过邮寄的唾液样本获得DNA信息。口腔疾病的基因测序可在美国国家生物技术信息中心（National Center for Biotechnology Information, NCBI）找到进行过基因测序注册的遍布全球的实验室。另外，对于以患者为中心临床研究的强调（以患者为中心临床研究网络，PCORnet）、遗传背景以及合理的研究设计有利于我们提出有可靠科学依据和较好患者疗效为支持的建议[6]。

4.1.2 临床检查

患者就诊时有可能已被确诊遗传疾病，但通常情况下详细的临床检查是发现基因异常的最初线索。在患者张口之前，对患者的详细观察能够提供大量的信息。对美观和功能无显著影响的微小畸形约有65%发生在头颈区域，若加上皮肤和手，则概率为85%。这很重要，因为如果一个新生儿有3个或3个以上微小畸形，那么其患有大畸形的风险增加。因此，微小畸形的发现可能有助于

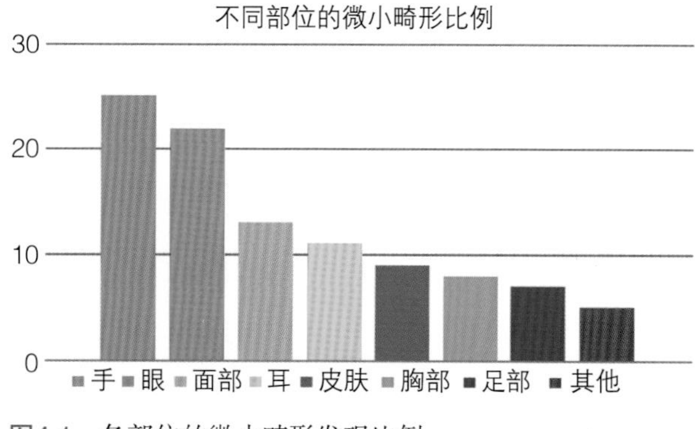

图4.1 各部位的微小畸形发现比例。

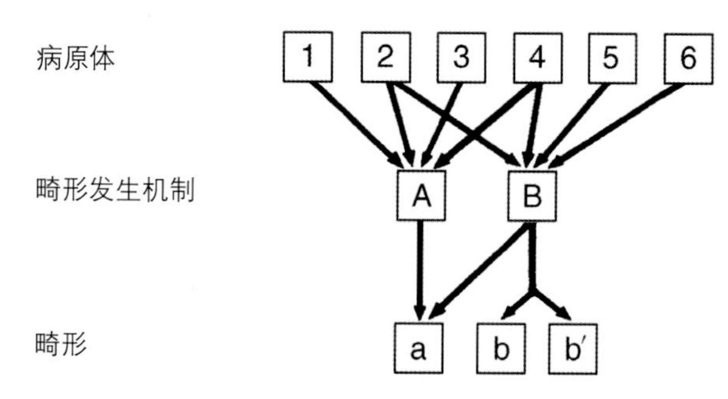

图4.3 畸形发生序列。详见关于畸形学原则的文章：表达差异性和病因异质性。

识别综合征或大畸形（图4.1）[7-8]。头型、额部隆起、眶部变形、下颌形状和尺寸、耳部畸形、神经受累、软组织受累、手部畸形、指甲发育不良及不对称等均可在患者初诊时进行评估。另外，照片可能有助于诊断和治疗设计，因为很多矫形手术在年幼时进行，即使瘢痕也是一种记录（图4.2）。

4.1.3 畸形学原则：表达差异性和病因异质性

胚胎环境不同，任一致病因素所导致的结果也不同。Melnick[9]总结为“也就是说，发育中的胎儿是其特有的遗传背景和基因背景所处的运作环境共同作用的产物”。

即使在病因与基因强烈相关的疾病如软骨发育不全或颅锁发育不全综合征中，表型也有差异。有证据表明基因变异是单核苷酸多态性（Single Nucleotide Polymorphisms, SNPs）和非编码区的突变引起的[10]。此外，表观遗传如DNA甲基化决定了在发育阶段甚至一生中基因何时、何处进行表达。表观遗传会导致表型差异以及对治疗的个体反应[11-12]。

病因异质性是评估很多颅颌面和牙齿畸形的基本主题。发育中的胚胎只有几种反应模式，很多制剂可以启动这些反应（图4.3）[7]。牙釉质浑浊症就是一个发生在口腔的例子。牙釉质发育不全的基因相关性强，其表型与氟斑牙类似，后者有强烈的环境相关性（图4.4）。

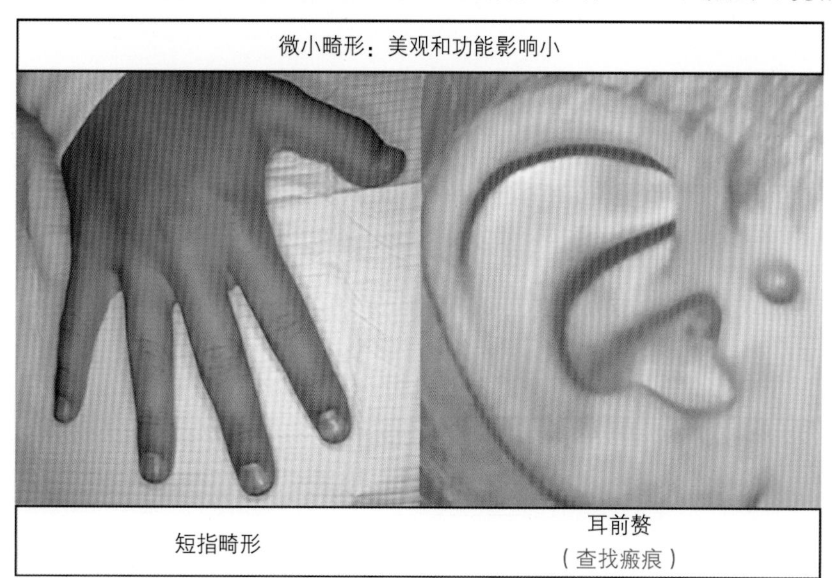

图4.2 15%～20%的美国新生儿有至少一种微小畸形。若存在3个或3个以上的微小畸形，则大畸形的发生率增加。

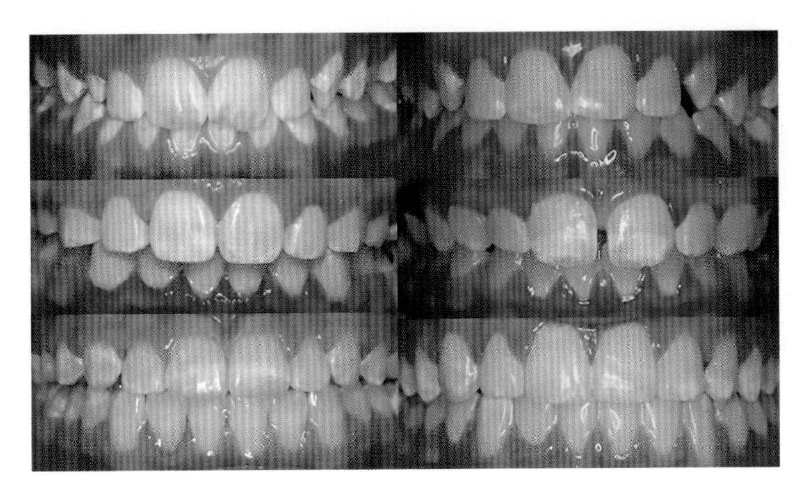

图4.4　釉质缺陷的表型异质性。

4.2 染色体异常

唐氏综合征，即21三体综合征，是所有常染色体（非性染色体）异常中最为常见的。其临床表现因与21号常染色体相关的额外遗传物质的量不同而有所差异。所有体细胞均受累。该综合征在所有种族中常自然发生，发病率约为1：800[3]。会引起众多智力、生理和发育特征。面部特征包括面中部发育不良、肌张力过低、唇张力不足、吐舌、有内眦赘皮的杏仁状眼、眼距宽和颅底扁平（N–S–Ba角钝）。

该综合征患者需要不同的正畸治疗方法和方案设计。需要考虑每个个体的牙颌发育显著迟缓、身体发育迟缓和“恐惧因素”、口呼吸、慢性牙周炎、口干症、过小牙、牙发育不全和全身健康状况等[13–14]。

4.3 单基因缺陷

与颅面部畸形相关的单基因突变有很多。“单基因突变本身并不是致病机制，但它会在亚细胞、细胞或组织水平上引发畸形或疾病的致病

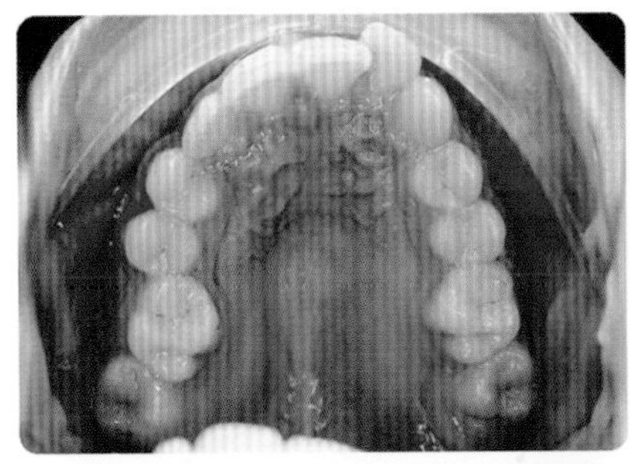

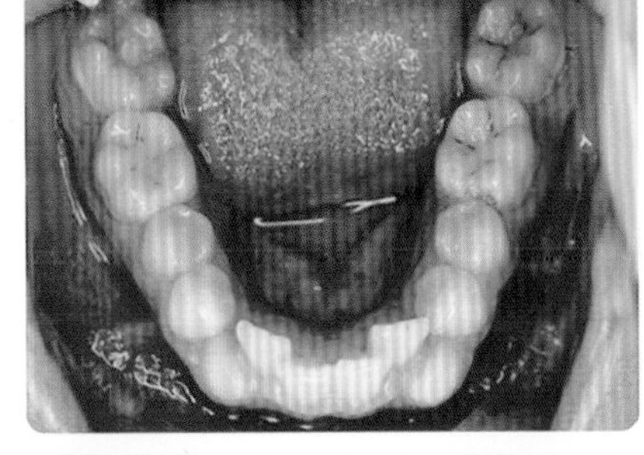

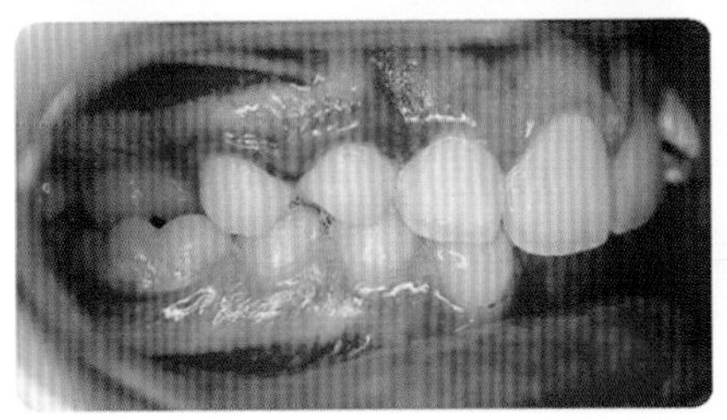

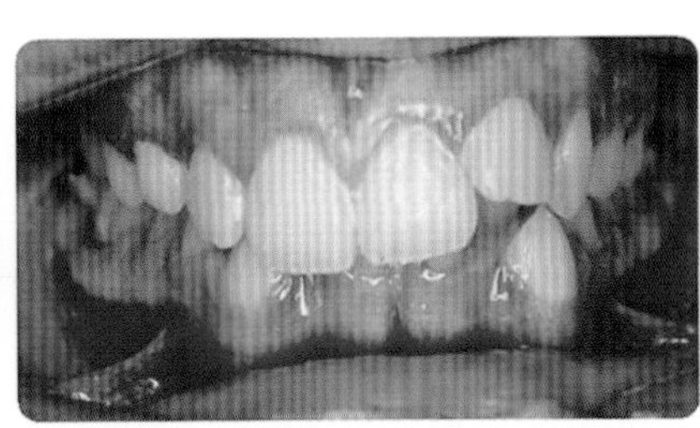

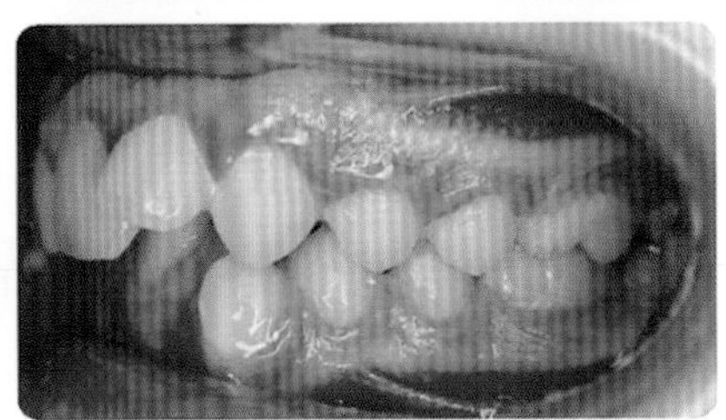

图4.5　马方综合征的颌面部表现包括长头畸形、下颌后缩、高腭盖、上颌缩窄和Ⅱ类错骀畸形。

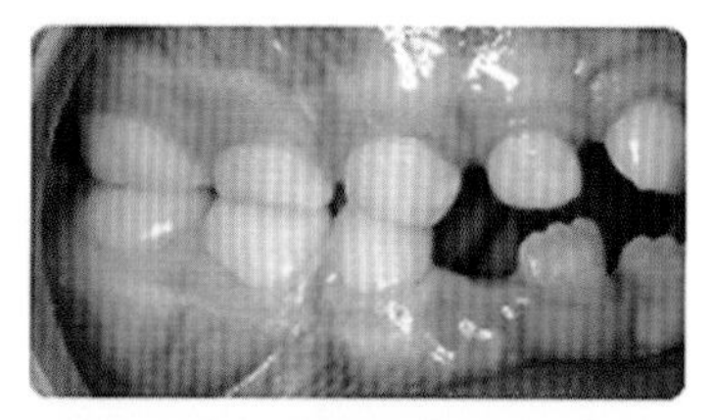
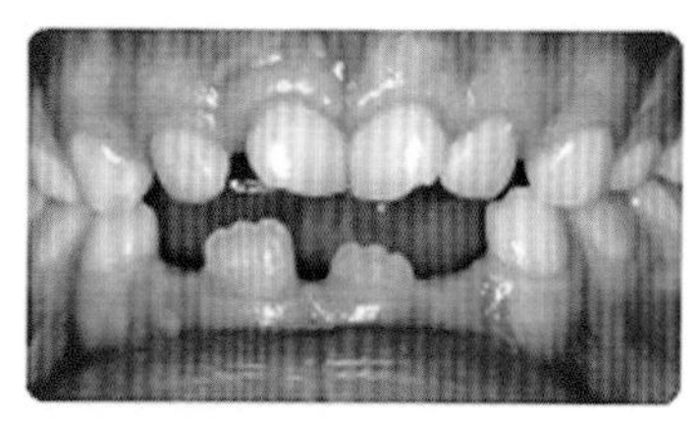
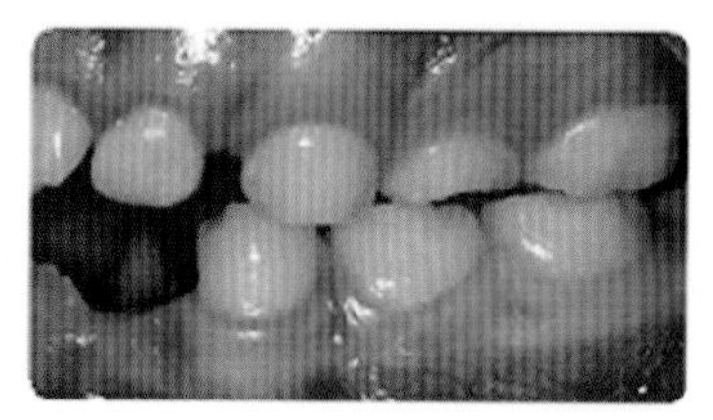
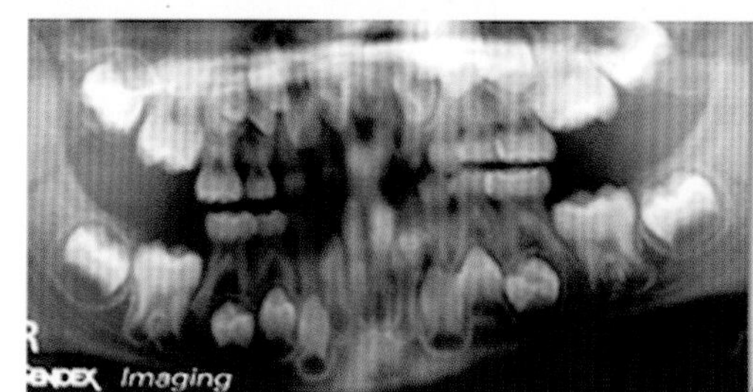

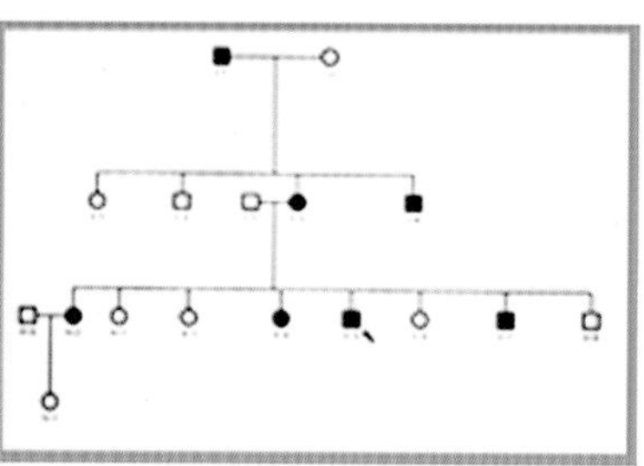

颅锁发育不全综合征（CCD）
9.9岁男孩

常染色体显性

RUNX2/CBFA1

骨骼发育不全

全身特征

- 身量矮小
- 锁骨发育不全
- 颅缝延迟闭合
- 低鼻梁

口腔特征

- 多生牙
- 牙齿萌出延迟

图4.6　颅锁发育不全综合征（CCD）患者表现为颅盖增大、眼距宽、低鼻梁、多生牙、牙齿萌出显著迟缓以及常染色体显性遗传模式。

机制”[15]。

马方综合征（the Marfan Syndrome，MFS）是常染色体显性的结缔组织缺陷。原纤蛋白-1基因（FBN1）的突变累及骨骼、眼部和心血管系统。文献报道了很多种FBN1基因的突变，称之为MFS或原纤蛋白病[16]。MFS的发病率约为1.5：100000。颌面部表现包括长头畸形、下颌后缩、高腭盖、上颌缩窄和Ⅱ类错𬌗畸形（图4.5）。在正畸治疗前需要注意的是心血管疾病，并应经患者的心血管医生同意。

因考虑到菌血症的可能性，牙周健康状况也是极为重要的[17]。总体的正畸治疗目标是一样的。

颅锁发育不全综合征（Cleidocranial Dysplasia，CCD）是一种常染色体显性骨骼发育不全，由CBFA1基因突变导致，现称为RUNX2，从属于runt相关转录因子。CCD的临床特征体现了成骨细胞分化缺陷，包括身量矮小、锁骨异常、颅缝不闭合或延迟闭合、额部隆起、眼距宽和多生牙（图4.6）[18]。RUNX2是软骨内成骨和膜内成骨所必需的。制订正畸治疗计划时，必须了解骨骼发育不全导致牙齿萌出显著延迟，不单是多生牙影响萌出，而是牙齿实际上的萌出缓慢和延

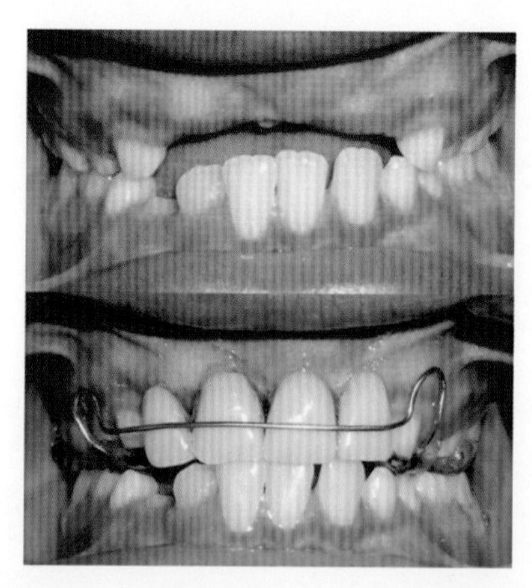

图4.7　颅锁发育不全综合征中迟缓的颅面部发育使正畸治疗更为复杂。在等待牙列萌出或手术暴露牵引前，使用带有义齿的保持器是改善青春期面部外观的一种选择。

迟。拔除多生牙并不会像想象中那样帮助恒牙列的快速萌出。牙齿萌出经常会被延迟多年（图4.7）。RUNX2不同的编码突变或RUNX2基因缺失将导致从严重到轻度以及尚未确诊的不同表型[19-22]。

4.4 多基因遗传

很多颅面部特征和特性是由多个基因和环境因素共同导致的。遗传和环境危险因素的多因素模式导致了复杂的遗传模式。列举下述例子是由于它们在颅面部畸形中发病率高、病因异质性、复杂程度以及了解该缺陷的困难程度[23]。

颅缝早闭指的是一个或多个颅缝过早闭合，发病率约为1：2000，与超过130种综合征相关，但也可单独发生。正畸医生与患者的颅面部治疗团队进行沟通是非常重要的。患者可能经历过早期颅骨矫形手术，且未来的生长显著影响预后。因生长发育无法预测，分阶段的观察和干预可帮

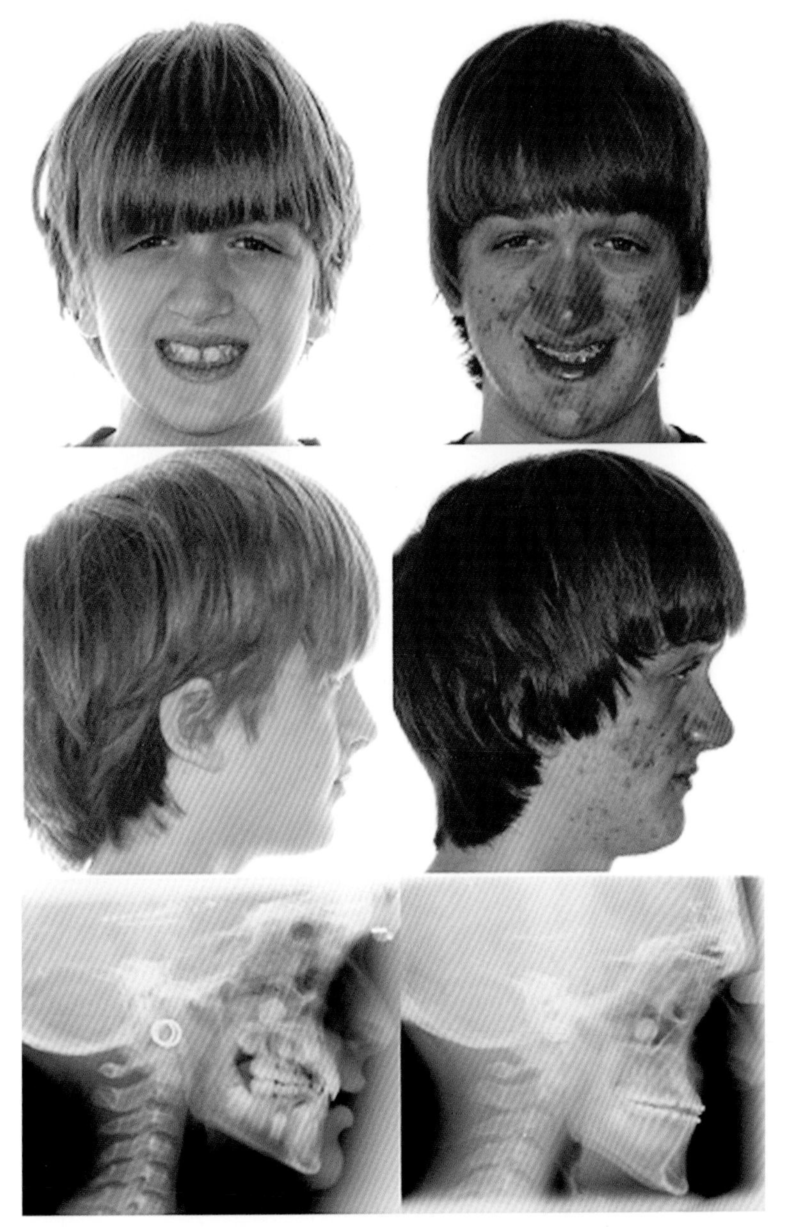

图4.8　正畸患者，患有颅缝早闭，面部发育比例显著失调。

助减少治疗周期（图4.8）[24]。

唇裂，伴随或不伴腭裂（CL±P）和单纯腭裂（CP）是最常见的新生儿颌面部缺陷，美国发病率约为1∶575，全球为1∶500~1∶1000。

唇/腭裂是几百种综合征的主要体征之一，然而在绝大多数情况下均被列为非综合征型。不同区域发病率不同，美洲印第安人和亚洲人发病率最高，其次为高加索人，发病率最低的是非裔美国人。也有证据支持环境危险因素，如苯妥因和维生素A、社会经济和生活方式危险因素等。在某些基因型中，妊娠前3个月母体吸烟将导致唇/腭裂的风险增加9倍。唇/腭裂也偶尔在胎儿酒精综合征中发生[25-27]。

正畸治疗的难度包括上颌水平向缩窄以及后牙反㖞。虽然没有腭中缝，扩弓器还是可以通过拉伸腭部瘢痕组织而非腭中缝来解决问题。排齐牙槽突裂附近的前牙需要控制牙根角度以防暴露于裂隙内，尤其是在植骨术前更要注意。唇/腭裂患者牙先天缺失及Ⅲ类牙性和骨性错㖞的发生率高于正常人群。不论有无唇/腭裂，其治疗策略一致，即扩弓和Ⅲ类错㖞矫正，但唇/腭裂患者需注意矫正时腭部的瘢痕组织有额外阻力，矫治效果不稳定，且由于缺乏治疗后正常生长，其预后更差。正畸医生是唇腭裂序列治疗的专家团队成员，必须记住要考虑长期生长以及治疗负担。对于特殊的治疗考虑，与颅颌面治疗组和其他专家沟通交流是非常重要的[28-29]。

半侧颜面发育不全是位居第二的最常见的先天性颅颌面畸形（发病率为1∶4000~1∶5600）。半侧颜面发育不全（Hemifacial Microsomia, HFM）或颅面部发育不全（craniofacial microsomia, CFM）是

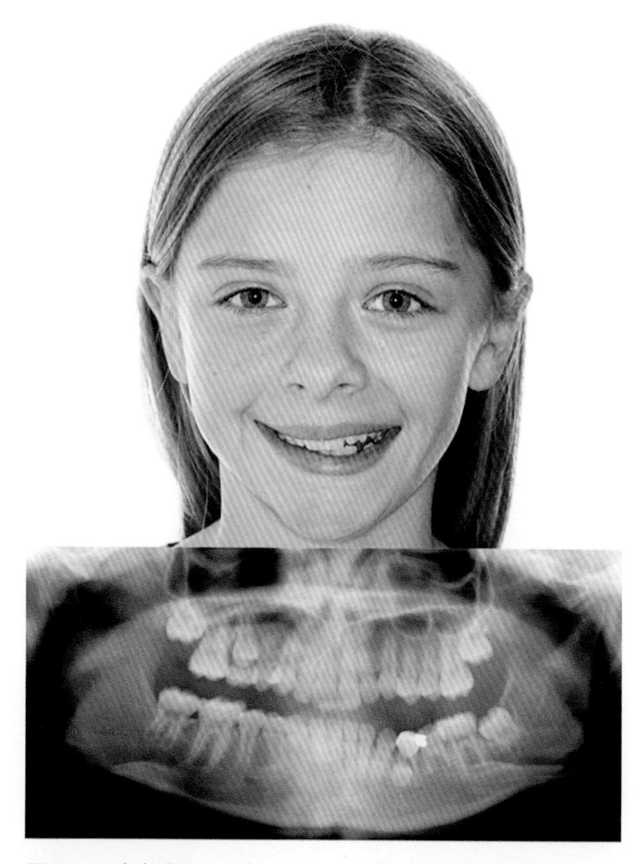

图4.9　半侧颜面发育不全（HFM）或颅面部发育不全（CFM）病因不明，临床表现可为轻度到重度。受累组织包括眼眶、下颌、耳部、神经和软组织。该患者可见左面部发育不良，眼眶、软组织和肌肉受累，此外，还有牙齿先天缺失和左侧髁突形态异常，最终诊断为轻度半侧颜面发育不全综合征。

突发的，但也有家族遗传的相关记录，其发病机制不详，累及第一、第二鳃弓及与之有密切联系的颅颌面组织结构。典型的受累组织包括眼眶、下颌、耳部、神经和软组织（Orbit, Mandible, Ear, Nerve, Soft Tissue, OMENS），并也可称为眼-耳-脊椎综合征。HFM中牙齿先天缺失的发病率升高[30]。通常由颅颌面治疗组诊治这些患者，但有些表型不严重的患者很有可能会漏诊并进行常规正畸治疗。下颌过小的鉴别诊断包括很多染色体畸变，其中，单基因缺陷如Treacher Collins综合征、环境因素暴露如甲氨蝶呤、Pierre Robin综合征或家族

遗传性颜面部发育不全。因半侧颜面发育不全综合征的骨骼不对称性严重程度不同，理解单纯正畸治疗的局限性对于患者期望值和制定治疗目标都有好处。另外，可考虑正颌手术、颏成形术和软组织提升术等（图4.9）。

4.5 非综合征型错船畸形的遗传学

确定多基因、环境和生长发育之间相互作用对Ⅱ类或Ⅲ类错船畸形的复杂遗传特性的影响是非常困难的。提示某种特性在一定程度上受遗传影响的实验数据也仅是初步的。

有初步数据表明Ⅱ类2分类（Ⅱ/2类）和Ⅲ类错船畸形有一定的遗传影响。Ⅱ/2类患者的一级亲属患有Ⅱ/2类错船畸形的比例高于普通人群（分别约为16%和3%）[33-34]。Ⅲ类错船畸形患者骨型差异性大：下颌前凸、上颌后缩或两者兼具。关于Ⅲ类错船畸形可能的基因影响研究来自于全球患病率，以及基于人群的关联研究和家族系连锁研究的解剖学及种族的报道。Ⅲ类错船畸形患病率最高的是亚洲人、因纽特人和非洲人，最低的是印第安人、美国印第安人和欧洲人。研究表明，有数个遗传位点在非综合征型Ⅲ类错船畸形中扮演重要角色，需要进行后续研究[33]。

4.6 牙齿数目异常

牙齿数目、大小和形态异常是相对常见的颅面部畸形，而结构和萌出问题则较少发生。与其他畸形一样，导致牙胚不发育、发育不全或发育异常的基因改变有时是遵循孟德尔遗传定律的，但也经常不明确遵循孟德尔定律而同时有环境因素影响。不管在人体综合征如外胚层发育不良，还是突变或转基因小鼠中，均有证据表明牙齿先天缺失、过小牙和畸形牙之间有密切联系[35]。

多生牙或额外牙，在高加索白人恒牙列中发病率为1%～3%（日本人略高）。与多生牙有关的综合征包括前述的CCD和家族性多发性结肠息肉-骨瘤-软组织瘤综合征（Gardner Syndrome），文献中也有更详细的列表可供参考[4]。

牙齿先天缺失与超过47种综合征有关（详细报道请查询在线人类孟德尔遗传数据库，www.ncbi.nlm.nih.gov/omim），但最常见为非综合征型、单基因常染色体显性遗传模式。目前发现与

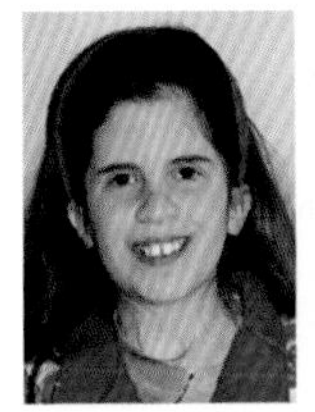
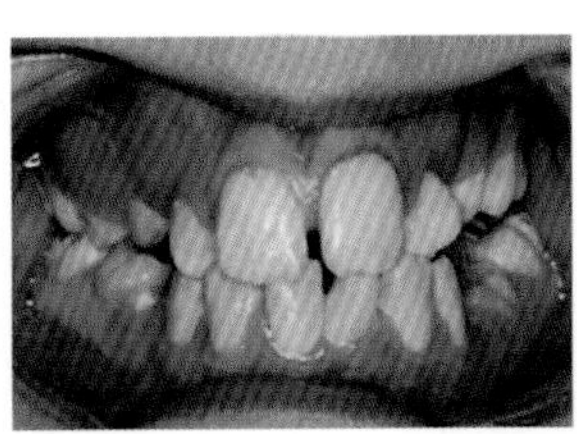
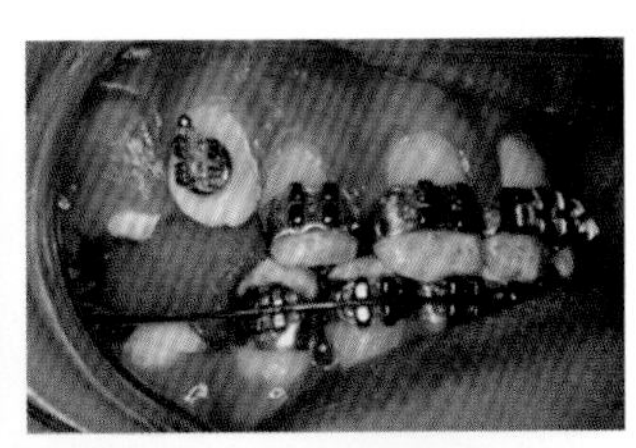

眼距宽，巨头畸形
釉质裂纹、陷窝
牙釉质着色，发育不全
矿化不全，牙根吸收
萌出问题

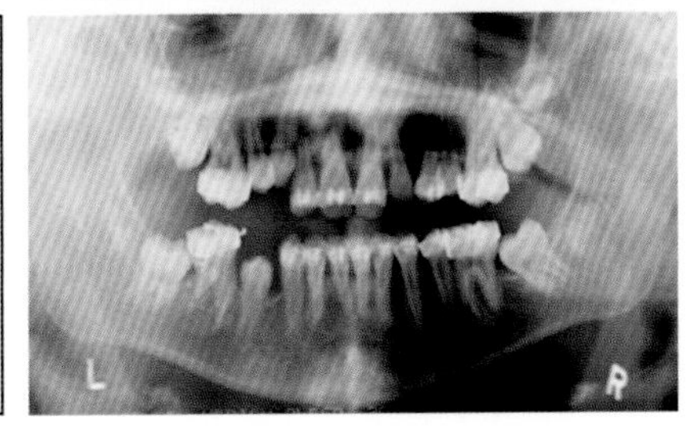

图4.10 该正畸患者患有牙釉质发育不全和数个微小畸形，但未发现患有综合征。牙面粘接力弱，需要使用带环。治疗中发现了牙根畸形、萌出问题以及牙根吸收。

牙齿先天缺失相关的基因包括转录因子MSX1和PAX9，Wnt信号因子AXIN2或EDA信号转导通路中的各种基因如EDA、EDAR和EDARADD（http://bite-it.helsinki.fi/）。

乳牙列或恒牙列牙齿全部缺失（无牙）非常罕见，通常与少汗性外胚叶发育不良综合征（Hypohidrotic Ectodermal Dysplasia, HED）相关[36]。外胚层发育不良（Ectodermal Dysplasia, ED）是指至少累及两种外胚叶来源的组织缺陷的综合征，包括头发、牙齿、指甲或汗腺异常。各种表型差异极大，并有超过100种ED综合征（图4.10）[37–38]。

选择性牙齿先天缺失（Selective Tooth Agenesis hypodontia, STHAG）（少于6颗牙齿缺失，不包括第三恒磨牙）最常见发生于第二前磨牙和上颌侧切牙（发病率为3%～5%）。多数牙先天缺失（6颗或6颗以上牙齿先天缺失，不包括第三恒磨牙）在人群中发病率小于1%[4, 39]。第三恒磨牙先天缺失的发生率约为20%。

有证据表明，一种不常见的AXIN2基因突变导致的家族性牙齿先天缺失与直肠结肠癌有关。

虽然已经发现了与多颗牙先天缺失相关的基因（AXIN2, MSX1, PAX9, EDA, EDAR, EDARADD），谨慎起见还应当检测一下AXIN2的突变，尤其是存在直肠结肠癌的家族史时，这是因为AXIN2突变导致的牙齿先天缺失遗传性强，并对直肠结肠癌易感。

4.7 牙齿结构异常

牙齿结构异常累及3种特定的钙化硬组织：牙釉质、牙本质和牙骨质。这些畸形可由遗传因素、局部或系统性环境因素引起。

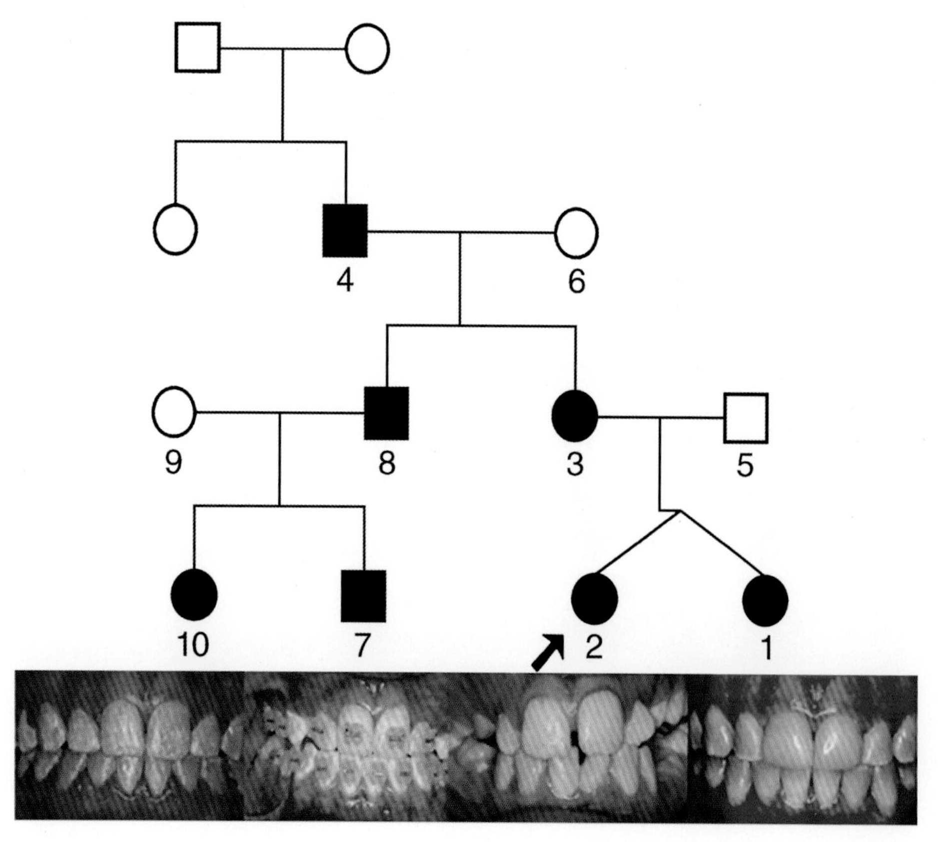

图4.11 该遗传图谱显示了图4.10中的渊源者、其双胞胎姐妹的上颌中切牙进行粘接来掩盖釉质缺陷及其表亲患有釉质浑浊症。遗传图谱中表型各异，表型–基因型相关性差。

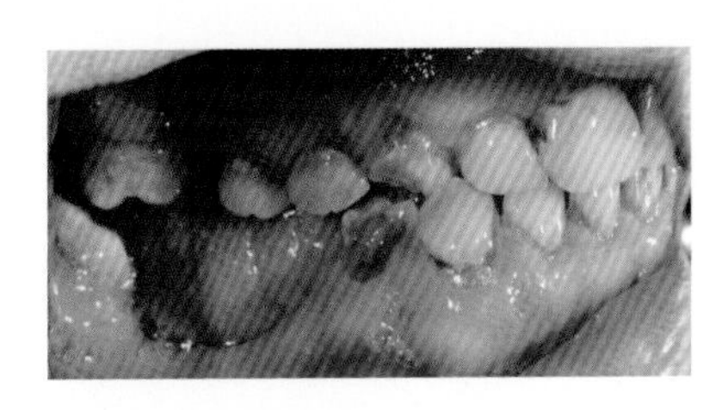

图4.12　牙本质形成缺陷症（Dentinogenesis Imperfecta, DGI）患者的正畸治疗问题包括冠折以及着色导致的美观问题。

釉质形成缺陷症（Amelogenesis Imperfecta, AI）可为常染色体显性、常染色体隐性、性染色体相关的遗传性状，也可为突发性状。发病率范围为1：1000～1：14000，已确认有一些基因与AI有关，可为综合征型或非综合征型[42]。正畸治疗的问题包括粘接强度下降，导致托槽粘接失败。可能需要使用带环，在严重病例则需要不锈钢冠焊接托槽和颊管。患者管理包括需要告知患者治疗周期增加，釉质脆弱且由于正畸力和去除矫治器时可能导致釉质折裂。

也可见牙根畸形，需密切监测牙根吸收情况（图4.10）。AI的分类非常困难，因其即使在遗传图谱中也是表型各异，且表型-基因型相关性差（图4.11）[43]。

牙本质形成缺陷症（Dentinogenesis Imperfecta, DGI）一直沿用Shields分类，分为Ⅰ～Ⅲ型。笼统来讲，Ⅰ型为骨形成缺陷，Ⅱ型为“乳光”牙本质，Ⅲ型为白兰地型（Bradywine isolate）或于南马里兰的3种族人群里发现的“壳状牙”。牙齿特征为泛蓝色的乳光着色、磨损、折裂和剥脱以及髓腔闭锁。分子遗传学进展发现牙本质涎磷蛋白（Dentin Sialophosphoprotein, DSPP）基因缺陷与Ⅱ型、Ⅲ型DGI以及Ⅱ型牙本质结构不良相关[44]。牙本质形成缺陷症和牙本质结构不良患者正畸治疗问题包括牙冠折裂风险大，因此需要谨慎进行，在严重病例中应禁止正畸治疗。同时也存在着色的美观问题（图4.12）。

4.8 牙齿萌出异常

原发性萌出障碍（Primary Failure of Eruption, PFE）为非综合征型，指的是在没有阻

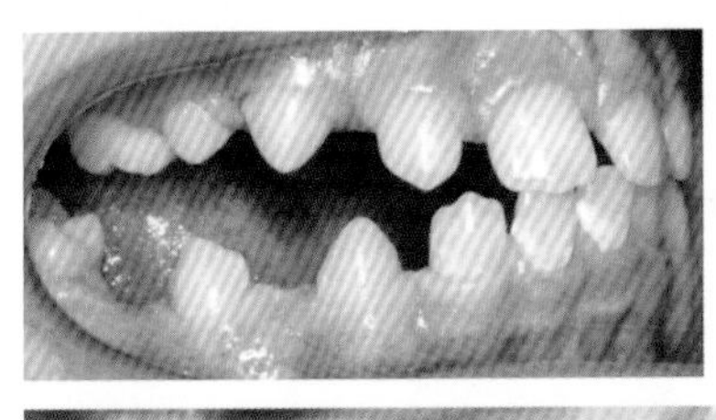

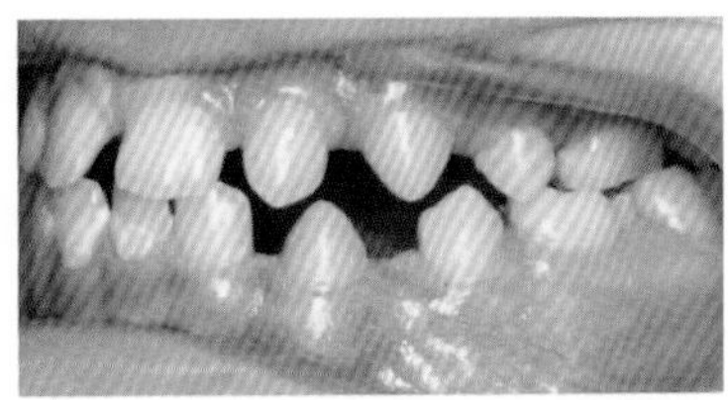

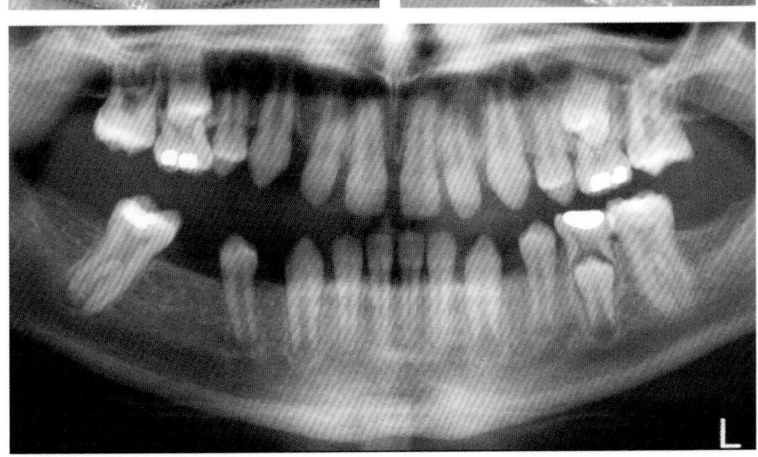

图4.13　原发性萌出障碍（PFE）是在没有阻生或机械干扰的情况下局部的牙齿萌出失败。

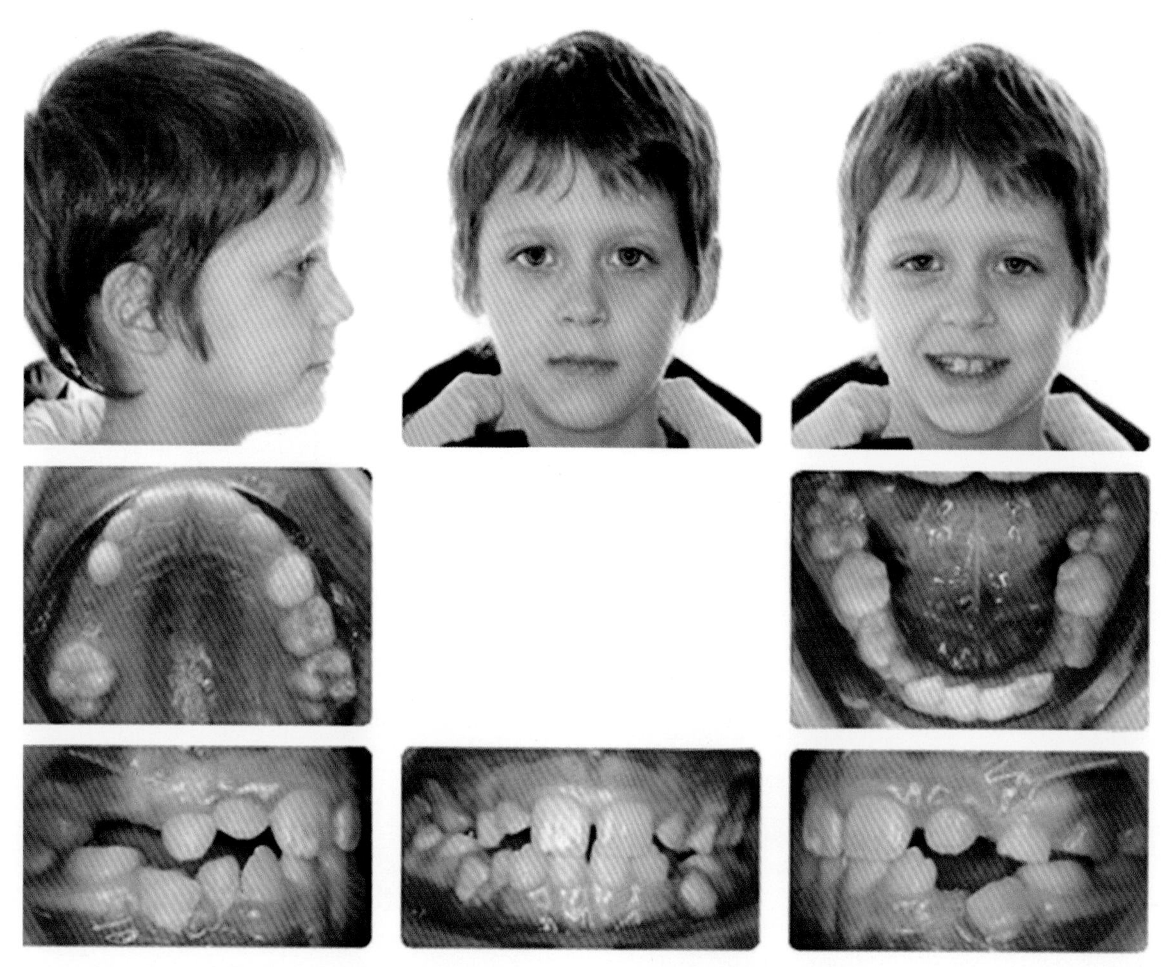

图4.14 该7岁患儿磨牙和切牙均有釉质缺陷。其母亲告知患儿乳牙从2岁开始脱落，无创伤史。乳牙早失提示可能有遗传或系统性疾病，需要转诊至儿科医生考虑是否有低磷酸酯酶症、免疫缺陷或胶原代谢障碍。

生或机械干扰的情况下局部的牙齿萌出失败。PFE通常在后牙区发生且几乎均累及磨牙。以前PFE的诊断标准为牙齿未萌出，但未发现相关的机械、病理或环境因素。通常受累牙齿粘连、邻牙倾斜或伸长后才能做出诊断。最近，研究表明在很多确诊案例里，甲状旁腺受体1（Parathyroid Receptor 1, PTHR1）与家族性非综合征型PFE相关。现在可于正畸治疗前检测该基因的突变情况，以防正畸疗程过长、治疗失败甚至医源性损伤[45–48]。若怀疑PFE，可用片段弓技术排齐牙齿以利后期修复或手术治疗，减少对邻牙的损伤，或在某些病例里可拔除患牙（图4.13）。

乳牙早失（Premature Exfoliation of Primary teeth）可为遗传性或环境因素导致的系统性疾病的一个表现。小于5岁的患儿在无创伤史的情况下乳牙脱落提示可能有遗传或系统性疾病。

若无青少年牙周炎或根部牙本质发育异常，则需转诊至儿科医生，因患儿可能患有低磷酸酯酶症、免疫缺陷或胶原代谢障碍（图4.14）[49]。

4.9 遗传疾病相关的影像学异常

影像学检查是牙科和正畸治疗的常规资料，可为总体诊断和预后提供常规检查不易发现的线索。

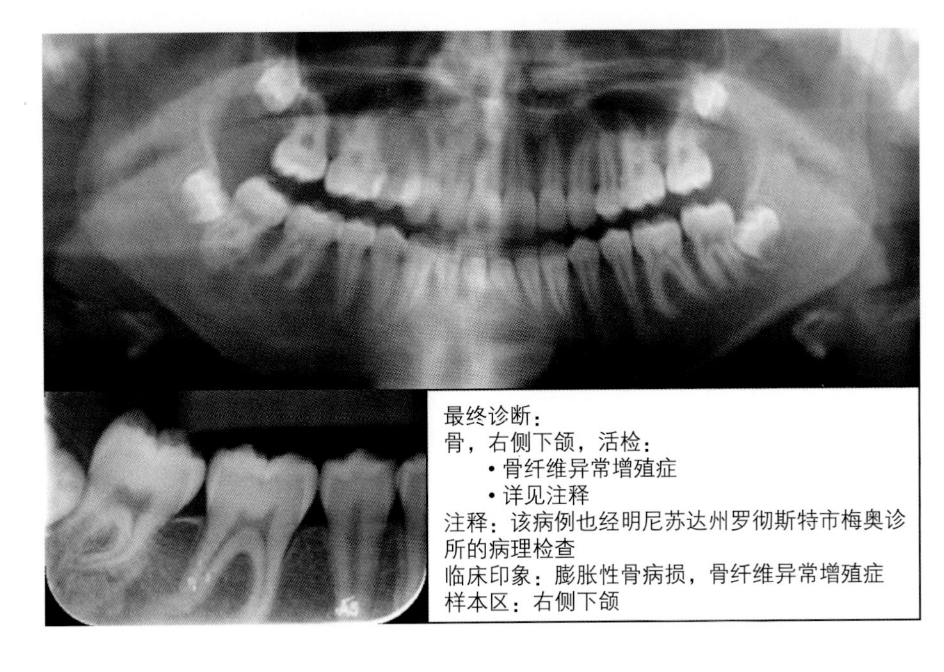

图4.15 该患者因X线片发现右下第二恒磨牙根尖病损后并转诊进行评估后，诊断为骨纤维异常增殖症。通常正畸医生是首位发现骨纤维异常增殖症中面部不对称和/或X线片异常的医生。

有一些独特的标记被认为是与正常情况不符的。

骨纤维异常增殖症（Fibrous Dysplasia, FD）是一种良性病变，由GNAS基因突变导致纤维组织和编织骨增生取代正常骨组织和骨髓。表型各异，可能累及一个或多个位点。很多患者并无症状，而是通过颅面部不对称或牙科X线片检查发现异常而诊断的。病损可呈现“磨砂玻璃样”，有些病例中上下颌骨的病损表现有细微差别（图4.15）。有些病例会呈现病损快速增长，但保守生长模式更为常见，且随着骨成熟度增加而生长减慢[50]。

正畸治疗制订有创性治疗方案时要谨慎，如注射或拔牙等，将使病损恶化。然而在很多情况下，骨纤维异常增殖症不是正畸治疗的禁忌证[51]。

牛牙症的特征为磨牙形态异常，其冠根比正常牙大。在高加索成人中患病率约为2.5%，为孤立性状（非综合征型）[52]。非综合征型牙齿先天缺失患者第一恒磨牙为牛牙症的可能性更大[53]。牛牙症也可在一些综合征中发生，包括毛发-牙-骨综合征（Tricho-Dento-Osseous Syndrome, TDO）、耳-牙综合征和染色体异常如Kleinfelter综合征和唐氏综合征[54]。TDO由DLX3基因突变引起[55-56]，与釉质形成缺陷合并牛牙症（AIHT）属于等位基因突变。发现牛牙症并不需要任何处理，但提示可能与综合征相关。

4.10 总结

作为正畸医生，我们很幸运地可以发现骨骼、牙齿和影像学异常，并正确地转诊进行基因测试和专家检查。有时候，详细检查和关于遗传特征的知识将直接影响预后和正畸治疗方案的制订。案例包括马方综合征患者需要心血管医生排除病情、颅锁发育不全综合征患者的治疗时机确定、半侧颜面发育不全综合征和颅缝早闭患者的正畸治疗目标评估，以及原发性萌出障碍和多数牙先天缺失患者的谨慎治疗及基因检测。关于遗传变异知识的增长、详细临床检查、转诊和基因检测均有助于制订个性化正畸治疗方案。

参考文献

[1] Christianson A, Howson CP, Modell B. *March of dimes: global report on birth defects, the hidden toll of dying and disabled children*. 2005.

[2] Hartsfield Jr JK. The benefits of obtaining the opinion of a clinical geneticist regarding orthodontic patients. *Integrated Clinical Orthodontics* **2011**:109–131.

[3] Goodman RM, Gorlin RJ, Meyer D. *The malformed infant and child: an illustrated guide*. Oxford University Press New York, 1983.

[4] Cobourne MT, Sharpe PT. Diseases of the tooth: the genetic and molecular basis of inherited anomalies affecting the dentition. *Wiley Interdisciplinary Reviews: Developmental Biology* 2013;**2**(2):183–212.

[5] Slavkin HC, Santa Fe Group. Revising the scope of practice for oral health professionals: enter genomics. *J Am Dent Assoc* 2014 Mar; **145**(3):228–230.

[6] Collins FS, Hudson KL, Briggs JP, Lauer MS. PCORnet: turning a dream into reality. *J Am Med Inform Assoc* 2014 July; **21**(4):576–577.

[7] Shields ED, Burzynski NJ. *Clinical dysmorphology of oral-facial structures*. J. Wright, PSG Inc. 1982.

[8] Stevenson AC, Johnston HA, Stewart MI, Golding DR. Congenital malformations. A report of a study of series of consecutive births in 24 centres. *Bull World Health Organ* 1966; **34** Suppl:9–127.

[9] Melnick, M. The doctrine of multifactorial association: gene-environment interaction. In: *Clinical Dysmorphology of Oral-Facial Structures* (eds ED Shields & NJ Burzynski) p. 28, John Wright, PSG Inc., Massachusetts, USA 1982.

[10] Altshuler D, Pollara VJ, Cowles CR, et al. An SNP map of the human genome generated by reduced representation shotgun sequencing. *Nature* 2000;**407**(6803):513–516.

[11] Hughes T, Bockmann M, Mihailidis S, et al. Genetic, epigenetic, and environmental influences on dentofacial structures and oral health: ongoing studies of Australian twins and their families. *Twin Research and Human Genetics* 2013; **16**(01):43–51.

[12] Williams S, Hughes T, Adler C, et al. Epigenetics: a new frontier in dentistry. *Aust Dent J* 2014;**59**(s1):23–33.

[13] Korayem MA, Alkofide EA. Characteristics of Down syndrome subjects in a Saudi sample. *Angle Orthod* 2013; **84**(1):30–37.

[14] Desai SS, Flanagan TJ. Orthodontic considerations in individuals with Down syndrome: A case report. *Angle Orthod* 1999;**69**(1):85–88.

[15] Poswillo D. Mechanisms and pathogenesis of malformation. *Br Med Bull* 1976;**32**(1):59–64.

[16] Robinson PN, Booms P, Katzke S, Ladewig M, Neumann L, Palz M, et al. Mutations of FBN1 and genotype–phenotype correlations in Marfan syndrome and related fibrillinopathies. *Hum Mutat* 2002;**20**(3):153–161.

[17] Utreja A, Evans CA. Marfan syndrome-an orthodontic perspective. *Angle Orthod* 2009;**79**(2):394–400.

[18] Mundlos S. Cleidocranial dysplasia: clinical and molecular genetics. *J Med Genet* 1999 Mar; **36**(3):177–182.

[19] Otto F, Kanegane H, Mundlos S. Mutations in the RUNX2 gene in patients with cleidocranial dysplasia. *Hum Mutat* 2002;**19**(3):209–216.

[20] Silberstein R, Dong J, Chary-Reddy S, et al. *CBFA1 (RUNX2) Exon 1 Mutation Associated with CCD*. 2006.

[21] Zhou G, Chen Y, Zhou L, et al. CBFA1 mutation analysis and functional correlation with phenotypic variability in cleidocranial dysplasia. *Hum Mol Genet* 1999 Nov; **8**(12):2311–2316.

[22] Lee KE, Seymen F, Ko J, et al. RUNX2 mutations in cleidocranial dysplasia. *Genet Mol Res* 2013 Oct 15; **12**(4): 4567–4574.

[23] Dixon MJ, Marazita ML, Beaty TH, Murray JC. Cleft lip and palate: understanding genetic and environmental influences. *Nature Reviews Genetics* 2011;**12**(3):167–178.

[24] Vargervik K, Rubin MS, Grayson BH, et al. Parameters of care for craniosynostosis: Dental and orthodontic perspectives. *Am J Orthod and Dent Orthop* 2012;**141**(4):S68–S73.

[25] Genetics of cleft lip and cleft palate. *American Journal of Medical Genetics Part C: Seminars in Medical Genetics: Wiley Online Library*, 2013.

[26] Marazita ML. The evolution of human genetic studies of cleft lip and cleft palate. *Annu Rev Genomics Hum Genet* 2012;**13**:263–283.

[27] Murray J. Gene/environment causes of cleft lip and/or palate. *Clin Genet* 2002;**61**(4):248–256.

[28] Kernahan DA, Rosenstein SW. *Cleft lip and palate: a system of management*. Williams & Wilkins; 1990.

[29] Long RE, Semb G, Shaw WC. Orthodontic treatment of the patient with complete clefts of lip, alveolus, and palate: lessons of the past 60 years. *Cleft Palate-craniofacial Journal* 2000;**37**(6):533–533.

[30] Ohtani J, Hoffman WY, Vargervik K, Oberoi S. Team management and treatment outcomes for patients with hemifacial microsomia. *Am J Orthod and Dent Orthop* 2012;**141**(4): S74–S81.

[31] LaBuda MC, Gottesman I, Pauls DL. Usefulness of twin studies for exploring the etiology of childhood and adolescent psychiatric disorders. *Am J Med Genet* 1993;**48**(1):47–59.

[32] *Personalized orthodontics, the future of genetics in practice. Seminars in Orthodontics*: Elsevier, 2008.

[33] Hartsfield JK, Morford LA, Otero LM, Fardo DW. Genetics and non-syndromic facial growth. *J Ped Genet* 2013; **2**(1):9–20.

[34] Harris JE, Kowalski CJ, Walker SJ. Intrafamilial dentofacial associations for Class II, Division 1 probands. *Am J Orthod* 1975;**67**(5):563–570.

[35] Kangas AT, Evans AR, Thesleff I, Jernvall J. Nonindependence of mammalian dental characters. *Nature* 2004;**432** (7014):211–214.

[36] Nakata M, Koshiba H, Eto K, Nance WE. A genetic study of anodontia in X-linked hypohidrotic ectodermal dysplasia. *Am J Hum Genet* 1980 Nov;**32**(6):908–919.

[37] Wynbrandt J, Ludman MD. *The encyclopedia of genetic disorders and birth defects*. Infobase Publishing, 2009.

[38] Pinheiro M, Freire-Maia N. Ectodermal dysplasias: a clinical classification and a causal review. *Am J Med Genet* 1994; **53**(2):153–162.

[39] Larmour CJ, Mossey PA, Thind BS, et al. Hypodontia—a

retrospective review of prevalence and etiology. *Part I. Quintessence Int* 2005;**36**(4):263–270.

[40] Lammi L, Arte S, Somer M, et al. Mutations in AXIN2 cause familial tooth agenesis and predispose to colorectal cancer. *Am J Hum Genet* 2004;**74**(5):1043–1050.

[41] Bergendal B, Klar J, Stecksén-Blicks C, et al. Isolated oligodontia associated with mutations in EDARADD, AXIN2, MSX1, and PAX9 genes. *Am Journal Med Genet Part A* 2011;**155**(7):1616–1622.

[42] Wright JT, Torain M, Long K, et al. Amelogenesis imperfecta: genotype-phenotype studies in 71 families. *Cells Tissues Organs* 2011;**194** (2–4):279–283.

[43] Arkutu N, Gadhia K, McDonald S, et al. Amelogenesis imperfecta: the orthodontic perspective. *Br Dent J* 2012;**212**(10): 485–489.

[44] de La Dure-Molla M, Fournier BP, Berdal A. Isolated dentinogenesis imperfecta and dentin dysplasia: revision of the classification. *Eur Jo Hum Genet* 2014.

[45] Frazier-Bowers SA, Koehler KE, Ackerman JL, Proffit WR. Primary failure of eruption: further characterization of a rare eruption disorder. *Am J Orthod Dent Orthop* 2007;**131**(5):578. e1–578. e11.

[46] Proffit WR, Vig KW. Primary failure of eruption: a possible cause of posterior open bite. *Am J Orthod* 1981;**80**(2): 173–190.

[47] Frazier-Bowers SA, Simmons D, Wright JT, et al. Primary failure of eruption and PTH1R: The importance of a genetic diagnosis for orthodontic treatment planning. *Am J Orthod Dento Orthop* 2010;**137**(2):160. e1–160. e7.

[48] Frazier-Bowers SA, Hendricks HM, Wright JT, et al. Novel mutations in PTH1R associated with primary failure of eruption and osteoarthritis. *J Dent Res* 2014 Feb;**93**(2): 134–139.

[49] Hartsfield Jr JK. Premature Exfoliation of Teeth in Childhood and Adolescence. *Adv Pediatr* 1994;**41**:453.

[50] Lee J, FitzGibbon E, Chen Y, et al. Clinical guidelines for the management of craniofacial fibrous dysplasia. *Orphanet J Rare Dis* 2012;**7**(Suppl 1):S2.

[51] Akintoye SO, Lee JS, Feimster T, et al. Dental characteristics of fibrous dysplasia and McCune-Albright syndrome. *Oral Surg, Oral Med, Oral Pathol, Oral Radiol, and Endodont* 2003;**96**(3):275–282.

[52] Jaspers MT, Witkop CJ, Jr. Taurodontism, an isolated trait associated with syndromes and X-chromosomal aneuploidy. *Am J Hum Genet* 1980 May; **32**(3):396–413.

[53] Stenvik A, Zachrisson B, Svatun B. Taurodontism and concomitant hypodontia in siblings. *Oral Surg, Oral Med, Oral Pathol* 1972;**33**(5):841–845.

[54] Schulman GS, Redford-Badwal D, Poole A, et al. Taurodontism and learning disabilities in patients with Klinefelter syndrome. *Pediatr Dent* 2005;**27**(5):389–394.

[55] Price JA, Bowden DW, Wright JT, et al. Identification of a mutation in DLX3 associated with tricho-dento-osseous (TDO) syndrome. *Hum Mol Genet* 1998 Mar;**7**(3):563–569.

[56] Bloch-Zupan A, Goodman JR. Otodental syndrome. *Orphanet J Rare Dis* 2006;**1**(5).

第5章

安氏Ⅰ类错殆畸形的诊断与治疗

Class Ⅰ：Recognizing and correcting intra-arch deviations

第一部分：安氏Ⅰ类错殆畸形的成因

Peter H. Buschang, PhD

Department of Orthodontics, Texas A&M University Baylor College of Dentistry, Dallas, Texas, USA

5.1 简介

安氏Ⅰ类错殆畸形是最常见的错殆类型，甚至比正常殆还多见。安氏Ⅰ类错殆患者磨牙关系正常，但是牙齿在牙弓中的排列存在异常，表现为牙齿错位、扭转、深覆殆、开殆后牙反殆或前牙反殆。

定量评价牙齿错位排列的两个基本方法包括牙量骨量不调（TSALD）和不齐指数。但这两项指标测量的是不同的特征。切牙不齐指数仅可解释25%～36%的TSALD的差异[1-2]。因为下颌切牙近远中径和唇舌向厚度基本接近[3]，所以切牙扭转会影响切牙不齐指数，但是对TSALD没有影响。类似的情况还有，牙齿发生错位但仍维持应有的间隙，就会影响不齐指数，但对TSALD没有影响。由于这些差异，切牙不齐指数以及其随时间的改变往往比TSALD及其随时间的改变更明显。因此，与切牙不齐指数相比，TSALD是一种更好的测量拥挤度的方法。

在混合牙列中，乳磨牙牙冠大于继承恒牙需要的间隙，区分切牙不齐指数和TSALD尤为重要。为了判断恒牙列是否存在拥挤，需要准确地估计未萌恒牙大小。精确预测继承恒牙牙冠宽度是混合牙列牙弓分析的一项重要内容。

预测继承恒牙大小的方法有许多。一些方法是利用已萌牙齿大小，另一些则仅使用X线片进行测量，还有一些是既测量已萌牙齿，也测量未萌牙齿。其中二者都测的方法被认为更准确[4-5]。Gardner[6]比较了4种最常用的预测方法，得出Hixon和Oldfather[7]方法最准确。该测量方法是利用已萌恒切牙和未萌前磨牙的宽度进行预测，其中前磨牙大小从X线根尖片上进行测量。由于最初的预测方法往往低估了未萌尖牙和前磨牙的宽度，因此更准确的、改良Hixon和Oldfather方法被提出[8]。

5.2 安氏 I 类错殆畸形的患病率及牙弓改变

一项由美国卫生统计中心（NCHS）进行的全国范围的调查显示，大约50%的6～11岁白种人儿童、70%的6～11岁南美洲儿童具有 I 类后牙关系[9]。

1988—1991年第三次美国全国卫生与健康调查（NHANES Ⅲ）显示，45.5%的8～11岁儿童存在不同程度的下颌切牙不齐[10]。在上颌，大约22%的儿童有明显切牙不齐（≥4mm），8.7%的儿童有严重切牙不齐（≥7mm）；在下颌，相应的比例分别为20.6%和4.7%。上、下颌切牙不齐指数随着年龄增长有增加的趋势。对于12～17岁青少年，上颌明显切牙不齐（≥4mm）增加至31%，18～50岁成人减至30.4%。类似的，12～17岁下颌明显切牙不齐（≥4mm）增加至31%，至18～50岁继续增加至39%。

乳牙列存在间隙是普遍现象[11]，实际上少量上颌间隙和下颌一定程度的拥挤都是正常的。1965年对184名北美白种人儿童的大样本研究显示，上颌存在2～3mm间隙，下颌存在1～1.5mm间隙[12]。2003年对526名、4～6岁爱荷华儿童评估显示，乳牙期男孩、女孩上颌分别有2.7mm和1.9mm间隙，而下颌则有0.1mm和1.4mm拥挤[13]。大约58%男孩和76%女孩有不同程度拥挤（图5.1）；32%男孩和42%女孩TSALD>2.0mm。爱荷华生长发育中心进行了一项历史回顾队列研究，实验组是50多年前收集的病例资料，对照组是研究开展时的资料，结果显示实验组上颌间隙是对照组的2倍，下颌间隙比对照组多4～4.7mm。因而得出结论，长期看来上、下颌拥挤有增加趋势。

乳牙列拥挤需要得到重视，因为它常常会导致替牙期拥挤[14]。但是，并不能认为乳牙列没有间隙就必然导致替牙列切牙拥挤。Baume[15]发现大部分（57%）乳牙列无间隙的儿童，替牙期切牙并无拥挤。类似的，Moorrees和Chadha[12]评估了乳牙期无间隙或轻度拥挤的儿童，其中大部分儿童到替牙期牙齿排列良好或仅有轻度拥挤。

从乳牙列开始替换到混合牙列，也就是大约从6岁开始，前牙区拥挤度会有所增加[16]（图5.2）。牙齿替换时，随着恒切牙萌出，乳牙列

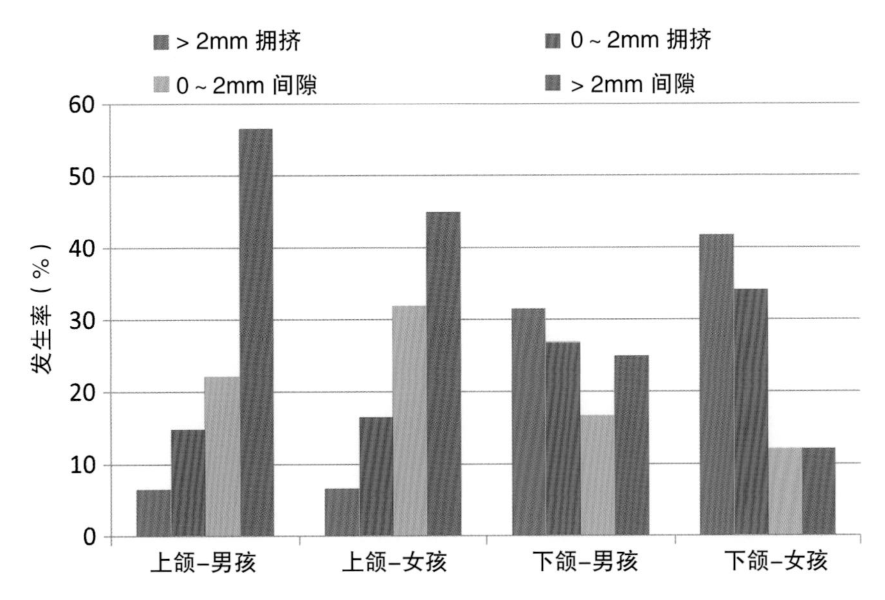

图5.1 4～6岁男、女儿童上、下颌不同拥挤度的百分比。数据引自Warren等[13]。

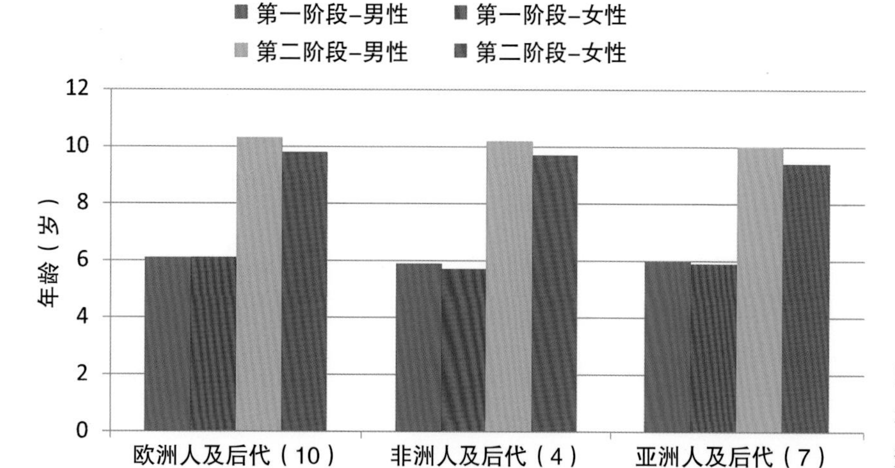

图5.2 恒牙第一、第二阶段萌出的平均年龄（括号内的数字是每组的样本数）。数据引自Eveleth和Tanner[17]。

间隙消失，而且初萌恒切牙往往存在拥挤，这对于那些最终前牙排列良好的儿童也不例外[12]。替牙初始拥挤发生的原因是乳切牙明显比继承恒牙小。乳、恒牙牙冠大小的差异，一般称为乳恒切牙差异（incisor liability），上颌是7～8mm，下颌是5～6mm。

然而，实际拥挤发生的程度往往比预期要小。

平均而言，当恒切牙完全萌出后，上、下颌前牙TSALD分别是2～3mm和1～1.5mm[18]。而且恒切牙萌出是一个相对缓慢的过程（图5.3）。经过6～7个月、19个月，切牙分别可以完成70%、90%的萌出[19]。这就为牙槽骨的调整提供了时间（例如调整以容纳较大的切牙）。

因为替牙期牙弓形态发生改变，拥挤度比乳恒切牙差异小。随着恒切牙萌出，牙弓前部宽度增加（图5.4）。上、下颌尖牙间宽度大约分别增加3mm、2mm[20]。另外受间隙所限，恒切牙萌出时更唇倾。牙弓深度随之增加。总之，牙弓的这些改变使得前部牙弓周长增加，尤其是上颌。从切牙初萌至建立功能咬合，上颌牙弓周长增加4～5mm，下颌牙弓周长增加2mm（图5.5）。牙弓周长的增加可以解释替牙后期拥挤度比预期更小的现象。

对大部分儿童来讲，替牙初期的拥挤是暂时的。在替牙后期，当较大的乳磨牙被较小的前磨牙替换时，拥挤度会减轻[12, 16, 21-22]。男孩乳磨

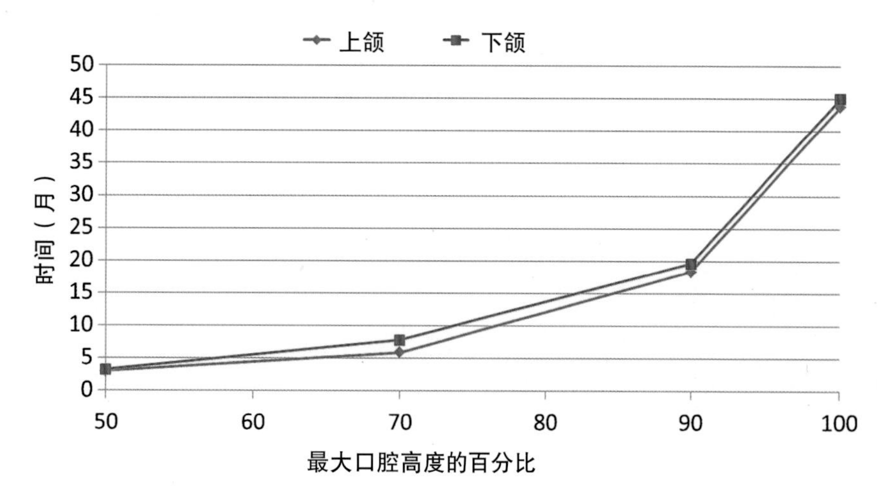

图5.3 左上中切牙、左下中切牙萌出至不同高度所需时间。数据引自Giles等[19]。

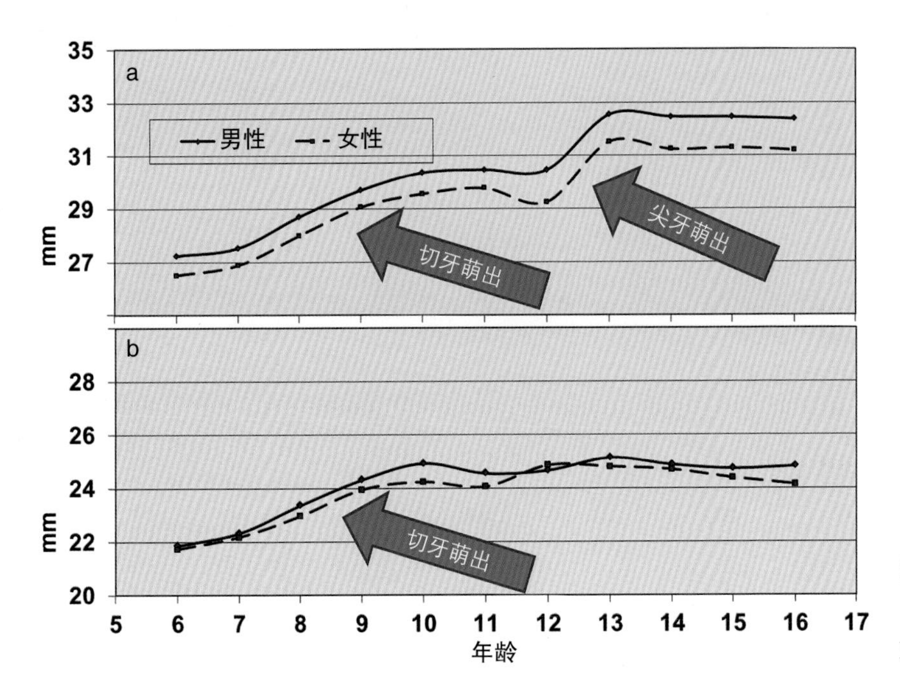

图5.4　6～16岁上颌（a）、下颌（b）尖牙间宽度的变化。数据引自Moyers等[20]。

牙开始替换的时间（10岁后）稍晚于女孩（10岁前）（图5.2）。研究表明，有从0.2mm[21]到1～1.5mm[12]不等的拥挤度减少。下颌拥挤度减少比上颌更多。

两者的不同在于替牙间隙（Leeway spaces）的差异，上、下颌分别是2mm和5mm[18, 20]。对很多儿童而言，替牙间隙足够解决前牙拥挤问题。

到恒牙初期拥挤度再次增加。基于现有的纵向资料，青少年期拥挤度增加最多，到20岁之后逐渐减少（图5.6）。Bishara及其合作者[23-24]收集了宝贵的长期纵向资料，结果显示14～25岁，前牙TSALD增加2.4mm，25～46岁增加0.7mm。Bondevik[25]报道未经治疗的23～34岁人群，前牙TSALD增加2.0mm，然而Richardson[26]报道13～18

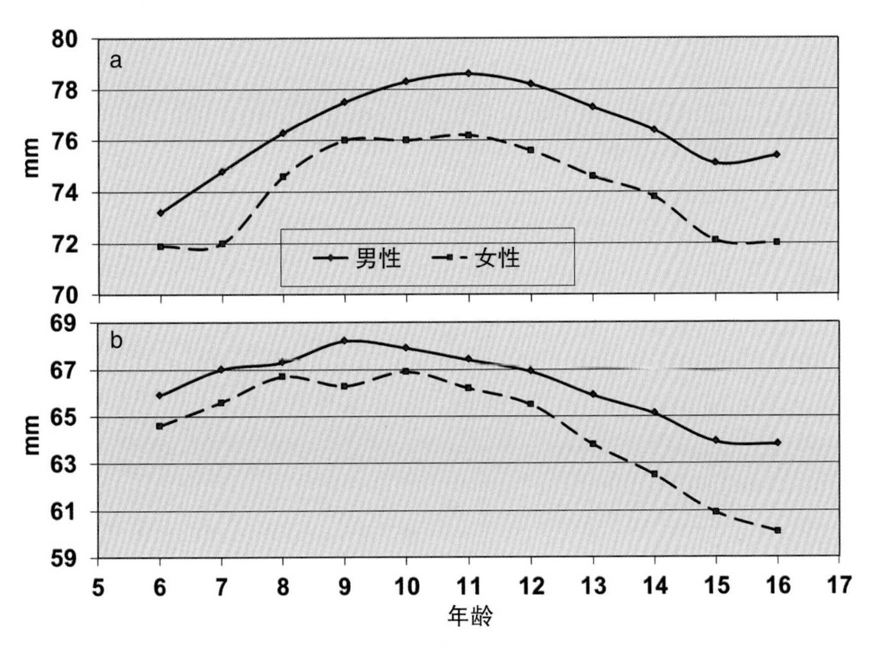

图5.5　6～16岁上颌（a）、下颌（b）牙弓周长（第一恒磨牙至对侧第一恒磨牙）的变化。数据引自Moyers等[20]。

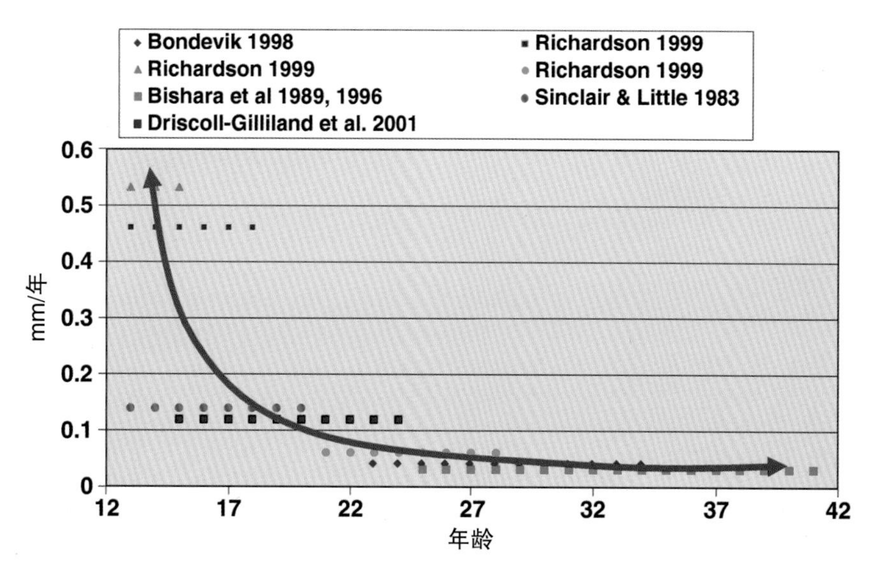

图5.6 13~41岁未经治疗者拥挤度改变率（改变总量/时间），数据引自Bondevik[25]、Richardson[26]、Bishara等[23-24]、Sinclair和Little[21]以及Driscoll-Gilliland等[27]。

岁前、后牙TSALD增加2.3mm。

需要强调的是，未经治疗者TSALD、切牙不齐指数的增加与尖牙间宽度、牙弓深度的减少是一致的。Sinclair和Little[21]研究报道，恒牙期切牙不齐指数增加0.7mm，牙弓长度减少2mm，尖牙间宽度减少1.5mm。

Bishara及其合作者[23-24]提出，牙列拥挤度增加越多，牙弓长度减少越多（图5.7）。二者之间的关联可能是由于当前牙拥挤度增加时，后牙向近中移动到牙弓较窄的部位[25-26]。

此外，牙齿不齐程度在不同部位也有很大差异。根据第三次美国全国卫生与健康调查（NHANES Ⅲ）对9044名成人的研究结果，上颌尖牙和侧切牙间接触点错位（接触点之间的距离）稍稍大于上颌侧切牙和中切牙间接触点错位（图5.8），且两者均大于中切牙间接触点错位。在下颌，尖牙和侧切牙间接触点错位最严重；下颌侧切牙和中切牙间接触点错位稍大于中切牙间接触点错位。无论拥挤程度轻或重，总是可以观察到相同规律。同样，矫治后拥挤复发的患者也存在同样的现象[28]。这表明，无论是治疗过的或是未经治疗的个体，切牙的纵向改变遵循着相同的规律。

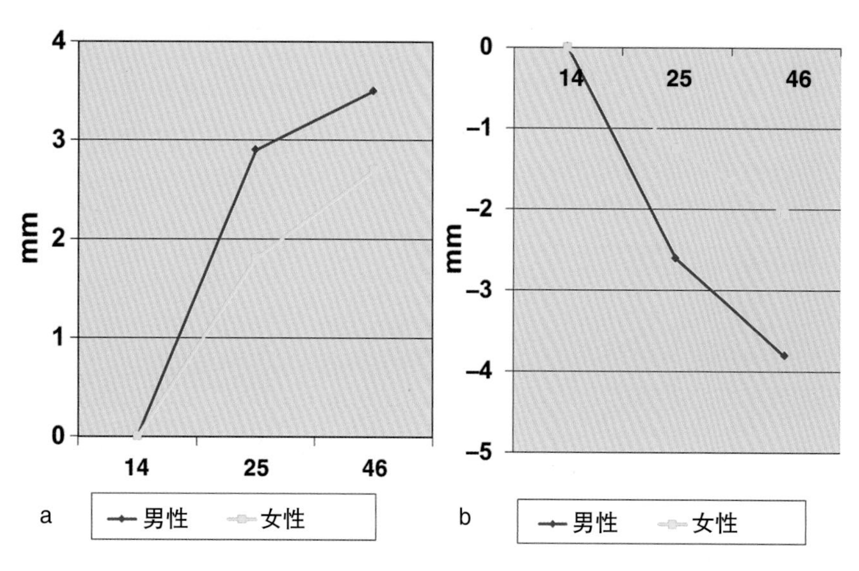

图5.7 14~46岁未经治疗者的前牙TSALD改变（a）和牙弓长度改变（b），数据引自Bishara等[23-24]。

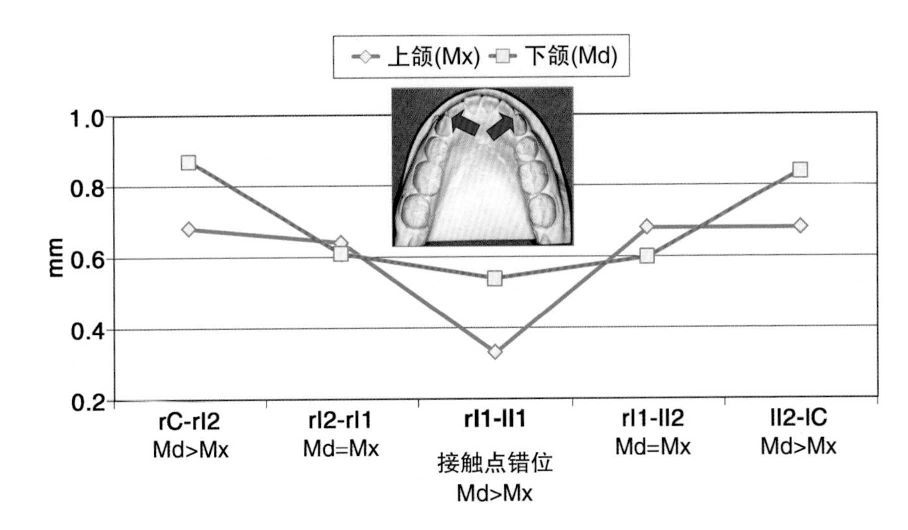

图5.8 第三次美国全国卫生与健康调查（NHANESⅢ）对有、无正畸治疗史的美国成年人前牙接触点错位的研究结果。下颌尖牙和侧切牙间接触点错位最明显。

5.3 安氏Ⅰ类错𬌗畸形与牙代偿机制

错𬌗畸形是牙-牙槽骨补偿机制的最好体现。大部分情况下，牙齿维持在舌、唇颊、口腔前庭肌肉平衡的位置[29]。牙-牙槽骨代偿是在平衡环境下发生的牙齿位置改变。代偿往往意味着正向的适应性改变，以维持不同颌骨关系下的正常颌间关系[30]。但是，它也可能产生负向的、错误的适应，从而导致当今人群中安氏Ⅰ类错𬌗畸形的高发病率。影响牙-牙槽骨代偿适应的因素有：（1）牙齿正常的萌出机制。（2）软组织施加于牙齿的力。（3）邻牙的影响[30]。当其中一种或几种因素出现异常时，就会导致错𬌗畸形的发生。例如，患有系统疾病的患儿牙齿萌出机制受累，因此常伴有牙-牙槽骨代偿不足问题。

牙齿萌出后，甚至建𬌗后仍然持续移动。这种持续萌出和移动的临床意义往往被忽视；牙齿的这种移动在错𬌗畸形的发生中有重要的作用。通过金属种植钉作为重叠测量的稳定结构，Björk和Skieller[31]研究得出，10～14岁女孩上颌第一恒磨牙每年萌出1.1～2.2mm；同期切牙萌出量较小。使用自然稳定结构作为重叠标准，得出10～15岁上颌第一恒磨牙垂直向萌出每年为1.2～1.5mm，近中移动每年0.4～0.6mm；下颌第一恒磨牙同期有较少萌出，平均每年0.6～0.8mm，以及少量近中移动（每年0.6～0.7mm）[32]。6～12岁上颌磨牙近中移动多于下颌磨牙，但下颌牙齿随颌骨生长发生的位移却更大[33]。垂直方向上，上颌切牙和磨牙每年萌出大约1.0mm（图5.9）；同时随着颌骨生长向下位移0.8～1.0mm。下颌牙齿每年向下位移2.0～2.3mm，每年萌出0.5～0.6mm。

建𬌗后牙齿的萌出量取决于上、下颌骨垂直向生长所创造的空间。大约54%的下后牙萌出是由于下颌骨向下生长、位移而引起的[34]。下颌骨向下生长得越多，下颌磨牙向上萌出就越多。这也可以解释为什么下颌骨的向下生长与下颌磨牙的垂直向萌出几乎在同一时间进入生长快速期，即分别是11岁零8个月和12岁零1个月。牙齿萌出是对生长位移的代偿或适应。

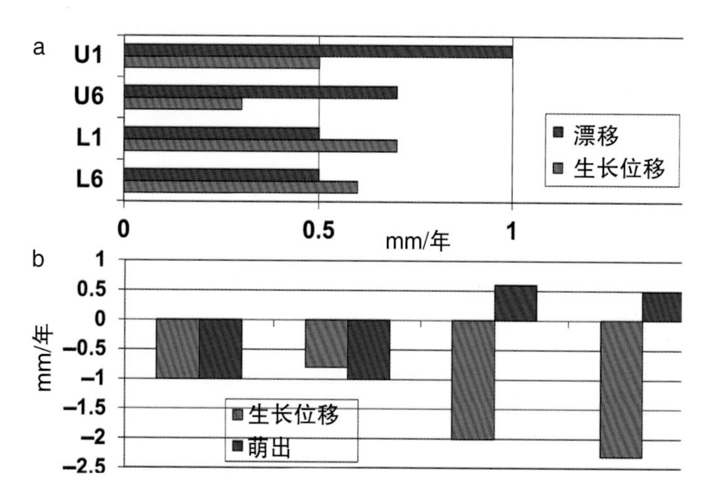

图5.9 6～12岁男孩中切牙、第一恒磨牙水平向生长位移和漂移（a）、垂直向生长位移和萌出（b）。数据引自Craig[33]。

牙齿发生移动以关闭由于生长、𬌗面磨耗、邻面磨耗或牙齿脱落造成的间隙。过度萌出是对𬌗面磨耗的正常代偿反应，以维持正常咀嚼功能[35-36]。有研究显示，与对照组相比，在后牙粘接𬌗垫后，有生长潜力和无生长潜力的恒河猴前牙均表现出更多垂直向萌出[37]。另外，邻面磨耗会导致邻面接触面积增加、牙列近中移动。近中移位还发生在有大面积龋坏或者牙齿早失的情况下[38]。牙齿移动是对所产生间隙的适应性反应。

当间隙存在时，错位牙齿自发地代偿性移动、部分地缓解拥挤问题。在替牙期（10岁零4个月）和恒牙期（14岁零2个月），拔除第一前磨牙即使不采取任何治疗措施，前牙也会发生明显代偿移动。代偿很大程度上取决于初始拥挤度大小[39]。对于两个年龄组，尖牙都发生向拔牙间隙的侧向、远中漂移。替牙列组切牙不齐指数由5.5mm减少为3.3mm；恒牙列组表现出更多代偿，切牙不齐指数由8.3mm减少至4.2mm。类似的，如果患者使用唇挡进行矫治，唇挡引起的牙弓改变也可以部分缓解拥挤。一般而言，仅戴用唇挡会自动纠正大约3.5mm拥挤（图5.10）。

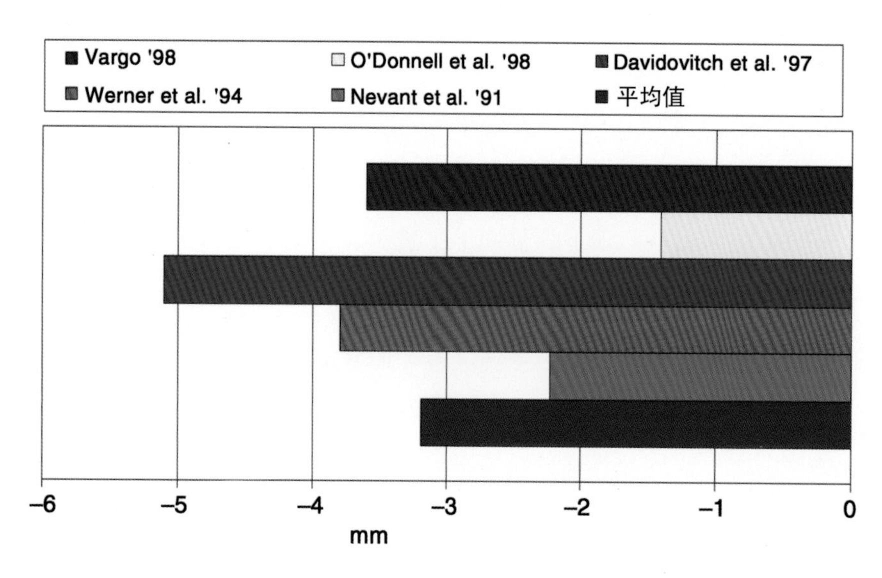

图5.10 唇挡对前牙排列的作用，数据引自Vargo[40]、O’Donnell等[41]、Davidovitch等[42]、Werner等[43]和Nevant等[4]。

5.4 下颌前牙错位与何有关

从根本上讲，下前牙错位是由于：（1）间隙丢失导致牙齿萌出到异常位置。（2）复发或不利的牙齿移动造成接触点错位（图5.11）。由于接触点被破坏，前牙移动到牙弓外，而且常常连同后牙一起发生近中移动，直到新的平衡建立。

5.4.1 易感因素

为了分析错䊹畸形发生的原因和过程，需要考虑诸多易感因素（图5.11）。其中引起前牙错位最重要的因素之一是前牙邻面的点接触。很容易理解，面接触比点接触更加稳定。研究表明，使用凹凸面接触的模拟牙弓比点接触的牙弓更加稳定[45]。此外，在模拟牙弓中前牙段有更大弧度，因此稳定性最差。当代人磨牙和前磨牙近中面釉质比远中面釉质薄[46]，且近中面更加凹陷。再加上后牙有更宽的接触面，且牙弓弧度不明显，这也是后牙排列比前牙更加稳定的原因之一。增大前牙区邻接面会减少拥挤和错位排列。邻面去釉患者治疗后的前牙不齐指数显著低于邻面未去釉患者（大约1.4mm）[47]。

正如前文指出的，点–点接触的稳定性一定程度上取决于牙弓形态。治疗后牙弓窄的患者比牙弓宽的患者复发风险更大[2]。由于下颌牙弓形态差异，在保持阶段拔牙病例前牙不齐指数比非拔牙病例稍大（0.8mm），差异具有显著性[2]。

二者牙弓形态差异是由于需要拔牙的患者

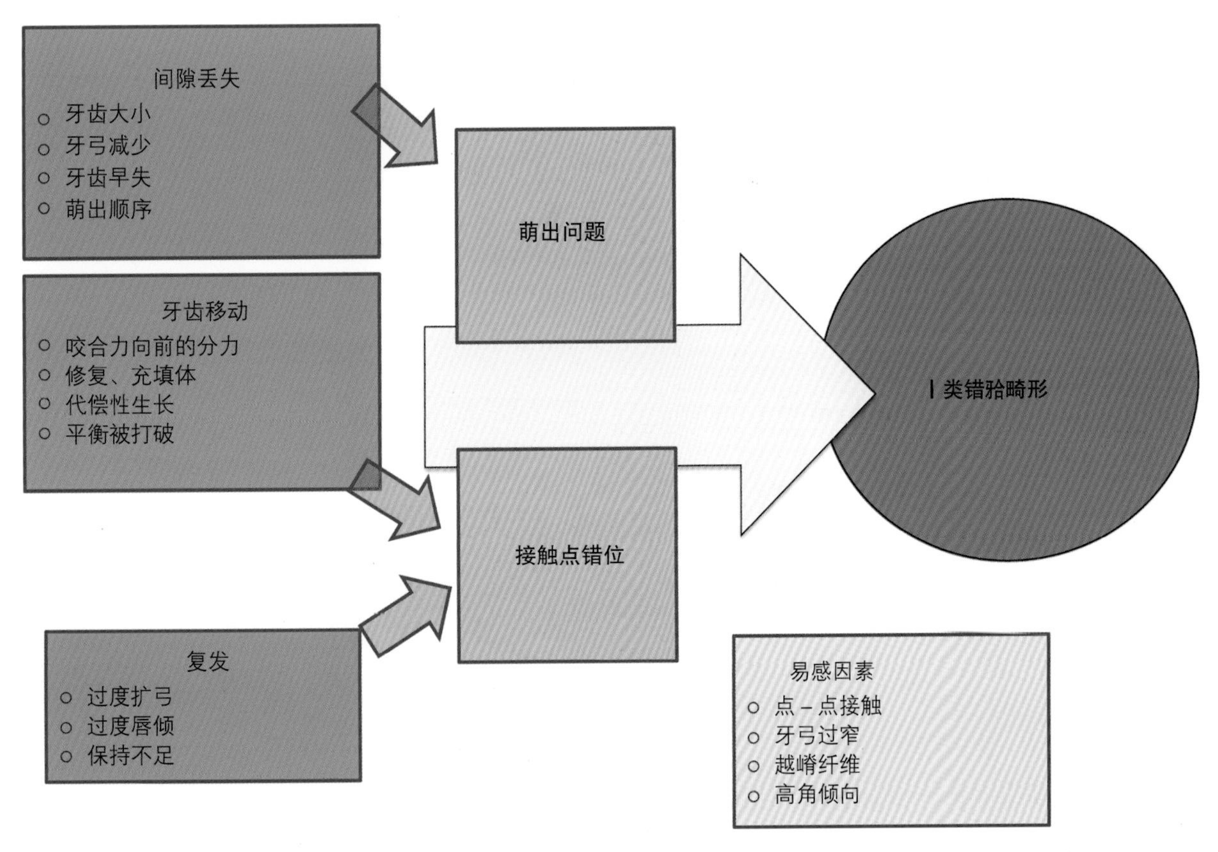

图5.11　引起前牙错位排列的因素。

往往其牙弓更窄。另外，相邻牙齿的牙弓内角（interdental angles）越小，治疗后拥挤复发的概率越大。如上所述，尖牙和侧切牙接触点错位最严重，其牙间角度也最小。

由于越嵴纤维有移动牙齿的能力，因此对拥挤发生也有重要影响。这种纤维从牙齿牙骨质发出，越过牙槽嵴顶，连接到邻牙牙骨质。越嵴纤维把所有牙齿连成一体，维持牙齿间的接触关系[48]。其作用就是把牙齿连接在一起，越嵴纤维作为生物夹板，是一种自然保持器。为了维持牙齿正常邻接关系，越嵴纤维在移动牙齿中发挥着重要作用。Moss和Picton[49]发现在间隙产生后，越嵴纤维负责将牙齿向近中移动。如果调磨咬合面使牙齿无咬合接触、片切邻面创造间隙，牙齿就会向近中移动而重建邻面接触关系。牙齿的这种近中漂移正是由于越嵴纤维的收缩性[50]。

最后，高角患者也更易于产生牙列拥挤。Goldberg等[51]研究显示，治疗前下颌平面角大、前后面高比大、前面高大的患者，保持阶段切牙不齐指数和TSALD的增加也越大。一些学者还建立了拥挤度和垂直面高之间的正相关关系[52-53]。下颌平面角越大，切牙错位越明显，这是由于：（1）下颌切牙萌出更多[27, 51]；（2）下颌切牙舌倾。

5.4.2 与间隙丢失相关的萌出问题

尽管牙齿大小看似不很重要，但它必然影响到拥挤度。切牙近远中径与拥挤度大小相关[54]。与正常殆相比，安氏Ⅰ类错殆切牙牙冠更大[55-56]。Agenter等最近报道，错殆患者牙冠尺寸（近远中和唇舌向）比正常殆更大。需要强调的是，这些研究得出有统计学意义的关联很低，仅仅解释了不到10%的差异。

许多研究还分析了牙弓大小和拥挤度之间的关系，得出拥挤度与牙弓宽度、牙弓深度呈负相关[58-59]，即较小的牙弓拥挤度更大。应谨慎理解这些相关性，正如前文强调的，由于牙列拥挤时，牙齿向近中移动至牙弓更窄处，因此必然引起牙弓宽度和深度减少。换言之，评价颌骨大小和拥挤度之间的关系不应当基于牙弓大小。这并不意味着颌骨大小和拥挤度没有关系。如果基骨尺寸太小无法容纳所有牙齿时，拥挤度和切牙错位就必然出现。例如，Apert和Crouzon综合征患者由于上颌骨性结合造成颌骨过小，继而导致严重拥挤、牙齿异位萌出。

早期间隙丢失、牙齿近中移动是拥挤发生的另一个原因。在前磨牙萌出前替牙间隙丢失必然会造成拥挤。一般认为，与其他乳牙早失相比，第二乳磨牙早失将引起更多间隙丢失[60]。对6～12岁儿童纵向研究显示，乳磨牙严重龋坏和早失将导致大量间隙丢失[38]。在下颌，第一、第二乳磨牙早失将分别导致2.2mm、4.2mm间隙丢失；如果二者同时过早脱落，则会引起3.5mm间隙丢失。从6岁至12岁，丢失间隙几乎越来越多。12岁时，上颌第二乳磨牙早失或第一、第二乳磨牙同时早失，分别会引起2.9mm、3.9mm间隙丢失。其中间隙减少主要是由上颌后牙近中移动所占据。

牙齿萌出顺序与拥挤度之间也存在一定相关性。这是因为替牙间隙如何被利用取决于后牙的萌出顺序[61]。在下颌，尖牙往往先于第一前磨牙萌出，这是有利的萌出顺序。

下颌最不利的萌出顺序是前磨牙先于尖牙萌出，或者第二磨牙先于尖牙和前磨牙萌出[62]。近来，Lange[63]对未经治疗者研究发现，左、右侧萌出顺序为345的受试者比左、右侧萌出顺序为435的受试者拥挤度小（约为2.5mm）。

5.4.3 与复发、牙齿移动相关的接触点错位

处于不平衡位置的牙齿将发生移动，而且往往导致拥挤。因此在替牙期为了缓解拥挤，扩大下颌牙弓长度、获得更多间隙，最终往往导致拥挤的复发[64]。保持阶段切牙不齐指数的增加与尖牙间宽度的增加也有关，治疗中尖牙间宽度增加最多的患者在保持阶段拥挤复发最严重[51, 65]。

直接作用于前牙的力会引起接触点错位，而导致错𬌗畸形。由于牙长轴向近中倾斜，后牙在咬合力作用下向近中倾斜，因而使咬合力产生向前的分力。当后牙咬合时，这种咬合力向前的分力从后向前，至对侧牙齿逐渐减少[66]。对未经治疗者[67]和保持3年零5个月患者[68]进行观察发现，切牙不齐指数越大，咬合力向前的分力也越大。

任何占据牙弓间隙的因素都可能引起牙齿移动而导致接触点错位。例如，如果修复体制作过于紧密，牙齿可能被迫向前移动。对正畸保持期患者观察15年零6个月发现，矫正后接受过邻面修复的正畸患者比未接受修复的患者切牙不齐指数（0.9mm）和拥挤（0.4mm）更大[2]。

尽管生长发育常常有利于正畸治疗，但它可能也是拥挤发生的最重要原因。一项长期随访研究首次明确了垂直向生长、代偿性萌出和错𬌗畸形三者的相关性，该研究比较了40例稳定（切牙不齐指数改变<1mm）和33例不稳定（切牙不齐指数改变>2mm）安氏Ⅰ类拔牙患者[47]。发现两组下颌前牙不齐程度和牙齿近中移动没有差异，但是不稳定组下颌向下生长和下切牙𬌗向萌出有明显增加。对正畸保持期患者随访13年零7个月发现，面高的增加、下切牙的萌出与牙列错位的发生存在显著相关性，这与对14岁零3个月至23岁零2个月、未经治疗者的研究结果一致[27]。因此，青少年患者比成人患者在正畸治疗后存在更多拥挤复发的风险[69]。近来，Goldberg及其合作者[51]再次证明更多垂直向生长、更多切牙萌出均与保持期下颌拥挤复发相关。颌骨生长创造的垂直向空间需要牙齿垂直向代偿萌出；切牙萌出降低了切牙间接触点的稳定性，因而增加了拥挤发生的风险。

最后，任何打破牙–牙槽骨平衡环境的因素都可能引起牙齿移动、造成接触点错位，从而引起错𬌗畸形。作用于牙齿的平衡力一旦发生改变，牙齿将发生代偿性移动。前磨牙𬌗面粘接2mm高嵌体打破了牙齿平衡环境，可以引起类似戴用正畸矫治器一样的牙齿移动[29]。任何力量，即使很轻的力，只要作用时间足够长就可以引起牙齿移动。需要强调的是，牙齿不止有一个平衡位置。在分析牙齿位置改变时，除了来自软组织的内部力，还应当考虑外力（例如不良习惯、正畸矫治器等产生的力）以及咬合力和来自牙周膜的力[70]。从基因角度，牙齿就可以适应性移动。近来，Buschang对未经治疗者和正畸患者牙–牙槽骨的代偿性移动和错𬌗畸形的发生进行了全面综述[71]。

参考文献

[1] Harris EF, Vaden JL, Williams RA. Lower incisor space analysis: A contrast of methods. *Am J Orthod Dentofac Orthop* 1987;**92**(5):375–80.

[2] Myser SA, Campbell PM, Boley J, Buschang PH. Long-term stability: Post-retention changes of the mandibular anterior teeth. *Am J Orthod Dentofac Orthop* 2013;**144**(3):420–429.

[3] Peck H, Peck S. An index for assessing tooth shape deviations as applied to the mandibular incisors. *Am J Orthod* 1972; **61**(4):384–401.

[4] Staley RN, Shelly TH, Martin JF. Prediction of lower canine and premolar widths in the mixed dentition. *Am J Orthod* **76**(3):300–309, 1979.

[5] Staley RN, Hu P, Hoag JF, Shelly TF. Prediction of the combined right and left canine and premolar widths in both arches of the mixed dentition. *Pediatr Dent* **5**(1): 57–60, 1983.

[6] Gardner RB: A comparison of four methods of predicting arch length. *Am J Orthod* 1979;**75**(4):387–398.

[7] Hixon EH, Oldfather RE. Estimation of the sizes of unerupted cuspid and bicuspid teeth. *Angle Orthod* 1958;**28**(4):236–240.

[8] Staley RN, Kerber PE. A revision of the Hixon and Oldfather mixed prediction method. *Am J Orthod* 1980;**78**(3):296–302.

[9] Kelly JE, Sanchez M, Van Kirk LE. An assessment of occlusion of teeth of children. *DHEW publication no 74–1612*. Washington, CD. National Center for Health Statistics, 1973.

[10] Proffit WR, Fields HW Jr, Moray LJ. Prevalence of malocclusion and orthodontic treatment need in the United States: estimates from the NHANES III survey. *Int J Adult Orthodon Orthognath Surg* 1998;**13**(2):97–106.

[11] Foster TD, Hamilton MC, Lavelle CLB. A study of dental arch crowding in four age groups. *Dent Pract* 1972;**21**(1):9–12.

[12] Moorrees CFA, Chadha JM. Available space for the incisors during dental development – A growth study based on physiologic age. *Angle Orthod* 1965;**35**(1):12–22.

[13] Warren JJ, Bishara SE, Yonezu T. Tooth size-arch length relationships in the deciduous dentition: A comparison between contemporary and historical samples. *Am J Orthod Dentofacial Orthop* 2003;**123**(6):614–9.

[14] Leighton BC. The early signs of malocclusion. *Eur J Orthod* 2007;**29**: i89–i95.

[15] Baume L, Physiological tooth migration and its significance for the development of occlusion, III. The biogenesis of the successional dentition. *J Dent Res* 1950;**29**(3):338–348.

[16] Moorrees CFA. *The dentition of the growing child*. Cambridge, Mass, Harvard University Press, 1959.

[17] Eveleth PB, Tanner JM. Tanner, *Worldwide variation in Human Growth*, 2nd edn. Cambridge University Press, Cambridge, 1990.

[18] Thilander B. Dentoalveolar development in subjects with normal occlusion. A longitudinal study between the ages of 5 and 31 years. *Eur J Orthod* 2009;**31**(2):109–120.

[19] Giles NB, Knott VB, Meredith HV. Increase in intraoral height of selected permanent teeth during the quadrennium following gingival emergence. *Angle Orthod* 1963;**33**(2): 195–06.

[20] Moyers RE, Van Der Linden FPGM, Riolo ML, McNamara JA. Standards of human Occlusal Development. Monograph #5. *Craniofacial Growth Series, Center for Human Growth and Development*. The University of Michigan, Ann Arbor, 1976.

[21] Sinclair PM, Little RM. Maturation of untreated normal occlusions. *Am J Orthod* 1983;**83**(2):114–123.

[22] Lundy HJ, Richardson ME. Developmental changes in alignment of the lower labial segment. *Br J Ortho* 1995;**22**(4): 339–345.

[23] Bishara SE, Jakobsen JR, Treder JE, Stasi MJ. Changes in the maxillary and mandibular tooth size-arch length relationship from early adolescence to early adulthood. A longitudinal study. *Am J Orthod Dentofacial Orthop* 1989;**95**(1):46–59.

[24] Bishara SE, Treder JE, Damon P, Olsen M. Changes in the dental arches and dentition between 25 and 45 years of age. *Angle Orthod* 1996;**66**(6):417–22.

[25] Bondevik O. Changes in occlusion between 23 and 34 years. *Angle Orthod* 1998;**68**(1):75–80.

[26] Richardson ME. A review of changes in lower arch alignment from seven to fifty years. *Semin Orthod* 1999;**5**(3):151–9.

[27] Driscoll-Gilliland J, Buschang PH, Behrents RG. An evaluation of growth and stability in untreated and treated subjects. *Am J Orthod Dentofac Orthop* 2001;**120**(6):588–597.

[28] Vaden JL, Harris EF, Gardner RI. Relapse revisited. *Am J Orthod Dentofacial Orthop* 1997;**111**(5):543–553.

[29] Weinstein S, Haack DC, Morris LY, et al. On an equilibrium theory of tooth position. *Angle Orthod* 1963;**33**(1):1–26.

[30] Solow, B. The dentoalveolar compensatory mechanism: background and clinical implications. *Brit J Orthod* **1980 7**(3): 145–61.

[31] Björk A, Skieller V. Growth of the maxillary in three dimensions as revealed radiographically by the implant methods. *Brit J Orthod* 1977;**4**(2):53–64.

[32] McWhorter K. A longitudinal study of horizontal and vertical tooth movements during adolescence (ages 10 to 15). Master's Thesis, Baylor University, 1992.

[33] Craig R. Posteruptive tooth movement during childhood. Master's Thesis, Baylor University, 1995.

[34] Liu SS, Buschang PH. How does tooth eruption relate to vertical mandibular growth displacement? *Am J Orthod Dentofac Orthop* 2011;**139**(6):745–51.

[35] Sicher H. The biology of attrition. *Oral Surg Oral Med Oral Pathol.* 1953;**6**(3):406–12.

[36] Weinmann J. P. and Sicher H. *Bone and Bones*, 2nd edn. Mosby, St Louis, MO, 1955.

[37] Schneiderman ED. A longitudinal cephalometric study of incisor supra-eruption in young and adult rhesus monkeys (Macaca mulatta). *Arch Oral Biol* 1989;**34**(2):137–41.

[38] Northway W, Wainright RL, Demirjian A. Effects of premature loss of deciduous molars. *Angle Orthod* 1984;**54**(4): 295–329.

[39] Papandreas SG, Buschang PH, Alexander RG, et al. Physiological drift of the mandibular dentition following first premolar extractions. *Angle Orthod* 1993;**63**(2):127–134.

[40] Vargo, J, Buschang PH, Boley J, et al. Treatment effects and short-term relapse of maxillomandibular expansion during the early to mid mixed dentition. *Am J Orthod Dentofacial Orthop* 2007;**131**(4):456–63.

[41] O'Donnell S, Nanda RS, Ghosh J. Perioral forces and dental changes resulting from mandibular lip bumper treatment. *Am J Orthod Dentofacial Orthop* 1998;**113**(3):247–55.

[42] Davidovitch M, McInnis D, Lindauer SJ. The effects of lip bumper therapy in the mixed dentition. *Am J Orthod Dentofacial Orthop* 1997;**111**(1):52–8.

[43] Werner SP, Shivapuja PK, Harris EF. Skeletodental changes in the adolescent accruing from use of the lip bumper. *Angle Orthod* 1994;**64**(1):13–22.

[44] Nevant CT, Buschang PH, Alexander RG, Steffen JM. Lip bumper therapy for gaining arch length. *Am J Orthod Dentofacial Orthop* 1991;**100**(4):30–6.

[45] Ihlow D, Kubein-Meesenburg D, Fanghänel J, et al. Biomechanics of the dental arch and incisal crowding. *J Orofac Orthop* 2004;**65**(1):5–12.

[46] Stroud JL, English J, Buschang PH. Enamel thickness of the posterior dentition: its implications for nonextraction treatment. *Angle Orthod* 1998;**68**(2):141–6.

[47] Alexander JM. A comparative study of orthodontic stability in Class I extraction cases. Master's Thesis, Baylor University, 1996.

[48] Stubley R. The influence of transseptal fibers on incisor position and diastema formation. *Am J Orthod* 1976;**70**(6): 645–62.

[49] Moss JP, Picton DC. Short-term changes in the mesiodistal position of teeth following removal of approximal contacts in the monkey Macaca fascicularis. *Arch Oral Biol* 1982;**27**(3): 273–8.

[50] Nanci A. *Ten Cate's Oral Histology: Development, Structure and Function*, 7th ed, St Louis, Elsevier, Mosby. 2007; 275. 2008.

[51] Goldberg AI, Behrents RG, Oliver DR, Buschang PH. Facial divergence and mandibular crowding in treated subjects. *Angle Orthod* 2013;**83**(3):381–8.

[52] Leighton BC, Hunter WS. Relationship between lower arch spacing/crowding and facial height and depth. *Am J Orthod* 1982;**82**(5):418–425.

[53] Richardson ME. Late lower arch crowding. The role of facial morphology. *Angle Orthod* 1986;**56**(3):244–254.

[54] Fastlicht J. Crowding of mandibular incisors. *Am J Orthod* 1970;**58**(2):156–63.

[55] Norderval K, Wisth PJ, Böe OE. Mandibular anterior crowding in relation to tooth size and craniofacial morphology. *Scand J Dent Res.* 1975;**83**(5):267–73.

[56] Doris JM, Bernard BW, Kuftinec MM, Stom D. A biometric study of tooth size and dental crowding. *Am J Orthod* 1981;**79**(3): 326–36.

[57] Agenter MK, Harris EF Blair RN. Influence of tooth crown size on malocclusion. *Am J Orthodont Dentofacial Orthop* 2009;**136**(6):795–804.

[58] Sampson WJ, Richards LC. Prediction of mandibular incisor and canine crowding changes in the mixed dentition. *Am J Orthod* 1985;**88**(1):47–63.

[59] Howe RP, McNamara JA JR, O'Connor KA. An examination of dental crowding and its relationship to tooth size and arch dimension. *Am J Orthod* 1983;**83**(5):363–73.

[60] Hinrichsen CFL. Space maintenance in pedodontics. *Aust Dent* 1962;**7**(6):451–456.

[61] Moorrees CF, Gron AM, Lebret LM, et al. Growth studies of the dentition: a review. *Am J Orthod* 1969;**55**(6):600–616.

[62] Lo R, Moyers RE. Studies in the etiology and prevention of malocclusion: I. The sequence of eruption of the permanent dentition. *Am J Orthod* 1953;**39**(6):460–467.

[63] Lange GM. Correlations of sequence of eruption and crowding. Saint Louis University Master's Thesis, St. Louis, MO. 2011.

[64] Little RM, Riedel RA, Stein A. Mandibular arch length increase during the mixed dentition: postretention evaluation of stability and relapse. *Am J Orthod Dentofac Orthop* 1990;**97**(5):393–404.

[65] Årtun J, Garol JD, Little RM. Long-term stability of mandibular incisors following successful treatment of Class II, Division 1, malocclusion. *Angle Orthod* 1996;**66**(3):229–38.

[66] Southard TE, Behrents RG, Tolley EA. The anterior component of occlusal force. Part 1. Measurement and distribution. *Am J Orthod Dentofacial Orthop*. 1989;**96**(6):493–500.

[67] Southard TE, Behrents RG, Tolley EA. The anterior component of occlusal force. Part 2. Relationship with dental malalignment. *Am J Orthod Dentofacial Orthop*. 1990;**97**(1): 41–4.

[68] Acar A, Alcan T, Erverdi N. Evaluation of the relationship between the anterior component of occlusal force and postretention crowding. *Am J Orthod Dentofacial Orthop*. 2002;**122**(4): 366–70.

[69] Park H, Boley JC, Alexander RA, Buschang PH. Age-related lon-term post-treatment occlusal and arch changes. *Angle Orthod* 2010;**80**(2):247–253.

[70] Proffit WR. Equilibrium theory revisited: factors influencing position of the teeth. *Angle Orthod* 1978;**48**(3):175–86.

[71] Buschang PH, Class I malocclusion – The development and etiology of mandibular malalignments. *Semin Orthod* 2014;**20**(1): 3–15.

第二部分：安氏Ⅰ类错殆畸形的阻断治疗

Eustáquio Araújo, DDS, MDS

Center for Advanced Dental Education, Saint Louis University, St. Louis, MO, USA

在本章第一部分Peter Buschang对安氏Ⅰ类错殆畸形的发生和病因做了全面阐述。第二部分将对殆的建立进行系统回顾。

安氏Ⅰ类患者磨牙关系正常，但牙弓存在着各种异常排列。为了教学方便，我们将其区分为颌内错位和颌间不调两种，分别指牙弓内和牙弓间的异常。

对于颌内错位，我们强调间隙问题（间隙和拥挤）、扭转、错位牙齿、牙齿形态异常、牙齿数目异常、阻生齿和Spee曲线异常等。第8章将对颌内错位的萌出异常进行阐述。

我们将颌间不调又分为3类，即前后向、横向和垂直向上下牙弓间不调。安氏Ⅰ类错殆前后向颌间不调可以表现为前牙反殆（图5.12）。

安氏Ⅰ类最常见的颌间不调是横向牙弓不调，比如常见的单侧或双侧后牙反殆（图5.13）。

常见的垂直向不调是前牙开殆，常伴有吐舌习惯或其他不良口腔习惯（详见第8章）。也可能表现为深覆殆，但不多见。图5.14显示了垂直向颌间不调。

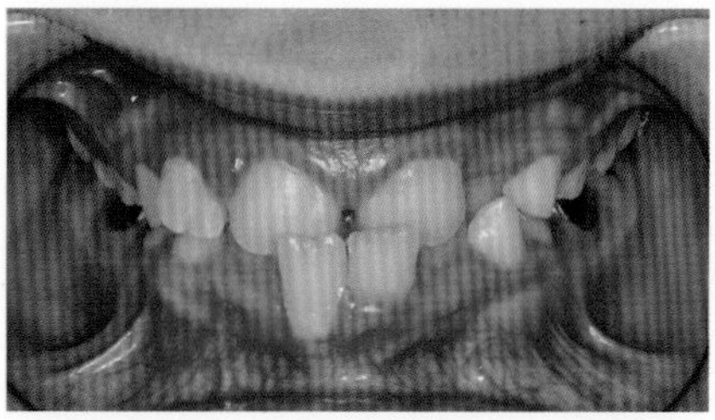

图5.12　前牙反殆危及下颌前牙及牙周健康。

5.5 牙量骨量不调（TSALD）

临床角度关注更多的是牙齿排列，尤其是前牙。本章节着重阐述牙弓生长的调控。

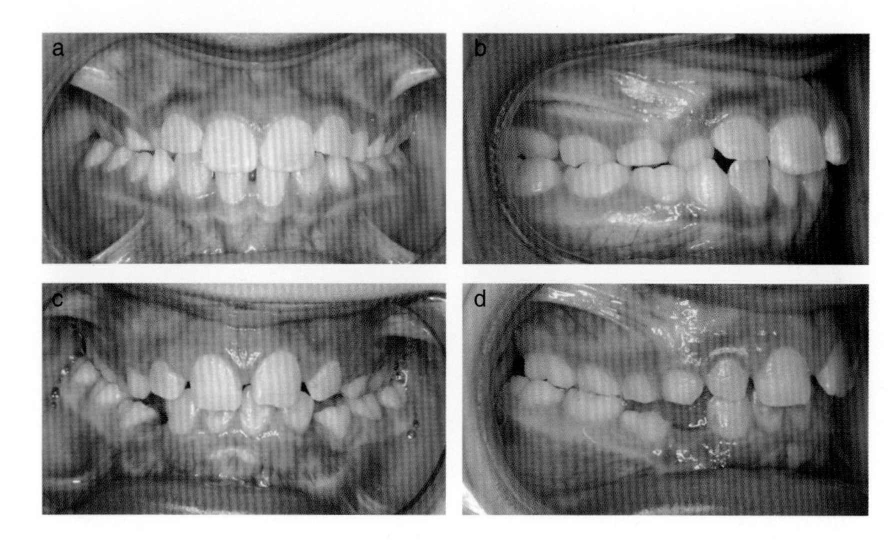

图5.13　a，b. 替牙期单侧后牙反殆。可见下颌中线偏向右侧，提示存在功能性偏斜。c，d. 双侧后牙反殆。

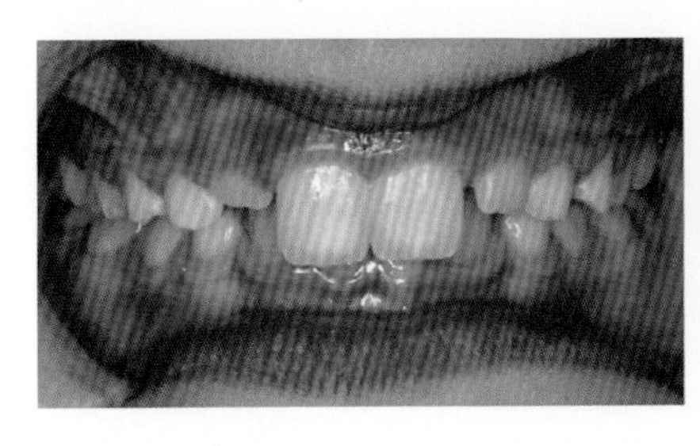
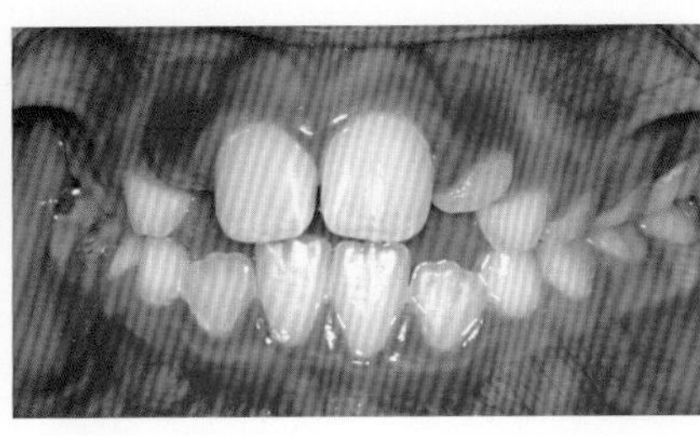

图5.14　重度深覆殆（左侧）、前牙开殆（右侧）。

除了前面Peter Buschang列出的各项要点，还需了解：生长不会引起牙弓周长增加[1-2]；如果不维持替牙间隙，牙弓周长将自然减少[3-4]；尽管切牙替换后牙弓宽度稍有增加，但不会引起明显改变[5-7]；由于上下颌骨不同生长型，在青春期下颌切牙有直立趋势[8]；牙齿的近中漂移持续终生[9-10]。安氏Ⅰ类关系的自然调整是早期近中漂移、后期近中漂移和生长发育共同作用的结果[11]。

5.6 混合牙列拥挤的评估

在混合牙列，牙弓中既有乳牙也有恒牙，需要通过预测方程和／或X线片评估TSALD。常用的预测方法是Nance[4]、Tanaka-Johnston[12]、Moyers[13]和Hixon-Oldfather[14]预测法。一项研究比较了这4种预测方法，发现Hixon-Oldfather最准确[13]。然而，Tanaka-Johnston预测法由于简单易行，最常被使用，其上、下颌预测公式分别是：

$$\sum \frac{\overline{2,1|1,2}}{2} + 11 = \phi\,\underline{3,4,5}$$

$$\sum \frac{\overline{2,1|1,2}}{2} + 10.5 = \phi\,\overline{3,4,5}$$

为了便于分析，我们将TSALD分为3类：零到轻度，轻度到中度及重度拥挤。

5.6.1 零到轻度拥挤

即使前牙不齐指数接近零，也需要观察咬合的生长改变。在替牙过程中常常可以见到轻微拥挤，属于正常现象。替牙期必须密切观察可能出现间隙丢失的情况，一旦出现应立刻干预。

伴随着乳磨牙早失和／或严重龋坏，第一恒磨牙可能发生近中漂移。牙弓长度减少的另一个常见原因是下颌乳尖牙早失。正如所报道的，这会导致下颌切牙过于舌倾、直立[14-16]。

使用下颌固定舌弓（LLHA）是维持下颌间隙

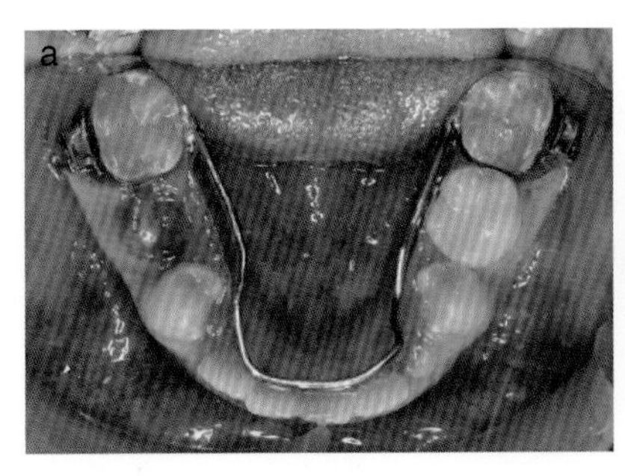

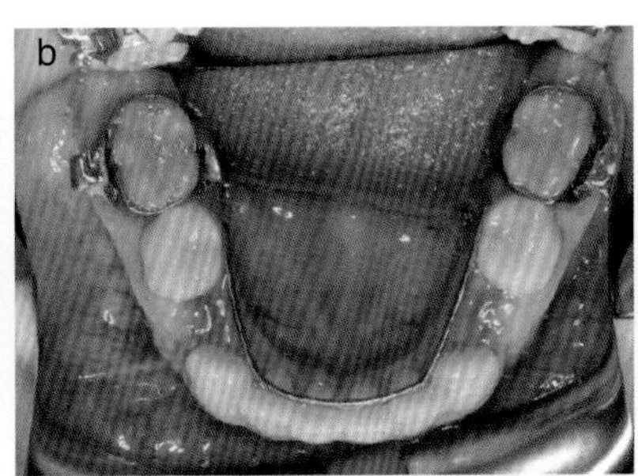

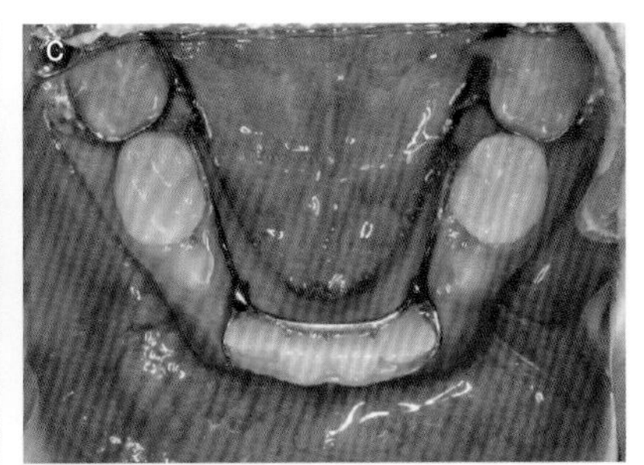

图5.15　左侧（a）下颌固定舌弓，中间（b）带曲的下颌固定舌弓，右侧（c）带焊接阻挡丝的下颌固定舌弓。

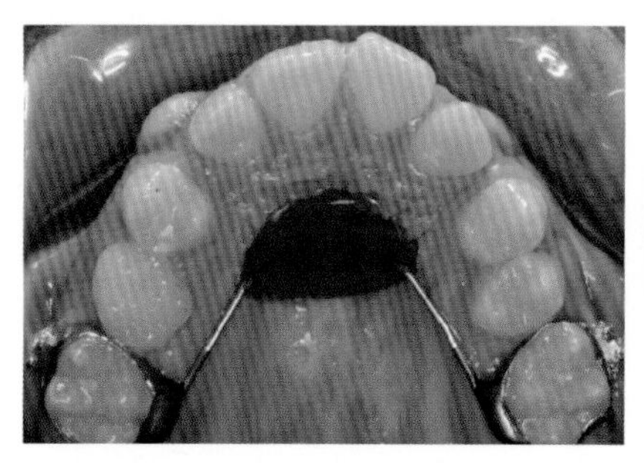
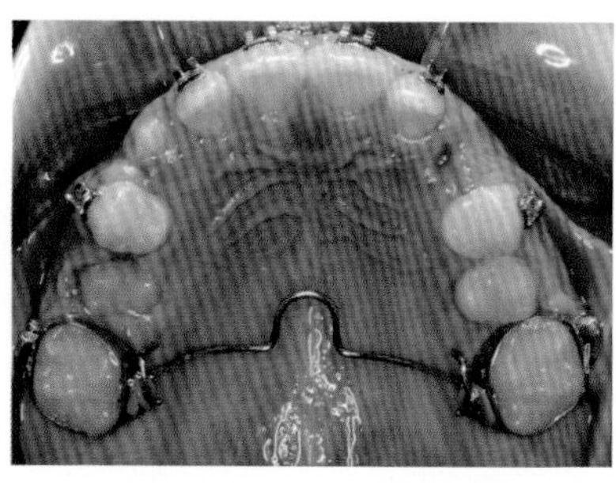

图5.16 上颌Nance弓（左侧）和可摘横腭杆（右侧）。

最安全的方法[17–20]，如图5.15。

对于上颌，保持替牙间隙、预防因乳牙早失或严重龋坏导致间隙丢失的常用方法是Nance弓和横腭杆，如图5.16[17, 21]。

5.6.2 轻度到中度拥挤

充分利用混合牙列的优势

从乳牙列到恒牙列的替换过程中，牙弓发生很多改变。这些牙弓改变与Baume提出的乳牙𬌗分类直接密切相关[22–23]，同时也与Tsourakis提出的颌骨生长有关[11]。

从乳牙𬌗到恒牙𬌗咬合调整的实质可以用牙齿的早期近中移动、后期近中移动和部分颌骨生长来解释。

Baume将乳牙列分为牙弓内有间隙的Ⅰ型和牙弓内无间隙的Ⅱ型。也可以称之为开放式、闭合式牙列。Baume分类方法见图5.17。

对于牙弓内有间隙的Ⅰ型、终末平面平齐的乳牙列患者，大约6岁时随着下颌第一恒磨牙萌出，乳磨牙向近中移位、关闭乳尖牙远中间隙，磨牙末端平面由平直变为近中，下颌牙弓长度减少，建立安氏Ⅰ类磨牙关系。这被称为“早期近中漂移”（图5.18）[22–23]。

对于牙弓内无间隙的Ⅱ型、终末平面平齐的

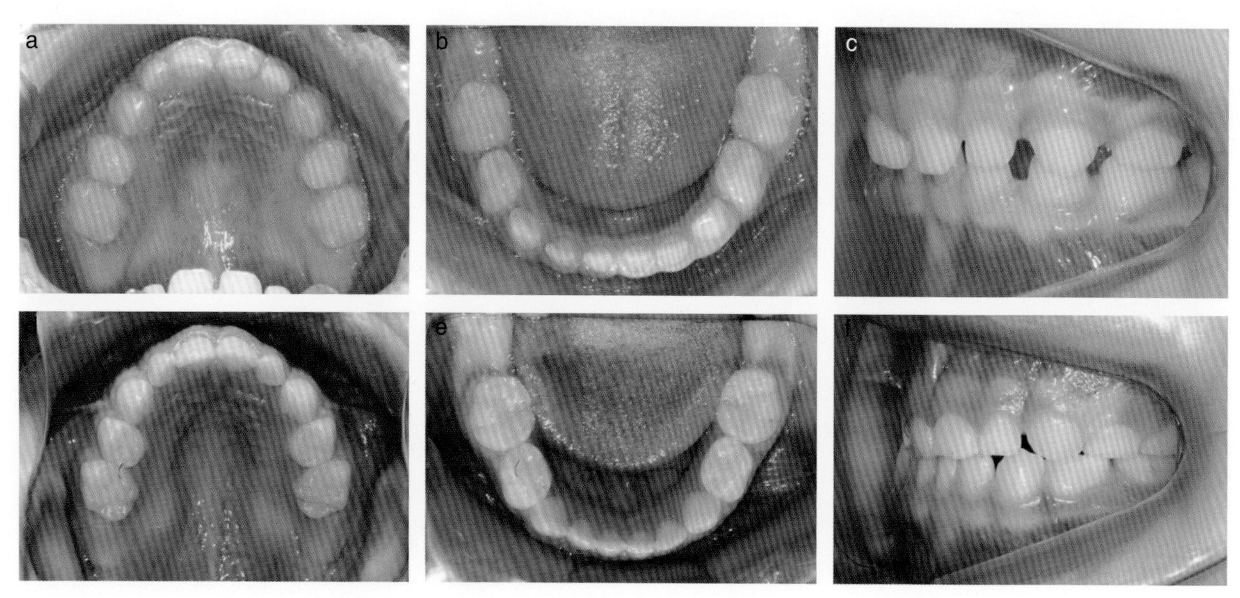

图5.17 上排（a ~ c）Ⅰ类，开放式牙列和下排（d ~ f）Ⅱ类，闭合式牙列。

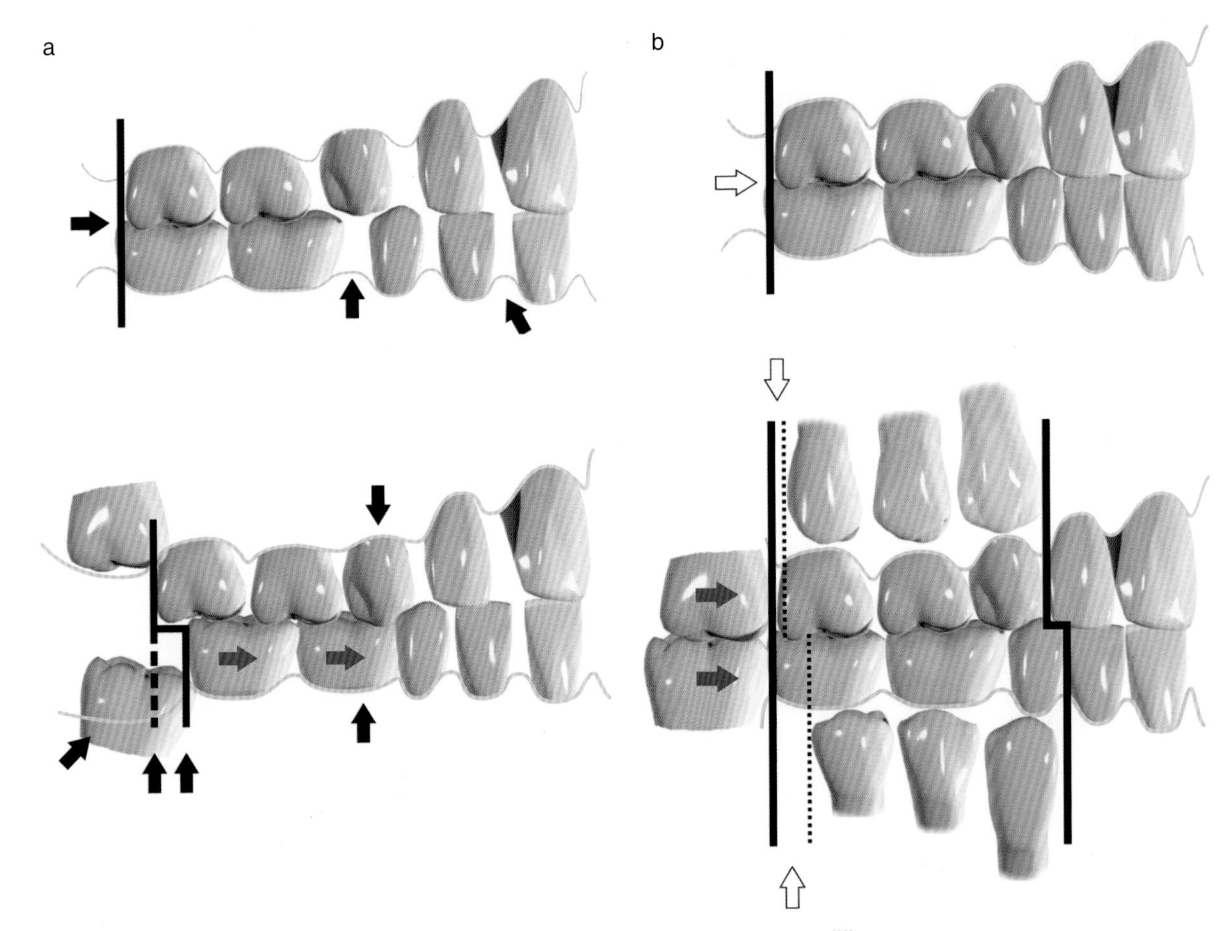

图5.18 a. Ⅰ类牙列的早期近中漂移；b. Ⅱ类牙列的后期近中漂移（引自Jack Dale[88]）。

乳牙列患者，由于牙弓内没有间隙可利用，第一恒磨牙萌出时是尖对尖关系。

等到第二乳磨牙脱落时，由于第二乳磨牙和第二前磨牙牙冠大小差异，即替牙间隙或E间隙，下颌第一恒磨牙向近中漂移从而获得安氏Ⅰ类关系。这同时也造成牙弓长度减少，使平直末端平面变为近中，使磨牙关系变成Ⅰ类。这被称为“后期近中漂移”[22-23]（图5.18）。

上、下颌第二乳磨牙终末平面一定程度上决定了替牙后的磨牙关系。终末平面可以区分为：平齐、远中和近中，如图5.19所示，即Arya等描述的从乳牙期到恒牙期可能发生的咬合调整情况[24]。

5.6.3 牙弓间隙的获得

替牙间隙的重要性

特别强调一下替牙间隙的重要性。Gianelly认为，良好的间隙控制，伴随着生长改变，就能给许多安氏Ⅰ类拥挤病例提供所需的间隙[18]。

回顾历史，早在1771年一位苏格兰解剖学家John Hunter就在他的著作《人类牙齿的自然史》中，介绍了牙列改变情形[25]。他虽然没有将乳磨牙与继承恒牙大小差异称为“替牙间隙”，但他形象地展示了二者的不同（图5.20）。

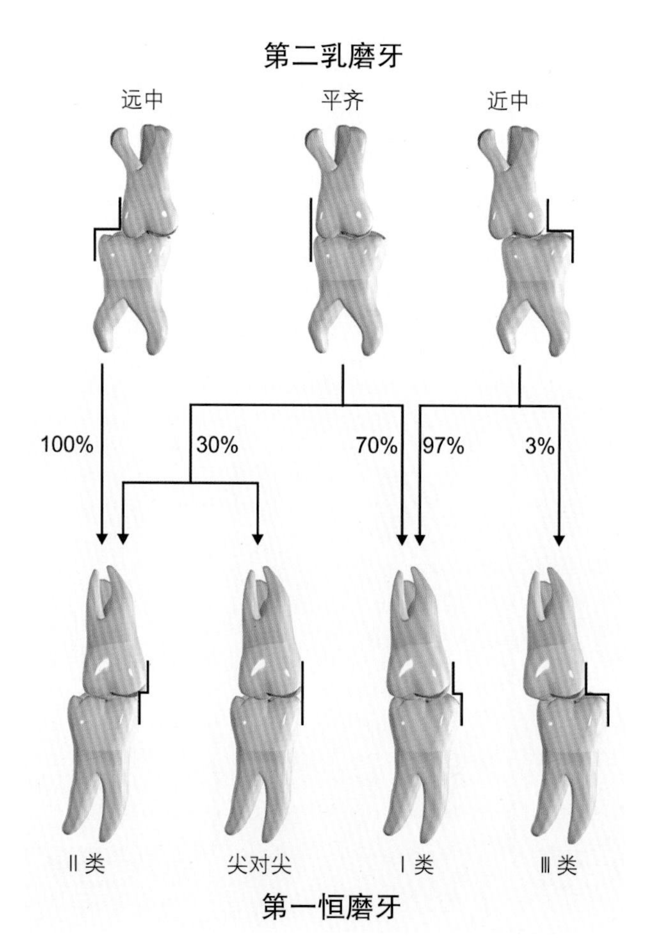

图5.19 从乳牙列到替牙列磨牙关系调整，引自Arya等[24]。

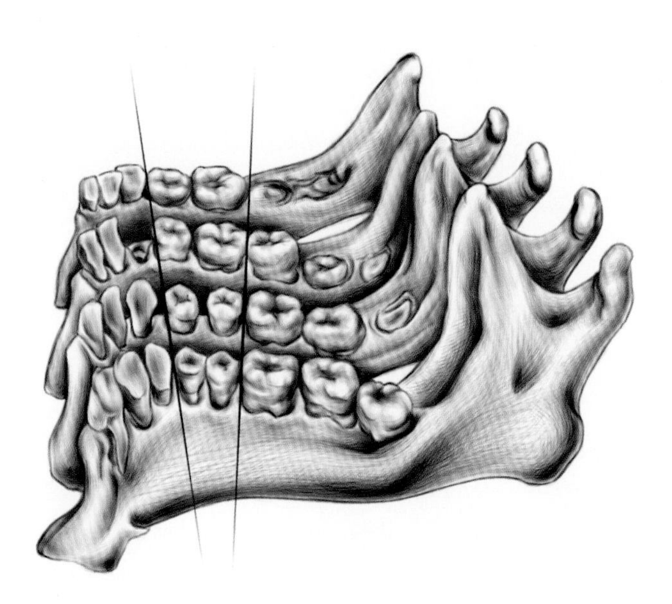

图5.20 替牙间隙或E间隙体现了乳牙列到恒牙列的改变。引自Hunter[25]。

上颌宽度不调的病因

上颌牙弓狭窄受到遗传、发育性因素、环境，甚至医源性因素的影响[26-27]。发育性因素，例如气道问题引起的口呼吸，或者不良习惯例如吮指习惯，均可导致上颌牙弓狭窄。上颌宽度改变又会引起一系列继发变化，如腭盖高拱和／或前牙开𬌗，如图5.21所示。

正常咬合情况下上牙列全部覆盖下牙列。在一些情况下，牙弓尽管狭窄，但不一定存在反𬌗。后牙反𬌗是指下颌后牙咬在上颌后牙颊侧。单侧后牙反𬌗比双侧后牙反𬌗更常见[28]。当单侧或双侧下颌后牙颊面咬在上颌后牙舌侧，称为正锁𬌗，常见于Brodie 综合征患者。图5.21显示了后牙反𬌗和后牙正锁𬌗。

后牙反𬌗往往是由于上颌牙弓狭窄、下颌闭合过程中存在早接触（多为乳尖牙），导致下颌偏向一侧，有时偏向前。典型情况是造成一侧后牙反𬌗，另一侧咬合正常。Proffit指出正常咬合侧的髁状突位置不正确[29]。这时需要扩大上颌牙弓和／或上颌骨，如果不纠正横向宽度，颌骨将代偿性生长适应下颌偏斜。需要进行鉴别诊断，区分是骨性、牙性还是功能性后牙反𬌗。

环境因素也可以引起上颌狭窄。有动物实验报道，呼吸方式改变可能引起后牙反𬌗[30]。严重过敏或有呼吸道疾患的患者可能出现狭窄、V形上颌牙弓[31]。造成上颌宽度不足的原因是多因素的，包括骨性、牙-牙槽骨因素、环境因素和功能因素[24, 27, 30]。

上颌扩弓和头帽

当上颌存在横向宽度不调时，无论是否存在

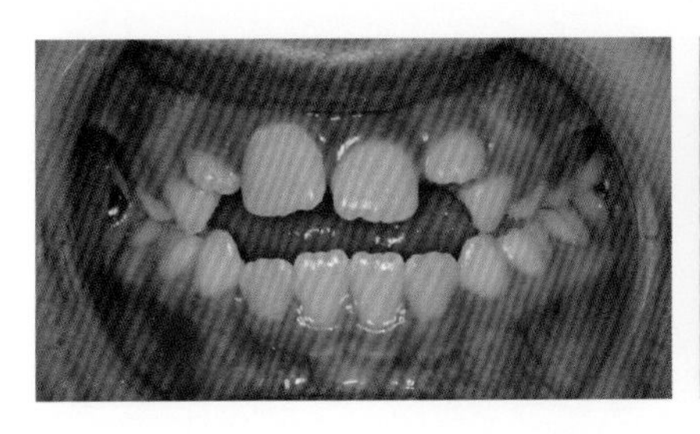
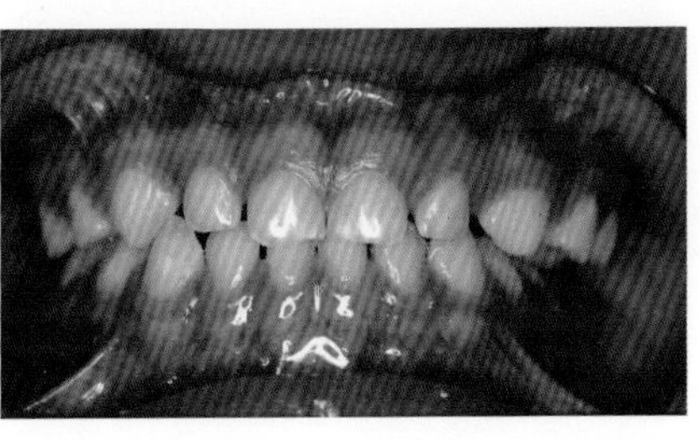

图5.21　后牙反殆（左侧）和后牙正锁殆（右侧）。

后牙反殆，常用的阻断治疗方法是扩大上颌牙弓。

使用固定矫治器或活动矫治器均可。如第2章提及的，选择恰当的治疗方法时，需要评估发育阶段、依从性和年轻患者的配合情况。必要时可以使用头帽，不仅有助于调整上下颌矢状向关系，而且对横向宽度也可以起到很大作用。

关于上颌扩弓的研究有很多。其中，关于扩弓的里程碑文章是Haas在1961年所著，他将这种治疗方法重新介绍到正畸治疗中。早在20世纪中期，上颌骨扩弓治疗被弃用。而Haas发现牙齿、颌骨的改变与上颌扩弓密切相关，包括鼻底增宽、下颌后下旋转引起的咬合打开[32–33]。大量有关扩弓的文献被收集，以期对上颌骨快速扩弓的即刻效应进行Meta分析。有报道称横向宽度改变主要是牙性倾斜/扩宽，不是骨性扩宽，而扩弓引起的垂直向、前后向改变大多是暂时性的[34–36]。早期扩弓引起的骨性扩宽更加稳定。对于快扩和慢扩，仍缺乏足够证据说明二者孰优孰劣。有的循证文献认为快扩更好，另一些则相反[29, 34]。

20世纪60年代快扩被推崇，因为正畸医生认为快速打开骨缝可以引起更多骨骼反应。但是随着时间推移，骨性扩宽有所复发，牙齿横向改变占整个宽度增加的50%。慢扩引起的改变是逐渐发生的，骨骼和牙齿以近乎相同的速度发生改变。慢扩在最初10周骨性变化较慢，但是治疗10周后，慢扩和快扩的牙性、骨性效应基本相当[29, 32–33]。

综上所述，除非有特殊加快治疗的需要，对乳牙晚期或替牙期患者，推荐使用上颌慢速或中速扩弓。每天0.25mm扩弓量足够获得稳定而有效的结果。较小的乳牙期患者，我们推荐每两天加力一次。更重要的是扩弓后继续戴用矫治器进行维持的时间。我们扩弓后常规保持至少16周，如果可能，推荐维持6个月。

患者1

该病例展示了安氏Ⅰ类、面型良好的发育期患者矫正中度拥挤的过程。全科医生担心替牙后拥挤问题，建议转诊，于是家长带孩子来到我们诊所就诊进行评估。在对所有病例资料进行分析后，治疗计划为上颌戴用Nance弓，下颌使用舌弓维持。之后进行观察，两年后磨牙关系中性，咬合良好，仅需要少量调整（图5.22～图5.24）。

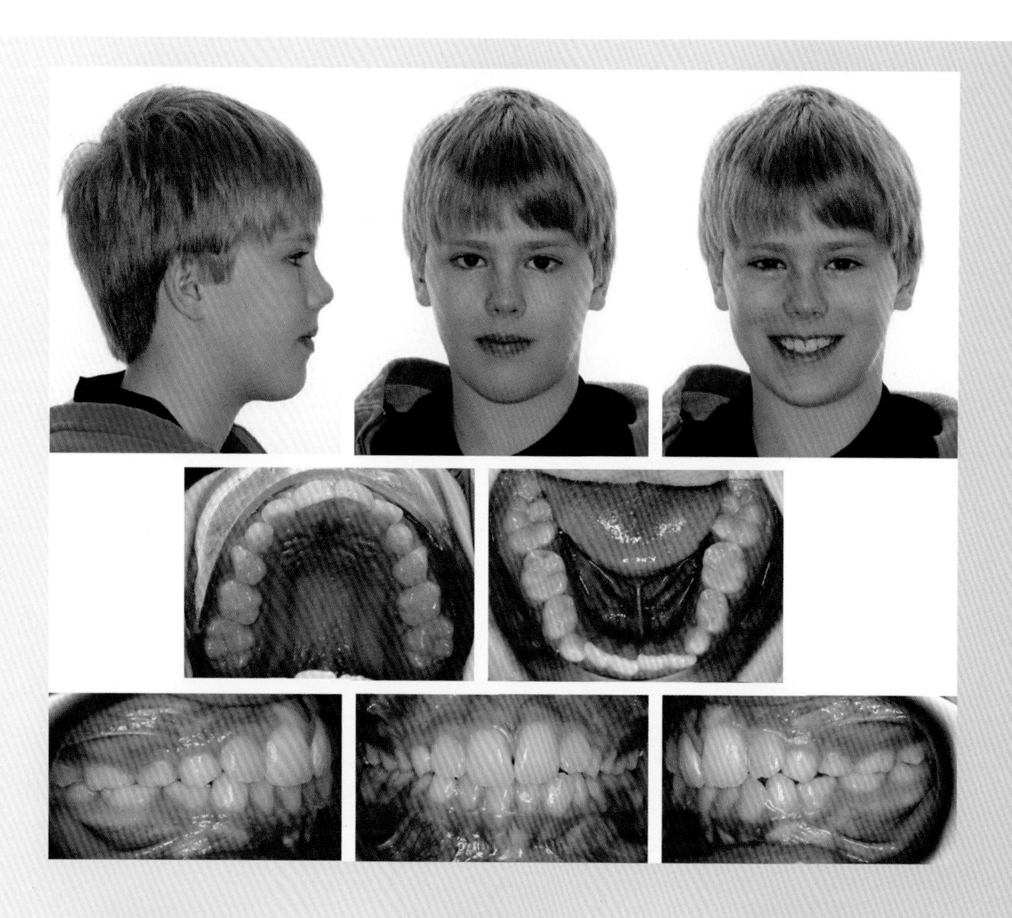

图5.22

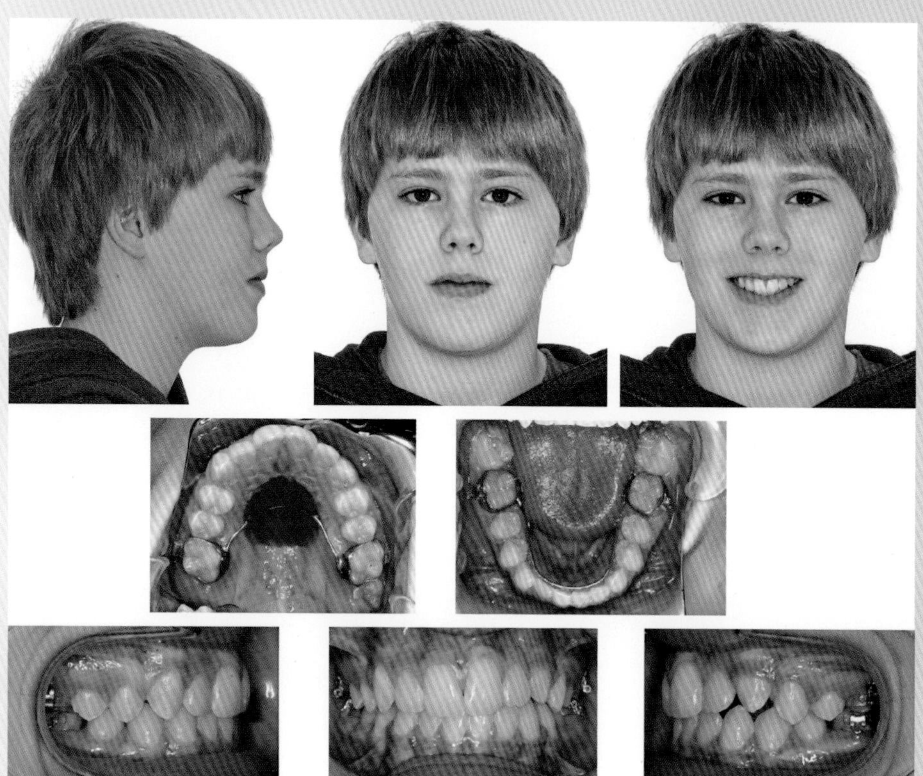

图5.23

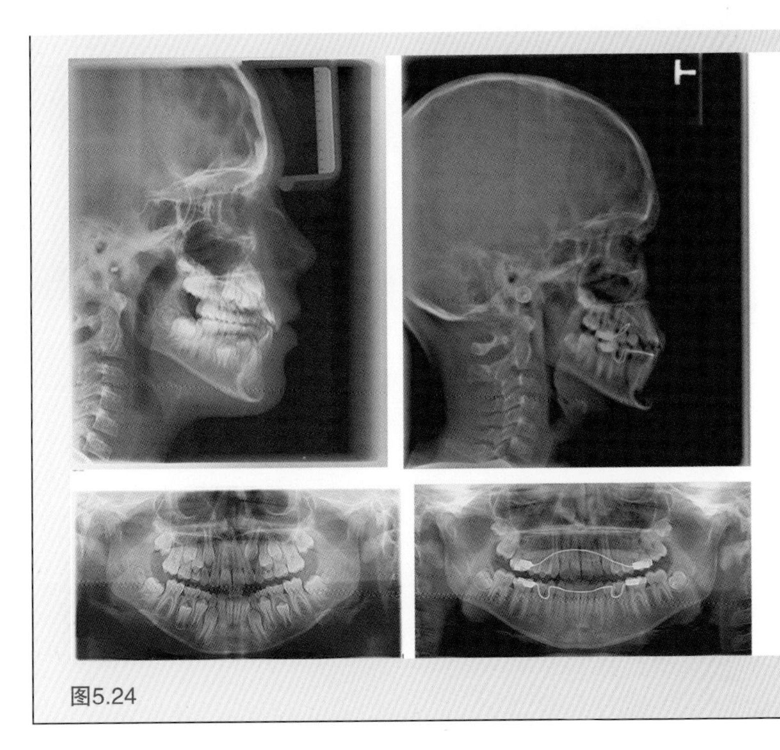

	正常值	治疗前	治疗后
SNA	82	82.9	84.0
SNB	80	80.4	81.5
ANB	2	2.5	2.5
WITS	–1.0	–2.1	–4.9
FMA	25	29.9	28.3
SN-GoGn	32	35.1	29.5
U1-SN	105	106.0	100.7
IMPA	95	84.8	83.6

图5.24

患者2

9岁女孩，家长发现上颌左、右侧不一致带来诊所评估（图5.25）。使用带有舌簧、螺旋扩弓装置的哈雷式保持器，

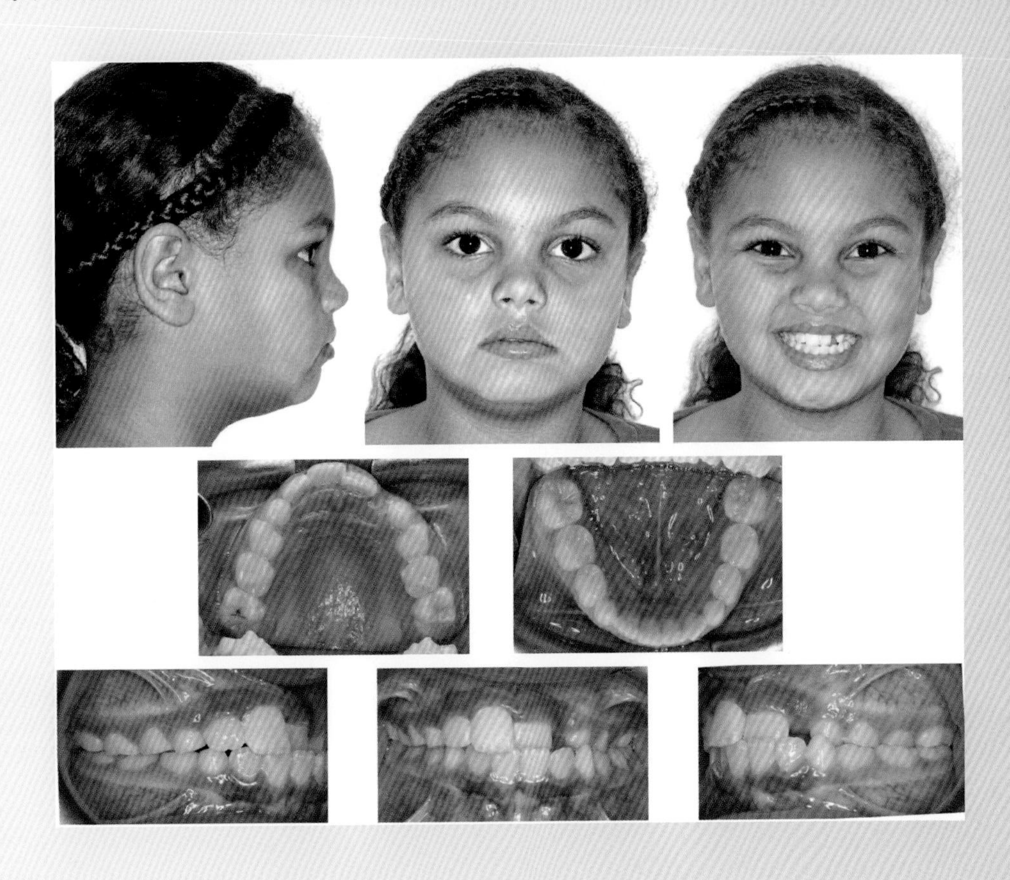

图5.25

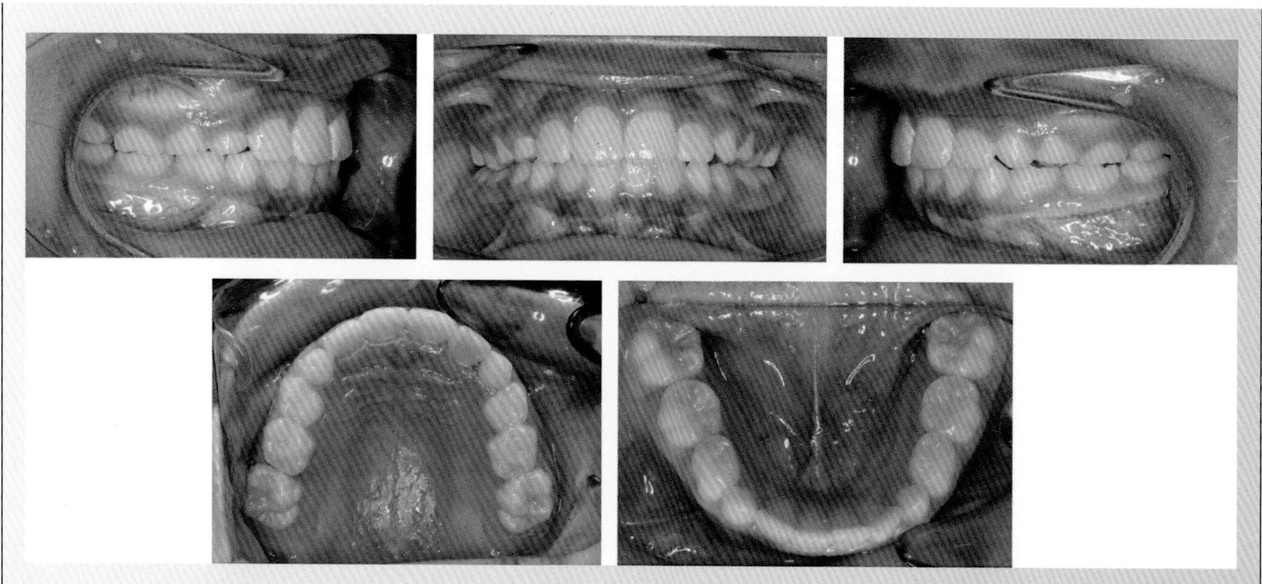

图5.26

纠正左上中切牙反殆。矫治器每周扩弓2次，每次复诊时舌簧加力。矫治很顺利，但是左上侧切牙萌出时也是反殆。使用2×4矫治技术，很快得以纠正（图5.26）。总疗程12个月。图5.27展示了头影测量结果和全口曲面断层片。

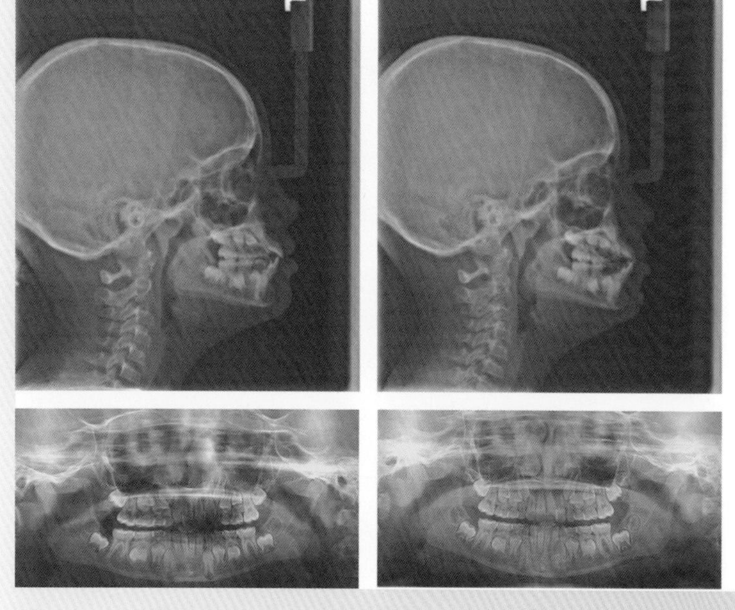

	正常值	治疗前	治疗后
SNA	82	77.7	84.7
SNB	80	778.1	81.1
ANB	2	–0.4	3.6
WITS	–1.0	–2.0	0.5
FMA	25	9.9	10.9
SN-GoGn	32	24.4	21.8
U1-SN	105	112.0	117.2
IMPA	95	105.2	104.3

图5.27

患者3

8岁零2个月男孩，由于前牙反殆转诊（图5.28）。最初印象认为他可能发育成安氏 Ⅲ 类错殆。全面评估其家族史和功能性因素（正中关系位和正中殆位，详见第7章）后，采取上颌快速扩弓和前方牵引面弓治疗（图5.29）。前牙反殆很快得到纠正，3个月后开始戴用前方牵引面弓。拆除扩弓器后使用2×4矫治技术排齐前牙（图5.30）。患者9岁时开始戴用保持器观察。咬合良好，需要再次评估是否行 Ⅱ 期固定矫治。图5.31展示了头影测量结果，图5.32展示了保持阶段的咬合。

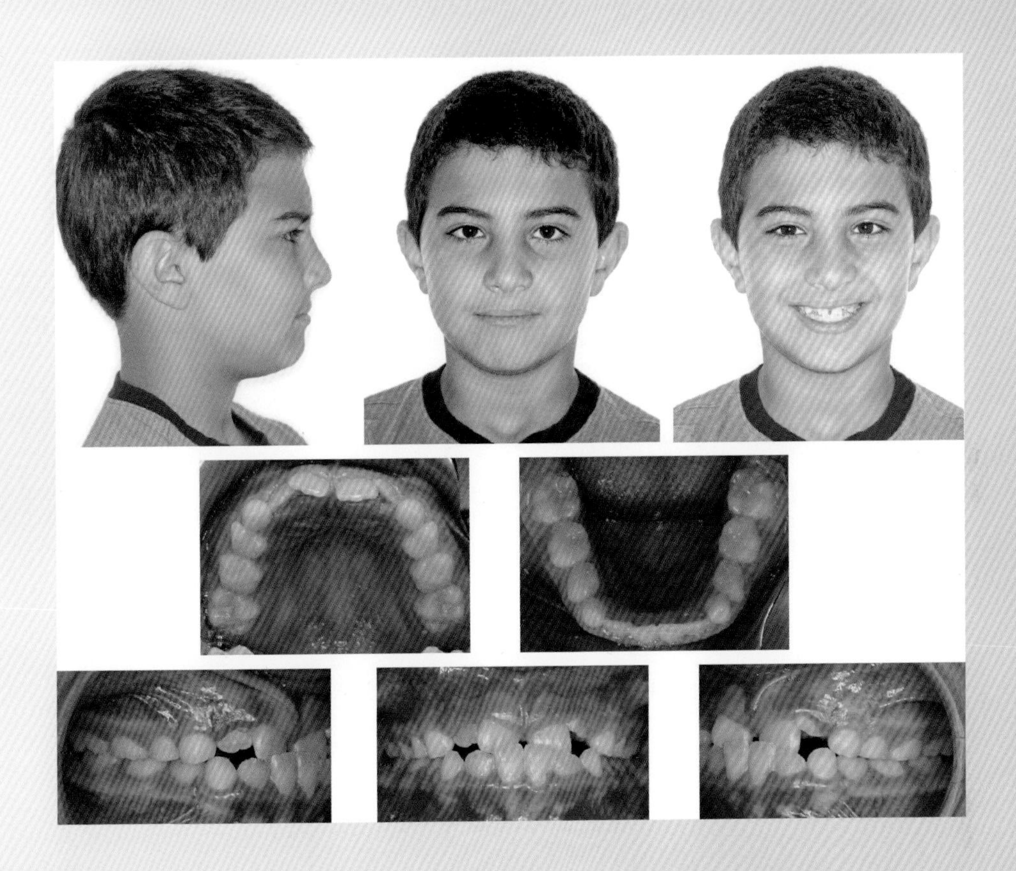

图5.28

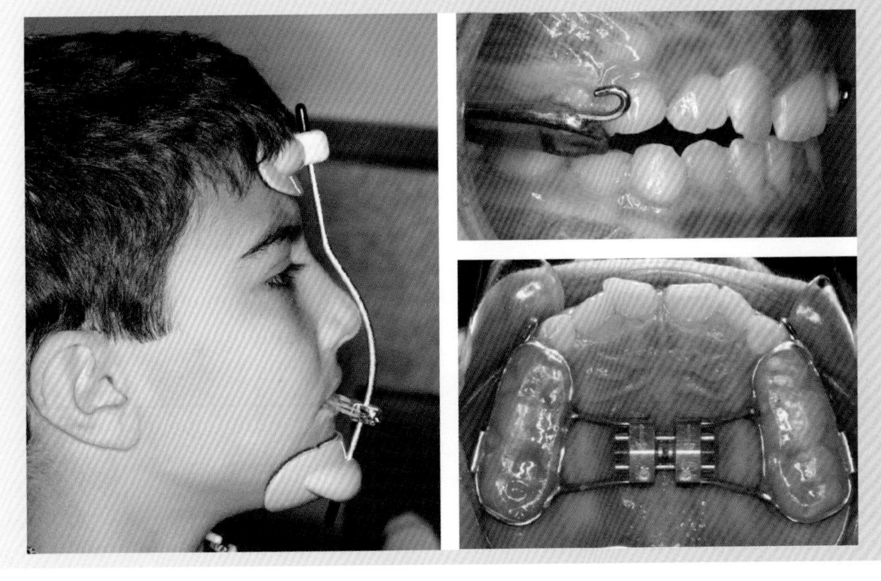

图5.29

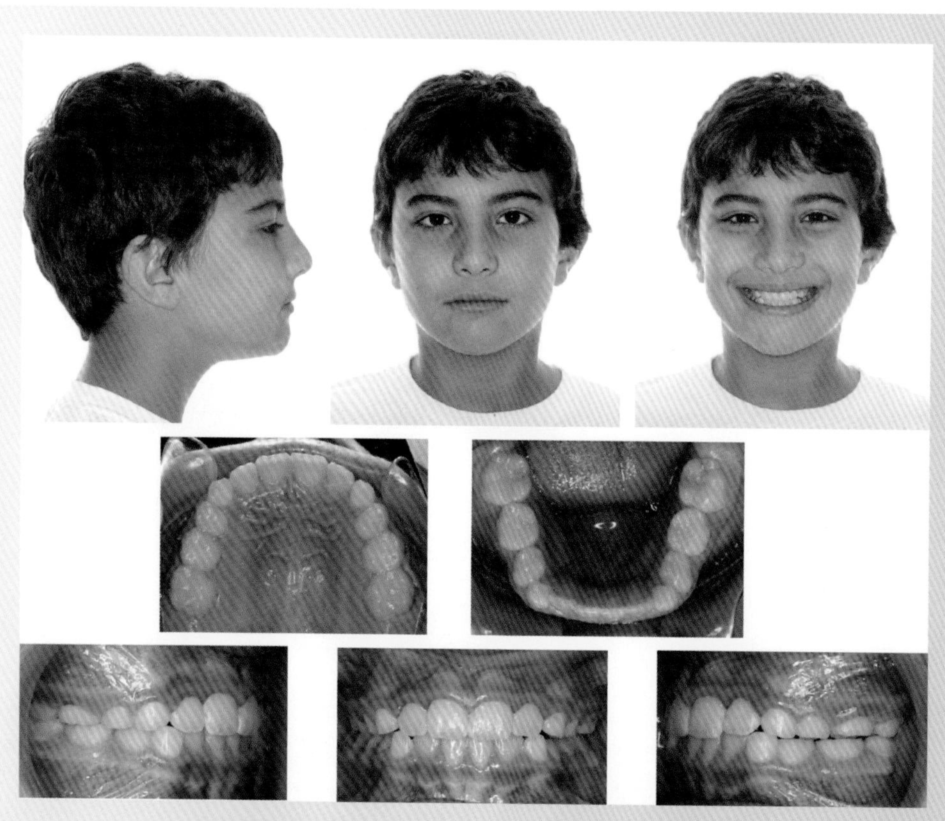

图5.30

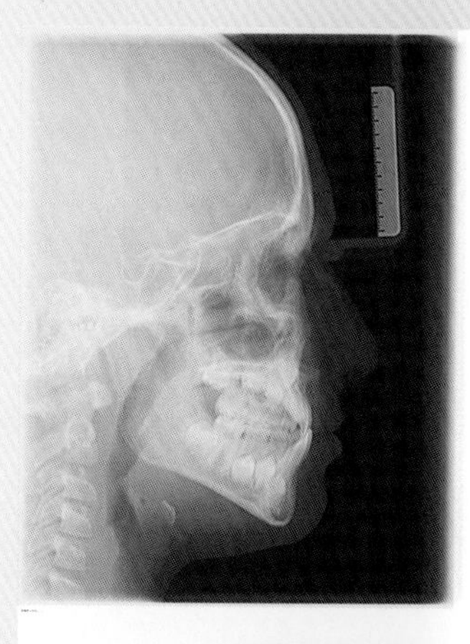

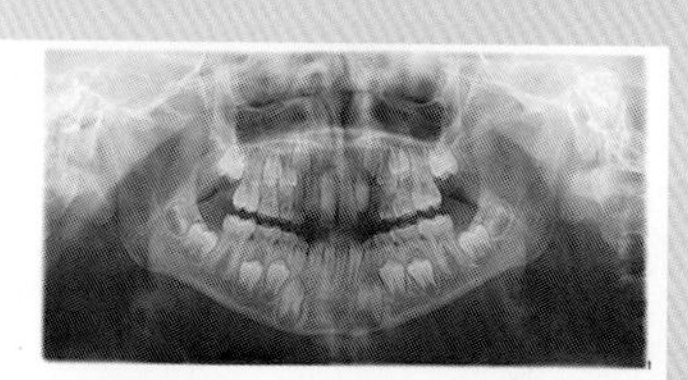

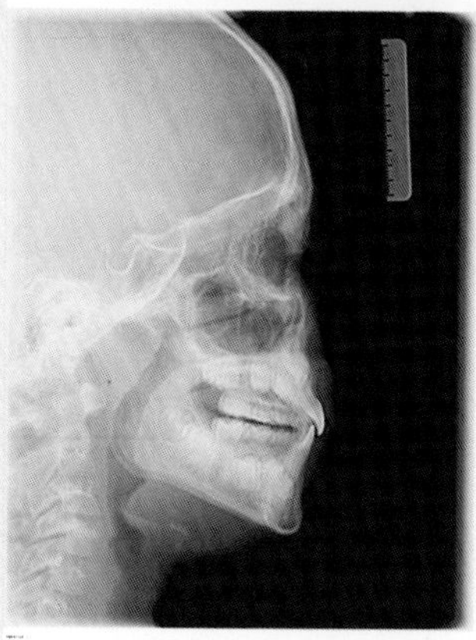

	正常值	治疗前	治疗后
SNA	82	79.4	82.2
SNB	80	78.1	78.6
ANB	2	1.3	3.6
WITS	–1.0	–1.6	0.1
FMA	25	28.3	30.9
SN-GoGn	32	30.7	31.0
U1-SN	105	102.1	103.7
IMPA	95	93.1	87.8

图5.31

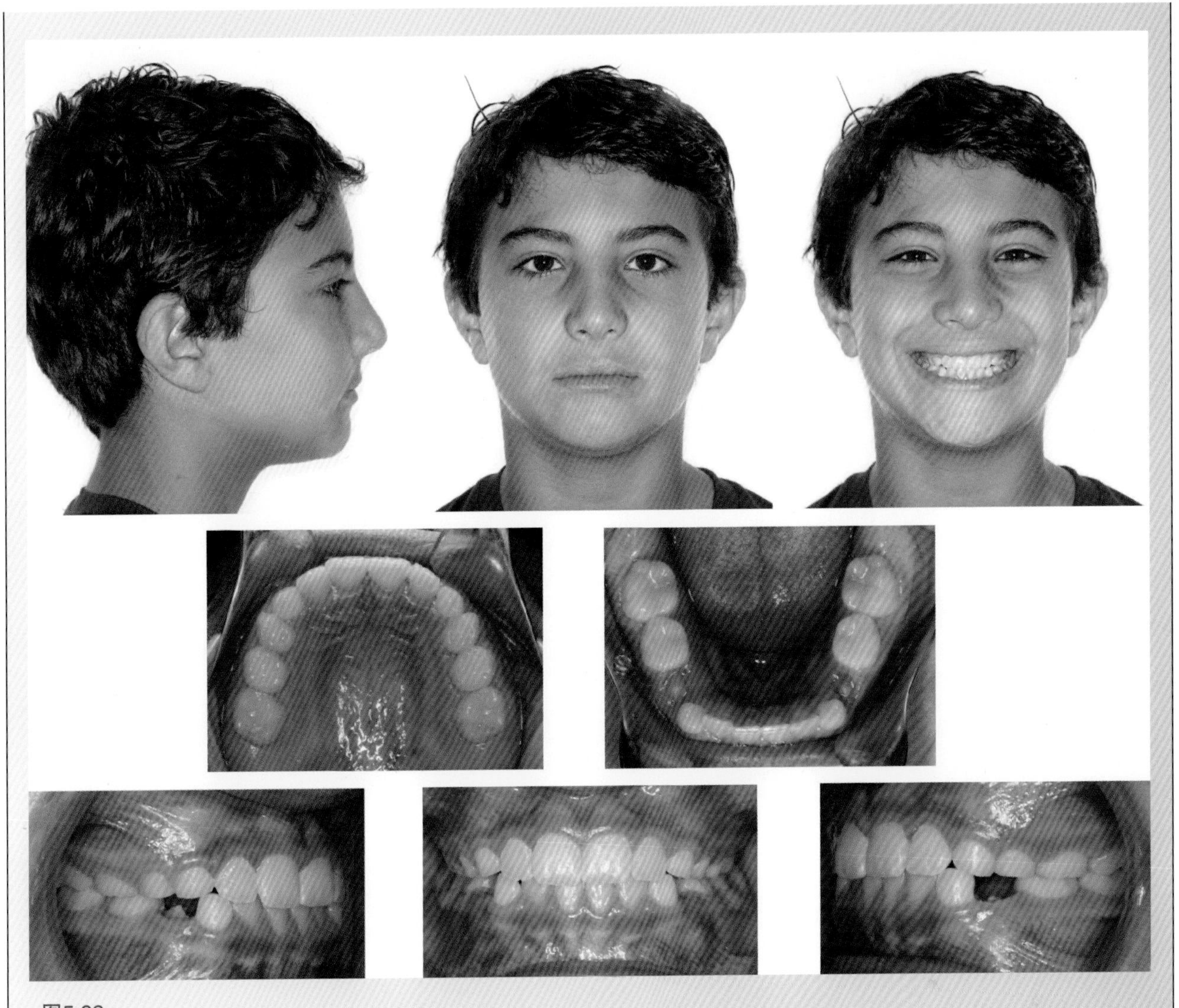

图5.32

患者4

9岁女孩，单侧后牙反殆（图5.33）。戴用扩弓器，每天加力一次，每次0.25mm（图5.34）。扩弓后，单侧后牙反殆得到纠正，停止加力维持6周，因为腭中缝组织重建需要时间。使用扩弓器保持16～20周。在扩弓后6周，使用2×4矫治技术，切牙很快排齐（图5.35）。图5.36展示了早期矫治结果以及推荐替牙期患者戴用的保持器。图5.37展示了头影测量结果。

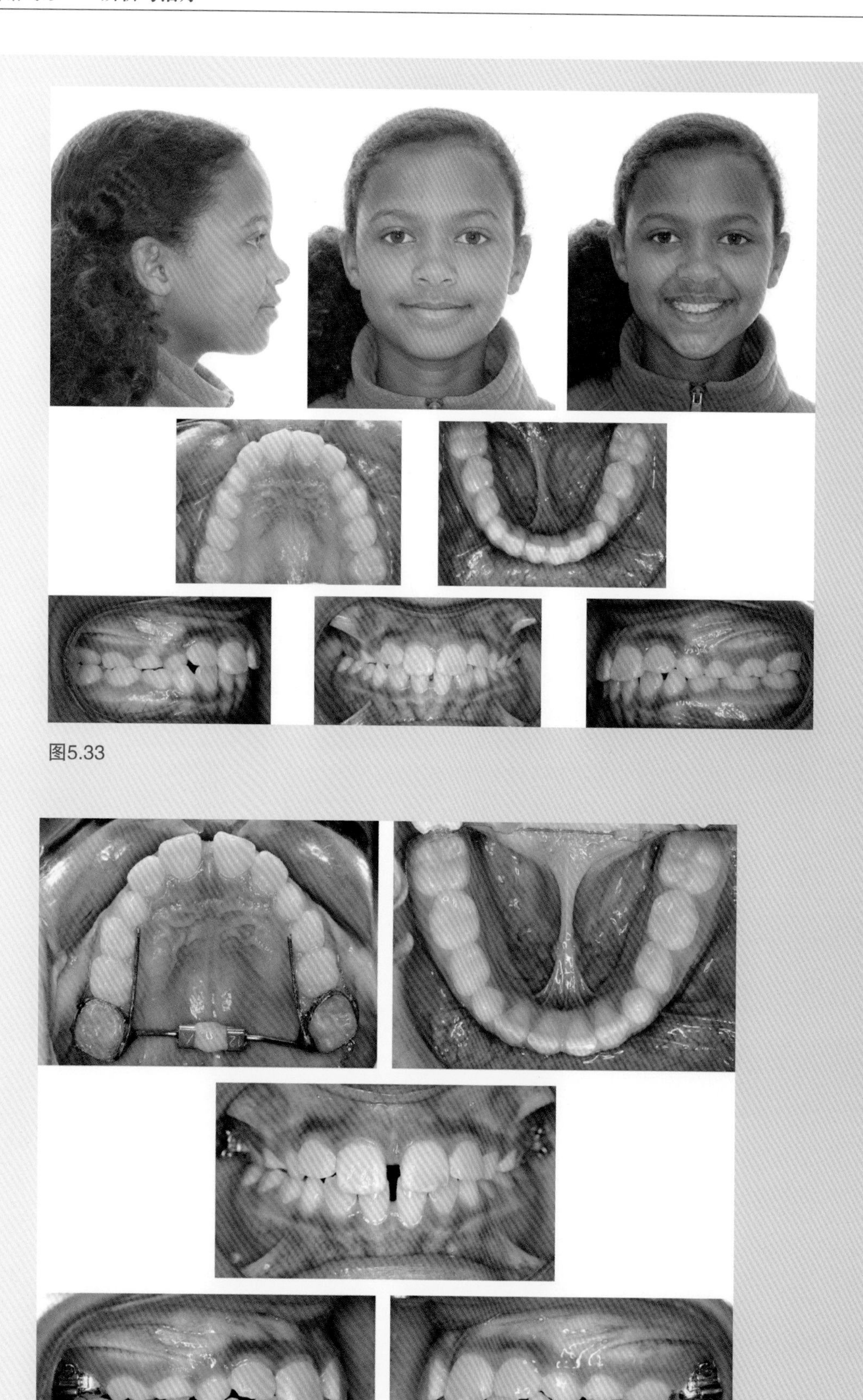

图5.33

图5.34

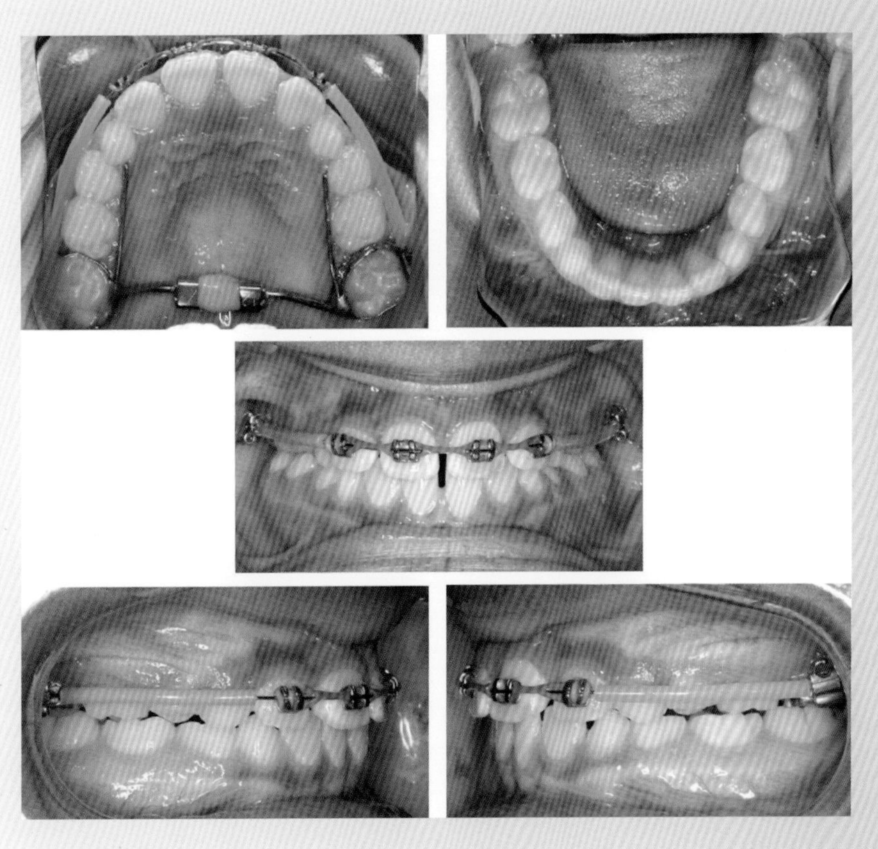

图5.35

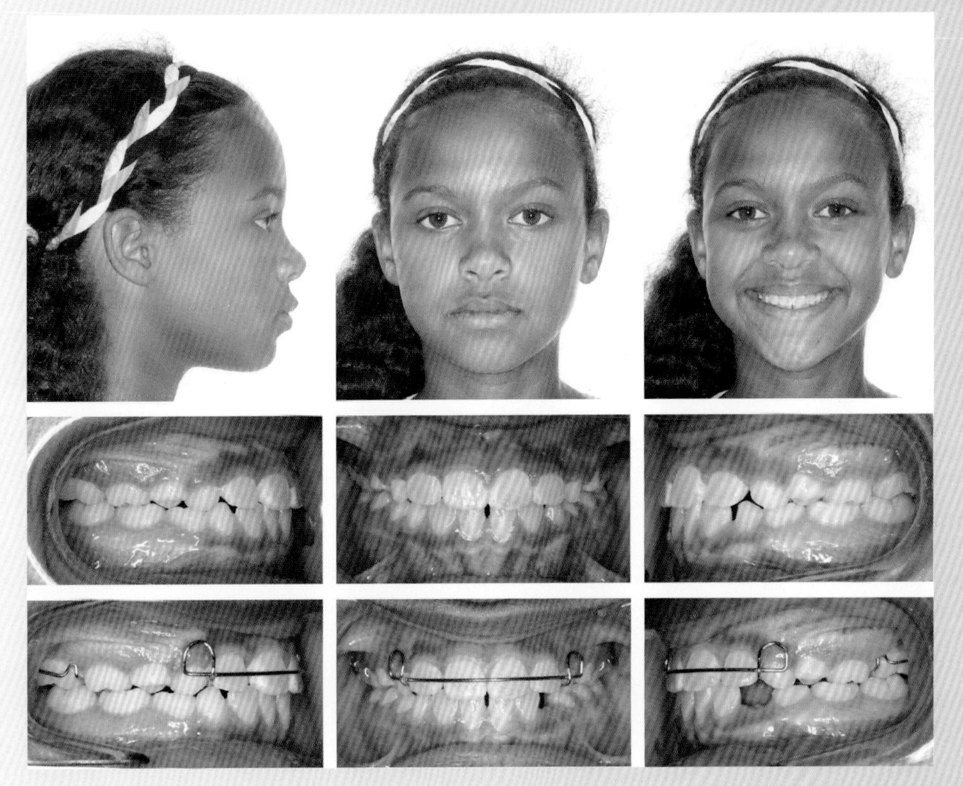

图5.36

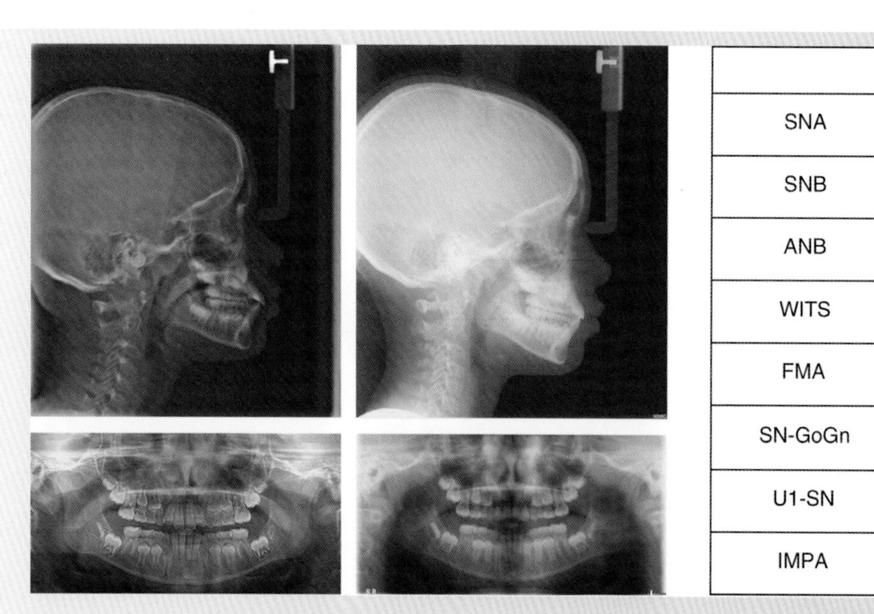

	正常值	治疗前	治疗后
SNA	82	81.9	80.8
SNB	80	79.0	76.9
ANB	2	2.9	4.0
WITS	–1.0	–1.9	–1.0
FMA	25	22.0	21.5
SN-GoGn	32	30.7	32.9
U1-SN	105	11.4	107.0
IMPA	95	92.9	96.0

图5.37

患者5

9岁男孩伴有单侧后牙功能性反殆（图5.38）。正中关系位和正中殆位咬合情况见图5.38e和图5.38g。上颌扩弓结束后，进行观察。仅进行很少干预就取得了良好结果。治疗后面殆像见图5.39。

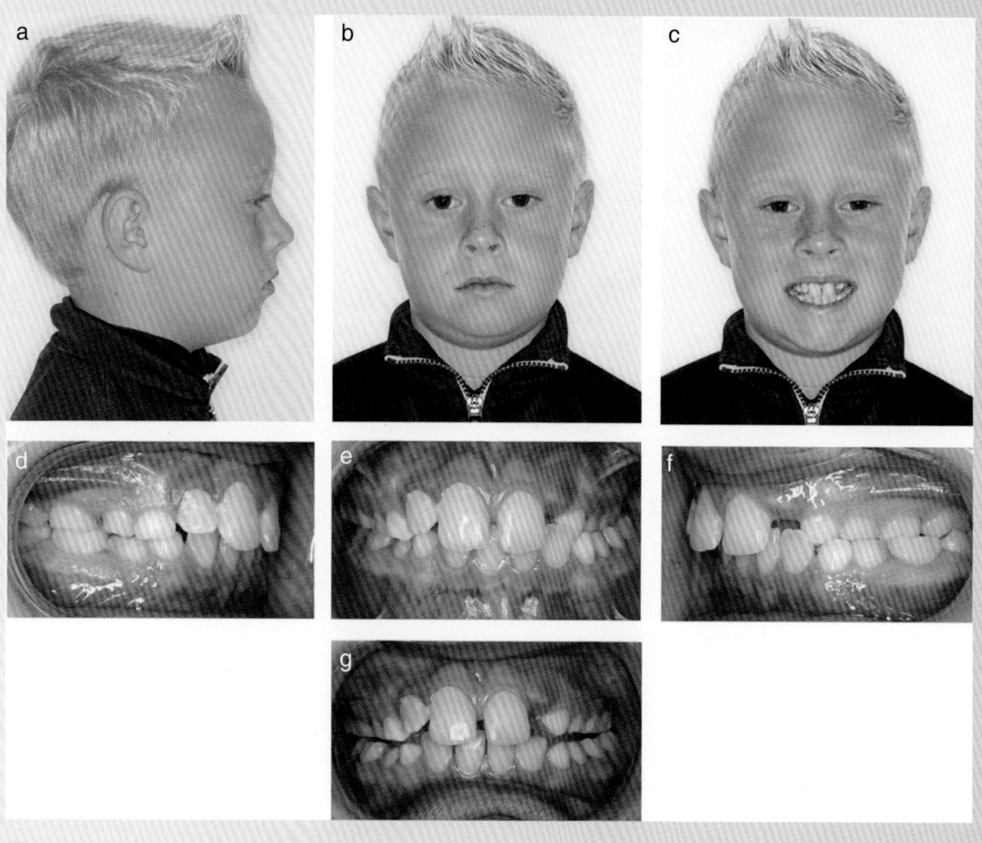

图5.38

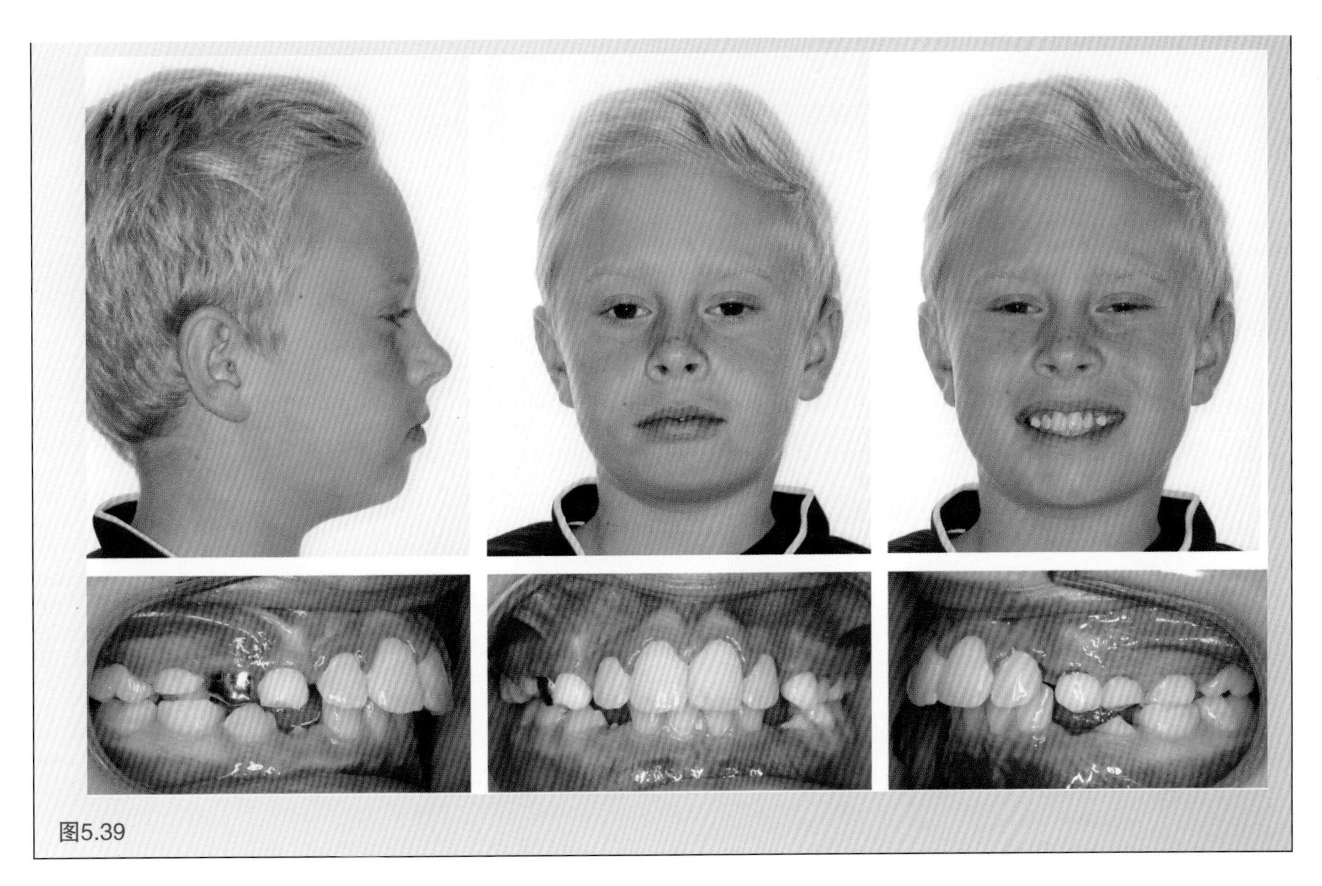

图5.39

下颌牙弓间隙的获得

在替牙期下颌牙弓间隙的获得可以通过横向或前后向扩弓实现。横向上，唇挡被视为一种疗效肯定的治疗方式[37]。其作用机制是通过去除下唇肌、颏肌对牙齿的影响，打破了牙列内、外肌力平衡，因此，在舌的作用下，牙列得到扩大。另外，吞咽时唇肌作用在唇挡的力直接传递到磨牙[38]，导致磨牙远中移动、倾斜，使得牙弓长度增加（图5.40）。

唇挡可以放置于切牙牙冠的不同位置：切1/3、中1/3或龈1/3[39]。如果在切牙牙冠切1/3，唇挡将被唇抬高，而产生直立磨牙的力。如果放置于中1/3，正如其设计初衷，唇挡去除了唇肌的力，切牙将唇向移动。如果放置于龈1/3或更低至前庭区，唇位于唇挡之上，仍与切牙接触，因而会阻碍切牙唇向移动[39-40]。

早期一项关于唇挡疗效的研究中，对颏肌强的患者使用唇挡，试图去除下唇对牙列的影响。结果发现产生了一个副作用：这些患者下颌牙弓长度增加。随后对25名患者进行的一项研究，通过X线头影测量发现牙弓长度增加主要是由于磨牙远中移动和直立，而切牙唇向移动较少。同时还发现下颌牙弓也得到充分整平[38]。

牙弓大小的改变

唇挡可以使牙弓大小发生明显改变。在文献

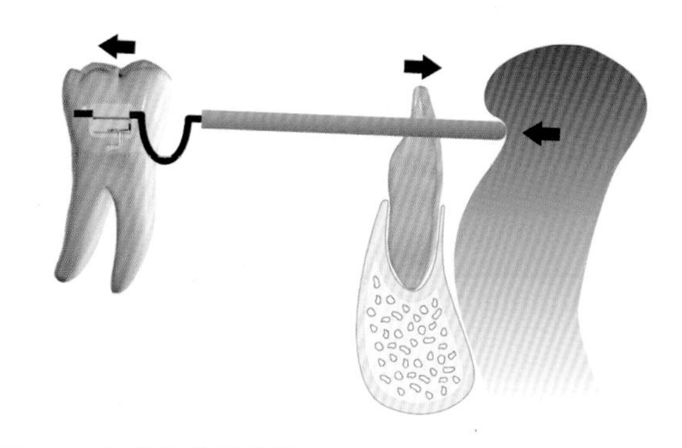

图5.40　唇挡的作用机制。

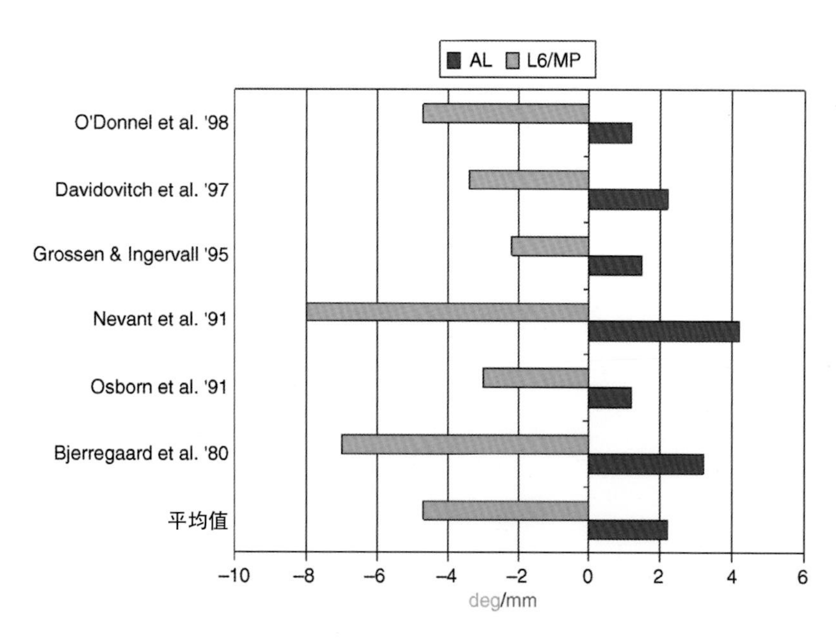

图5.41 唇挡对下颌牙弓长度、下磨牙与下颌平面交角的影响。

和综述中大量数据证实了这些改变[37]。图5.41 ~ 图5.44总结了一些重要研究及其结果。这些研究被认为是正畸文献中的经典之作[41–51]。

牙弓长度和下颌磨牙与下颌平面交角（MP）

唇挡对下颌牙弓长度（AL）和下磨牙与下颌平面交角——L6/MP的影响参见图5.41。

牙弓长度和下颌切牙与下颌平面交角（MP）

唇挡对下颌牙弓长度（AL）和下切牙与下颌平面交角——IMPA的影响参见图5.42。

横向的改变

唇挡对下颌牙弓宽度，即尖牙间宽度、磨牙间宽度的影响参见图5.43。

切牙不齐指数的改变

图5.44显示了戴用唇挡后下颌切牙不齐指数的改变。切牙不齐指数的改变是因为横向宽度增加以及下磨牙、下切牙相对下颌平面发生改变。

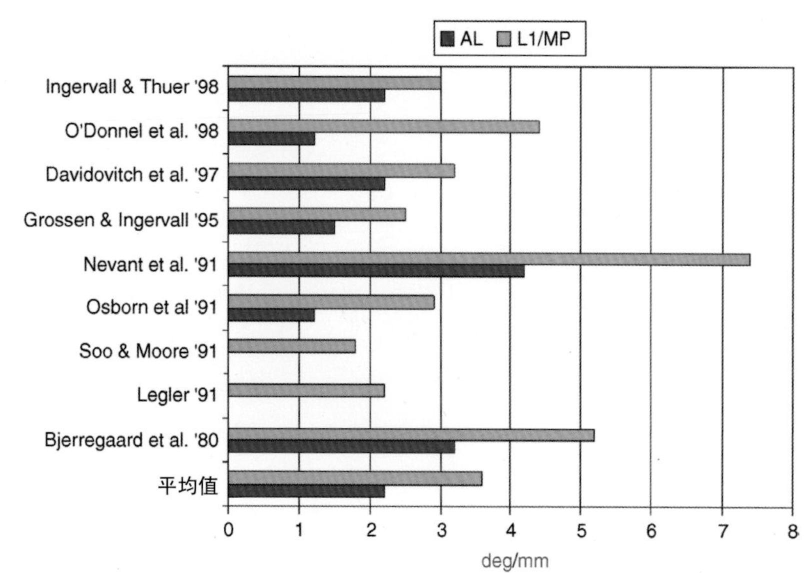

图5.42 唇挡对下颌牙弓长度、下切牙与下颌平面交角的影响。

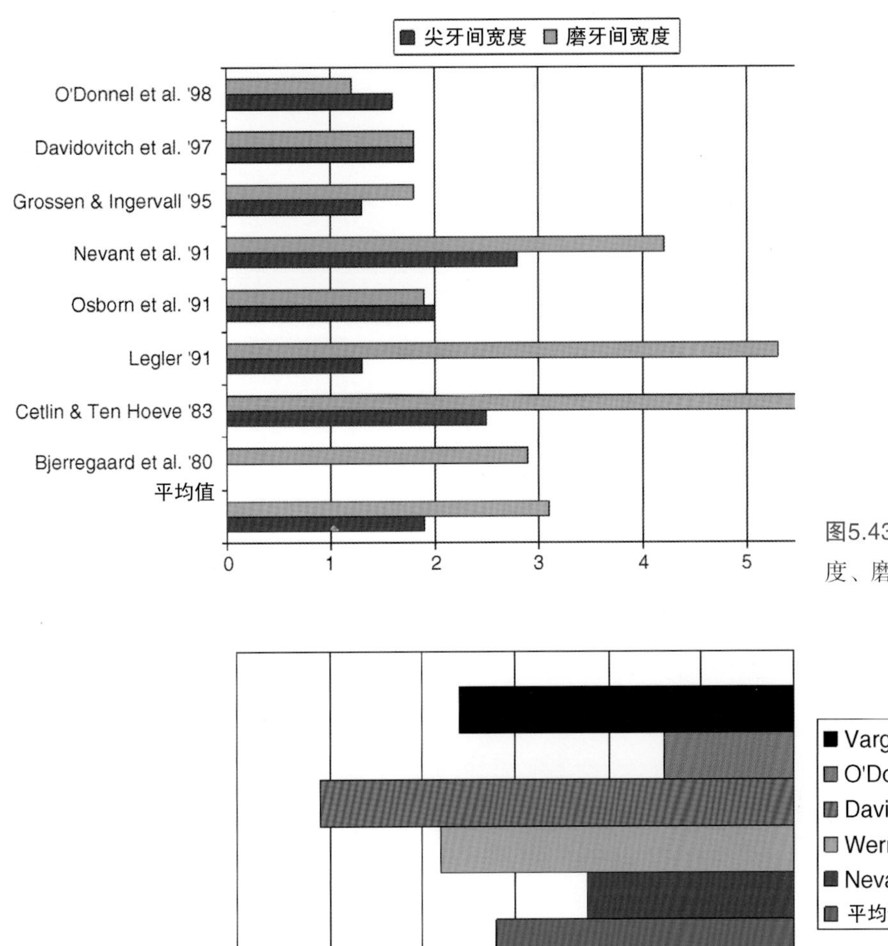

图5.43 唇挡对下颌牙弓宽度，即尖牙间宽度、磨牙间宽度的影响。

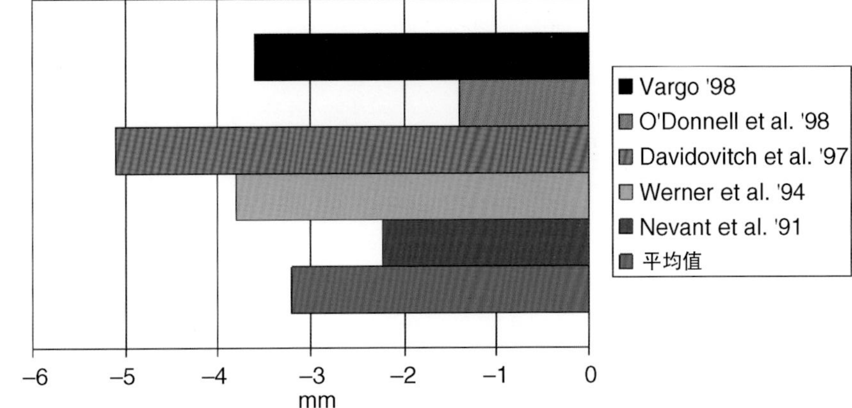

图5.44 唇挡对下切牙不齐指数的影响。

Schwarz矫治器

常用促进上、下颌牙弓发育的矫治器是Schwarz矫治器[52–56]。这种下颌矫治器被用于扩大下颌牙弓。其组成包括螺旋扩弓部分、后牙卡环，无前部唇弓。如果有保持需要，可增加唇弓，但这样可能会阻碍前牙对扩弓的反应。使用Schwarz矫治器是一种有效的扩弓方法，但需要患者良好配合（图5.45）。

2×4固定矫治技术

2×4矫治技术由上颌4个切牙粘接托槽、2个第一恒磨牙粘接带环或颊面管以及连续弓丝组成。多用于替牙期，通常为了排齐上颌切牙、纠正前牙反殆及其他错位。

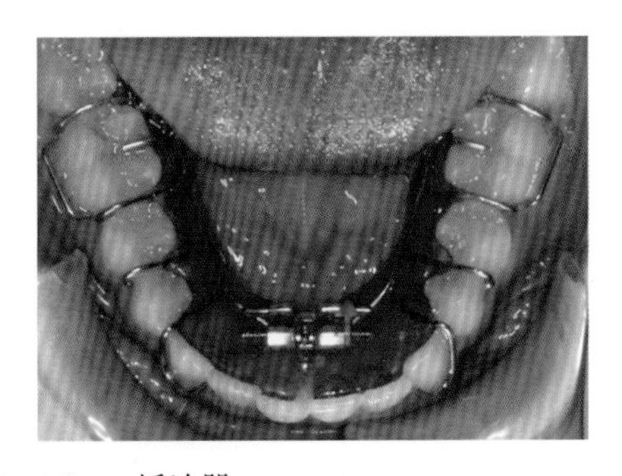

图5.45 Schwarz矫治器。

如第2章提及的，只有绝对必需时才使用这种治疗方法。例如在“丑小鸭”阶段的一些牙齿不规则排列，只是正常牙列发育现象。这种矫治技术优于其他方法之处在于，可以准确控制前牙位置、患者容易接受、患者无须自行调整而且能够精确、快速地移动牙齿[57]。特别提醒，要仔细检查上颌侧切牙牙根与未萌尖牙的位置关系，不恰当地改变牙根角度可能引起医源性问题。托槽适当轴倾度有助于避免对侧切牙牙根造成损害。前面的一些病例展示了2×4矫治技术的应用。

患者6

患者需要进行正畸评估而转诊。就诊时10岁零2个月，处于替牙期，4颗第一磨牙和全部切牙已萌出。中性磨牙关系，但切牙严重闭锁殆、深覆殆，上颌切牙直立，拥挤（图5.46）。矫治计划是早期矫治，上颌使用2×4矫治技术（图5.47），下颌使用唇挡。早期矫治结束后，患者牙齿排列良好。图5.48展示了仅戴用唇挡引起的一系列改变。使用带平导的哈雷式保持器进行保持（图5.49）。Ⅱ期固定矫治并不复杂，患者获得了稳定咬合（图5.50）。

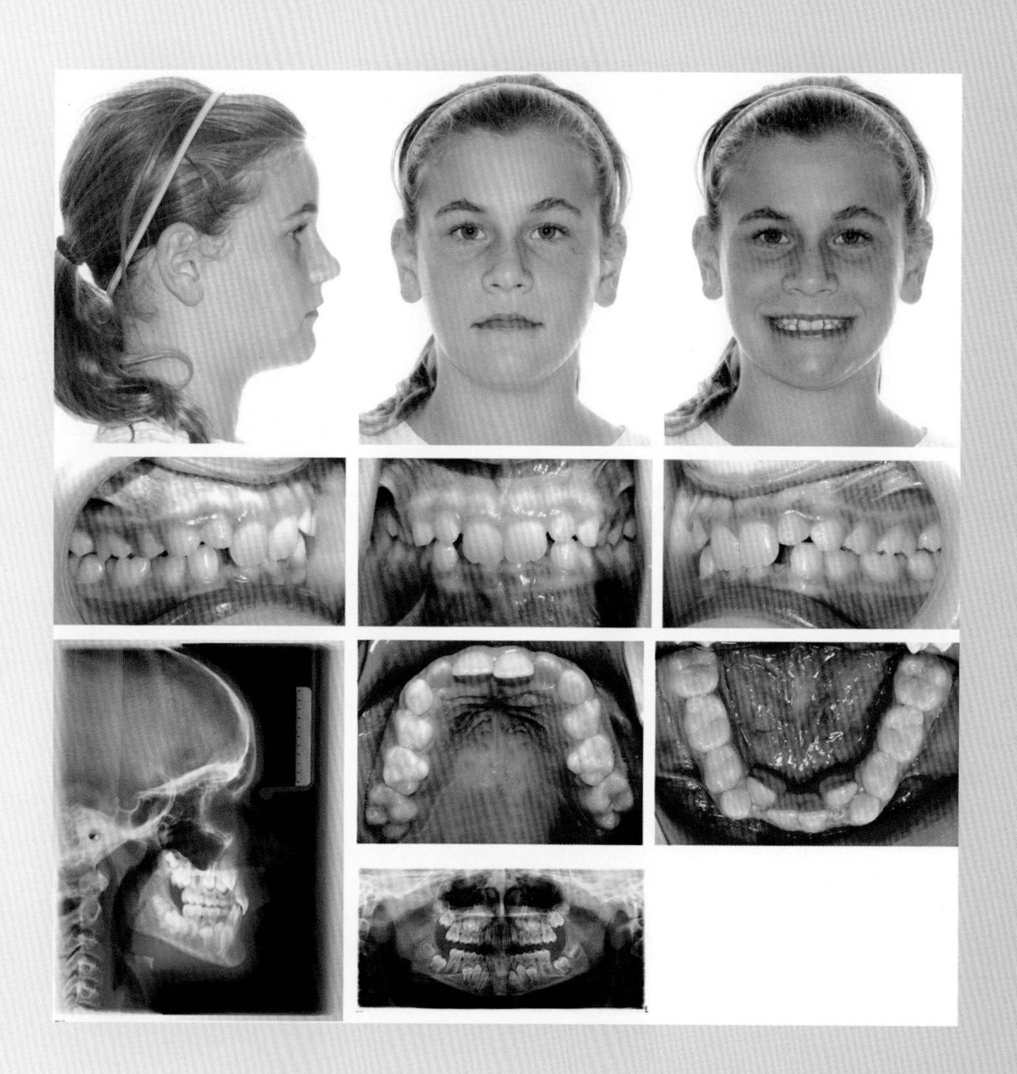

图5.46

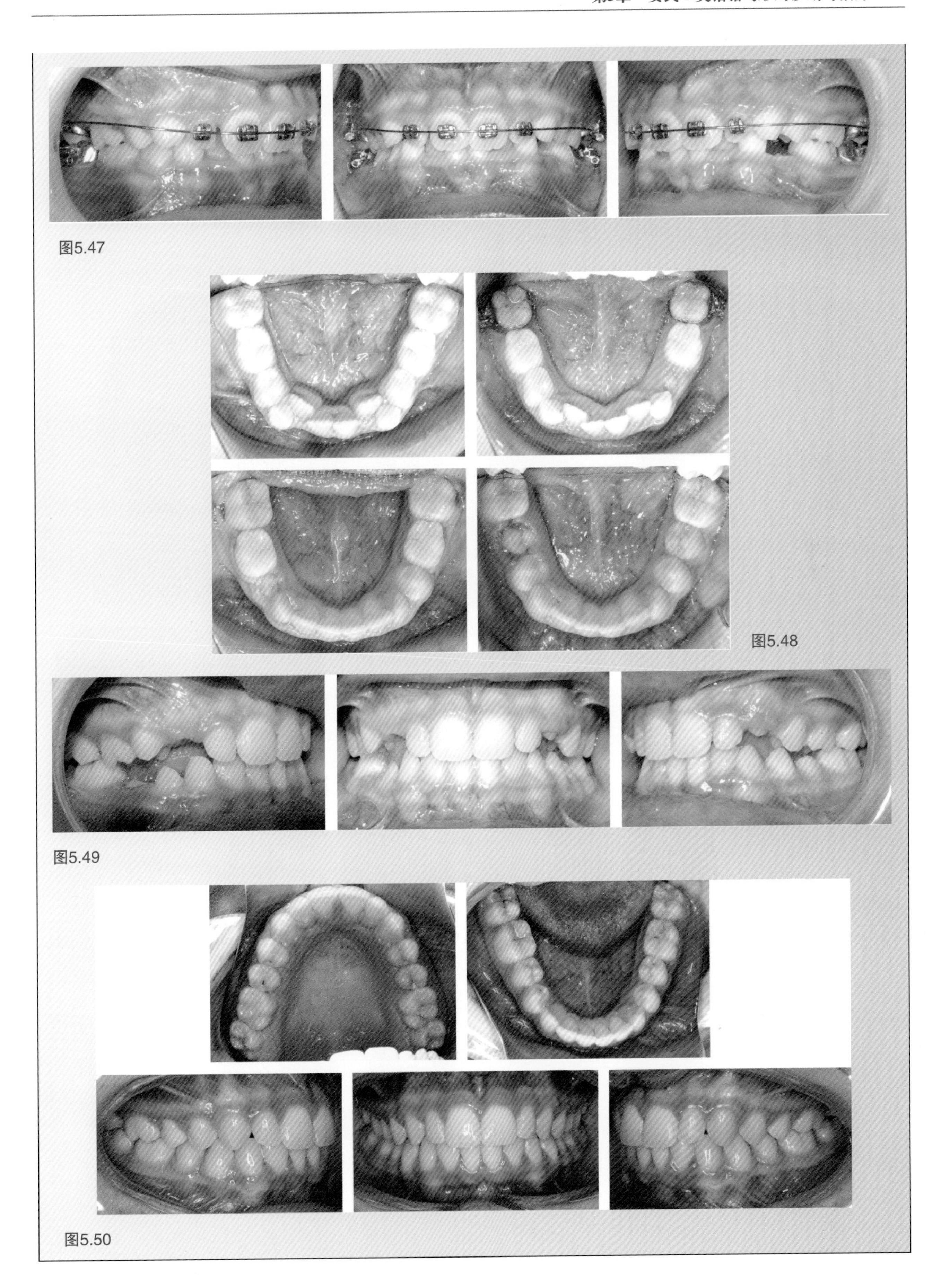

图5.47

图5.48

图5.49

图5.50

患者7

10岁零2个月男孩，安氏Ⅱ类1分类，深覆殆、深覆盖，上切牙切角有缺损，希望矫正牙齿。另一个就诊原因是微笑时前牙前凸（图5.51）。矫治计划是：上颌扩弓，之后使用2×4矫治技术，同时戴用下颌唇挡（图5.52）。家长接受治疗方案，矫治时间不到1年。唇挡疗效参见图5.53。由于恒牙不断萌出，评估后计划暂不进行任何干预。继续观察，直到可以开始Ⅱ期全口固定矫治。

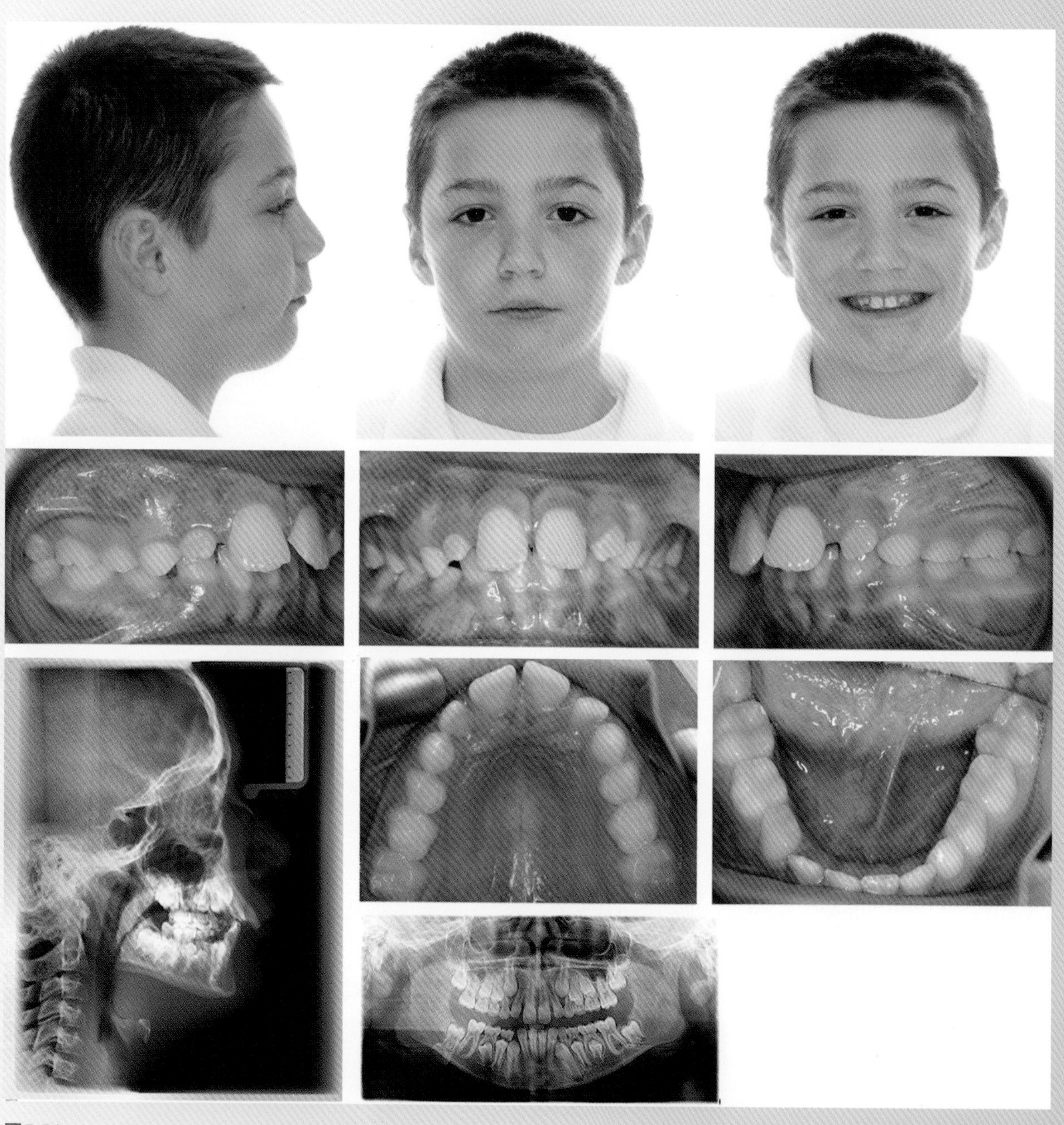

图5.51

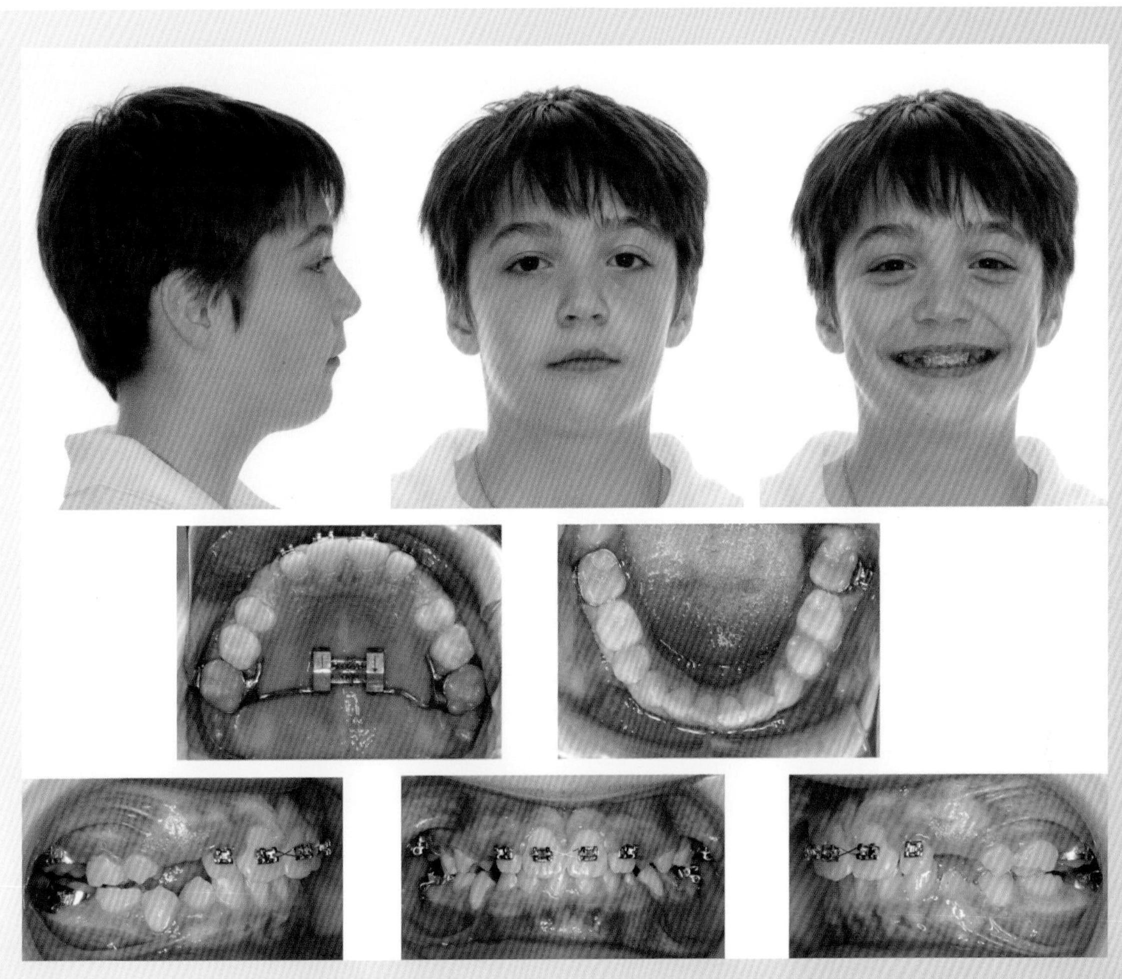

图5.52

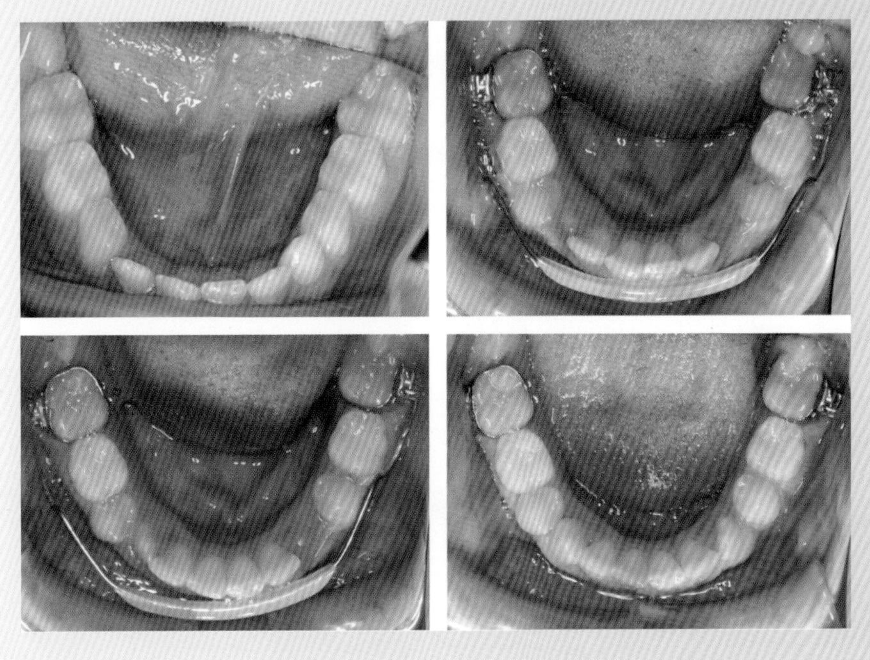

图5.53

患者8

5岁零6个月男孩，来诊所进行评估。他母亲担心其咬合状况，咨询开始矫正是否合适。进行全面检查后，诊断为单侧后牙正锁殆（图5.54）。矫治计划是戴用唇挡，并将其逐渐扩大（图5.55）。上颌戴用压模保持器以减少殆干扰，辅助锁殆纠正（图5.56）。很短时间内正锁殆得到纠正，使用下颌固定舌弓进行保持。图5.57展示了患者更协调、稳定的咬合。

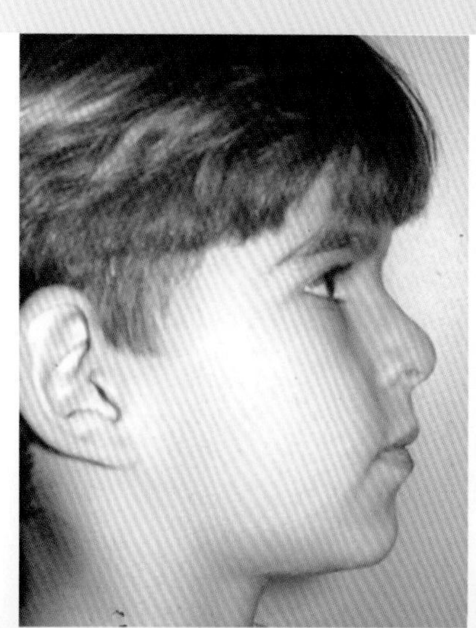
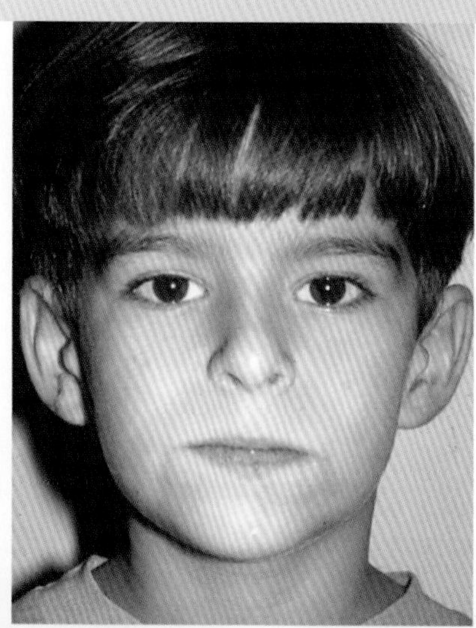
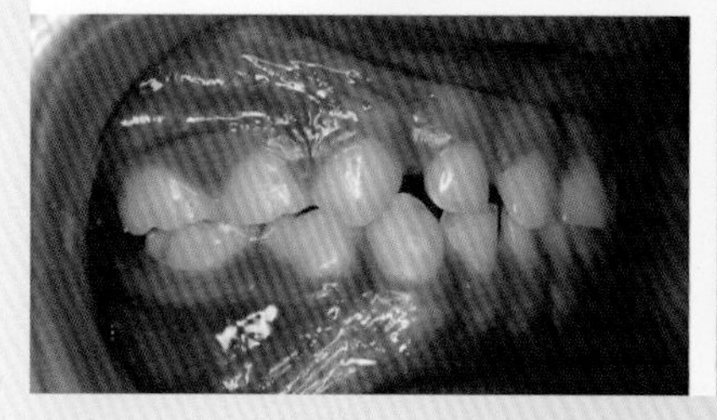
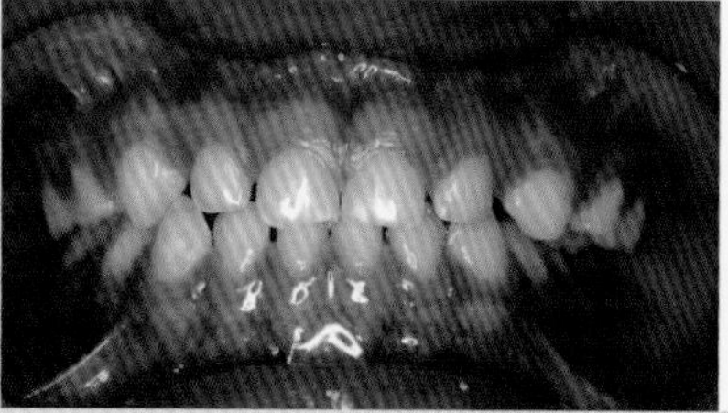
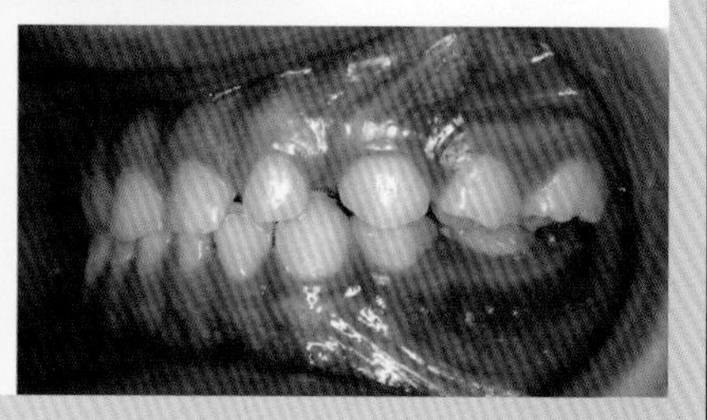

图5.54

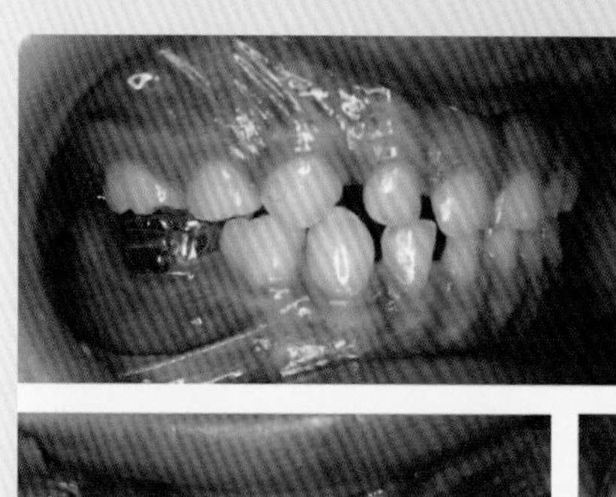
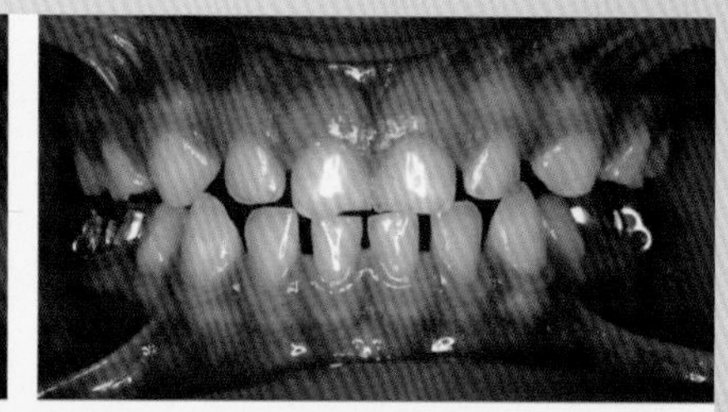
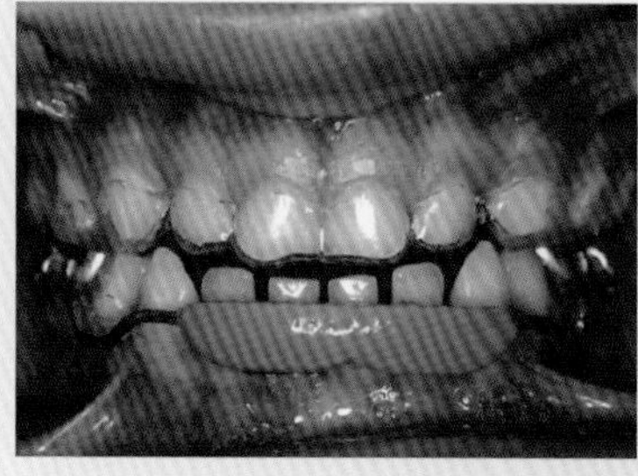
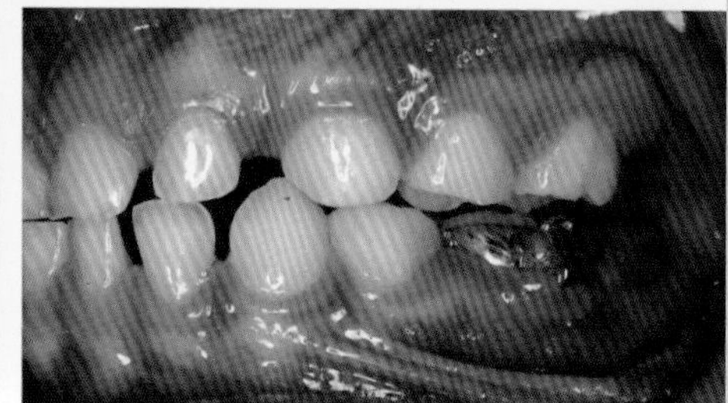

图5.55

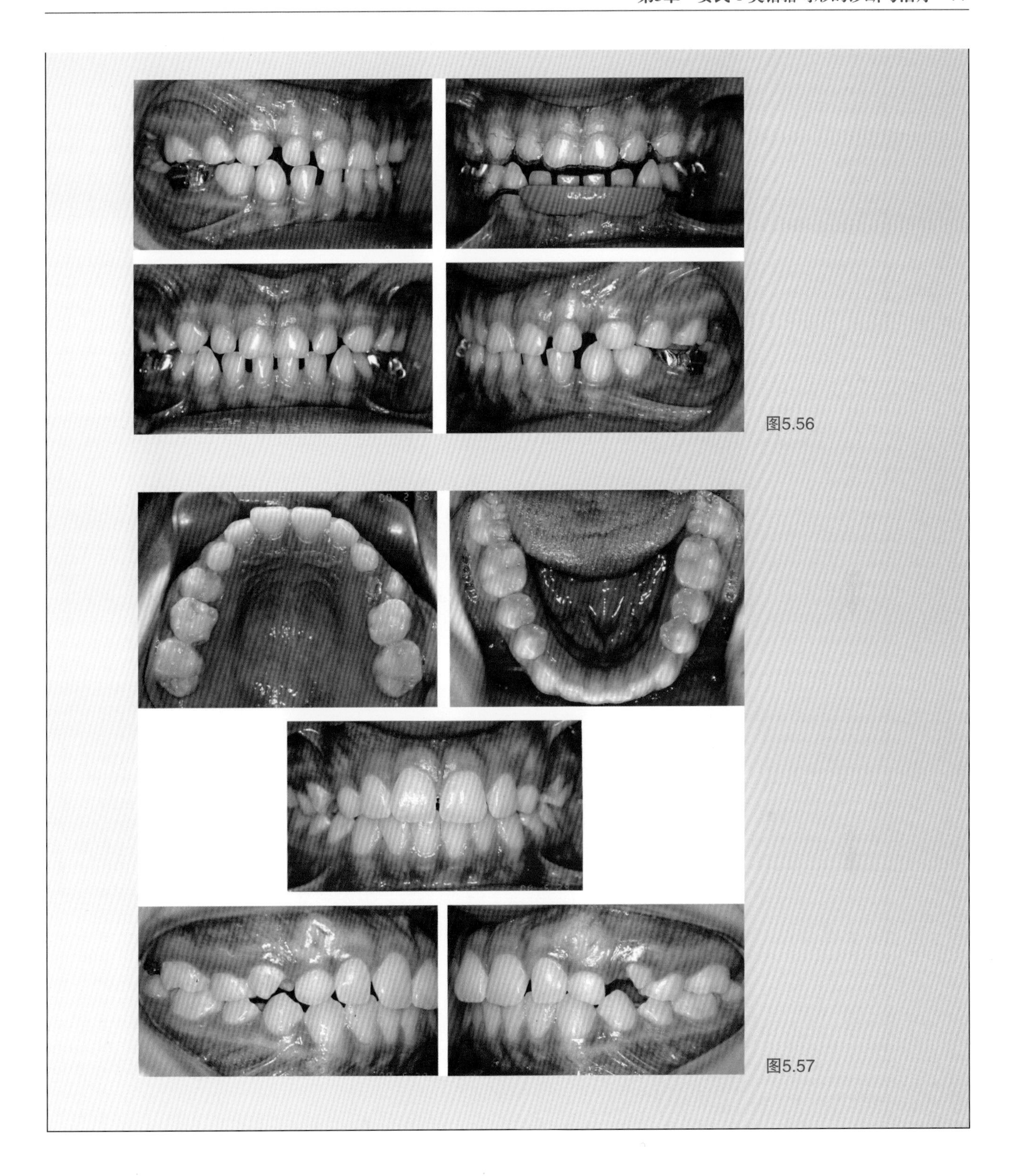

图5.56

图5.57

5.6.4 严重拥挤：系列拔牙的基本原则

拥挤度超过8～10mm被认为是重度拥挤，一般需要更复杂的治疗计划。因此进行干预时应遵循效果好、效率高的原则。效率高，可以理解成在最短时间获得最好的结果，然而早期拔除乳磨牙和前磨牙即系列拔牙，并不符合高效性这一原则。系列拔牙治疗效果良好，但疗程很长，需要患者及家长的耐心和理解。

系列拔牙是指在替牙期适时地拔除乳磨牙和恒前磨牙。1743年Robert Bunon[58]首次通过在替牙期先后拔除乳尖牙、恒前磨牙，改善了恒牙列咬合关系。之后，其他专家也推荐这种治疗方法[59-60]。

1950年Kjellgren提出系列拔牙一词[61]，它包括拔除特定乳牙和恒牙。Hotz[62]反对使用系列拔牙的说法，建议使用“通过拔牙引导牙齿萌出”，之后改为“牙齿萌出的督导或引导”。1970年，该学者发表了《萌出引导还是系列拔牙》的文章，他认为系列拔牙是一种不恰当、容易误导，甚至危险的说法[63]。

然而，后来系列拔牙被广泛采用，而不是萌出改进或萌出引导[64-76]。关于系列拔牙对咬合的作用很少有研究报道。Araújo[16]的一项前瞻性研究分析了拔除第一前磨牙1年后牙弓、咬合发生的改变。

系列拔牙（SE）的适应证和禁忌证

对每个患者必须进行详尽检查。进行系列拔牙之前，必须收集详尽的临床资料，一般包括牙颌模型、全口曲面断层片、头颅侧位片、面𬌗像。这些资料均用于面型、骨性及牙性诊断。采用系列拔牙要遵循以下原则：

1. **面型和平衡：**系列拔牙适用于安氏Ⅰ类拥挤患者。安氏Ⅰ类患者往往面型较好。系列拔牙适用于面型良好患者，稍凸患者更佳。对于严重双颌前凸患者，需要再次评估系列拔牙是否适用，因为这类患者拔牙间隙需要用来减少凸度。
2. **颌间关系不调：**系列拔牙不能纠正骨性Ⅱ类、Ⅲ类错𬌗。试图通过系列拔牙矫正安氏Ⅱ类、安氏Ⅲ类错𬌗是不明智的。
3. **牙弓长度和牙量骨量不调：**过去系列拔牙多用于大约7mm的拥挤度[73]。随着正畸诊断和矫治技术的发展——粘接技术、邻面去釉、邻面龋片切以及替牙间隙的利用——现在新标准是10mm以上的拥挤度[77]。

下面第4～8项是其他有关系列拔牙的诊断要点：

4. **一颗或多颗乳尖牙早失和中线偏斜：**恒牙萌出间隙不足的首要指征之一是乳尖牙早失或错位。常伴有中线偏斜。
5. **侧切牙阻生或异位萌出：**恒侧切牙很少发生阻生或粘连。如果在萌出过程中恒侧切牙没有替代乳尖牙，很可能是偏离了正常萌出道。
6. **牙龈退缩和牙槽骨破坏：**严重拥挤切牙可以引起牙周问题例如牙龈退缩，甚至发生牙龈开裂。
7. **异位萌出磨牙导致间隙丢失：**上下颌磨牙都会发生异位萌出，如果发生过多近中移位将导致恒牙萌出间隙不足。
8. **乳磨牙粘连导致间隙丢失：**乳磨牙发生粘连会影响牙槽骨垂直向发育。粘连发生早期可能影响不大，但随着牙齿萌出，相邻恒牙将向粘连牙齿侧倾斜，引起牙弓间隙减少。

再次强调，不适用系列拔牙的情况包括：轻度拥挤、先天缺牙、骨性Ⅱ类、骨性Ⅲ类，中切牙间隙、深覆𬌗、前牙舌倾（多为下前牙）以及无使用指征的患者。

在系列拔牙的某个阶段，前牙自动发生调整、排齐，会给患者和家长带来一些欣喜。

许多患者认为牙齿既然已经排齐，情况良好，就不再复诊。因此需要准备一份详细的知情同意书，包括中途退出治疗可能引起的后果，以及强调每4～6个月复诊的重要性。

系列拔牙的其他要点

1. 牙弓变化

牙弓生长发育变化是牙弓深度、牙弓周长的减少。

2. 萌出顺序

1963年Lo和Moyers[78]深入研究了恒牙萌出顺序。他们发现上颌恒牙常见的萌出顺序是6，1，2，4，5，3，7。大约48%受试者呈这一萌出顺序。这种萌出顺序对系列拔牙有利。由于上颌自然萌出顺序非常有利，系列拔牙一般不会出现问题。相反的，下颌常见的萌出顺序是6，1，2，3，4，5，7。这种萌出顺序出现概率为46%[79-80]。因此，多数患者下颌恒尖牙早于第一前磨牙萌出。这种萌出顺序使得系列拔牙更加复杂。在采取系列拔牙时要加以特殊考虑。

3. 萌出时间的影响因素

当牙根发育到2/3～3/4长度时，牙齿将萌出至口腔中[81-82]，实际上牙齿萌出时间受多种因素影响。牙齿萌出或牙龄是很重要的概念[81, 83]。牙龄视牙根发育阶段而定。另一个因素是患者身高和体重：越高越重的孩子，牙齿萌出越早[84]。不同性别也存在差异：女孩牙齿萌出往往早于男孩。女孩乳牙牙根吸收也更早；但是在恒牙牙根形成上无性别差异[85]。女孩牙冠形成早于男孩。总之，女孩牙齿萌出更早，尤其是下颌恒尖牙。

采用系列拔牙时，一个重要问题就是拔除乳牙对后继恒牙会产生什么影响。拔除乳牙会加速后继恒牙的萌出[82]。然而，如果在恒牙牙根发育早期就拔除乳牙，最初恒牙将快速萌出，之后则萌出迟缓。

引起恒牙早萌的因素还有乳牙缺失或龋坏。一项纵向研究发现：（1）在第一前磨牙牙根形成过程中拔除乳磨牙，恒牙会加速萌出。（2）第二乳磨牙早失会导致第二前磨牙阻生，原因是第一恒磨牙近中漂移[82]。另一项类似研究认为，应当维持乳牙的健康状态，使继承恒牙顺利萌出，如果乳牙过早脱落，往往导致继承恒牙阻生[86]。还应了解的重要原则：（1）在恒尖牙牙根形成1/2之前不能拔除乳尖牙。（2）在第一前磨牙牙根形成1/2之前，不能拔除乳磨牙。（3）如果拔除乳磨牙时，第一前磨牙牙冠已接近牙槽嵴顶，那么其牙根也应当大部分发育完成[87]。

4. 萌出道

采取系列拔牙之前，还要观察每颗恒牙的萌出道。对于错位年轻恒牙，需要调整拔牙顺序。

5. 外科拔牙技术

拔牙必须在熟练的专业技术下完成。必须认真拔除每颗牙齿，任何一项操作都应如此。一些专家倾向于拔除未萌下颌第一前磨牙，确保尖牙不会先于前磨牙萌出。患者只需要一次手术，通常在镇静麻醉下进行。无论是拔除已萌牙还是未萌牙，牙医或外科医生都要确保颊、舌侧支持牙槽骨完整无损。任何牙槽骨损伤都会导致永久骨缺损而大大增加关闭拔牙间隙的难度。实施了近百例系列拔牙之后，我们已不再采取拔除未萌牙的方法，因为它可能引起医源性损害。

拔牙顺序和时机

当所有条件均显示有利时，如图5.58所示，采取经典系列拔牙方法就可以取得良好效果。系列拔

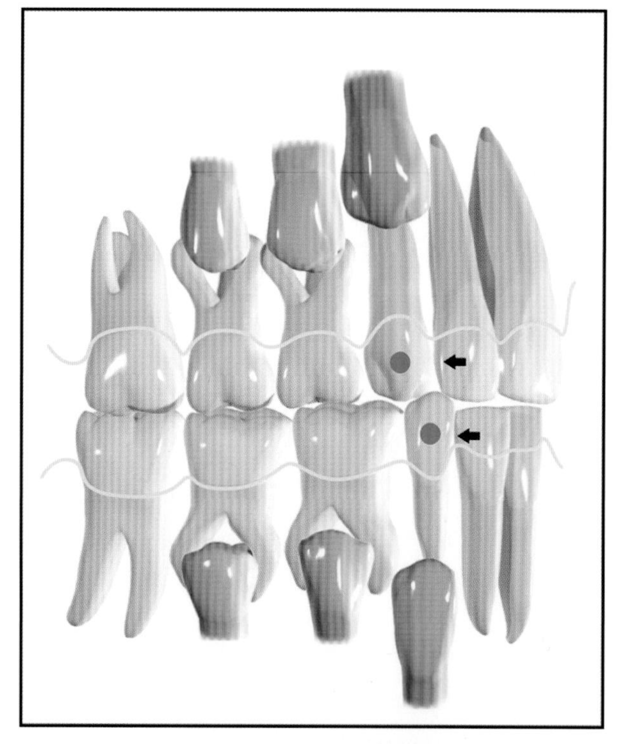

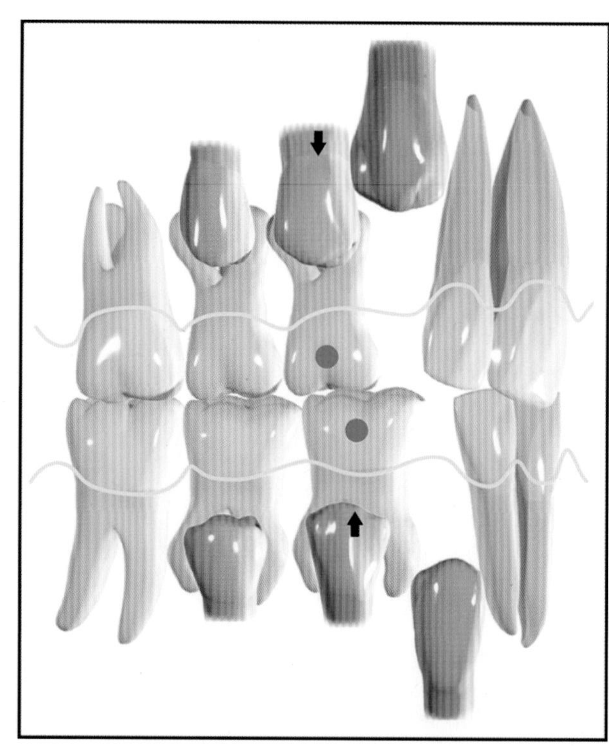

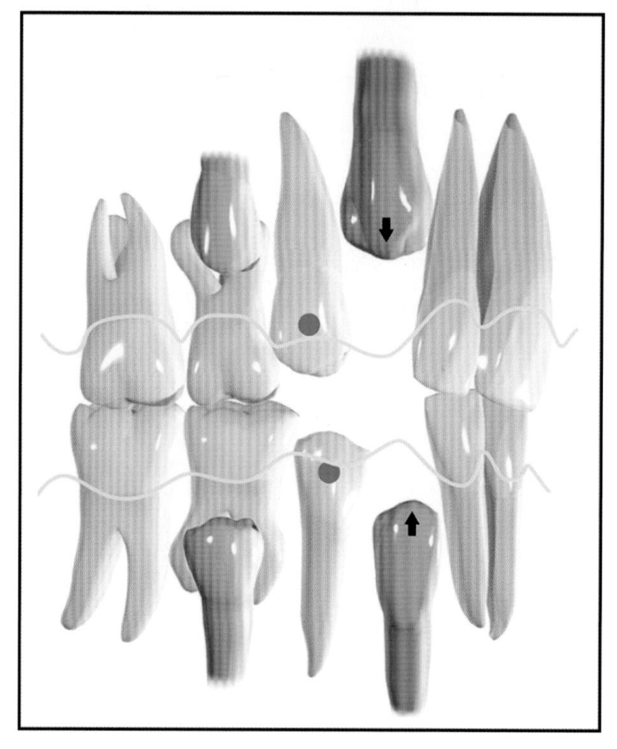

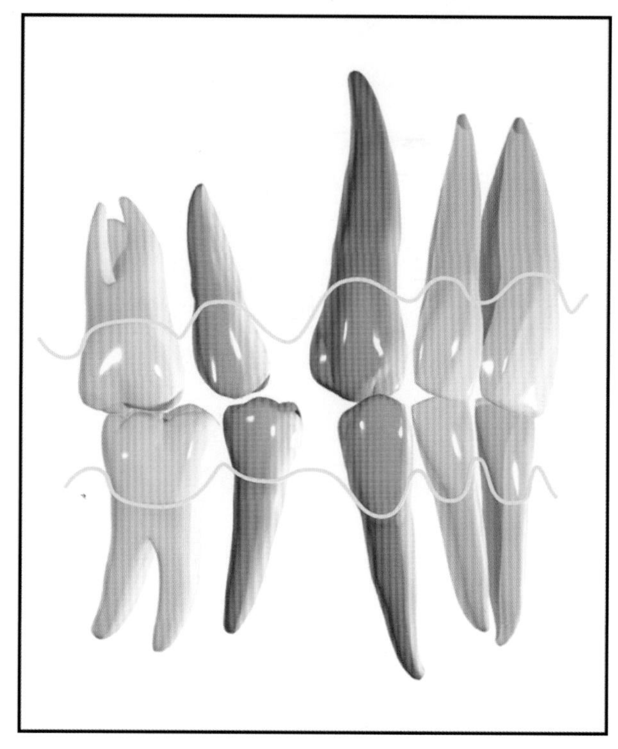

图5.58 牙齿萌出顺序有利时采用的经典序列拔牙过程。

牙的启动和结束是重要部分。患者最终矫治效果良好。文献中详细介绍了系列拔牙的步骤[88–90]。

第一步：拔除乳尖牙，切牙自行调整。

第二步：拔除第一乳磨牙，促进第一前磨牙萌出。有时可将乳尖牙、第一乳磨牙同时拔除以减少手术次数。

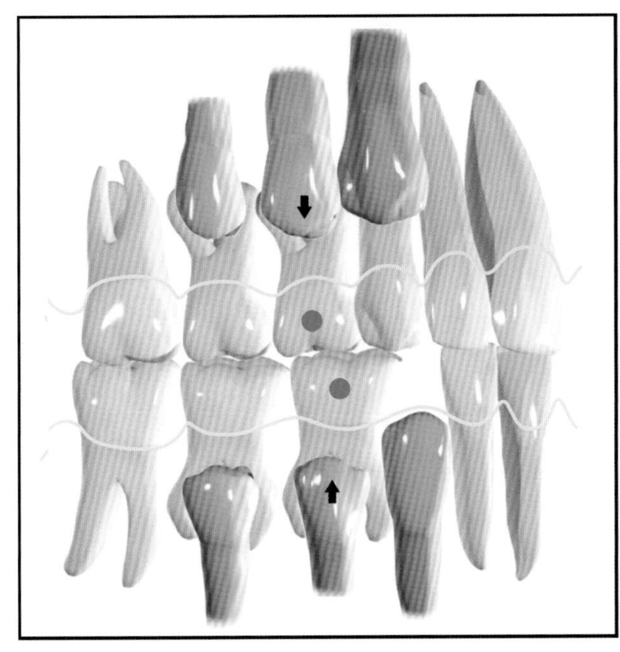
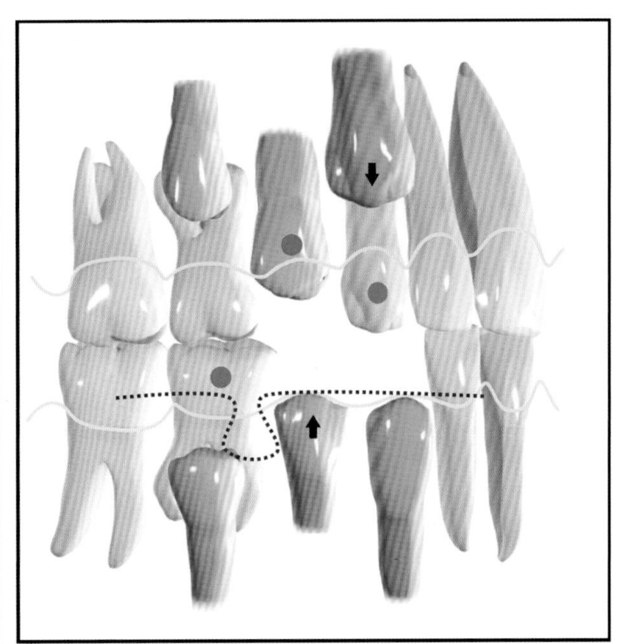
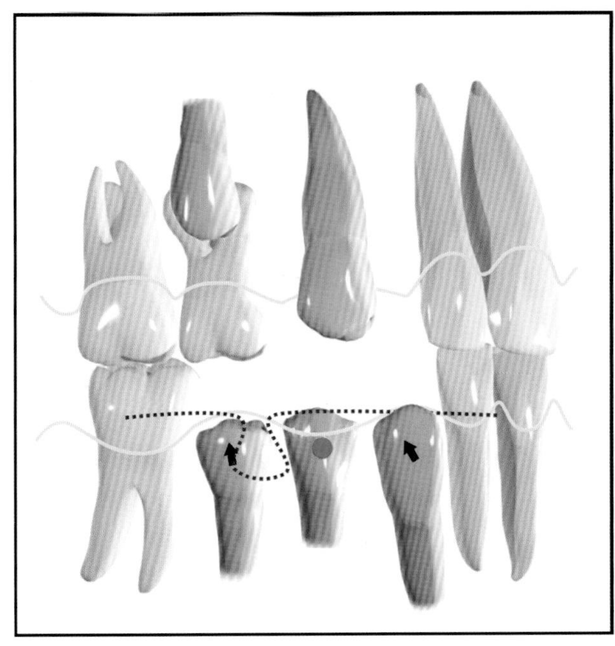
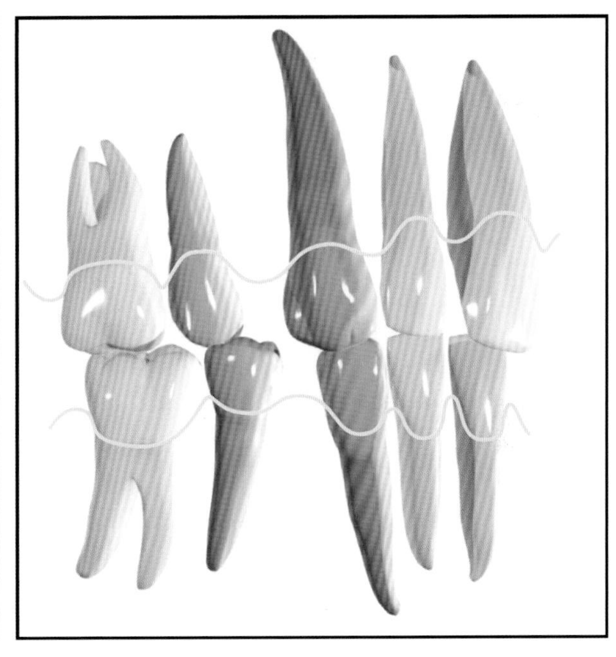

图5.59　改良的序列拔牙顺序：适用于下颌尖牙同时或先于第一前磨牙萌出，又不愿拔除未萌前磨牙。戴入下颌固定舌弓，拔除第二乳磨牙，之后拔除第一前磨牙。

第三步： 拔除第一前磨牙，为尖牙向远中萌出提供间隙。

第四步： 观察尖牙、第二前磨牙萌出。

改良的序列拔牙顺序

下颌牙齿萌出顺序有时是不利的。这种情况下，未萌尖牙处于与第一前磨牙相同的水平或更早。避免拔除未萌第一前磨牙的做法是采用改良拔牙顺序，如图5.59。

第一步： 拔除第一乳磨牙。

第二步： 拔除上颌乳尖牙。戴入下颌固定舌弓，拔除下颌第二乳磨牙。适时拔除上颌第一前磨牙。

第三步： 拔除下颌第一前磨牙和上颌第二乳磨牙。

第四步： 恒尖牙和前磨牙萌出。

患者9和患者10分别采用了上述两种序列拔牙模式。

患者9

7岁男孩，存在严重拥挤，侧貌良好，牙齿萌出顺序佳，因此采用传统序列拔牙模式（图5.60）。具体过程是拔除4颗第一乳磨牙，之后拔除4颗第一前磨牙，治疗效果良好（图5.61和图5.62）。全口固定矫治1年，保持期照片显示矫治非常成功（图5.63）。

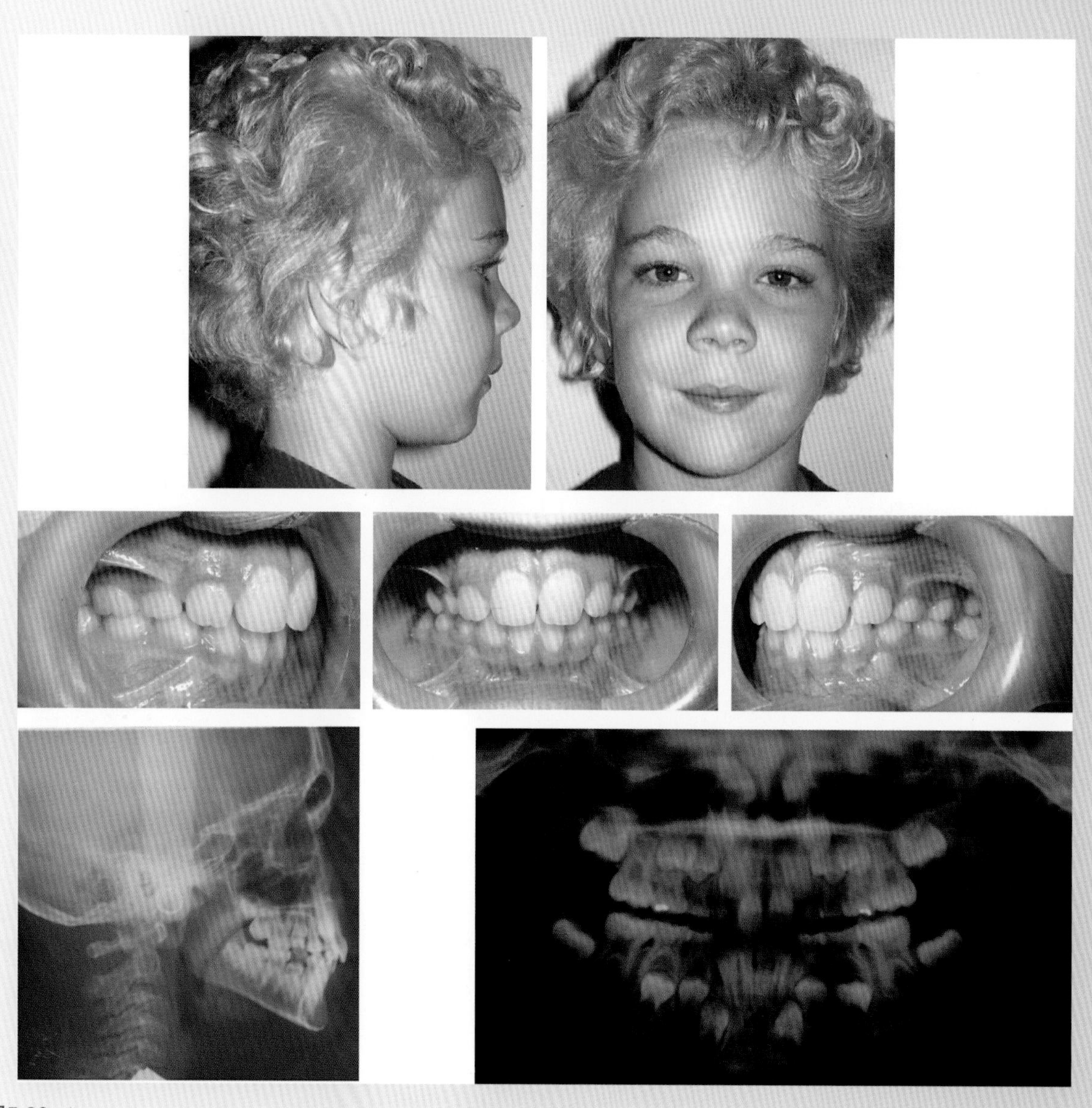

图5.60

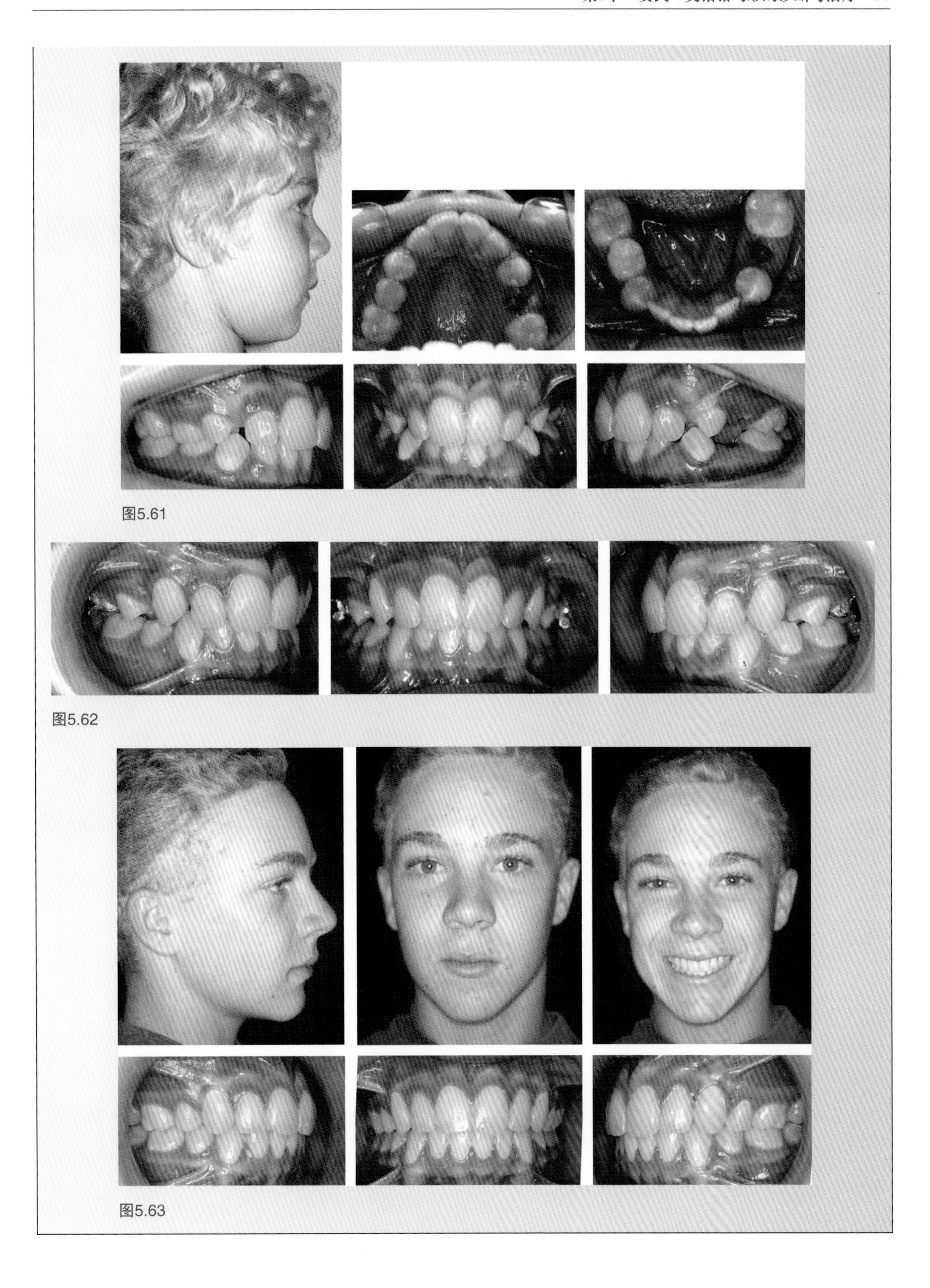

图5.61

图5.62

图5.63

患者10

10岁零3个月女孩，初诊印象是侧貌良好，恒牙萌出间隙不足（图5.64）。尽管她有安氏Ⅱ类错殆倾向，治疗计划仍采用序列拔牙。由于下颌牙齿萌出顺序，需采用改良序列拔牙以避免拔除未萌第一前磨牙（图5.65～图5.67）。拔除下颌第二乳磨牙之前戴入下颌舌弓。为纠正远中磨牙关系倾向，给患者戴用高位头帽。序列拔牙的具体过程参见面殆像。图5.68显示患者磨牙关系是Ⅰ类，上、下颌控制良好。待牙齿全部替换后行Ⅱ期固定矫治以获得更佳咬合。

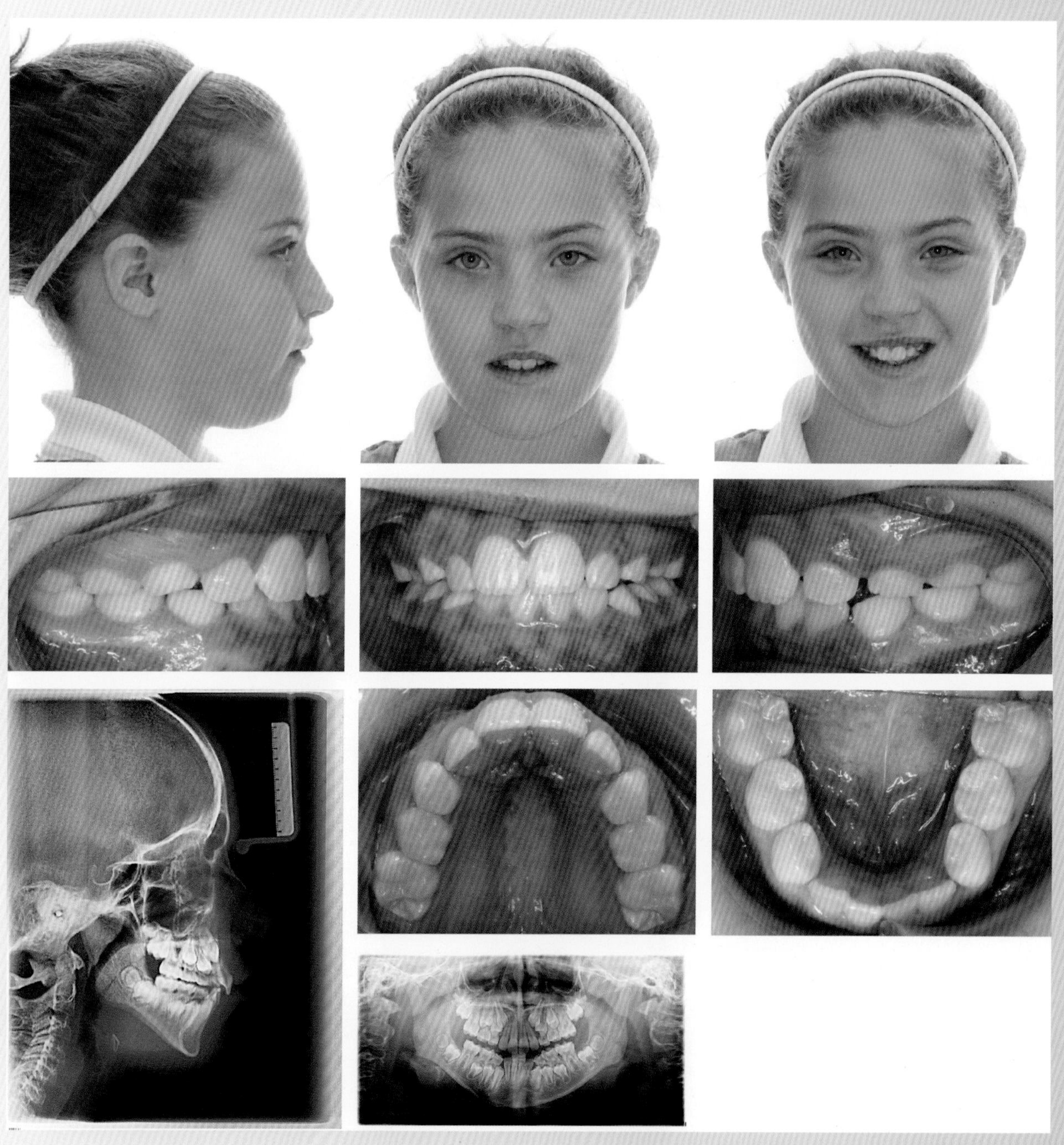

图5.64

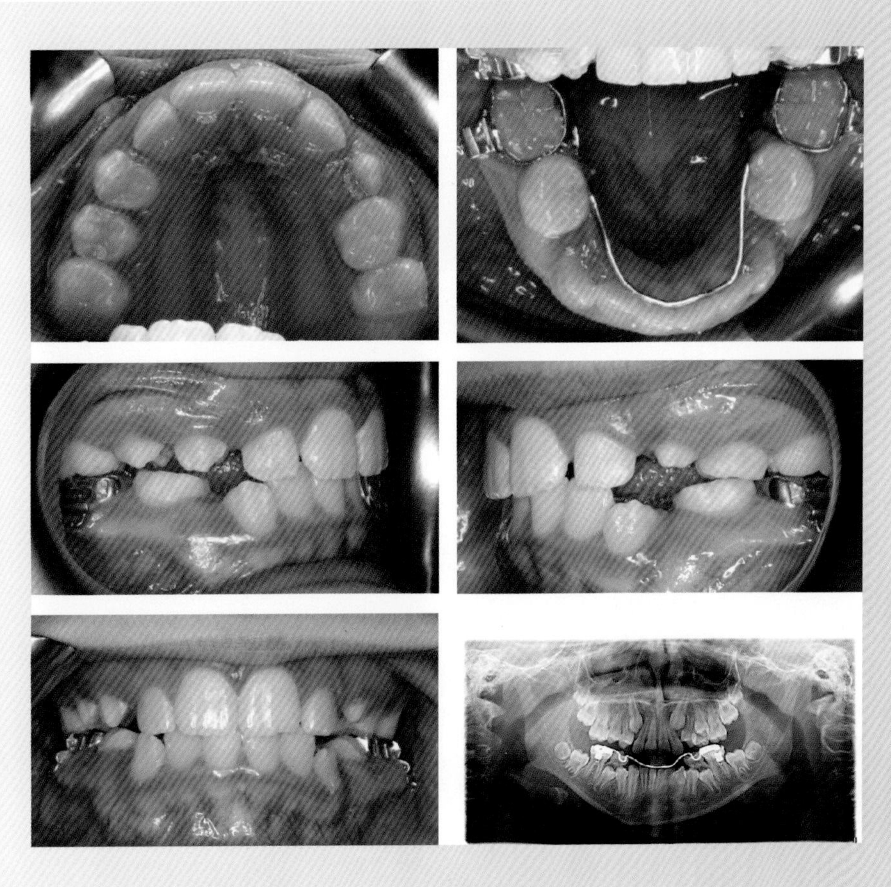

图5.65

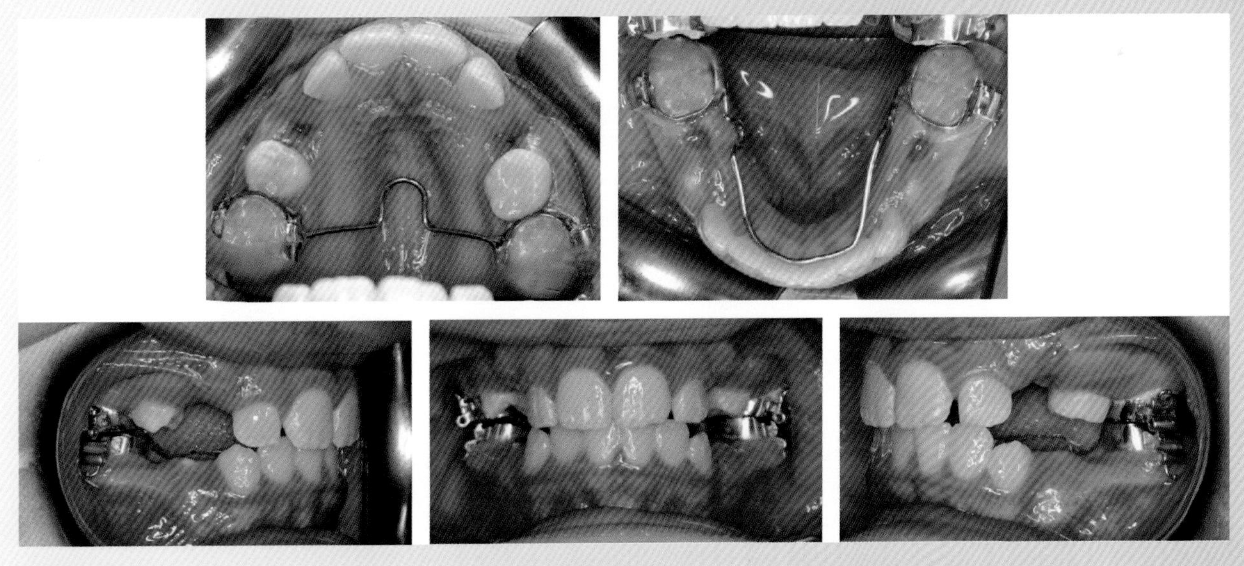

图5.66

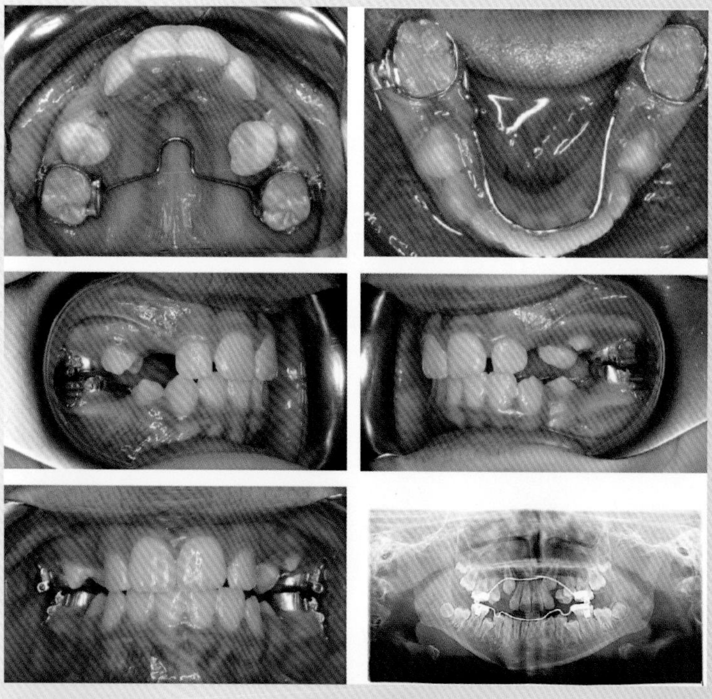

图5.67

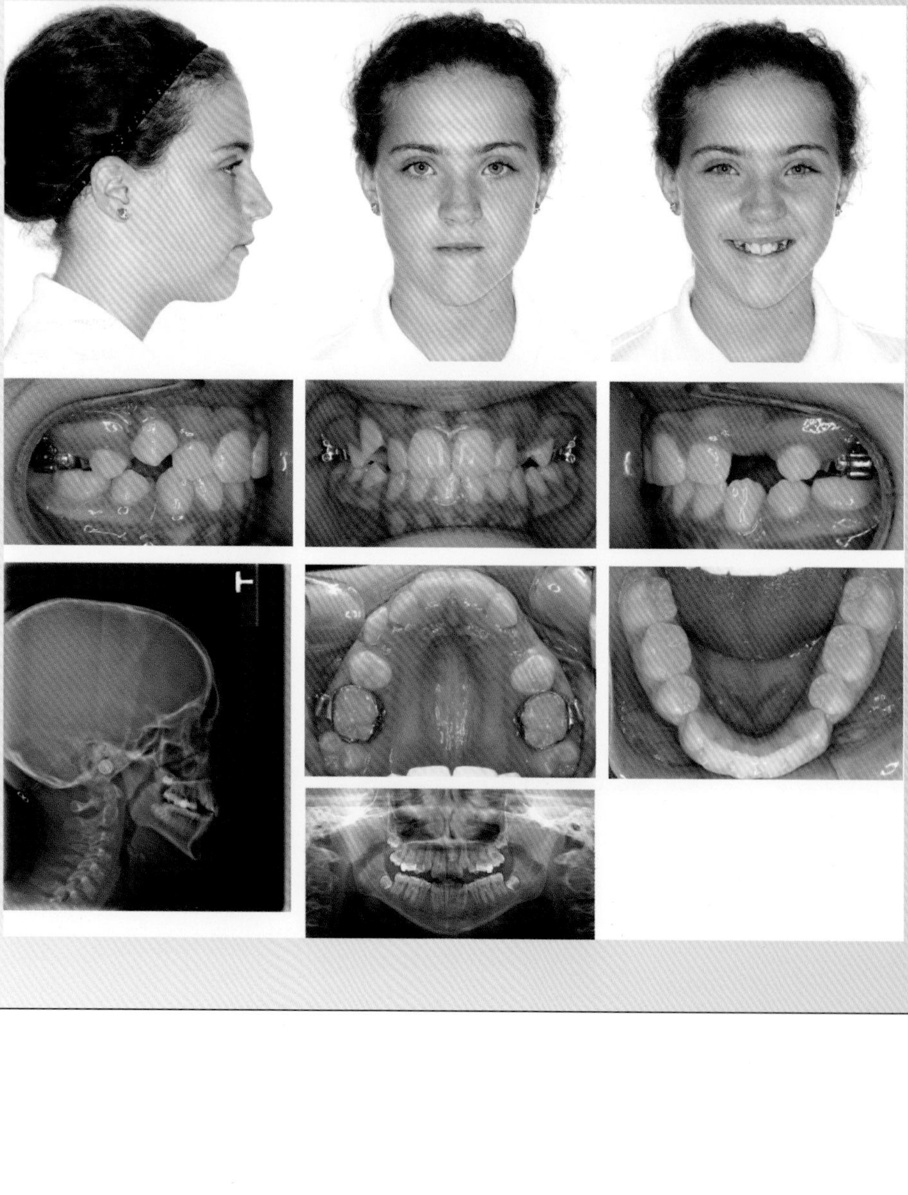

图5.68

参考文献

[1] Enlow DH. *Handbook of facial growth. 2nd. edition.* Philadelphia: WB Saunders, 1975. 423 p.

[2] Enlow DH, Harris DB. A study of the postnatal growth of the human mandible. *Am J Orthod* 1964;**50**:25–50.

[3] Moyers RE, van der Linden FPGM, Riolo MI, McNamara JA. *Standards of human occlusal development.* Ann Arbor: University of Michigan Press, 1976.

[4] Nance HN. The limitations of orthodontic treatment; mixed dentition diagnosis and treatment. *Am J Orthod* 1947 Apr; **33**(4): 177–223.

[5] Sillman JH. Dimensional changes of the dental arches: longitudinal study from birth to 25 years. *Am J Orthod* 1964;**50**: 824–42.

[6] Moorrees CF, Reed RB. Changes in dental arch dimensions expressed on the basis of tooth eruption as a measure of biologic age. *J Dent Res* 1965 Feb; **44**:129–41.

[7] Moorrees C. Growth changes of the dental Arches: A longitudinal study. *J Can DA.* 1958;**24**:449–57.

[8] Bjork A. Variations in the growth pattern of the human mandible: longitudinal radiographic study by the implant method. *J Dent Res* 1963; Feb; **42**(1)Pt 2:400–11.

[9] Southard TE, Behrents RG, Tolley EA. The anterior component of occlusal force. Part 1. Measurement and distribution. *Am J Orthod Dentofac Orthop* 1989 Dec; **96**(6):493–500.

[10] Southard TE, Behrents RG, Tolley EA. The anterior component of occlusal force. Part 2. Relationship with dental malalignment. *Am J Orthod Dentofac Orthop* 1990 Jan; **97**(1): 41–4.

[11] Tsourakis AK. Dental and skeletal contributions to molar occlusal development [Master's Thesis]. [St. Louis]: Saint Louis University, 2012.

[12] Tanaka MM, Johnston LE. The prediction of the size of unerupted canines and premolars in a contemporary orthodontic population. *J Am Dent Assoc* 1939. 1974 Apr; **88**(4): 798–801.

[13] Moyers RE. *Handbook of Orthodontics*. 4th edn. Chicago, 1988. 235–9 p.

[14] Hixon E, Oldfather R. Estimation of the sizes of unerupted cuspid and bicuspid teeth. *Angle Orthod* 1958;**28**:236–40.

[15] Ovens P. Modified serial extraction. *Ariz Dent J* 1976 Mar; **22**(1): 30–1.

[16] Araújo EA. *The effect of serial extraction on Class I malocclusions: A one year report on the behavior of the incisors and canines.* [Pittsburgh]: University of Pittsburgh, 1981.

[17] Simon T, Nwabueze I, Oueis H, Stenger J. Space maintenance in the primary and mixed dentitions. *J Mich Dent Assoc* 2012 Jan; **94**(1):38–40.

[18] Owais AI, Rousan ME, Badran SA, Abu Alhija ES. Effectiveness of a lower lingual arch as a space holding device. *Eur J Orthod* 2011 Feb; **33**(1):37–42.

[19] Gianelly AA. Crowding: timing of treatment. *Angle Orthod* 1994;**64**(6):415–8.

[20] Viglianisi A. Effects of lingual arch used as space maintainer on mandibular arch dimension: a systematic review. *Am J Orthod Dentofac Orthop* 2010 Oct; **138**(4):382. e1–4; discussion 382–3.

[21] Stivaros N, Lowe C, Dandy N, et al. A randomized clinical trial to compare the Goshgarian and Nance palatal arch. *Eur J Orthod* 2010 Apr; **32**(2):171–6.

[22] Baume LJ. Physiological tooth migration and its significance for the development of occlusion. I. The biogenetic course of the deciduous dentition. *J Dent Res* 1950 Apr; **29**(2):123–32.

[23] Baume LJ. Physiological tooth migration and its significance for the development of occlusion; the biogenesis of accessional dentition. *J Dent Res* 1950 Jun; **29**(3):331–7.

[24] Arya BS, Savara BS, Thomas DR. Prediction of first molar occlusion. *Am J Orthod* 1973 Jun; **63**(6):610–21.

[25] Hunter J. *The natural history of the human teeth*. London: J. Johnson, 1771.

[26] Betts NJ, Vanarsdall RL, Barber HD, et al. Diagnosis and treatment of transverse maxillary deficiency. *Int J Adult Orthodon Orthognath Surg* 1995;**10**(2):75–96.

[27] Da Silva Filho OG, Montes LA, Torelly LF. Rapid maxillary expansion in the deciduous and mixed dentition evaluated through posteroanterior cephalometric analysis. *Am J Orthod Dentofac Orthop* 1995 Mar; **107**(3):268–75.

[28] Da Silva FOG, Santamaria M, Capelozza FL. Epidemiology of posterior crossbite in the primary dentition. *J Clin Pediatr Dent* 2007;**32**(1):73–8.

[29] Proffit WR, Fields HW, Sarver DM. *Contemporary Orthodontics*. 4th edition. St. Louis: Mosby, Inc., 2007.

[30] Harvold EP, Chierici G, Vargervik K. Experiments on the development of dental malocclusions. *Am J Orthod* 1972 Jan; **61**(1):38–44.

[31] Gungor AY, Turkkahraman H. Effects of airway problems on maxillary growth: a review. *Eur J Dent* 2009 Jul; **3**(3):250–4.

[32] Haas AJ. Palatal expansion: just the beginning of dentofacial orthopedics. *Am J Orthod* 1970 Mar; **57**(3):219–55.

[33] Haas AJ. The treatment of maxillary deficiency by opening the mid-palatal suture. *Angle Orthod* 1965 Jul; **35**:200–17.

[34] Lagravere MO, Major PW, Flores-Mir C. Long-term skeletal changes with rapid maxillary expansion: a systematic review. *Angle Orthod* 2005 Nov; **75**(6):1046–52.

[35] Lagravère MO, Heo G, Major PW, Flores-Mir C. Meta-analysis of immediate changes with rapid maxillary expansion treatment. *J Am Dent Assoc* 1939. 2006 Jan; **137**(1):44–53.

[36] Garib DG, Henriques JFC, Carvalho PEG, Gomes SC. Longitudinal effects of rapid maxillary expansion. *Angle Orthod* 2007 May; **77**(3):442–8.

[37] Buschang PH. Maxillomandibular expansion: short-term relapse potential and long-term stability. *Am J Orthod Dentofac Orthop* 2006 Apr; **129** (4 Suppl):S75–9.

[38] Subtelny JD, Sakuda M. Muscle function, oral malformation, and growth changes. *Am J Orthod* 1966 Jul; **52**(7):495–517.

[39] Spena R. *Nonextraction Treatment: An Atlas on Cetlin Mechanics*. Bohemia, NY: Dentsply GAC Int., 2002.

[40] Graber TM, Vanarsdall RL, Vig KWL. *Orthodontics: Current Principles & Techniques*. St. Louis: Elsevier Mosby, 2005.

[41] O'Donnell S, Nanda RS, Ghosh J. Perioral forces and dental changes resulting from mandibular lip bumper treatment. *Am J Orthod Dentofac Orthop* 1998 Mar; **113**(3):247–55.

[42] Davidovitch M, McInnis D, Lindauer SJ. The effects of lip bumper therapy in the mixed dentition. *Am J Orthod Dentofac*

Orthop 1997 Jan; **111**(1):52–8.
[43] Grossen J, Ingervall B. The effect of a lip bumper on lower dental arch dimensions and tooth positions. *Eur J Orthod* 1995 Apr; **17**(2):129–34.
[44] Nevant CT, Buschang PH, Alexander RG, Steffen JM. Lip bumper therapy for gaining arch length. *Am J Orthod Dentofac Orthop* 1991 Oct; **100**(4):330–6.
[45] Osborn WS, Nanda RS, Currier GF. Mandibular arch perimeter changes with lip bumper treatment. *Am J Orthod Dentofac Orthop* 1991 Jun; **99**(6):527–32.
[46] Bjerregaard J, Bundgaard AM, Melsen B. The effect of the mandibular lip bumper and maxillary bite plate on tooth movement, occlusion and space conditions in the lower dental arch. *Eur J Orthod* 1980;**2**(4):257–65.
[47] Ingervall B, Thüer U. No effect of lip bumper therapy on the pressure from the lower lip on the lower incisors. *Eur J Orthod* 1998 Oct; **20**(5):525–34.
[48] Soo ND, Moore RN. A technique for measurement of intraoral lip pressures with lip bumper therapy. *Am J Orthod Dentofac Orthop* 1991 May; **99**(5):409–17.
[49] Cetlin NM, Ten Hoeve A. Nonextraction treatment. *J Clin Orthod JCO* 1983 Jun; **17**(6):396–413.
[50] Legler LR. The effects of removable expansion appliances on the mandibular arch [Master's Thesis]. [Dallas]: Baylor College of Dentistry, 1991.
[51] Vargo J, Buschang PH, Boley JC, et al. Treatment effects and short-term relapse of maxillomandibular expansion during the early to mid mixed dentition. *Am J Orthod Dentofac Orthop* 2007 Apr; **131**(4):456–63.
[52] Hamula W. Modified mandibular Schwarz appliance. *J Clin Orthod JCO* 1993 Feb; **27**(2):89–93.
[53] O'Grady PW, McNamara JA, Baccetti T, Franchi L. A long-term evaluation of the mandibular Schwarz appliance and the acrylic splint expander in early mixed dentition patients. *Am J Orthod Dentofac Orthop* 2006 Aug; **130**(2):202–13.
[54] Wendling LK, McNamara JA, Franchi L, Baccetti T. A prospective study of the short-term treatment effects of the acrylic-splint rapid maxillary expander combined with the lower Schwarz appliance. *Angle Orthod* 2005 Jan; **75**(1):7–14.
[55] Motoyoshi M, Shirai S, Yano S, et al. Permissible limit for mandibular expansion. *Eur J Orthod* 2005 Apr; **27**(2):115–20.
[56] Tai K, Park JH. Dental and skeletal changes in the upper and lower jaws after treatment with Schwarz appliances using cone-beam computed tomography. *J Clin Pediatr Dent* 2010;**35**(1):111–20.
[57] McKeown HF, Sandler J. The two by four appliance: a versatile appliance. *Dent Update* 2001 Dec; **28**(10):496–500.
[58] Bunon R. *Essay sur las maladies des dents*. Paris, 1743.
[59] Fox J. *The natural history of human teeth: to which is added an account of the diseases which affect children during the first dentition*. 6th edn. London: J. Cox, 1803.
[60] Colyer J. Discussion on the early treatment of crowded mouths. *Odont Soc Trans* 1896;**28**(2):215–33.
[61] Kjellgren B. Serial extraction as a corrective procedure in dental orthopedic therapy. *Acta Odontol Scand* 1948 Jan; **8**(1): 17–43.
[62] Hotz RP. Active supervision of the eruption of teeth by extraction. *Tr Eur Orthod Soc* 1947; 34–47.
[63] Hotz RP. Guidance of eruption versus serial extraction. *Am J Orthod* 1970 Jul; **58**(1):1–20.
[64] Heath J. The interception of malocclusion by planned serial extraction. *NZ Dent J* 1953;**49**:77–88.
[65] Dewell BF. Serial extraction; its limitations and contraindications. *Ariz Dent J*. 1968 Sep 15; **14**(6):14–30.
[66] Dewell BF. Prerequisites in serial extraction. *Am J Orthod* 1969 Jun; **55**(6):533–9.
[67] Dewell BF. Editorial. A question of terminology: serial extraction or guidance of eruption. *Am J Orthod* 1970 Jul; **58**(1):78–9.
[68] Dewell BF. Precautions in serial extraction. *Am J Orthod* 1971 Dec; **60**(6):615–8.
[69] Lloyd ZB. Serial extraction as a treatment procedure. *Am J Orthod* 1956;**42**:728–39.
[70] Newman GV. The role of serial extraction in orthodontic treatment. *N Jersey State Soc J* 1959;**31**:8–13.
[71] Tweed CH. Indications for the extraction of teeth in orthodontic procedure. *Am J Orthod Oral Surg* 1944 1945;**42**: 22–45.
[72] Tweed CH. Treatment planning and therapy in the mixed dentition. *Am J Orthod* 1963;**49**(12):881–906.
[73] Ringenberg Q. Serial extraction: Stop, look, and be certain. *Am J Orthod* 1964;**50**:327–36.
[74] Jacobs J. Cephalometric and clinical evaluation of Class I discrepancy cases treated by serial extraction. *Am J Orthod* 1965 Jun; **51**:401–11.
[75] Graber TM. Serial extraction: a continuous diagnostic and decisional process. *Am J Orthod* 1971 Dec; **60**(6):541–75.
[76] Glauser RO. An evaluation of serial extraction among Navajo Indian children. *Am J Orthod* 1973 Jun; **63**(6):622–32.
[77] Proffit WR. The timing of early treatment: an overview. *Am J Orthod Dent Facial Orthop* 2006 Apr; **129**(4 Suppl):S47–9.
[78] Lo R, Moyers RE. Studies in the etiology and prevention of malocclusion: I. The sequence of eruption of the permanent dentition. *Am J Orthod* 1953;**39**(6):460–7.
[79] Nanda RS. Eruption of human teeth. *Am J Orthod* 1960;**46**(5): 363–78.
[80] Sturdivant J, Knott V, Meredith H. Interrelations from serial data for eruption of the permanent dentition. *Angle Orthod* 1962;**32**(1):1–13.
[81] Gron AM. Prediction of tooth emergence. *J Dent Res* 1962 Jun; **41**:573–85.
[82] Fanning EA. Effect of extraction of deciduous molars on the formation and eruption of their successors. *Am J Orthod* 1962;**32**:44–53.
[83] Lamons FF, Gray S. Study of the relationship between tooth eruption age, skeletal development age, and chronological age in sixty-one Atlanta children. *Am J Orthod* 1958;**44**: 687–91.
[84] Maj G, Bassani S, Menini G, Zannini O. Studies on the eruption of permanent teeth in children with normal occlusion and with malocclusion. *Rep Congr Eur Orthod Soc* 1964;**40**:107–30.
[85] Fanning EA. A longitudinal study of tooth formation and root resorption. *NZ Dent J* 2008;**104**(2):60–1.
[86] Maclaughlin JA, Fogels HR, Shiere FR. The influence of premature primary molar extraction on bicuspid eruption. *J Dent Child* 1967 Sep; **34**(5):399–405.

[87] Moorrees CF, Fanning EA, Hunt EE Jr. Age variation of formation stages for ten permanent teeth. *J Dent Res* 1963 Dec; **42**:1490–502.

[88] Dale JG, Brandt S. Dr. Jack G. Dale on serial extraction. *J Clin Orthod JCO* 1976 Jan; **10**(1):44–60.

[89] Dale JG, Brandt S. Dr. Jack G. Dale on serial extraction. 2. *J Clin Orthod JCO* 1976 Feb; **10**(2):116–36.

[90] Dale JG, Brandt S. Dr. Jack G. Dale on serial extraction. 3. *J Clin Orthod JCO* 1976 Mar; **10**(3):196–217.

第6章

安氏Ⅱ类错𬌗畸形的诊断与治疗

Recognizing and correcting Class Ⅱ malocclusions

第一部分：安氏Ⅱ类错𬌗畸形的发展、表型特征及病因

Peter H. Buschang, PhD

Department of Orthodontics, Texas A&M University Baylor College of Dentistry, Dallas, Texas, USA

6.1 简介

区分不同类型的Ⅱ类错𬌗畸形对于理解生长发育中发生的变化非常重要。最重要的区分是Ⅱ类1分类和Ⅱ类2分类（图6.1）。Angle区分Ⅱ类2分类时只提到“在第一恒磨牙的近远中向的位置关系上，两侧下牙为远中咬合。只是上颌切牙舌倾而不是唇倾”[1]。Ricketts从骨骼水平描述Ⅱ类2分类的特征为“短面型导致肌肉组织过强。下面高以及下颌牙列均小于正常，由此使牙齿深埋于基骨中”[2]。

要理解患者的生长潜力，只从传统的前后向（AP）对Ⅱ类患者进行分类是不够的。必须同时评估垂直向和前后向位置关系。Ⅱ类1分类错𬌗的患者往往表现为下颌后缩，其垂直向特征一般与Ⅰ类患者相似。从治疗角度看，甄别Ⅱ类1分类患者是低角型还是高角型非常重要（图6.2）。Ⅱ类2分类错𬌗畸形患者下颌通常正常，低角型比Ⅰ类多见。

Ⅱ类患者常常表现为功能低下（图6.3）。据报道他们的咀嚼效能（如：将食物粉碎的能力）只有正常的60%[3]。未经治疗的Ⅱ类患者咀嚼后的食块比正常𬌗个体的大15%[4]。Ⅱ类错𬌗所致的牙尖交错接触面积降低是导致嚼碎食物效能低下的原因[5]。咬合接触面积降低非常重要，它与低下的咬合力以及颌骨运动模式的改变密切相关[6]。这也解释了为何Ⅱ类群体较Ⅰ类咀嚼耗能低[7]，以及为何Ⅱ类群体常常出现咀嚼问题[4]。高角型Ⅱ类群体更易出现功能低下，因为与低角型Ⅱ类相比，高角型咀嚼肌小，咬合力弱[8-10]。

Ⅱ类患者也常因美观问题寻求治疗。对于牙科专业人士而言，Ⅱ类患者特有的凸面型和小下颌是最不受欢迎的[11]。事实上，与直面型相比，严重的凸面型一直被认为不美观[12-13]。牙科专业和非专业人士均认为将Ⅱ类患者的凸面型改变成直面型能显著增加患者的吸引力[14]。Ⅱ类患者不仅

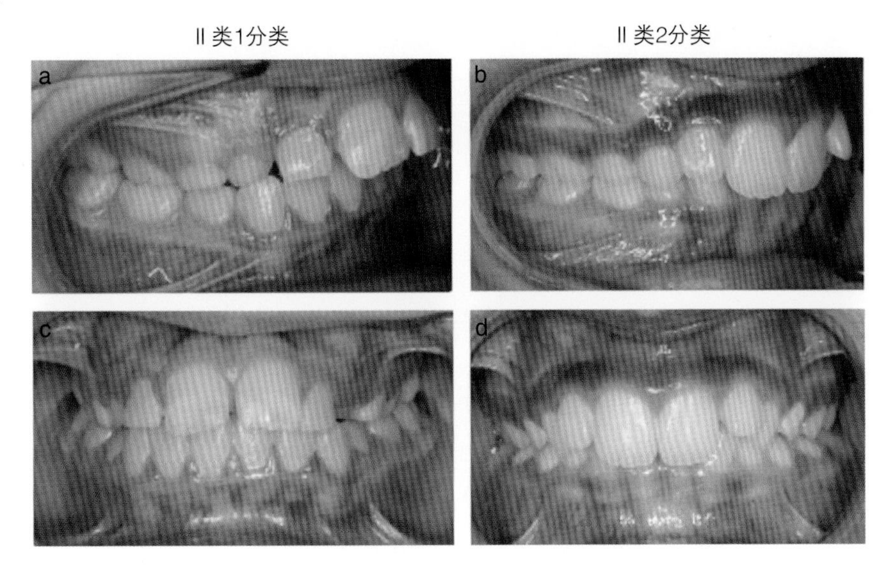

图6.1 Ⅱ类1分类和Ⅱ类2分类错𬌗的咬合特征（引自Dr.Hiroshi Ueno）。

有前后向不美观的问题，过度的前下面高也被正畸医生和普通大众认为缺乏吸引力[15]。

6.1.1 发病率

20世纪70年代[16-17]，大规模的流行病学调查显示，从6～11岁到12～17岁，儿童双侧磨牙Ⅱ类关系的发病率从20.4%减少到14.5%（图6.4）。白种人Ⅱ类错𬌗的发病率在儿童时期比黑种人高3.8倍，青少年时期高2.6倍。

NHANESⅢ提供的最新资料显示，Ⅱ类错𬌗

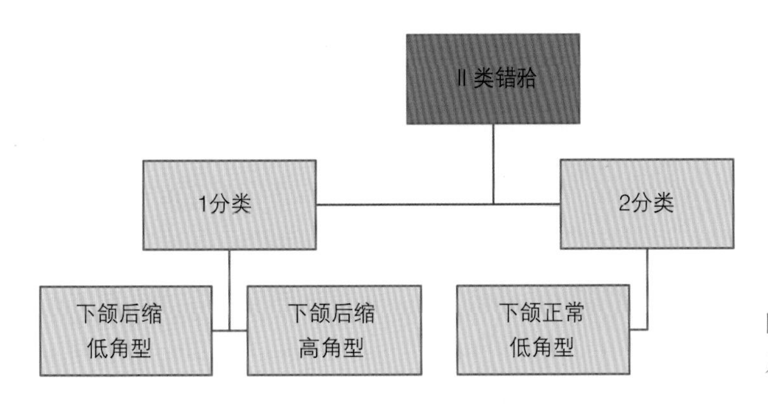

图6.2 Ⅰ类1分类和Ⅱ类2分类错𬌗畸形患者前后向及垂直向特征。

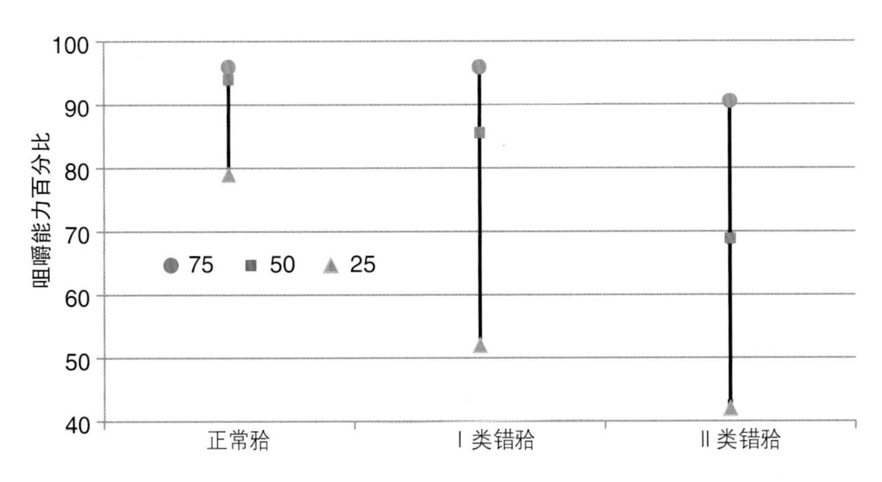

图6.3 正常𬌗、Ⅰ类错𬌗、Ⅱ类错𬌗人群咀嚼牛排、猪排或稍硬的肉类时咀嚼能力分布比例（0没能力，100%能力很强）（引自English等[4]）。

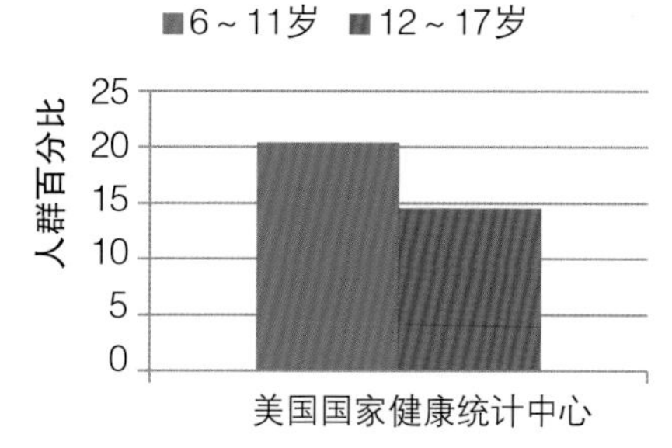

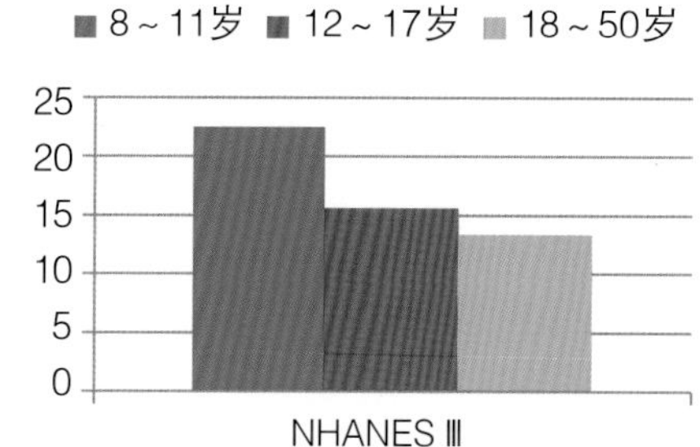

图6.4 美国儿童、青少年及成人Ⅱ类错𬌗畸形发病率（引自美国国家健康统计中心和NHANESⅢ）。

（覆盖≥5mm）的发病率从8～11岁的22.5%，下降到12～17岁的15.6%，再降到成人的13.4%[18]。与年龄组相结合分析，NHANESⅢ提供的资料显示黑种人Ⅱ类错𬌗的发病率（16.5%）较白种人（14.2%）稍高，而墨西哥裔美国人的发病率（9.1%）较低。综上，目前可得到的较好的流行病学资料显示双侧Ⅱ类错𬌗的发病率在6～11岁的儿童约为21.5%，12～17岁的青少年约为15%。

但这个流行病学调查并未评估Ⅱ类骨骼的关系。其他的调查资料评估了Ⅱ类骨骼关系与牙𬌗关系的一致性。Beresford[19]分析了2000个Ⅱ类病例，显示约74%的患者牙𬌗关系和骨骼关系是一致的。同样，Milacic和Markovic[20]分析585例Ⅱ类患者后也报道约75%的牙性Ⅱ类患者同时为Ⅱ类骨形。假设有75%的牙性Ⅱ类患者同时为Ⅱ类骨形，那么约16.1%的6～11岁儿童和11.3%的12～17岁青少年表现为Ⅱ类骨骼关系。

2%～3%的白种人是Ⅱ类2分类错𬌗畸形。Ast等[21]评估了1462名年龄在15～18岁的青少年，其中3.4%为Ⅱ类2分类错𬌗。Massler和Frankel[22]评估了2758名14～18岁的白种青少年，其中2.7%为Ⅱ类2分类错𬌗。Mills[23]对1455名8～17岁学生进行评估，结果显示2.3%为Ⅱ类2分类错𬌗。

6.2 Ⅱ类2分类错𬌗的表型特征

许多研究评估了Ⅱ类2分类错𬌗的形态特征（表6.1）。并一致认为Ⅱ类2分类的形态特点包括低角型、方形颌骨、小下颌角、低平的下颌平面角以及前下面高降低[25–26, 29–30]。研究报道Ⅱ类2分类的上颌位置往往正常，下颌位置可正常或后缩[24–30]。重要的是，大多数关于下颌后缩或者下颌短小的研究均以下牙槽座点（B点）评估下颌。如果直接测量颏部的位置则显示下颌处于正常或仅仅略微后缩的位置。下牙槽座点与颏部位置的差异也解释了为何在大多数研究报道中Ⅱ类2分类的下牙槽

表6.1 与Ⅰ类相比未经治疗的Ⅱ类2分类的个体特点的横断面研究

	垂直面型	上颌骨前后向位置	下颌骨前后向位置	牙槽突前后向位置
Baldridge[24]	正常	未及	正常	短小
Renfroe[25]	低角型	正常	稍后缩	未及
Wallis[26]	低角型	未及	稍后缩	短小
Godiawala and Joshi[27]	低角型	正常	后缩（SNB）	稍短小
Hitchcock[28]	正常	正常	后缩（SNB）	未及
Karlsen[29]	低角型	未及	后缩	短小
Brezniak et al. [30]	低角型	正常	稍后缩	短小

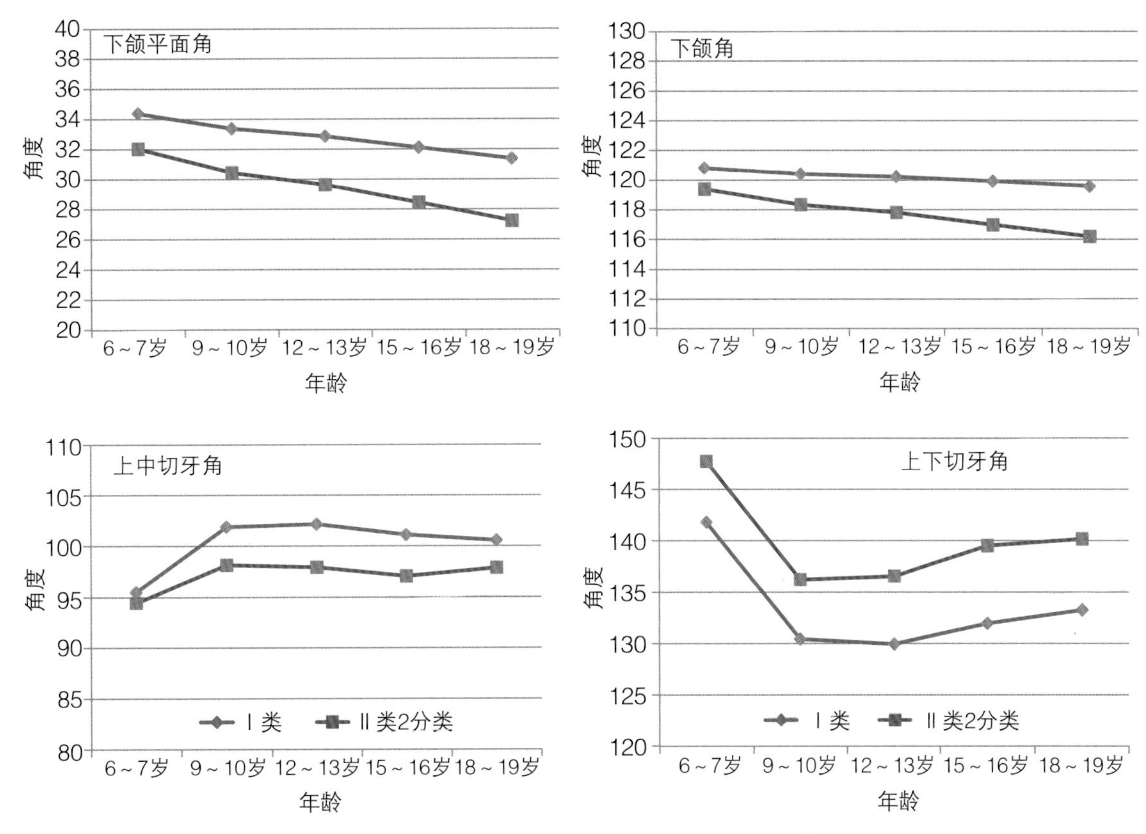

图6.5 6～19岁Ⅰ类和Ⅱ类2分类个体垂直向骨骼关系及切牙角的变化（引自Barbosa[34]）。

长度间存在差异[24, 26, 29–31, 37]。

与Ⅰ类相比，Ⅱ类2分类患者的上切牙和下切牙更舌倾，上下切牙角更大以及更深的覆𬌗[27–28, 30]。文献报道Ⅱ类2分类患者的覆盖与Ⅰ类相似[30]或稍大[28]，但小于Ⅱ类1分类患者[32]。

近期的两个横断面研究对比了Ⅱ类1分类和2分类，显示与1分类患者相比，2分类的患者凸度更小（约为5°），更低角以及更少的下颌后缩[32]。两者之间的SNA角无差异。Ⅱ类2分类病例的上切牙更直立（约30°），下切牙更舌倾（约15°），覆盖更小（3.7mm vs 10.0mm）以及覆𬌗更深（6.2mm vs 4.6mm）。最近，AI–Khateeb和AI–Khateeb[33]对比了293名Ⅱ类1分类和258名Ⅱ类2分类患者，结果证实两者上颌在前后向的位置上无差异，但1分类患者的面型更凸，下颌更后缩，下面高较2分类患者大。由于上切牙（约19°）和下切牙（约6°）舌倾，Ⅱ类2分类患者的上下切牙角增大了近18°。

Barbosa[34]对未经治疗的6～19岁Ⅱ类2分类和Ⅰ类患者进行了长期对比观察。结果显示两者间的骨骼差异相对较少。在前后向位置上无论上颌还是下颌两组间均无差异。从6岁到19岁，Ⅱ类2分类患者的颅底角始终比Ⅰ类患者大4°左右。其他的骨骼差异主要在垂直向上（图6.5）。6～7岁时，Ⅱ类2分类患者的前后面高比、下颌平面角以及下颌角均小于Ⅰ类患者。且这种差异随着年龄增大而增加。Ⅱ类患者的上下切牙角在6～7岁时比Ⅰ类患者大5°，这种差异随时间略有增加。而两组的上切牙倾斜度（U1/SN角）在6～7岁时相似，随后在上切牙萌出过程中此角度在Ⅰ类患者增加较Ⅱ类明显，且持续整个发育期。

上颌前部牙列在Ⅱ类2分类错殆畸形的发展中起了重要的作用。Leighton和Adams[35]密切评估了Ⅱ类2分类个体的上切牙，结果显示在萌出之前上切牙已开始舌倾，整个萌出过程中继续舌倾，并持续数年。Ⅱ类2分类个体过于直立的上切牙导致下颌过度旋转。上中切牙角与唇高度间是负相关关系，过度的切牙舌倾会伴随过度的唇肌覆盖[36]。Ⅱ类2分类错殆畸形患者唇线较高[37-38]。休息位时，唇部在牙齿切端区域的压力较大，在牙颈部区域的压力较小[38]。

6.3 Ⅱ类1分类错殆的表型特征

关于Ⅱ类1分类的早期研究结果众说纷纭，有的显示上颌表现为后缩，还有的显示正常或前凸。为此McNamara[39]实施了更完善的临床研究，评估了277例8～10岁的Ⅱ类个体。结果显示基于SNA和上颌深度（N-A/FH），上颌表现为轻度后缩。最近的研究也报道未治疗的Ⅱ类人群既有上颌前凸也有后缩，但与Ⅰ类相比无统计学差异（表6.2）。两个以ANB角而非殆关系区分研究样本的研究结果显示Ⅱ类患者过大的面部凸度源于上颌前凸而非下颌后缩[43, 47]。Yoon和Chung[47]还报道了Ⅱ类患者比Ⅰ类更小的后面高。

至于下颌在前后向的位置，McNamara回顾的大量前期的研究显示Ⅱ类个体下颌后缩。McNamara[39]的研究样本和近期的研究也显示下颌后缩（表6.2）。大量的研究显示Ⅱ类和Ⅰ类个体间的下颌位置存在统计学差异。也就是说，Ⅱ类和Ⅰ类个体间ANB角的差异源于两者SNB角的差异而非SNA角。

早期的文献显示Ⅱ类个体的上颌切牙前凸而

表6.3 Ⅱ类和Ⅰ类上颌大小和位置差异

	大小（ANS-PNS）	前后向与颅底的距离	腭部高度
Craig[48]	NS	N/A	N/A
Menezes[49]	NS	N/A	N/A
Ngan et al. [40]	N/A	N/A	NS
Dhopatkar[42]	↑	↑	N/A
Riesmeijer et al. [43]	N/A	N/A	↑
Stahl et al. [44]	N/A	NS	NS
Baccetti et al. [45]	N/A	NS	NS
最多见的	NS	NS	NS

表6.2 近期有关Ⅱ类和Ⅰ类个体在前后向位置差异的研究

	SNA角		SNB角		ANB角	
	Amt	Prob	Amt	Prob	Amt	Prob
Ngan et al[40]	←1.2°	NS	←3.6°	Sig	N/A	N/A
Bishara[41]	→0.2°	N/A	←0.6°	NS	↑0.8°	Sig(仅男性)
Dhopatkar et a.l. [42]	←0.3°	NS	←2.5°	Sig	↑2.3°	Sig
Riesmeijer et al. [43]	→2.2°	Sig	←0.5°	NS	↑2.7°	Sig
Stahl et al. [44]	←0.8°	NS	←3.4°	Sig	↑2.7°	Sig
Baccetti et al. [45]	→0.3°	NS	←5.5°	Sig	↑4.0°	Sig
Jacob and Buschang[46]	←0.5°	NS	←2.5°	Sig	↑2.1°	Sig
Yoon and Chung[47]	→2.1°	Sig	←0.6°	NS	↑2.9°	Sig
最多见的	—	NS	←	Sig	↑	Sig

NS：无统计学差异；N/A：未涉及；Sig-*P*值小于0.05

表6.4 下颌大小及位置差异（Ⅱ类比Ⅰ类）

	下颌总长度（Co–Gn）	升支高度	下颌体长度	下颌平面角	下颌角
Menezes[49]	↓	↓	↓	↑	N/A
Ngan et al. [40]	↓	N/A	↓	NS	NS
Bishara[41]	NS	N/A	N/A	NS	N/A
Dhopatkar et al. [42]	NS	N/A	NS	NS	N/A
Stahl et al. [44]	↓	NS	N/A	NS	N/A
Riesmeijer et al. [43]	NS	N/A	↓	↑	↑
Baccetti et al. [45]	↓	↓	N/A	NS	NS
Vasquez et al. [50]	NS	NS	NS	NS	NS
Jacob and Buschang[46]	↓	NS	NS	NS	NS
Yoon and Chung[47]	↓	NS	↓	NS	NS
最多见的	↓	↓	↓	NS	NS

NS：无统计学差异；N/A：未涉及

磨牙正常或处于中性位置[39]。McNamara[39]研究中的儿童样本也显示上颌切牙相对于A–Po平面前凸2～3mm。但上切牙与A点的水平向距离在正常范围内。相对于腭平面而言，Ⅱ类个体较Ⅰ类上切牙更唇倾（大于10°）[42, 49]。Ⅱ类个体上切牙相对于N–A平面的距离和角度均显示前凸[50]。

虽然没有连续评估，但Ⅱ类个体的上颌大小以及其前后向相对于颅底的位置均在Ⅰ类的范围内，只是前上面高稍大（表6.3）。Dhopatkar等[42]研究显示Ⅱ类的上颌较长，其前鼻棘点距髁突的位置远。这也解释了为何他们研究的Ⅱ类个体比Ⅰ类的颅底角大。Riesmeijer等[43]报道Ⅱ类的前上面高较Ⅰ类大，但两者间差异直到13～14岁才有统计意义。其他学者也报道Ⅱ类的前上面高较Ⅰ类稍大，但差异无统计学意义[40, 45]。Ⅱ类和Ⅰ类的腭平面角及其变化趋势相似[45]。

Nelson和Higley[51]首先评估了下颌生长的差异，结果显示7～10岁时，Ⅱ类个体下颌体长度比Ⅰ类短2.6mm，此差异到11～14岁时略增加。Ⅱ类的牙槽复合体也较短。许多近期的文献显示Ⅱ类个体的下颌较Ⅰ类小（表6.4）。Ⅰ类和Ⅱ类在下颌总长度上的差异是下颌升支长度和下颌体长度差异的将近2倍[46]。在青少年末期，两者下颌总长度的差异为2～6mm，而升支和下颌体长度分别相差1～3mm和1～4mm[40, 44–46]。

多数以磨牙关系分类的Ⅱ类个体并不是低角

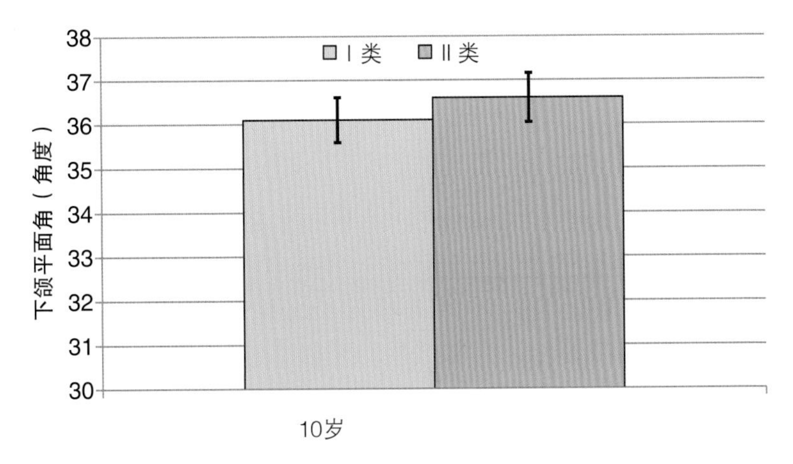

图6.6 Ⅰ类和Ⅱ类的下颌平面角（MPA）（资料引自Jacob和Buschang[46]）。

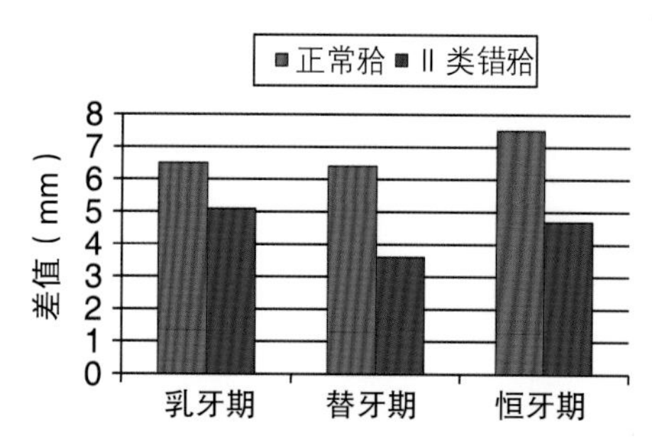

图6.7　乳牙期、替牙期、恒牙期正常殆和Ⅱ类错殆个体上下颌磨牙间宽度的差异（引自Bishara等[55]）。

型，他们的下颌平面角常略微增大（图6.6）。以ANB角分类的Ⅱ类常比Ⅰ类有较大的下面高（ANS–ME），此差异在7～14岁时略微增加[43]。其下颌平面角比Ⅰ类大1°～2°，下颌角大2°～3°。另一个以ANB角划分研究样本比较Ⅱ类和Ⅰ类的研究报道两者下颌平面角、前后面高比以及下颌角的差异无统计学意义[47]。

普遍的研究报道Ⅱ类和Ⅰ类的下切牙倾斜度没有差异。相对于A–Pg平面，Ⅱ类个体的下切牙表现为唇倾[44]或正常[39]。其下切牙下颌平面角与Ⅰ类相似或略增大，但差异无统计学意义[42, 44]。

6.3.1 低角型与高角型Ⅱ类1分类错殆畸形

虽然文献报道Ⅱ类1分类个体的下颌平面角只是略微而非明显大于Ⅰ类，但临床上区分低角和高角Ⅱ类错殆是非常重要的。骨骼上，低角型Ⅱ类1分类与Ⅰ类非常相像。这也许是由于25%的Ⅱ类是牙性而非骨性，而另外15%～20%为Ⅱ类2分类。也就是说，约一半的Ⅱ类畸形患者下颌生长没有问题，可以遵循Ⅰ类畸形的治疗方法。而高角型的Ⅱ类1分类的下颌发育有问题，这类个体往往高角面型与下颌后缩并存。

Buschang等[53]的综述显示高角型Ⅱ类患者的上颌前、后部的高度与正常相似。若基于开殆而非垂直骨型分类，则高角型个体表现为上颌长度及前后向位置（基于SNA角）有减少的倾向。高角生长型并不影响腭平面角。综述显示高角型个体前后牙槽高度增加，提示高角型Ⅱ类错殆源于上颌牙槽突垂直向的问题而非骨骼。

文献回顾也显示未经治疗的高角型Ⅱ类与对照相比更多是下颌的异常而非上颌[53]。Ⅱ类高角患者前面高大、升支短、下颌角大、下颌平面陡。其后部牙槽高度比前部更易受影响。

Ⅱ类高角患者的横向同样受影响。Ⅱ类1分类患者上下牙列磨牙间宽度比正常群体窄[54–57]。Ⅱ类和Ⅰ类间的宽度差异在乳牙列期已很明显（图6.7）。Ⅱ类高角个体呈现同样的趋势。与正常和低角相比，高角个体呈现更高、更薄的下颌复合体以及更窄的前颌部[58]。而且，高角个体上下颌骨的骨皮质均较薄[59–61]。

6.4 Ⅱ类个体的生长发育变化

从生长发育的角度看，下颌后缩的Ⅱ类高角最应该引起正畸医生关注。与那些下颌随着生长向前发育的个体相比，此类患者的颏点较少向前移动，而是下颌角点更多地向后移动从而使其前后向位置关系随生长变得更糟（图6.8）。前后向骨骼关系的变化与垂直向的变化密切相关。未经治疗的个体随着生长发育，前后向关系变糟的同时下颌角也更开张[62]。

正畸医生一定要了解的就是，大多数Ⅱ类高角患者的生长发育模式早已形成。深覆殆和开殆个体下面高的差异早在替牙期已经很明显[63]。在恒牙期下颌平面角大的个体，替牙期下颌平面角

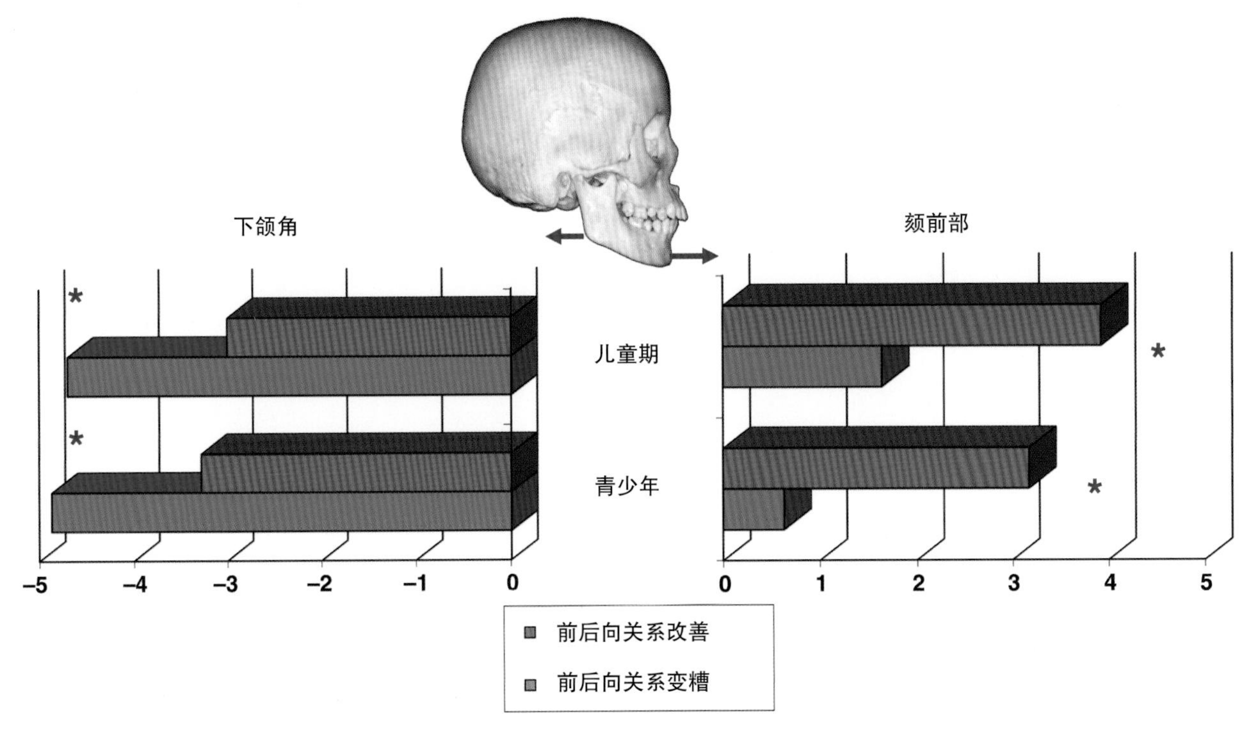

图6.8 女性从儿童期（6~10岁）到青少年期（10~15岁），下颌角及颏前部前后向位置的变化。以颅底为基准重叠（引自Buschang和Martins[62]）。

也大[64]。Bishara和Jakobsen[65]研究显示82%的长面型成人在其5岁时已经是长面型。10岁的高角、正常、低角个体，约75%在随后的15年内保持他们的垂直骨形[66]。相反，前后向的不调很难在早期分辨[67]。正畸医生应该将垂直向发育不调作为以后前后向发育不调的早期指征。

要有效地治疗下颌后缩的Ⅱ类高角患者，医生必须理解何为下颌真性旋转及其发生机制。当下颌后部向下移位多于前部时，下颌发生真性向前旋转（又名总旋转，Björk和Skieller描述[68]），反之亦然。区分下颌真性旋转和下颌平面旋转非常重要：真性旋转不受改建变化的影响，而下颌平面角通常受改建的影响。事实上，多数真性旋转改变往往被发生在下颌下缘的改建变化所掩盖。

真性下颌旋转的概念非常重要，它解释了面部离散度、下颌后缩以及Ⅱ类1分类患者的其他形态特征。那些下颌向后旋转多或向前旋转少的未

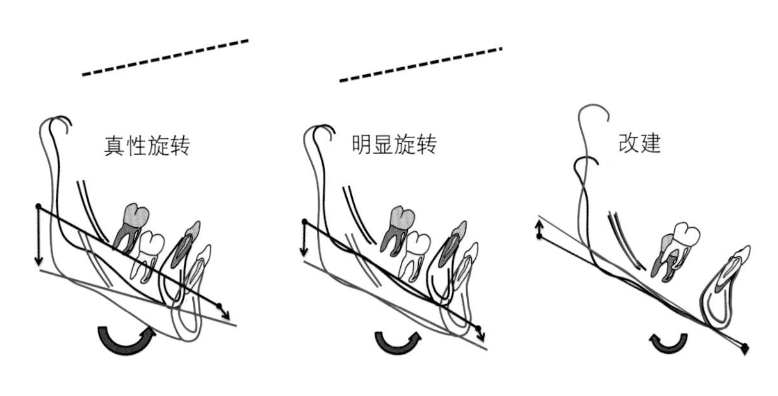

图6.9 下颌种植体或稳定结构相对于颅底的真性旋转，下颌下缘相对于颅底的明显旋转，以及下颌下缘成角的改建（修改自Buschang和Jacob[69]）。

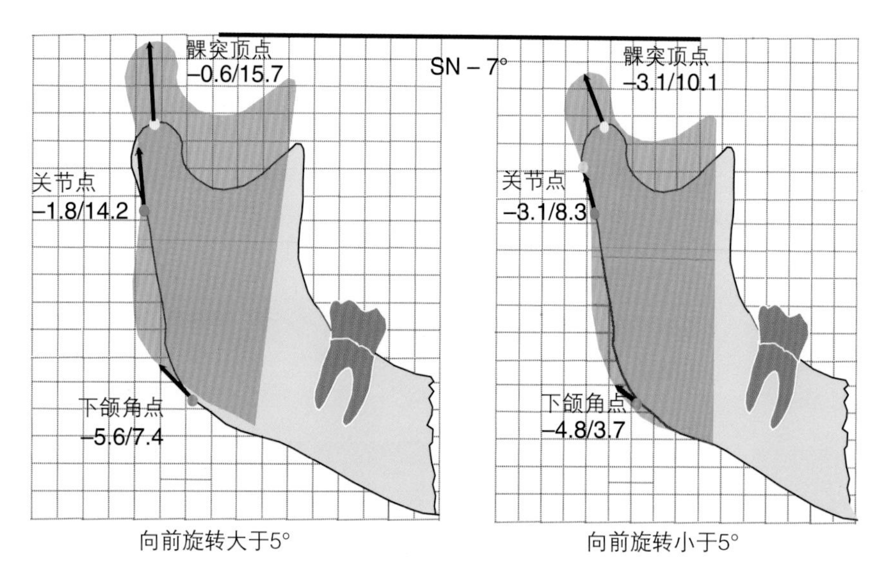

图6.10 下颌真性旋转大于和小于5°的10～15岁青少年，所选标志点水平向和垂直向生长以及改建变化（引自Buschang和Gandini[64]）。

经治疗的个体形成高角型的倾向明显[69]。Karlsen[29]评估了这一关系，结果显示低下颌平面角（SN-MP≤26°）的12岁男孩比同年龄高角（SN-MP≥35°）个体有更大的（1.6°～3.5°）下颌真性向前旋转。

非常重要的一点是，下颌真性旋转是决定颏部前后向位置的主要因素（图6.9）。真性旋转与颏部前后向位置变化的关系比与髁突生长或关节凹移位的关系更紧密。每一度的真性旋转在儿童和青少年分别产生1.2mm和1.4mm的颏部向前移位[69]。旋转是解释颏部正常向前生长调位的关键机制，因为关节窝向后的生长比髁突明显[70]。真性旋转也是理解患者治疗后颏部前后向位置变化的关键点[71]。

旋转也可以解释为何高角Ⅱ类患者的下颌形态异常（图6.10）。下颌向后旋转或轻微向前旋转的未经治疗个体与有充足下颌向前旋转的个体相比髁突生长量更少且位置更靠后[72-74]。旋转对经治疗和未经治疗儿童的下颌形态均有影响。与未经治疗的对照组相比，采用Bionator治疗的替牙期患者下颌轻度向后旋转，导致髁突向后再定向生长[75]。一般来说，功能矫治器向后旋转下颌，髁突适应性向后生长[64, 76-77]。过度的髁突向后生长解释了Ⅱ类高角患者过大的下颌角。真性旋转与下颌下缘的改建变化密切相关[78-79]。另外，向后旋转和小于平均量的向前旋转与下切牙舌倾有关，进而导致牙弓周长减少[72]。下颌向后旋转无法使颏部正常发育，因为下颌复合体向后旋转，导致下切牙舌向过度萌出，进而形成长、窄、直的下颌复合体。

6.5 Ⅱ类的生长发育变化

纵向研究结果显示，从儿童期到青少年期Ⅱ类和Ⅰ类个体上下颌在前后向没有或仅有很小的差异。大多数研究显示ANB角或Wits值的变化[40-41, 43-44]，或者SNA角和SNB角的增加[40-41, 44, 46]在不同类型间无差异。但是也有例外，Ngan等[40]研究发现Ⅱ类ANB角随时间的减小是源于SNA角的减小比SNB角显著，而Ⅰ类ANB角的减小是因为SNB角的增加比SNA角显著。有报道显示上下颌间的差异Ⅰ类比Ⅱ类明显增大[44]。

虽然纵向研究多显示Ⅰ类和Ⅱ类的下颌开张度随着发育均减小，但Ⅰ类减小的幅度稍大一些[41, 43]。Stahl等[44]研究显示青少年阶段Ⅰ类下颌平面角和下颌角的减小幅度略微大于Ⅱ类，但差异没有显著性。Ngan等的结果显示10岁以后Ⅱ类的发育趋势倾向于垂直向（下颌平面角和Y轴轻微增加，前后面高比略微减小），而Ⅰ类的发育趋势更水平向。Ⅱ类和Ⅰ类的这种差异在女性更明显[41, 43]。Riesmeijer等[43]也发现7～14岁这个阶段，Ⅱ类的下颌角（Ar-Go-Me）比Ⅰ类增加明显。下颌生长方向的变化（Y轴或N-S-Gn）在Ⅰ类、Ⅱ类间相似[80]。一个从10～15岁包含130个样本的研究显示，Ⅱ类下颌平面角的减小（0.2°）比Ⅰ类略微明显[46]。

关于下颌大小，Ⅱ类个体的下颌较Ⅰ类个体小，但两者的生长差异较小，直到青少年期才逐渐显著。Ngan等[40]研究显示Ⅱ类和Ⅰ类在7～10岁期间下颌总长度（Ar-Gn）和下颌体长度（Go-Gn）的增加趋势相似，但Ⅰ类群体在10～14岁间增加明显。纵向的评估显示10～15岁Ⅱ类群体的下颌总长度（Co-Gn）明显较短[46]。Stahl等[44]研究显示在青少年阶段Ⅰ类群体较Ⅱ类群体下颌总长度（Co-Gn）和升支长度（Co-Co）增加明显。Bishara[41]发现替牙期和恒牙期阶段，Ⅱ类群体下颌总长度（Ar-Pg）始终小于Ⅰ类，但差异逐渐减小。Buschang等[80]报道在6～15岁期间，Ⅰ类和Ⅱ类S-Gn的生长差异较小。

未经治疗的Ⅱ类和Ⅰ类个体下颌总长度的差异源于髁突生长的不同。在10～15岁期间，Ⅰ类个体髁突总生长量大于Ⅱ类（14.1mm vs 12.1mm）[46]。两者每年的差异较小（0.4mm/年）而且Ⅰ类比Ⅱ类呈现更多的髁突垂直向生长。Ⅰ类个体还显示出更大的下颌角点的总生长（7.8mm vs 6.9mm），这源于下颌角点的大量迁移。Ⅰ类和Ⅱ类间的差异主要是由于Ⅱ类高角个体生长速率的减小。Ⅱ类低角个体的髁突生长与Ⅰ类低角相似。这就解释了为何在9～18岁期间Ⅱ类低角的后面高较Ⅱ类高角增加明显，以及为何Ⅱ类低角比高角面凸度减小显著且下颌平面角更平的原因[81]。

与Ⅰ类相比，典型的Ⅱ类个体覆盖较大，覆𬌗稍深，覆𬌗覆盖的变化两者相似。Stahl等[44]研究显示青少年期覆𬌗覆盖及磨牙关系的改变在不同分类间无差异。Bishara[41]报道从乳牙期到替牙期，Ⅱ类男性的覆盖稍减小（0.4mm），Ⅰ类女性的覆盖稍有增加（0.2mm）。从乳牙期到恒牙期Ⅱ类覆𬌗的增加（0.2～0.4mm）略小于Ⅰ类。

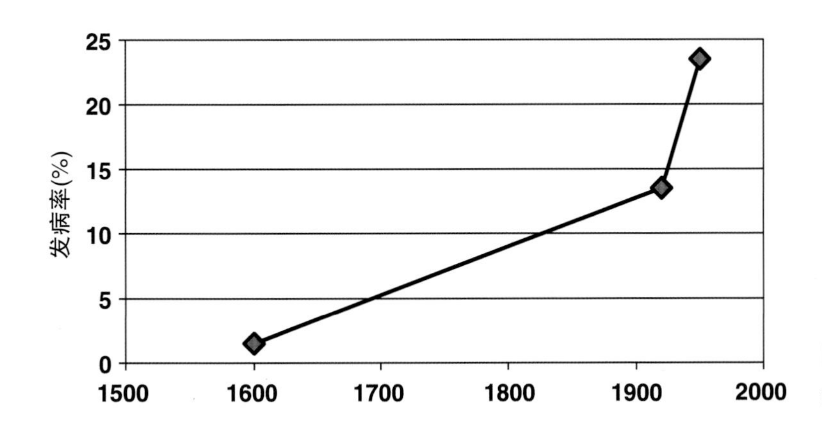

图6.11　1600年、1920年、1950年左右芬兰人Ⅱ类错𬌗畸形的发病率（引自Varrela[83]）。

表6.5 Ⅱ类和1类间前牙、后牙、全牙Bolton比差异

	前牙比	后牙比	全牙比	种族
Sperry et al. [87]	NS	N/A	NS	美国
Crosby & Alexander [88]	NS	N/A	NS	美国
Nie and Lin [89]	↓(−0.7%)	↓(−1.8%)	↓(−1.3%)	中国
Ta et al. [90]	NS	N/A	NS	中国
Alkofide & Hashim [91]	↑(0.7%)[1]	N/A	N/A	沙特阿拉伯
Araujo & Souki [92]	NS	N/A	NS	巴西
Uysal et al. [93]	NS	N/A	NS	土耳其
Al-Khateeb and Alhaija [33]	NS	N/A	NS	约旦
Fattahi et al. [94]	↓(−1.7%)	NS	↓(−1.2%)	伊朗
Strujić et al. [95]	NS	NS	↓(−0.7%)	克罗地亚
Wedrychowska-Szulc et al. [96]	NS	N/A	NS	波兰
Johe et al. [97]	NS	N/A	NS	美国
总结	NS (9 ~ 3)	NS (2 ~ 1)	NS (9 ~ 3)	

↑超过边缘差值；NS：*P*>0.05；NA：未涉及；[1]女性有差异

6.6 病因

由于所处环境的不同，相同的基因型可以有不同的表型。例如，与15世纪和16世纪样本相比，现代芬兰人的下颌角及下颌平面角均明显增大[82]。由于时间的跨度还不足以改变基因型，相同的基因型必须适应不同的环境因素。在过去的几个世纪中，芬兰人群显示了明显增加的Ⅱ类错殆畸形发病率（图6.11）。保留至今的17世纪人的颅骨只有低于2%的Ⅱ类错殆畸形发病率[83]。到了20世纪20年代，芬兰人群Ⅱ类错殆畸形的发病率增加到13.5%，到20世纪50年代增加到24%。由此，过去几百年错殆畸形发病率增加的趋势显而易见[84–85]。

已有研究显示，代表牙齿大小不调的Bolton指数有很高的遗传倾向[86]，但并没有充足的证据证实Ⅱ类错殆畸形个体有过大或过小的Bolton指数。虽然也有例外，但大多数的研究显示Ⅰ类和Ⅱ类间的前牙比、后牙比以及全牙比均无显著性差异（表6.5）。

软骨颅是颅面复合体中另一个有高度遗传性的部分，它在Ⅱ类和Ⅰ类间是否存在生长差异一直存在争议。大部分文献显示前、后颅底长度无差异，也有一些研究显示Ⅱ类的颅底角较大（表6.6）。较大的颅底角可能使上颌相对靠前，下颌

表6.6 Ⅱ类和Ⅰ类颅底角、前颅底长、后颅底长差异

文章	Ⅱ类/Ⅰ类	前颅底长	后颅底长	角度
Agarwal et al. [98]	52/51	NA	NA	NS
Bacon et al. [99]	41/45	NS	II>I	II>I
Bishara et al. [100]	35/30	NS	NS	NS
Chin et al. [101]	27/30	NS	NS	II>I
Dhoptkar et al. [42]	50/50	II>I	II>I	II>I
Kerr and Hirst [102]	51/34	NA	NA	II>I
Hopkin et al. [103]	96/96	II>I	II>I	II>I
Liu et al. [104]	17/20	I>II	II>I	NS
Menezes [49]	31/37	NS	NS	NS
Ngan et al. [40]	20/20	NS	NS	NS
Polat and Kaya [105]	25/25	NS	NS	NS
Stahl et al. [44]	17/17	NA	NA	II>I
Vandekar et al. [106]	25/25	NA	NA	NS
Wilhelm et al. [107]	22/21	NS	NS	NS
最常见		NS	NS(6 ~ 4)	NS

NS：*P*>0.05；NA：未涉及

低角 ≈50%

- 牙性而非骨性错船-缺乏灵长类剩余间隙
- 2分类-上颌限制了下颌发育
- 上颌前凸-上牙列过度向前生长，有可能有吮指习惯

高角 ≈50%

- 下颌后缩-气道受限
- 下颌后缩-肌肉力量弱

图6.12 Ⅱ类高角和低角的致病因素。

相对靠后，有利于Ⅱ类位置关系形成。Ⅱ类个体较大的颅底角也支持了错船畸形的遗传倾向性。

为了理解Ⅱ类错船畸形的病因，必须分别评估低角和高角群体（图6.12）。骨骼上，低角Ⅱ类比高角更接近于Ⅰ类。25%的牙性Ⅱ类个体的下颌生长是“正常的”，其磨牙/尖牙关系不调主要源于：（1）乳牙期牙齿不调过大，无法在儿童期和青少年期自行调整；（2）灵长类剩余间隙不足以调整到Ⅰ类磨牙关系[109–111]。正如之前的研究显示，牙性Ⅱ类2分类错船畸形个体是源于上颌切牙舌倾限制了下颌牙槽突的生长。

大多数Ⅱ类高角个体的骨骼状态很好地解释了其对环境的适应性。不良习惯、正常呼吸受阻以及咀嚼肌力的减弱，这3个明显的环境因素可以用来解释错船畸形随时间的发展变化[112]。

那些主要是上颌前凸所致前后向不调的Ⅱ类患者往往与持续的吮指习惯有关。7～16岁有持续吮指习惯的儿童呈现明显的开船、Ⅱ类磨牙和尖牙关系倾向，上切牙唇倾上颌过长，但下颌及腭平面角正常[113]。也就是说，有长期吮指习惯的Ⅱ类并不一定更倾向于高角。乳牙期吮指[114–115]或吮吸安慰奶嘴[116–117]的儿童反船发病率也较高。但是，若随着进入替牙早期习惯破除，大多数此类反船可自愈。多数有吮指习惯的儿童经过替牙期在9岁后不再反船[118–119]。

气道阻塞和咀嚼肌力降低是广为认可的Ⅱ类高角下颌后缩的主要病因。上下颌在生长发育过程中的发育差异能很好地解释磨牙和尖牙正常咬合关系的建立，但不适于高角Ⅱ类[120]。由于下颌向后旋转或向前旋转受限，高角Ⅱ类个体的下颌牙列无法充分向前发育建立Ⅰ类磨牙和尖牙关系。

与不良习惯相比，气道阻塞与高角后缩面型的形成更密切相关[53]。扁桃体肥大、过敏性鼻炎以及腺样体肥大的个体具有相似的典型形态特征，即慢性气道阻塞可以产生相似的形态特征。Harvold及其同事[121]通过经典实验建立了鼻气道堵塞与发育形成较陡下颌平面角和较大下颌角间的关系。大量的研究也显示与鼻呼吸正常的对照组相比，腺样体肥大的儿童前下面高增大，下颌角增大，上牙弓狭窄，SNB角小，切牙舌倾，下颌平面角大[122–124]。有报道显示腺样体切除术后，下颌生长方向、下颌平面角、牙弓宽度以及切牙唇倾度自行好转[123, 125–127]。

慢性扁桃体肥大、睡眠呼吸暂停及过敏性鼻

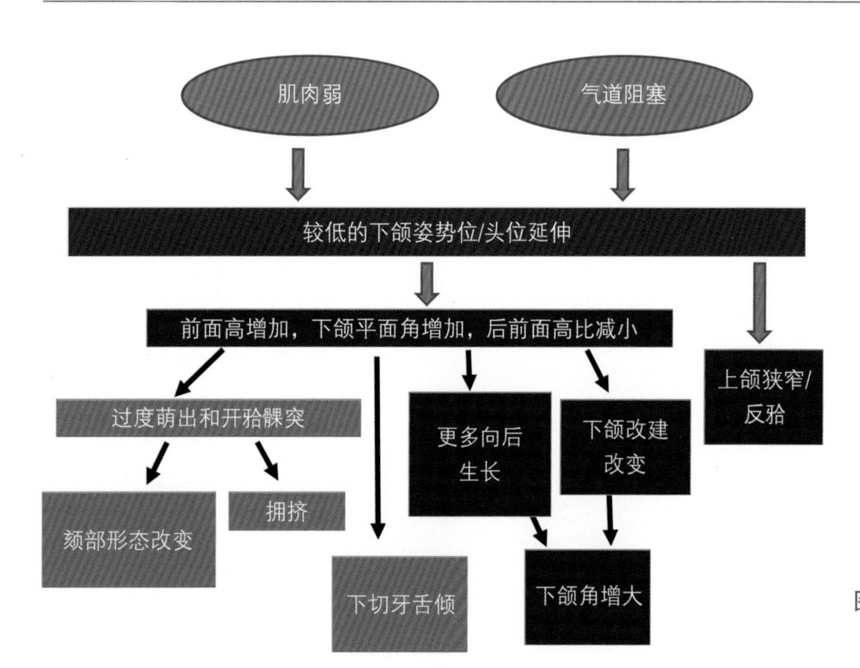

图6.13　流程图显示Ⅱ类高角后缩的形成。（改自Buschang等[53]）。

炎均能形成高角后缩的面型。Behlfelt等[128]研究发现与正常相比，扁桃体肥大的10岁儿童下颌后缩，前下面高增加，下颌平面角大。有阻塞性睡眠呼吸暂停的患儿同样有较陡的下颌平面角，较大的前下面高以及更舌倾的切牙[129]。过敏性鼻炎的患儿同样有这些表现[130–133]。Trask等[133]研究显示伴有常年过敏性鼻炎的口呼吸患者较其亲属腭部高拱，下切牙舌倾，SNB角和SNPg角小，覆盖大，下面高大，下颌角及下颌平面角大。这一关联关系意义重大，因为10岁左右过敏性鼻炎的发病率为20%[134]，且似乎还在增加。

咀嚼肌力较弱也是一个可能的致病因素。细软饮食、肌功能减弱和高角间存在联系。实验研究显示喂食细软饮食的生长期动物表现为咀嚼肌结构不同、咬力减小、髁突生长不同、上颌狭窄及骨改建不同[135–137]。人类高角与肌肉尺寸减小、肌电活力下降及肌肉效能降低直接相关[138–140]。下颌平面角大的成人[8, 10]和儿童[9]咬力均减弱。牙槽突高度的增加与咀嚼肌功能减弱也有关[141–142]。

肌营养不良[143–144]和脊髓性肌萎缩[145]的患者最能显现肌肉功能与高角的关系。这类患者隐性的基因缺陷直接导致咀嚼肌的弱化，间接产生腭部狭窄高拱，前面高增加，下颌角增大，下颌平面变陡。

下颌姿势为阐述为何气道阻塞和肌力减弱会产生高角后缩的形态特征提供了最好最合乎逻辑的解释。除了咀嚼肌强度与下颌姿势相关的直接实验证据外[142]，还有其他间接证据支持这一关系[146–148]。口呼吸人群为了便于呼吸重新定位其下颌，而降低下颌位置比前伸或侧移下颌更有效。实验性阻塞上气道导致较低的下颌休息位及增加5° 的颅颈延伸[149]。如果较低的下颌姿势位成为习惯且个体还有生长潜力，那么牙列、牙槽复合体及下颌都会适应这一改变的下颌位置（图6.13）。较低的下颌姿势位直接增加下颌平面角，减小后前面高比。随着生长发育，较低的下颌姿势逐渐增加前面高，同时牙齿代偿性过度萌出。前牙是否过度萌出部分取决于舌体的位置是否介于牙齿之间，若介于牙齿之间则表现为开殆。切牙尤其是下切牙为了适应较低的下颌位置往往舌倾。舌倾和过度萌出引起颏部形态的改变及拥挤度的增加。较低的下颌及舌体位置还会导致上牙弓狭窄，并可能伴有反殆。最终，较低的下颌姿势位导致下颌改建模式的变化，髁突更多地向后生长使得下颌角增大。

参考文献

[1] Angle EH. *Treatment of Malocclusion of the Teeth*. Philadelphia: S.S. White Dental Manufacturing Co, 1907.

[2] Ricketts RM. *Orthodontic diagnosis and planning*. Philadelphia: Saunders, 1982.

[3] Henrikson T, Ekberg EC, Nilner M. Masticatory efficiency and ability in relation to occlusion and mandibular dysfunction in girls. *Int J Prosthodont* 1998;**11**(2):125–132.

[4] English JD, Buschang PH, Throckmorton GS. Does malocclusion affect masticatory performance? *Angle Orthod* 2002;**72**(1):21–27.

[5] Owens S, Buschang PH, Throckmorton GS, et al. Masticatory performance and areas of occlusal contact and near contact in subjects with normal occlusion and malocclusion. *Am J Orthod Dentofac Orthop* 2002;**121**(6):602–609.

[6] Lepley CR, Throckmorton GS, Ceen RF, Buschang PH. Relative contribution of occlusion, maximum bite force, and chewing cycle kinematics to masticatory performance. *Am J Orthod Dentofacial Orthop* 2011;**139**(5):606–613.

[7] Hisano M, Soma K. Energy-based re-evaluation of Angle's Class I molar relationship. *J Oral Rehabil* 1999;**26**(10):830–835.

[8] Proffit WR, Fields HW, Nixon WL. Occlusal forces in normal- and long-face adults. *J Dent Res* 1983;**62**(5):566–70.

[9] García-Morales P, Buschang PH, Throckmorton GS, English JD. Maximum bite force, muscle efficiency and mechanical advantage in children with vertical growth patterns. *Eur J Orthod* 2003;**25**(3):265–272.

[10] Ingervall B, Minder C. Correlation between maximum bite force and facial morphology in children. *Angle Orthod* 1997;**67**(6):415–22.

[11] Czarnecki ST, Nanda RS, Currier GF. Perceptions of a balanced facial profile. *Am J Orthod Dentofac Orthop* 1993;**104**(2):180–187.

[12] Michiels G, Sather AH. Determinants of facial attractiveness in a sample of white women. *Int J Adult Orthod Orthognathic Surg* 1994;**9**(2):95–103.

[13] Maple JR, Vig KW, Beck FM, et al. A comparison of providers' and consumers' perceptions of facial-profile attractiveness. *Am J Orthod Dentofacial Orthop* 2005;**128**(6):690–696.

[14] Spyropoulos MN, Halazonetis DJ. Significance of the soft tissue profile on facial esthetics. *Am J Orthod Dentofac Orthop* 2001;**119**(5):464–471.

[15] Naini FB, Donaldson AN, McDonald F, Cobourne MT. Influence of chin height on perceived attractiveness in the rethognathic patient, layperson, and clinician. *Angle Orthod* 2012;**82**(1):88–95.

[16] Kelly JE, Sanchez M, Van Kirk LE. *An assessment of occlusion of teeth of children*. DHEW publication no 74–1612. Washington, CD: National Center for Health Statistics, 1973.

[17] Kelly JE, Harvey C. *An assessment of the teeth of youths 12 to 17 years*. DHEW publication no 77–1644. Washington, CD: National Center for Health Statistics, 1977.

[18] Proffit WR, Fields HW Jr, Moray LJ. Prevalence of malocclusion and orthodontic treatment need in the United States: Estimates from the NHANES III survey. *Int J Adult Orthod Orthognathic Sur* 1998;**13**(2):97–106.

[19] Beresford JS, Tooth size and class distinction. *Dent Pract Dent Rec* 1969;**20**(3):113–120.

[20] Milacic M, Markovic M. A comparative occlusal and cephalometric study of dental and skeletal anteriorposterior relationships. *Br J Orthod* 1983;**10**(1):53–54.

[21] Ast DB, Carlos JP, Cons NC. The prevalence and characteristics of malocclusion among senior high school students in upstate New York. *Am J Orthod* 1965;**51**(6):437–45.

[22] Massler M, Frankel JM. Prevalence of malocclusion in children aged 14 to 18 years. *Am J Orthod* 1951;**37**(10):751–68.

[23] Mills LF. Epidemiologic studies of occlusion IV. The prevalence of malocclusion in a population of 1,455 school children. *J Dent Res* 1966;**45**(2):332–336.

[24] Baldridge J. A study of the relation of the maxillary first permanent molars to the face in Class I and Class II malocclusion. *Angle Orthod* 1941;**11**(2):100–9.

[25] Renfroe EW. A study of the facial patterns associated with Class I, Class II, Division 1, and Class II, Division 2 malocclusion. *Angle Orthod* 1948;**18**(1):12–15.

[26] Wallis S. Integration of certain variants of the facial skeleton in Cl II, division 2 malocclusion. *Angle Orthod* 1963;**33**(1):60–67.

[27] Godiawala RN, Joshi MR. A cephalometric comparison between class II, division 2 malocclusion and normal occlusion. *Angle Orthod* 1974;**44**(3):262–267.

[28] Hitchcock HP. The cephalometric distinction of class II, division 2 malocclusion. *Am J Orthod* 1976;**69**(4):447–454.

[29] Karlsen AT. Craniofacial characteristics in children with Angle Class II div. 2 malocclusion combined with extreme deep bite. *Angle Orthod* 1994;**64**(2):123–130.

[30] Brezniak N, Arad A, Heller M, et al. Pathognomonic cephalometric characteristics of Angle Class II Division 2 malocclusion. *Angle Orthod* 2002;**72**(3):251–257.

[31] Fischer-Brandies H, Fischer-Brandies E, Konig A. A cephalometric comparison between Angle Class II division 2 malocclusion and normal occlusion in adults. *Br J Orthod* 1985;**12**(3):158–162.

[32] Isik F, Nalbantgil D, Sayinsu K, Arun T. A comparative study of cephalometric and arch width characteristics of Class II division 1 and division 2 malocclusions. *Eur J Orthod* 2006;**28**(2):179–183.

[33] Al-Khateeb EAA, Al-Khateeb SN. Anteroposterior and vertical components of class II division 1 and division 2 malocclusion. *Angle Orthod* 2009;**79**(5):859–866.

[34] Barbosa LA. Longitudinal growth evaluation of untreated

subjects with Class II, division 2, malocclusion. Masters thesis, Saint Louis University, 2012.
[35] Leighton BC, Adams CP. Incisor inclination in class 2 division 2 malocclusion. *Eur J Ortho* 1986;**8**(2):98–105.
[36] Luffingham JK. The lower lip and the maxillary central incisor. *Eur J Orthod* 1982;**4**(4):263–268.
[37] McIntyre GT, Millett DT. Lip shape and positon in Class II division 2 maolocclusion. *Angle Orthod* 2006;**76**(5):739–744.
[38] Lapatki BG, Mager AS, Shulte-Moenting J, Jonas IE. The importance of the level of the lip line and resting lip pressure in Class II, divisions 2 malocclusion. *J Dent Res* 2002;**81**(5): 323–328.
[39] McNamara JA Jr. Components of Class II malocclusion in children 8–10 years of age. *Angle Orthod* 1981;**51**(3): 177–202.
[40] Ngan PW, Byczek W, Scheick J. Longitudinal evaluation of growth changes in Class II division 1 subjects. *Semin Orthod* 1997;**3**(4):222–31.
[41] Bishara SE. Mandibular changes in persons with untreated and treated Class II division 1 malocclusion. *Am J Orthod Dentofacial Orthop* 1998;**113**(6):661–73.
[42] Dhopatkar A, Bhatia S, Rock P. An investigation into the relationship between the cranial base angle and malocclusion. *Angle Orthod* 2002;**72**(5):456–63.
[43] Riesmeijer AM, Prahl-Andersen B, Mascarenhas AK, Joo BH, Vig KWL. A comparison of craniofacial Class I and Class II growth patterns. *Am J Orthod Dentofacial Orthop* 2004;**125**(4): 463–71.
[44] Stahl F, Baccetti T, Franchi L, McNamara JA Jr. Longitudinal growth changes in untreated subjects with Class II division 1 malocclusion. *Am J Orthod Dentofacial Orthop* 2008;**134**(1):125–37.
[45] Baccetti T, Stahl F, McNamara JA Jr. Dentofacial growth changes in subjects with untreated Class II malocclusion from late puberty through young adulthood. *Am J Orthod Dentofacial Orthop* 2009;**135**(2):148–54.
[46] Jacob HB, Buschang PH. Mandibular growth comparisons of class I and Class II division 1 skeletofacial patterns. *Angle Orthod* 2014;**84**(5):755–61.
[47] Yoon SS, Chung CH. Comparison of craniofacial growth of untreated Class I and Class II girls from ages 9 to 18 years: A longitudinal study. *Am J Orthod Dentofacial Orthop* 2015;**147**(2): 190–6.
[48] Craig EC. The skeletal patterns characteristic of Class I and Class II, division I malocclusions in norma lateralis. *Am J Orthod* 1951;**21**(1):44–56.
[49] Menezes DM. Comparisons of craniofacial features of English children with Angle Class II division 1 and Angle Class I occlusions. *J Dent* 1974;**2**(6):250–4.
[50] Vasquez MJ, Baccetti T, Franchi L, McNamara JA Jr. Dentofacial features of class II malocclusion associated with maxillary skeletal protrusion: A longitudinal study at the circumpubertal growth period. *Am J Orthod Dentofacial Orthop* 2009;**135**(5):568.e1–568.e7.
[51] Nelson WE, Higley LB. The length of mandibular basal bone in normal occlusion and Class I malocclusion compared to Class II, division 1 malocclusion. *Am J Orthod* 1948;**34**(7) 610–7.
[52] Harris JE, Kowalski CJ, Walker GF. Discrimination between normal and Class II individuals using Steiner's analysis. *Angle Orthod* 1975;**42**(3):212–19.
[53] Buschang PH, Jacob HB, Carrillo R. The morphological characteristics, growth, and etiology of the hyperdivergent phenotype *Semin Orthod* 2013;**19**(4):121–6.
[54] Fröhlich FJ. Changes in untreated Class II type malocclusions. *Angle Orthod* 1962;**32**(3):167–79.
[55] Bishara SE, Bayati P, Jakobsen JR. Longitudinal comparisons of dental arch changes in normal and untreated Class II, Division 1 subjects and their clinical implications. *Am J Orthod Dentofacial Orthop* 1996;**110**(5):483–9.
[56] Baccetti T, Franchi L, McNamara JA Jr, Tollaro I. Early dentofacial features of Class II malocclusion: a longitudinal study from the deciduous through the mixed dentition. *Am J Orthod Dentofacial Orthop* 1997;**111**(5):502–9.
[57] Alvaran N, Roldan SI, Buschang PH. Maxillary and mandibular arch widths of Colombians. *Am J Orthod Dentofacial Orthop* 2009;**135**(5):649–56.
[58] Beckmann SH, Kuitert RB, Prahl-Andersen B, et al. Alveolar and skeletal dimensions associated with lower face height. *Am J Orthod Dentofacial Orthop* 1998;**113**(5): 498–506.
[59] Tsunori M, Mashita M, Kasai K. Relationship between facial types and tooth and bone characteristics of the mandible obtained by CT scanning. *Angle Orthod* 1998;**68**(6):557–62.
[60] Swasty D, Lee J, Huang JC, et al. Cross-sectional human mandibular morphology as assessed in vivo by cone-beam computed tomography in patients with different vertical facial dimensions. *Am J Orthod Dentofacial Orthop* 2011;**139** (Suppl 4):e377–89.
[61] Horner KA, Behrents RG, Kim KB, Buschang PH. Cortical bone and ridge thickness of hyperdivergent and hypodivergent adults. *Am J Orthod Dentofacial Orthop* 2012;**142**(2): 170–8.
[62] Buschang PH, Martins J. Childhood and adolescent changes of skeletal relationships. *Angle Orthod* 1998;**68**(3):199–208.
[63] Nanda SK. Patterns of vertical growth in the face. *Am J Orthod Dentofacial Orthop* 1988;**93**(2):103–16.
[64] Buschang PH, Gandini Júnior LG. Mandibular skeletal growth and modelling between 10 and 15 years of age. *Eur J Orthod* 2002;**24**(1):69–79.
[65] Bishara SE, Jakobsen JR. Longitudinal changes in three normal facial types. *Am J Orthod* 1985;**88**(6):466–502.
[66] Jacob HB, Buschang PH. Vertical craniofacial growth changes in French-Canadian between 10–15 years of age. *Am J Orthod Dentofac Orthop* 2011;**139**(6):797–805.
[67] Rhodes JD. Cephalometric indications of developing skeletal discrepancies in young children. Master's thesis. Baylor College of Dentistry, Texas A&M Health Science Center 1990.
[68] Björk A, Skieller V. Normal and abnormal growth of the mandible. A synthesis of longitudinal cephalometric implant studies over a period of 25 years. *Eur J Orthod* 1983;**5**(1): 1–46.
[69] Buschang PH, Jacob HB. Mandibular rotation revisited: what makes it so important? *Semin Orthod* 2014;**20**(4):299–315.
[70] Buschang PH, Santos-Pinto A. Condylar growth and gle-

noid fossa displacement during childhood and adolescence. *Am J Orthod Dentofac Orthop* 1998;**113**(4):437–42.

[71] LaHaye MB, Buschang PH, Alexander RG, Boley JC. Orthodontic treatment changes of chin position in Class II Division 1 patients. *Am J Orthod Dentofacial Orthop* 2006;**130**(6):732–41.

[72] Björk A, Skieller V. Facial development and tooth eruption. An implant study at the age of puberty. *Am J Orthod* 1972;**62**:339–83.

[73] Lavergne J, Gasson N. A metal implant study of mandibular rotation. *Angle Orthod* 1976;**46**(2):144–50.

[74] Ødegaard J. Mandibular rotation studies with the aid of metal implants. *Am J Orthod* 1970;**58**:448–54.

[75] Araujo A, Buschang PH, Melo ACM. Adaptive condylar growth and mandibular remodeling changes with bionator therapy – an implant study. *Eur J Orthod* 2004;**26**(5):515–22.

[76] Hultgren BW, Isaacson RJ, Erdman AG, Worms FW. Mechanics, growth, and class II corrections. *Am J Orthod* 1978;**74**(4):388–95.

[77] Birkebæk L, Melsen B, Terp S. A laminagraphic study of the alterations in the temporo-mandibular joint following activator treatment. *Eur J Orthod* 1984;**6**(4):257–266.

[78] Spady M, Buschang PH, Demirjian A, LaPalme L. Mandibular rotation and angular remodeling during childhood and adolescence. *Am J Hum Biol* 1992;**4**:683–89.

[79] Wang MK, Buschang PH, Behrents R. Mandibular rotation and remodeling changes during early childhood. *Angle Orthod* 2009;**79**:271–5.

[80] Buschang PH, Tanguay R, Demirjian A, et al. Mathematical models of longitudinal mandibular growth for children with normal and untreated Class II, division 1, malocclusion. *Eur J Orthod* 1988;**10**(3):227–34.

[81] Chung CH, Wong WW. Craniofacial growth in untreated skeletal Class II subjects: A longitudinal study. *Am J Orthod Dentofac Orthop* 2002;**122**(6):619–26.

[82] Varrela J. Effects of attritive diet on craniofacial morphology: a cephalometric analysis of a Finnish skull sample. *Eur J Orthod* 1990;**12**(2):219–223.

[83] Varrela J. Masticatory function and malocclusion: a clinical perspective. *Semin Orthod* 2006;**12**(2):102–9.

[84] Welland FJ, Jonke E, Bantleon HP. Secular trend in malocclusion in Austrian men. *Eur J Orthod* 1997;**19**(4):355–359.

[85] Corruccini RS. *How Anthropology Informs the Orthodontic Diagnosis of Malocclusion's Causes*. Edwin Mellen Press, Lewiston, NY, 1999.

[86] Baydas B, Oktay H, Dağsuyu IM. The effect of heritability on Bolton tooth-size discrepancy. *Eur J Orthod* 2005;**27**(1):198–102.

[87] Sperry TP, Worms FW, Isaacson RJ, Speidel TM. Tooth-size discrepancy in mandibular prognathism. *Am J Orthod* 1977;**72**(2):183–190.

[88] Crosby DR, Alexander CG. The occurance of tooth size discrepancies among different malocclusion groups. *Am J Orthod Dentofacial Orthop* 1989;**95**(6):457–61.

[89] Nie Q, Lin J. Comparison of intermaxillary tooth size discrepancies among different malocclusion groups. *Am J Orthod and Dentofacial Orthop* 1999;**116**(5):539–544.

[90] Ta TA, Ling JYK, Hägg U. Tooth-size discrepancies among different occlusion groups of southern Chinese children. *Am J Orthod Dentofacial Orthop* 2001;**120**(5):556–8.

[91] Alkofide E, Hashim H. Intermaxillary tooth size discrepancies among different malocclusion classes: a comparative study. *J Clin Pediatr Dent* 2002;**26**(4):383–8.

[92] Araujo E, Souki M. Bolton anterior tooth size discrepancies among different malocclusion groups. *Angle Orthod* 2003;**73**(3):307–313.

[93] Uysal T, Sari Z. Intermaxillary tooth size discrepancy and mesiodistal crown dimensions for a Turkish population. *Am J Orthod Dentofacial Orthop* 2005;**128**(2):226–230.

[94] Fattahi HR, Pakshir HR, Hedayati Z. Comparison of tooth size discrepancies among different malocclusion groups. *Eur J Orthod* 2006;**28**(5):491–495.

[95] Strujić M, Anić-Milošević S, Meštrović S, Šlaj M. Tooth size discrepancy in orthodontic patients among different malocclusion groups. *Eur J Orthod* 2009;**31**(6):584–9.

[96] Wedrychowska-Szulc B, Janiszewska-Olszowska, Stepien P. Overall and anterior Bolton ratio in Class I, II, and III orthodontic patients. *Eur J Orthod* 2010;**32**(3):313–318.

[97] Johe RS, Steinhart T, Sado N, et al. Intermaxillary tooth-size discrepancies in different sexes, malocclusion groups, and ethnicities. *Am J Orthod Dentofacial Orthop* 2010;**138**(5):599–607.

[98] Agarwal A, Pandey H, Bajaj K, Pandey L. Changes in cranial base morphology in Class I and Class II division 1 malocclusion. *J Int Oral Health* 2013;**5**(1):39–42.

[99] Bacon W, Eiller V, Hildwein M, Dubois G. The cranial base in subjects with dental and skeletal Class II. *Eur J Orthod* 1992;**14**(3):224–8.

[100] Bishara SE, Jakobsen JR, Vorhies B, Bayati P. Changes in Dentofacial structures in untreated Class II division 1 and normal subjects: A longitudinal study. *Angle Orthod* 1997;**67**(1):55–66.

[101] Chin A, Perry S, Liao C, Yang Y. The relationship between the cranial base and jaw base in a chinese population. *Head Face Med* 2014;**10**(1):1–8.

[102] Kerr WJS, Hirst D. Craniofacial characteristics of subjects with normal and postnormal occlusions – A longitudinal study. *Am J Orthod Dentofacial Orthop* 1987;**92**(3):207–12.

[103] Hopkins GB, Houston WJB, James GA. The cranial base as an aetiological factor in malocclusion. *Angle Orthod* 1968;**38**(3):250–5.

[104] Liu Y, Liu F, Zheng Y, Yu X. Morphological characteristics of the cranial base in sagittal malocclusion. *J Hard Tissue Biol* 2013;**22**(2):249–54.

[105] Polat OO, Kaya B. Changes in cranial base morphology in different malocclusions. *Orthod Craniofacial Res* 2007;**10**(4):216–21.

[106] Vandekar M, Kulkarni P, Vaid N. Role of cranial base morphology in determining skeletal anteroposterior relationship of the jaws. *J Ind Orthod Soc* 2013;**47**(4):245–8.

[107] Wilhelm BM, Beck FM, Lidral AC, Vic KWL. A comparison of cranial base growth in Class I and Class II skeletal patterns. *Am J Orthod Dentofacial Orthop* 2001;**119**(4):401–5.

[108] Baume LJ. Physiological tooth migration and its significance for the development of occlusion. I. The biogenetic course of the deciduous dentition. *J Dent Res* 1950;**29**(4):123–32.

[109] Baume LJ. Physiological tooth migration and its significance

for the development of occlusion. II. The biogenesis of accessional dentition. *J Dent Res* 1950(3);**29**:331–7.
[110] Baume LJ. Physiological tooth migration and its significance for the development of occlusion. III. The biogenesis of successional dentition. *J Dent Res* 1950(3);**29**:338–48.
[111] Moorrees CFA, Grøn AM, Lebret LML, et al. Growth studies of the dentition: A review. *Am J Orthod* 1969;**55**(6):600–16.
[112] Varrela J, Alanen P. Prevention and early treatment in orthodontics: a perspective. *J Dent Res* 1995;**74**(8):1436–8.
[113] Subtelny JD. Oral habits. Studies in form, function and therapy. *Angle Orthod* 1973;**43**(4):347–383.
[114] Popovich F. The prevalence of sucking habits and its relationship to oral malformations. *Appl Ther* 1966;**8**(8): 689–91.
[115] Köhler L, Holst K. Malocclusion and sucking habits of four-year-old children. *Acta Paediat Scand* 1973;**62**(4):373–379.
[116] Larsson E. Dummy- and finger-sucking habits in 4-year-olds. *Sven Tandlak Tidskr* 1975;**68**(6):219–24.
[117] Svedmyr B. Dummy sucking. A study of its prevalence, duration and malocclusion consequences. *Swed Dent J* 1979;**3**(6):205–10.
[118] Larsson E. Dummy- and finger-sucking habits with special attention to their significance for facial growth and occlusion. 7. The effect of earlier dummy- and finger-sucking habit in 16-year-old children compared with children without earlier sucking habits. *Swed Dent J* 1978;**2**(1):23–33.
[119] Larsson E. Prevalence of crossbite among children with prolonged dummy- and finger-sucking habit. *Swed Dent J* 1983;**7**(4):115–119.
[120] Tsourakis AK, Johnston LE Jr. Class II malocclusion: The aftermath of a "perfect storm". *Semin Orthod* 2014;**20**(1): 59–73.
[121] Harvold EP, Tomer BS, Vargevik K, Chierici G. Primate experiments in oral respiration. *Am J Orthod* 1981;**79**(4): 359–72.
[122] Linder-Aronson S. Adenoids. Their effect on mode of breathing and nasal airflow and their relationship to characteristics of the facial skeleton and the dentition. A biometric, rhino-manometric and cephalometro-radiographic study on children with and without adenoids. *Acta Otolaryngol Suppl* 1970;**265**:1–132.
[123] Kerr WJS, McWilliam JS, Linder-Aronson S. Mandibular form and position related to changed mode of breathing – a five-year longitudinal study. *Angle Orthod* 1989;**59**(2): 91–96.
[124] Arun T, Isik F, Sayinsu K. Vertical growth changes after adenoidectomy. *Angle Orthod* 2003;**73**(2):146–50.
[125] Linder-Aronson S. Effects of adenoidectomy on dentition and nasopharynx. *Trans Eur Orthod Soc* **1972**:177–86.
[126] Linder-Aronson S, Woodside DG, Lundstrom A. Mandibular growth direction following adenoidectomy. *Am J Orthod Dentofacial Orthop* 1986;**89**(4):273–84.
[127] Woodside DG, Linder-Aronson S, Lundstrom A, McWilliam J. Mandibular and maxillary growth after changed mode of breathing. *Am J Orthod Dentofac Orthop* 1991;**100**(1): 1–18.
[128] Behlfelt K, Linder-Aronson S, McWilliam J, et al. Craniofacial morphology in children with and without enlarged tonsils. *Eur J Orthod* 1990;**12**(3):233–43.
[129] Zettergren-Wijk L, Forsberg CM, Linder-Aronson S. Changes in dentofacial morphology after adeno-/tonsillectomy in young children with obstructive sleep apnea – a 5-year follow-up study. *Eur J Orthod* 2006;**28**(4): 319–326.
[130] Bresolin D, Shapiro PA, Shapiro GG, et al. Mouth breathing in allergic children: its relationship to dentofacial development. *Am J Orthod* 1983;**83**(4):334–340.
[131] Stein E, Flax SJ. A cephalometric study of children with chronic perennial allergic rhinitis. *J Dent Assoc S Afr* 1996;**51**(12): 794–801.
[132] Harari D, Redlich M, Miri S, et al. The effect of mouth breathing versus nasal breathing on dentofacial and craniofacial development in orthodontic patients. *Laryngoscope* 2010;**120**(10):2089–93.
[133] Trask GM, Shapiro GG, Shapiro PA. The effects of perennial allergic rhinitis on dental and skeletal development: a comparison of sibling pairs. *Am J Orthod Dentofacial Orthop* 1987;**92**(4):286–93.
[134] Ozdoganoglu T, Songu M. The burden of allergic rhinitis and asthma. *Ther Adv Respir Dis* 2012;**6**(1):11–23.
[135] Bouvier M, Hylander WL. The effect of dietary consistency on gross and histologic morphology in the craniofacial region of young rats. *Am J Anat* 1984;**170**:117–26.
[136] Yamada K, Kimmel DB. The effect of dietary consistency on bone mass and turnover in the growing rat mandible. *Arch Oral Biol* 1991;**36**(2):129–38.
[137] Tuominen M, Kantomaa T, Pirttiniemi P. Effect of food consistency on the shape of the articular eminence and the mandible. *An experimental study on the rabbit. Acta Odontol Scand* 1993;**51**(2):65–72.
[138] Ueda HM, Ishizuka Y, Miyamoto K, et al. Relationship between masticatory muscle activity and vertical craniofacial morphology. *Angle Orthod* 1998;**68**(3):233–238.
[139] Granger MW, Buschang PH, Throckmorton G, Iannaccone ST. Masticatory muscle function in patients with spinal muscular atrophy. *Am J Orthod Dentofacial Orthop* 1999;**115**(6):697–702.
[140] Throckmorton GS, Ellis E. III Buschang PH. Morphologic and biomechanical correlates with maximum bite forces in orthognathic surgery patients. *J Oral Maxillofac Surg* 2000; **58**(5):515–524.
[141] Watt DG, Williams CH. The effects of the physical consistency of food on the growth and development of the mandible and the maxilla of the rat. *Am J Orthod* 1951; **37**(12):895–928.
[142] Navarro M, Delgado E, Monje F. Changes in mandibular rotation after muscular resection. Experimental study in rat. *Am J Orthod Dentofacial Orthop* 1995;**108**(4):367–79.
[143] Kreiborg S, Jensen BL, Møller E, Björk A. Craniofacial growth in a case of congenital muscular dystrophy. *Am J Orthod* 1978;**74**(2):207–15.
[144] Kiliaridis S, Mejersjö C, Thilander B. Muscle function and craniofacial morphology: a clinical study in patients with myotonic dystrophy. *Eur J Orthod* 1989;**11**(3):131–8.
[145] Houston K, Buschang PH, Iannaccone ST, Seale NS. Craniofacial morphology of spinal muscular atrophy. *Pediatr Res*

1994;**36**(2):265–9.
[146] Kuo AD, Zajac FE. A biomechanical analysis of muscle strength as a limiting factor in standing posture. *J Biomech* 1993;**26** (Suppl 1):137–50.
[147] Nallegowda M, Singh U, Handa G, et al. Role of sensory input and muscle strength in maintenance of balance, gait, and posture in Parkinson's disease: A pilot study. *Am J Phys Med Rehabil* 2004;**83**(12):898–908.
[148] Yahia A, Jribi S, Ghroubi S, et al. Evaluation of the posture and muscular strength of the trunk and inferior members of patients with chronic lumbar pain. *Joint Bone Spine* 2011; **78**(3):291–7.
[149] Linder-Aronson S. Respiratory function in relation to facial morphology and dentition. *Br J Orthod* 1979;**6**(2):59–71.

第二部分：安氏Ⅱ类错殆畸形的矫治：问题及解决方案

Eustáquio Araújo, DDS, MDS

Center for Advanced Dental Education, Saint Louis University, St. Louis, MO, USA

在2002年的早期治疗研讨会上，Lysle Johnston博士用下面这句话清晰地概括了持续争论的早期治疗问题：

> 早治还是晚治？显而易见，对于很多错殆的治疗时机大家并无多少异议。实际上，围绕Ⅱ类错殆畸形的治疗时机才是主要争议点，这也许是举办这个研讨会的理由，也是我要与大家辩论的[1]。

有关正畸治疗开始时间的钟摆在过去许多年来曾摆向不同的方向。但是，目前由于许多不同的原因，在很多情况下钟摆似乎摆向早期阻断治疗这一方。Ⅱ类错殆畸形的治疗有其足够的理由能引起持续的争论和辩论。

在很多场合，决定治疗开始时间也成了专业学者们热烈讨论的问题。激进主义者可能对达到完美目标/效果及效率的平衡持消极态度。而一个谨慎的医生不会基于僵化的立场来做出适宜的决定。

何时是阻断Ⅱ类错殆畸形的最佳时机？如何决定哪些需要治疗？

早期治疗始于20世纪初期，由Le Roy Johnson在“错殆畸形的诊断及早期治疗[2]”中提出。他在文中讨论了功能、外形以及遗传在错殆畸形的诊断中的作用等有意义的概念。

最近，许多研究试图阐明仍然存在的问题。一些临床随机对照试验（RCT）对目前与Ⅱ类治疗相关的文献进行了记录分析[3-8]。

所得结论给我们一些主要提示：

1. 无论是采用头帽、功能矫治器，还是不治疗，Ⅰ期治疗效果取决于治疗的配合执行情况。
2. Ⅱ期治疗结束时，这种差异倾向不明显，而且经历和未经历Ⅰ期治疗的个体呈现相似的骨骼和牙齿的改变。
3. 两者间最终的治疗结果没有显著差异。
4. Ⅰ期治疗是否简化了Ⅱ期治疗存在疑问。
5. 由于双期治疗耗时较长，无法证明其更高效。

虽然有足够的证据证实Ⅱ类错殆畸形的早期阻断治疗不应作为常规，但每一个患者都应被分别对待，决定是否进行早期阻断治疗还取决于其他很多因素。

本文所引的一篇文献中，作者展示了早期治疗阶段积极的治疗进展，由此他们讨论对照组不予治疗是否符合伦理[7]。

在实际的临床工作中并不像看起来那么简单。临床医生经常要面临做决定的同时准备好回答下述问题：

对于有明显牙列和骨骼不调的儿童应该做什么？对于这种因外貌不断被同龄人嘲笑和欺负而变得内向的孩子，我们的责任和义务是什么？如何应对那些急切地为孩子寻求彻底阻断治疗的家长？从治疗效率考虑（治疗耗时），建议不治疗

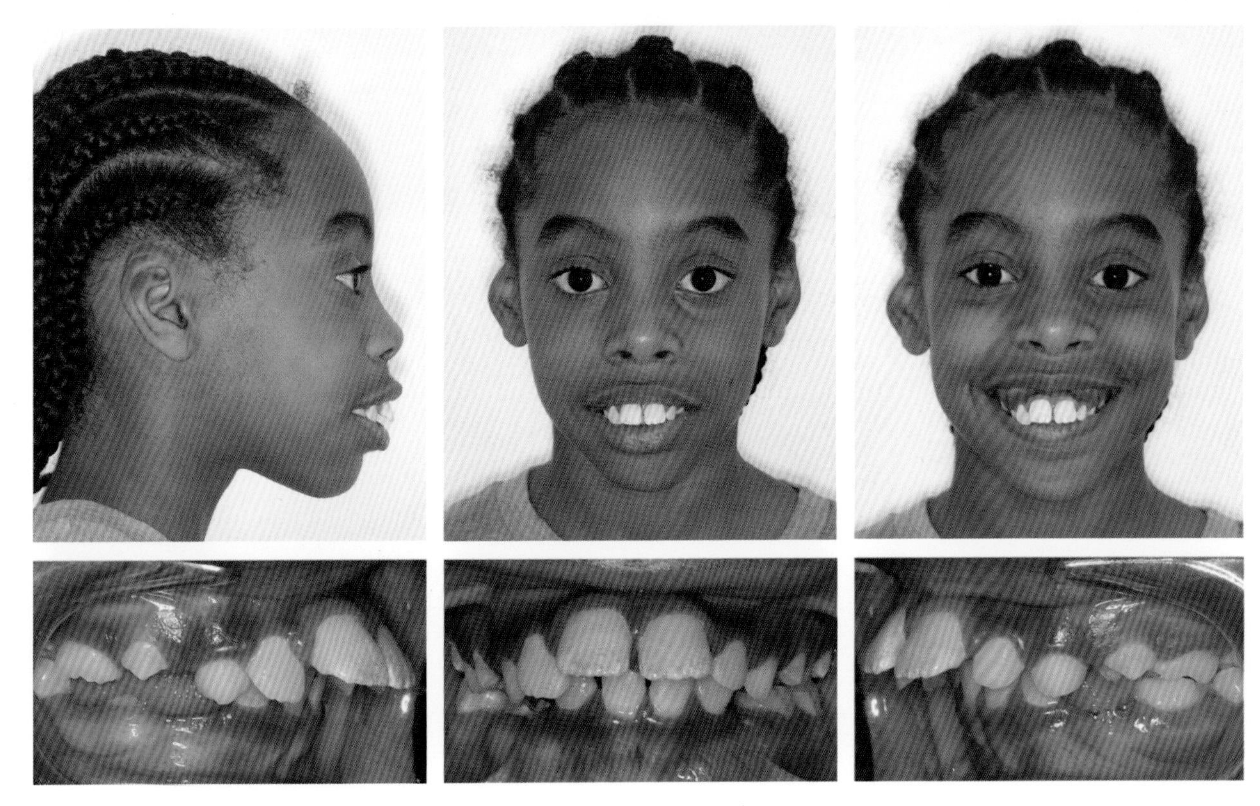

图6.14　严重拥挤和前凸。患者无法自然闭嘴。

是否合适?

正畸医生在掌握一种矫治系统基础上，还要彻底了解生长、遗传以及儿童期*生理和病理性的发育*。儿童早期阶段是生物性反应的高峰阶段。在正确的诊断及谨慎合适的力量作用下，此时可以改善或消除初期形成的严重问题[9]。

也是在这一阶段，治疗可以很大程度影响孩子的生活及其个性的发育。正如第1章、第2章所述，在决定Ⅱ类错𬌗的早期阻断治疗时机时要考虑3个主要情况：（1）心理问题。（2）外伤风险的增加。（3）高角发育倾向。文献也支持这种论点，尤其有外伤可能和心理问题时[10–20]。至于高角面型，本章的第1节已展示了很多证据。许多关注替牙期用微种植钉压入磨牙的研究很受欢迎。虽然一些报道反驳早期阻断治疗简化问题的能力，但也有研究显示了乐观的结果[21–28]。

图6.14 ~ 图6.19展示了一个严重Ⅱ类错𬌗畸形患者，且基于前述3个原因应该进行早期阻断治疗。正畸医生有责任给患者最好的治疗。

很多时候，最好的治疗并不仅仅意味着更好的咬合。我们必须考虑给孩子更加自信的发育过程，使他们能够面对世界成为赢家。适当情形下，早期阻断发育中的Ⅱ类错𬌗还是有一席之地的。

正如近期Tuncay发表的解决*Ⅱ类错𬌗的谜团*所言：

“鉴于‘已知’和未知的因素，也许Ⅱ类错𬌗最好的治疗策略与其他形式的正畸治疗并无区别：临床医生应该在发病因素和美学框架中做出判断。”[29]

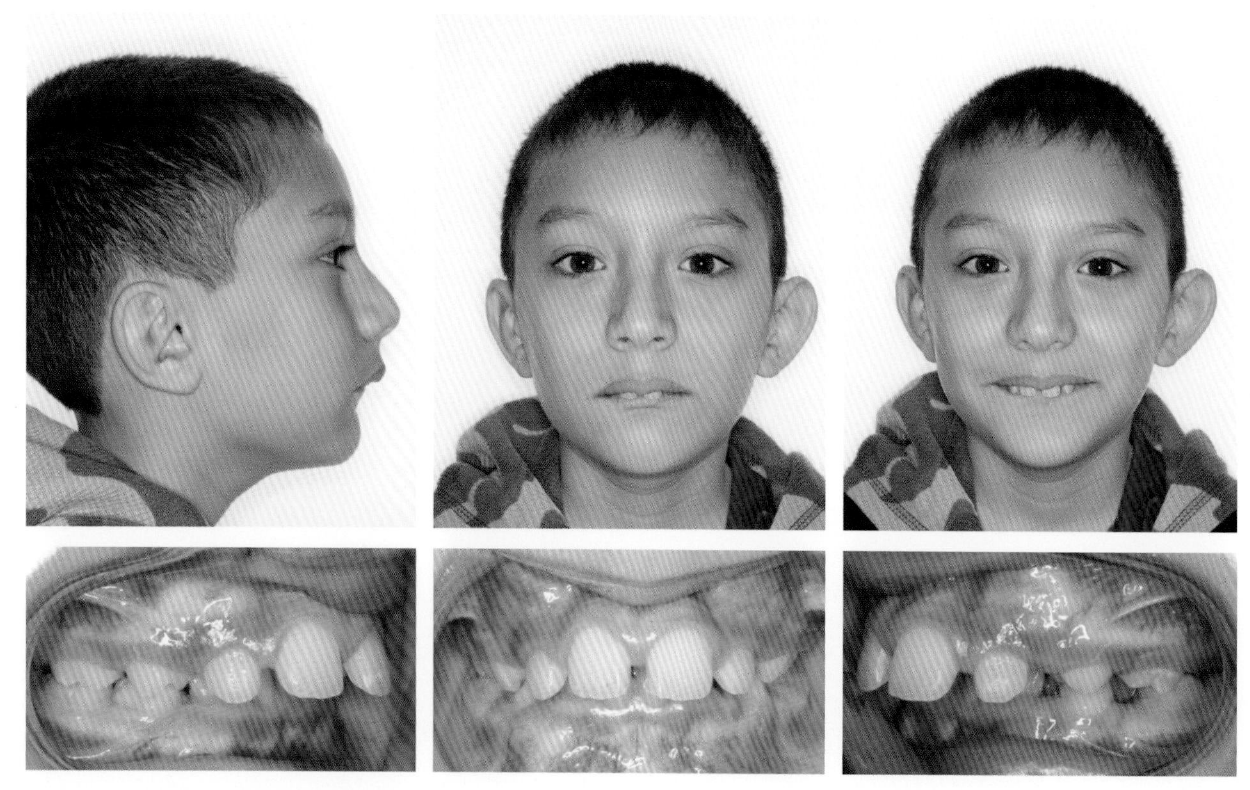

图6.15 严重深覆殆，拥挤，咀嚼困难。

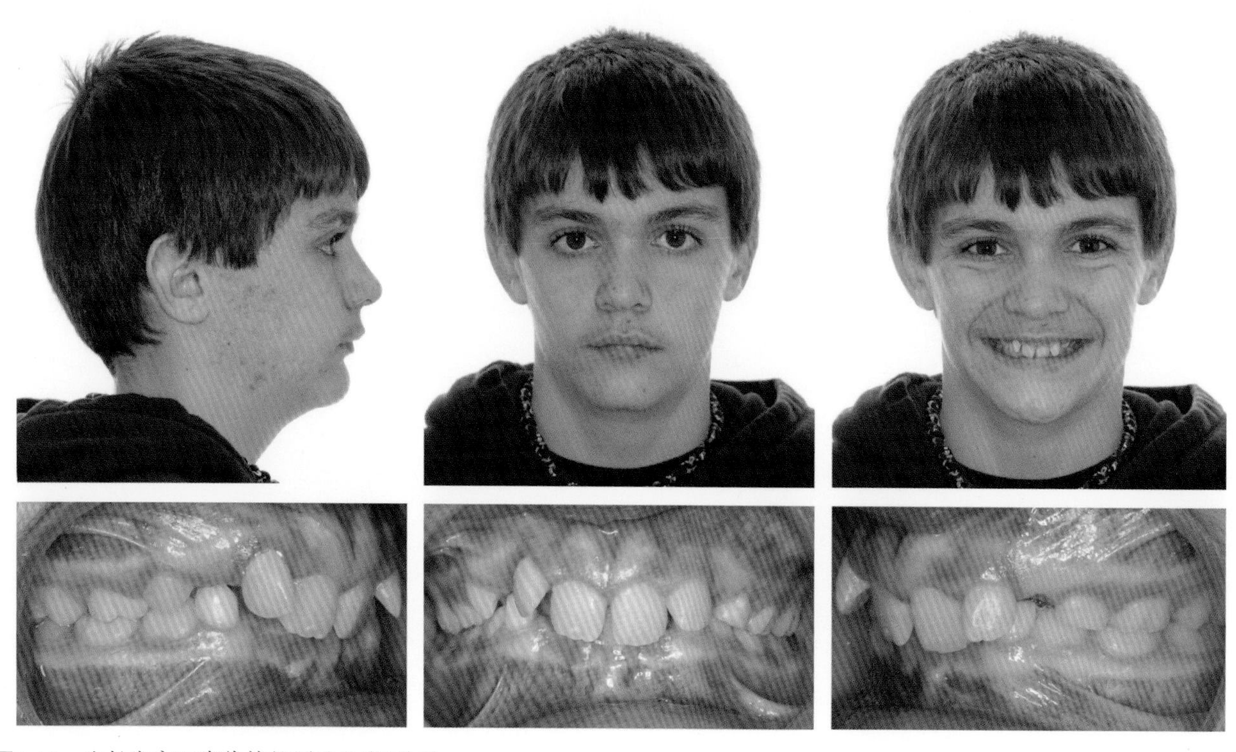

图6.16 生长发育正常代偿的严重Ⅱ类2分类。

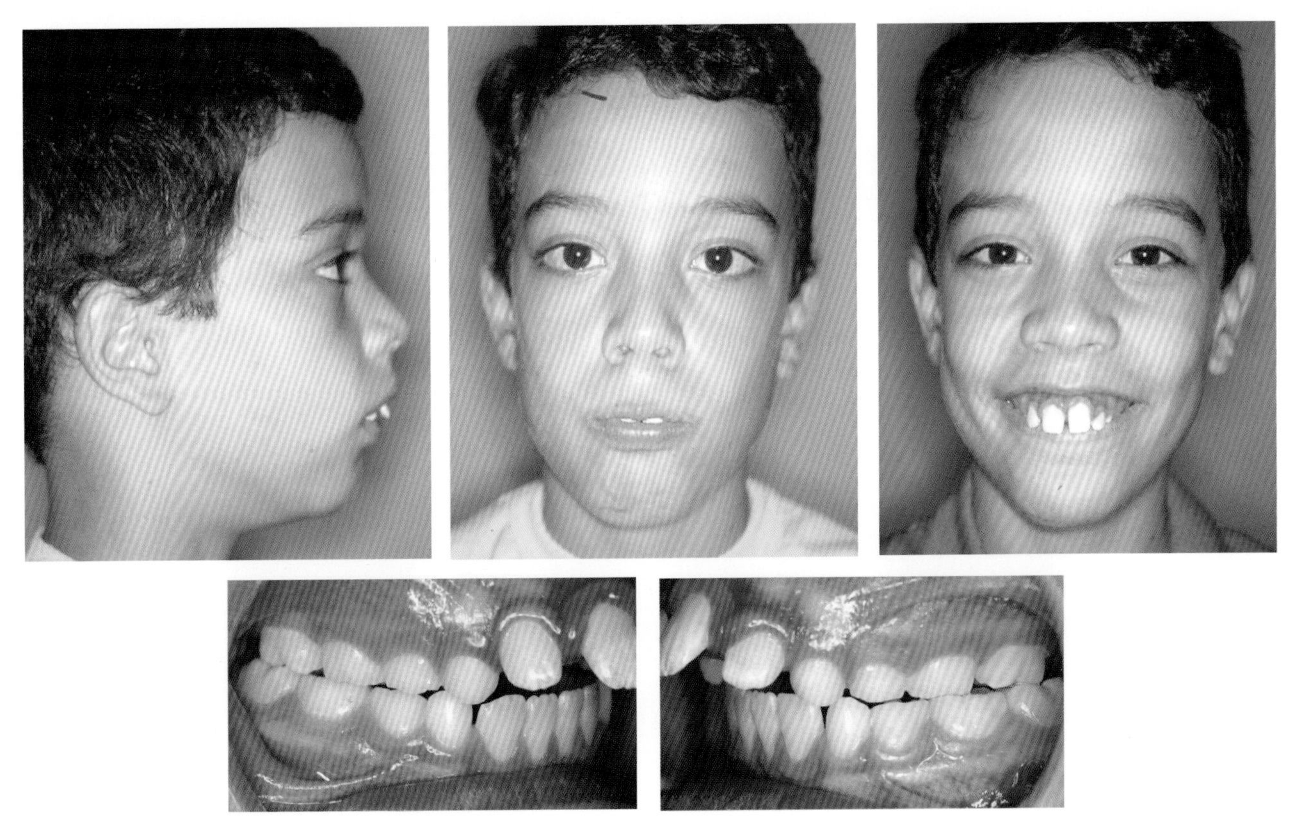

图6.17 高角，严重前凸，有情绪问题的错船畸形。

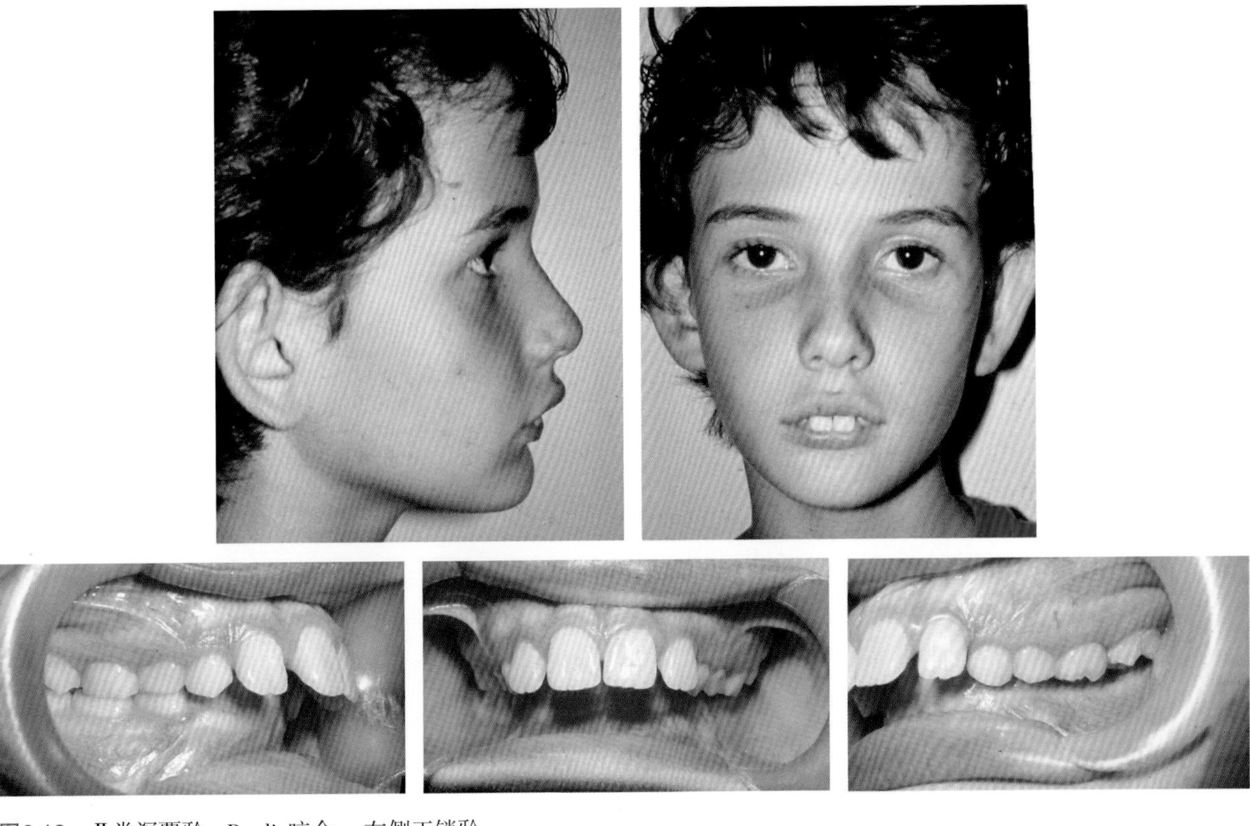

图6.18 Ⅱ类深覆船，Brodie咬合， 左侧正锁船。

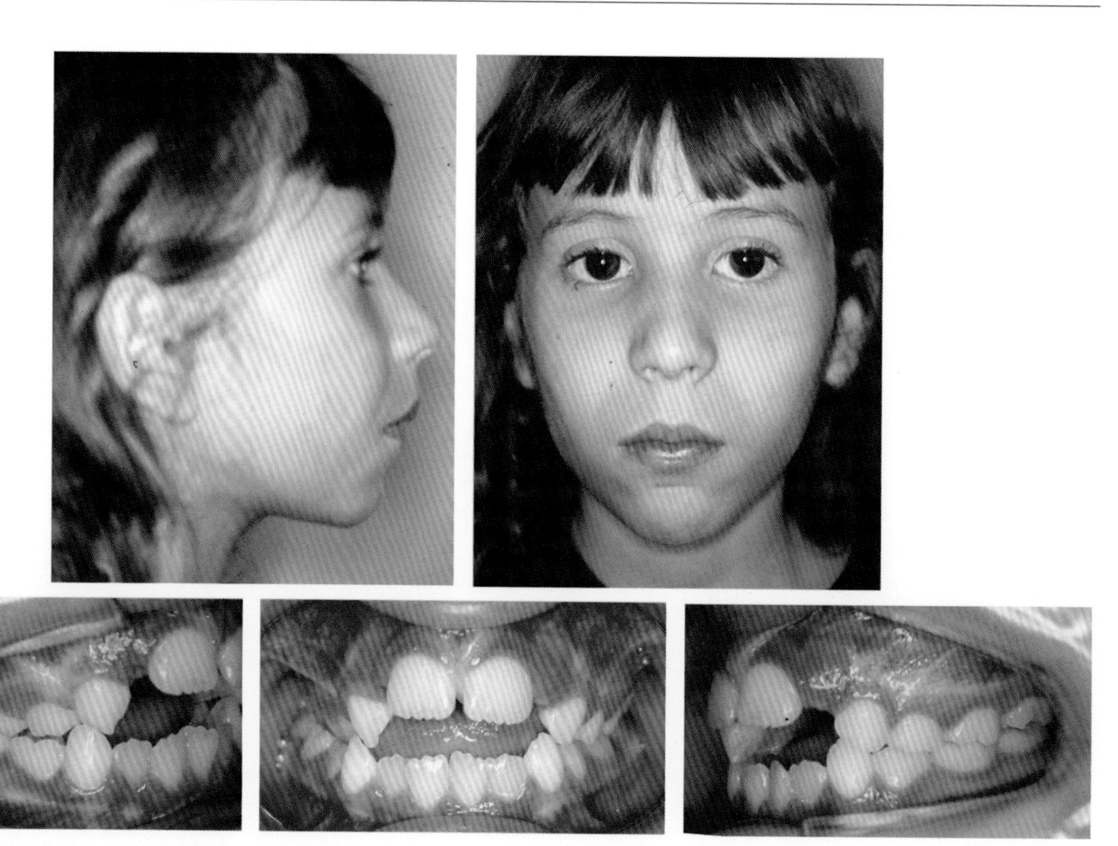

图6.19 Ⅱ类开殆，严重高角，单侧后牙反殆。

6.7 早期Ⅱ类关系的调整

正常Ⅰ类磨牙关系可通过多种机制达到。在替牙期，医生们一定要注意第2章所描述的牙列改变。研究证实，从长远看，第二乳磨牙呈远中阶梯关系的患者会发展为恒磨牙的Ⅱ类关系（图6.20）。也有研究证实生长发育期患者的Ⅱ类错殆不会自行调整[30-31]。磨牙最终的关系取决于第二乳磨牙末端平面关系及乳牙殆类型——开放式还是闭合式（参见第5章），另外，还有遗传因素以及第5章阐述的个体的自然生长量。

生长在Ⅱ类错殆调整中起重要作用。70%的Ⅱ类关系可以随着时间推移通过生长干预纠正[32-33]。

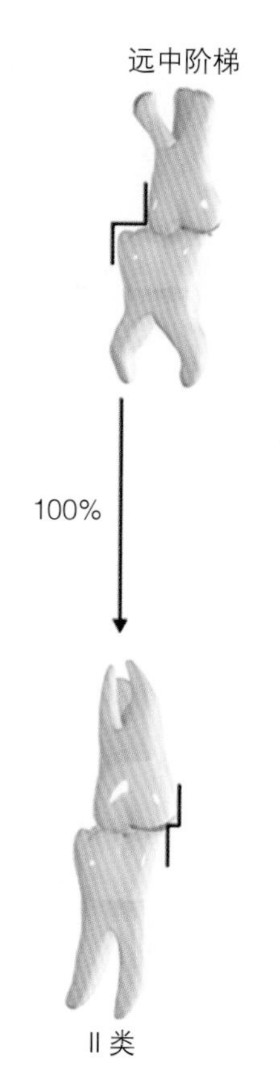

图6.20 远中阶梯的调整（引自Arya等[30]）。

完全远中、非完全远中和开始远中Ⅱ类错殆应采用不同的治疗技术和方法。

6.8 治疗

首先要回答的重要问题是有关Ⅱ类治疗的类型：*医生应关注上颌还是下颌？Ⅱ类1分类和2分类的治疗方法是否相同？如何处理治疗的依从性？患者能接受头帽吗？功能矫治器有效吗？功能矫治器能提供稳定和长期的疗效吗？配合种植体的矫治器是否适合替牙期患者？多大的力量过大？多小的力量不足？*

正如前面所述，很多文献报道无论是采用头帽还是功能矫治器早期治疗Ⅱ类患者均未显示出明显治疗优势[4-7, 12, 33-34]。不过即使在Ⅱ期治疗结束时，早期治疗组和对照组呈现了相似的骨骼效果，但仍有一些早期治疗适应证，能对上颌或下颌达到有效的治疗，其效果取决于进行治疗的类型。与对照组和Bionator治疗组相比，头帽治疗组呈现上颌向前生长的抑制。功能矫治器组（Bionator）与对照和头帽组相比显示了下颌长度的增加。虽然第一阶段治疗结束时所有治疗组前后向的变化明显，但这种趋势并未延续到第二阶段治疗结束时。

综上所述，虽然Ⅰ期治疗对生长产生的不同反应可延续到Ⅱ期治疗结束时，但这种趋势并未观察到，而且3组显示了同样的骨骼和牙齿治疗效果。PAR指数在Ⅰ期治疗时无差异，有报道称无论是最终治疗结果本身还是对Ⅱ期治疗的简化程度，双期治疗均未显示优势。鉴于Ⅰ期和Ⅱ期总的治疗时间较长，双期治疗并不更有效率。但是，是否效率高于一切？

最近，其他的一些研究显示Ⅱ类治疗的短期效果显著，不过有关长期性的探讨还需要更多的研究[35-38]。

考虑治疗上颌还是下颌，一定要以面型作为主要目标。实际上，关注面型是极其重要的。全面的面型分析完成后，要评估牙列的不平衡，主要包括切牙的唇倾度、骨骼关系-SNA和SNB-以及垂直向异常。重要的是要区分促使患者及家长寻求治疗的面部和主要问题的优先顺序。

Sassouni[39-40]提出的Ⅱ类综合征概念结合了前后向和垂直向的问题。垂直向和前后向不同变化的组合产生了不同类型的错殆。Moyers等[41]发表的文章阐述了一些不同的组合类型（图6.21a～g）。

最近文献中描述的分析Ⅱ类1分类和2分类的要点值得临床医生关注[42-43]。

治疗方法的选择依赖于错殆的类型：从远中移动上颌牙列形成Ⅰ类关系到促进下颌发育的矫形治疗，甚至严重的病例要考虑在适当时机的手术治疗。文献展示了治疗Ⅱ类的不同方法。替牙期，考虑前述的3种情况，可以只选择头帽（颈牵引或高位牵引），或4个切牙粘接矫治器（2×4技术）配合头帽（颈牵引或高位牵引），或任一类型的促进下颌前移的装置或功能矫治器（参看本章结束部分的描述）。如图6.22所示，多数这些方法需要患者的配合。

第1节已经提到，治疗选择取决于是低角还是高角。尚没有适合高角患者的功能矫治器。

功能矫治器或咬合跳跃器适合低角患者，高位牵引头帽可以引起下颌的自动旋转。Thurow矫治器和微种植钉压低后牙（图6.23）可用于高角病

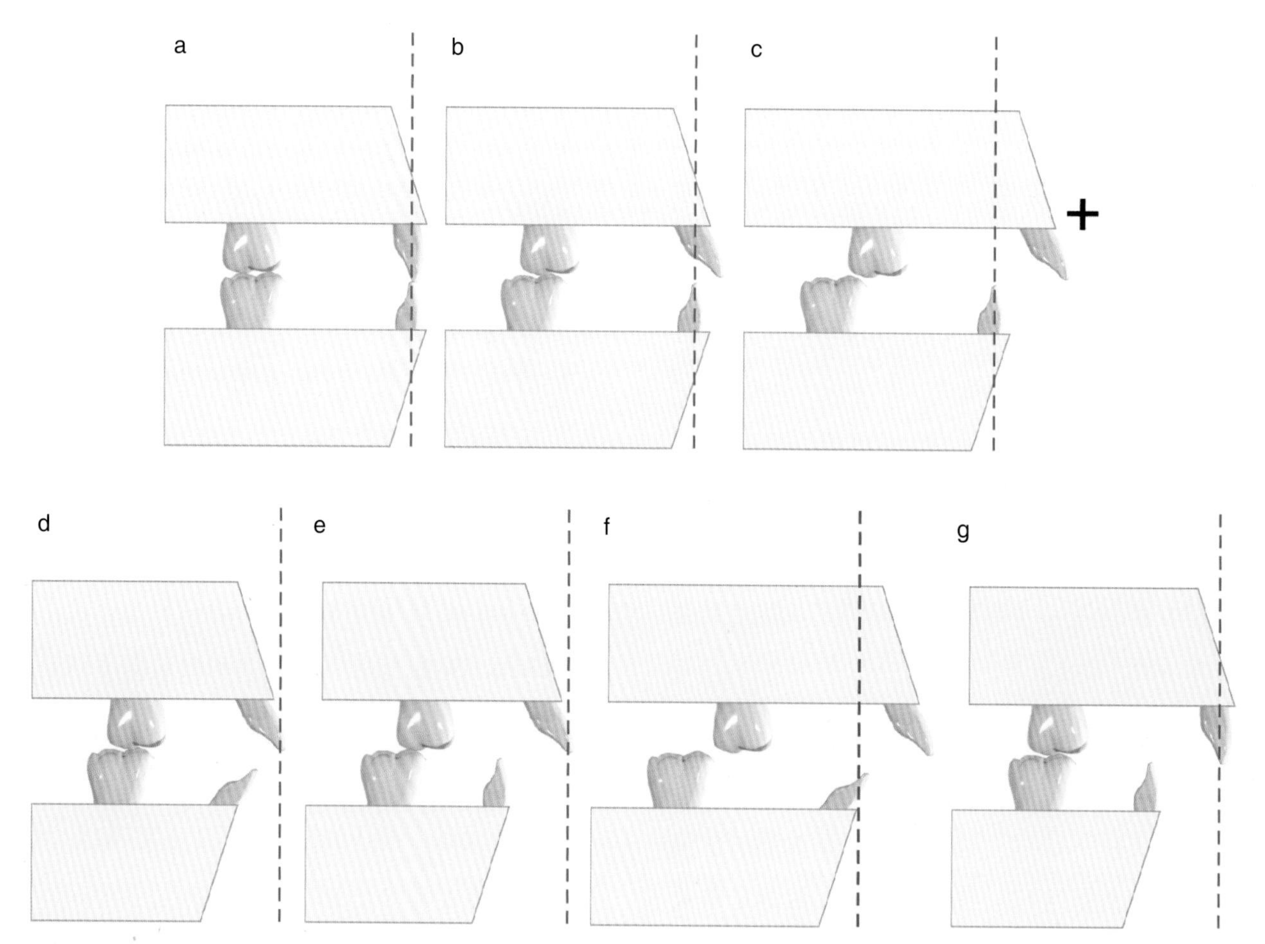

图6.21　Ⅱ类的不同组合（引自Moyers等[41]）。
a. 正常。
b. 上牙弓前凸。
c. 面中部前凸。
d. 上颌后缩，上牙列前凸，下颌后缩，下切牙唇倾。
e. 下颌后缩，上颌后缩，上牙列前凸。
f. 前凸，牙弓前凸，牙唇倾。
g. 下颌后缩。

例。采用骨支持式种植钉或种植板压低还需要更多的证据和临床试验。垂直向控制非常重要，本章的患者2和患者3，就展示了有和没有垂直向控制的治疗结果。

从临床角度看，有两个毋庸置疑的原则。一是矫治Ⅱ类的功能矫治器或咬合跳跃器对上颌牙列作用巨大。且多数变化发生在牙槽突。二是任何以下颌牙列作为支抗远中移动上颌的矫治器都会产生不必要的下切牙唇倾。

第3章在讨论Ⅱ类畸形的早期治疗时列举了这两个原则的证据。从Ⅰ期治疗开始到结束，3种错殆畸形中不调指数（DI）的改善量最小为34.5%，对不调指数的所有特征进行统计分析显示覆盖和下切牙下颌平面角（IMPA）对最终的治疗结果起重要的影响作用。IMPA角显示有统计学意义的显著增加，这提示治疗后下切牙更唇倾导致覆盖减小。Ⅱ类的矫治部分源自生长而大部分源自上述的牙槽突的改变。

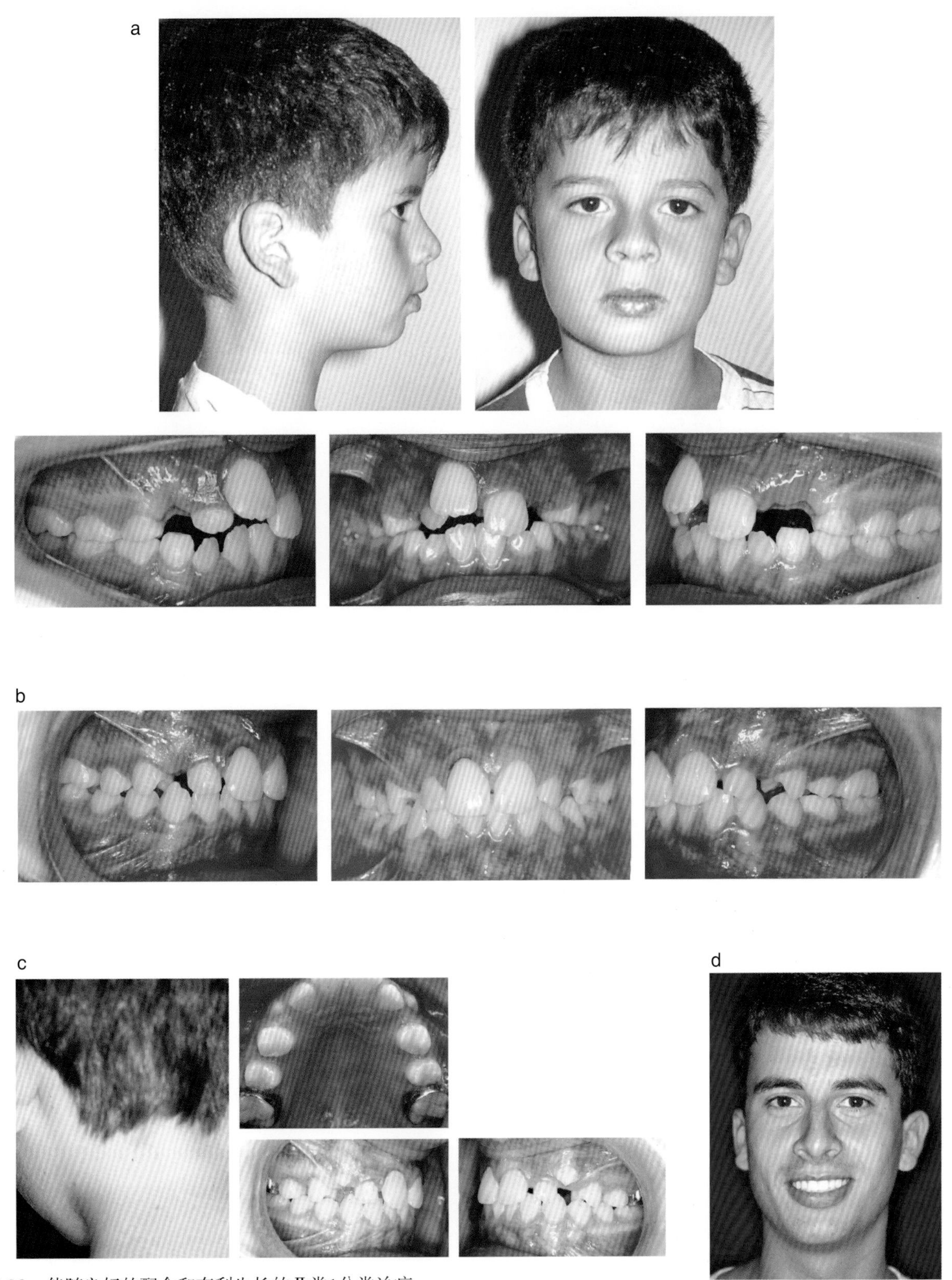

图6.22　伴随良好的配合和有利生长的Ⅱ类1分类治疗。

a. 治疗前。

b. 2×4技术治疗后。

c. 颈部棕色印记和上牙弓显示颈牵引头帽的良好配合，后牙为Ⅰ类关系。

d. 治疗结束3年后的微笑像。

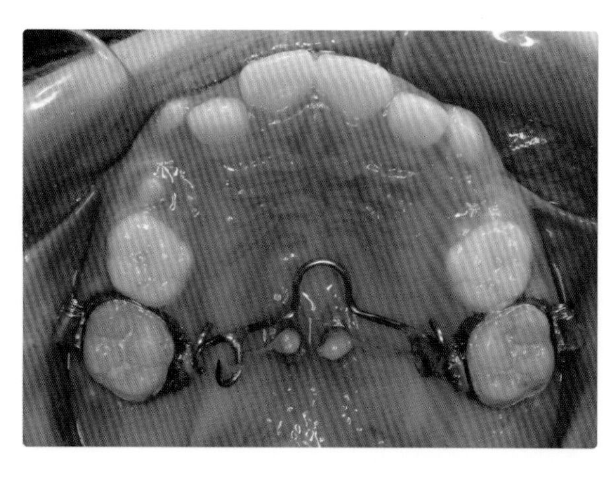

图6.23 用微种植钉和横腭杆（TPA）装置进行垂直向控制（压入）。

患者1

来我们门诊检查的8岁男孩。面部：侧貌凸，由于上颌前凸和下颌后缩呈现开唇露齿。牙粭：覆盖大，下牙列乳牙早失，间隙部分丧失。有咬下唇习惯（图6.24）。

治疗方案包括Ⅰ期采用图6.25所示的Bionator。戴Bionator将近1年后，由于患者配合非常好，侧貌及咬合明显改善。可见头影测量结果的改善（图6.26）。

随着恒牙的萌出，采用固定矫治器处理间隙达到很好的Ⅰ类磨牙和尖牙关系（图6.27）。

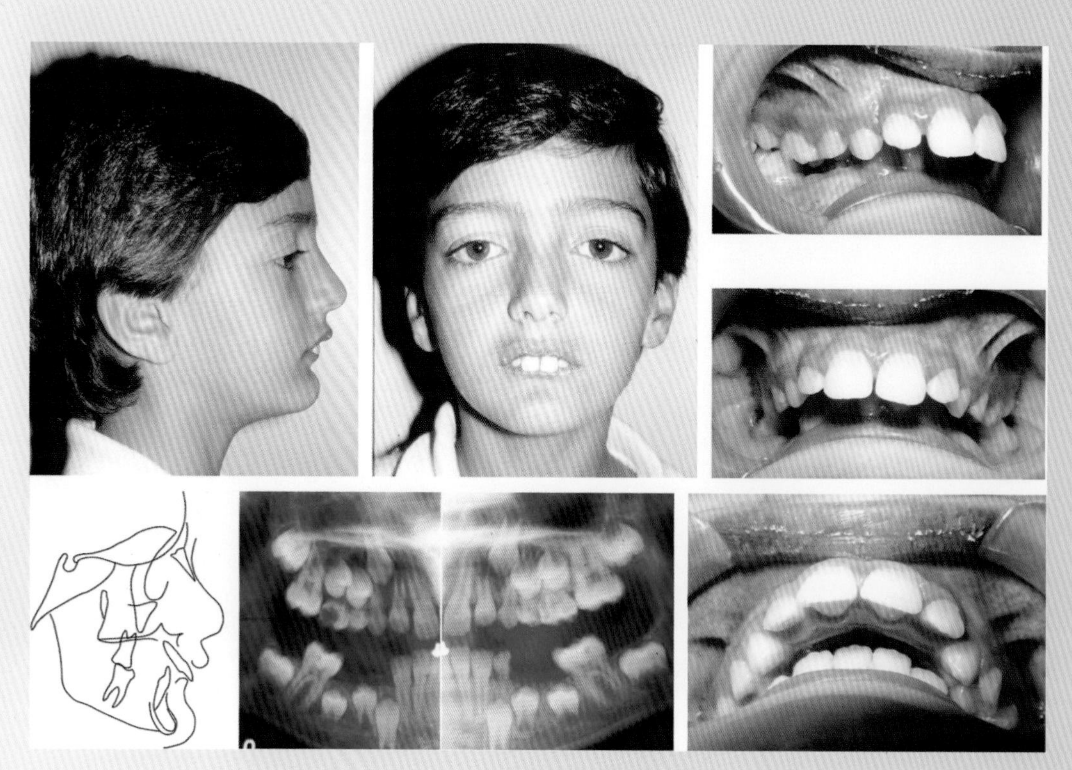

图6.24

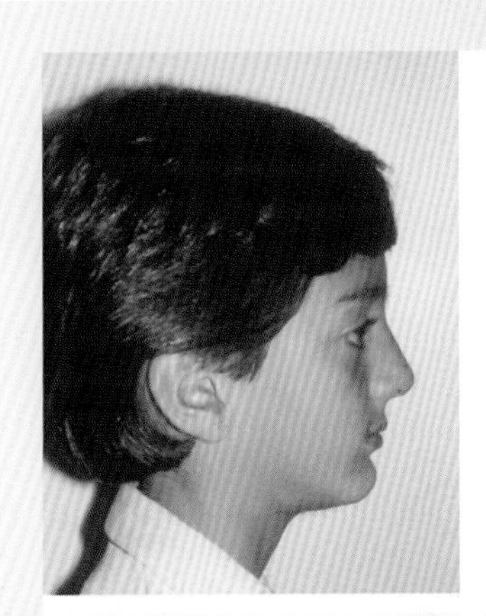

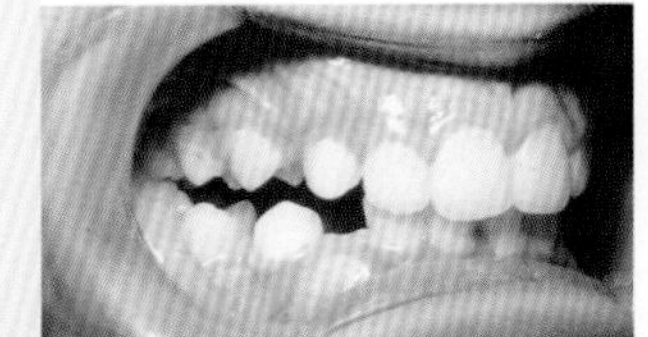

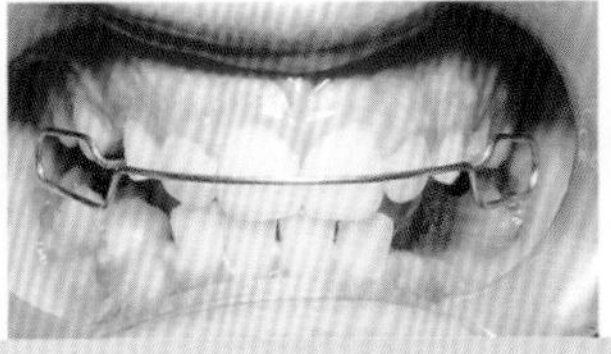

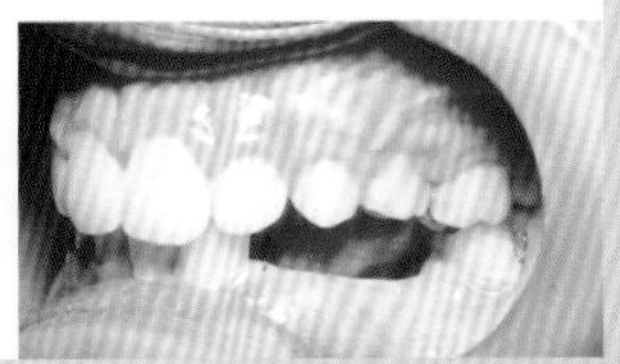

图6.25

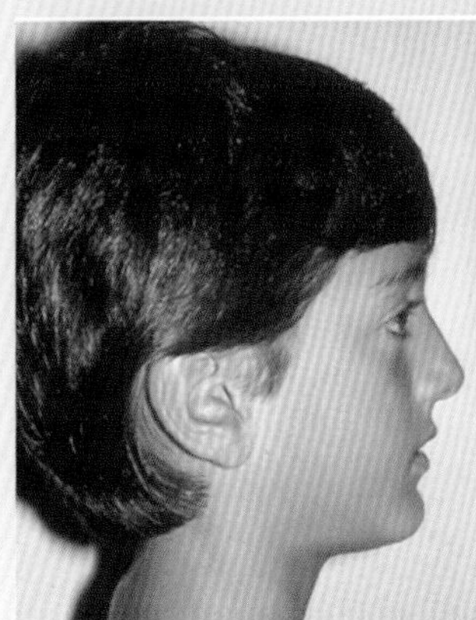

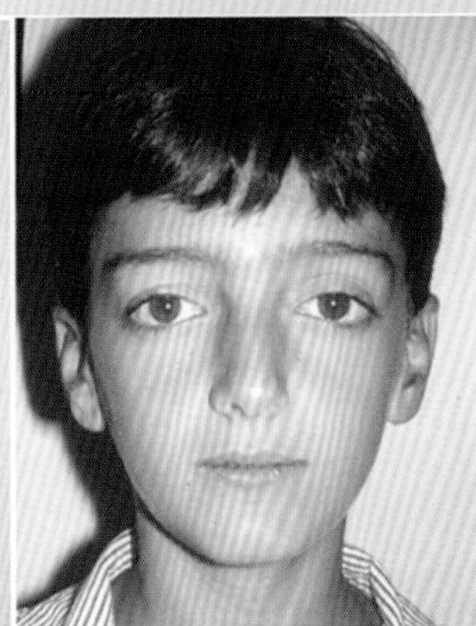

	正常值	治疗前	治疗后
SNA	82	79.5	78.0
SNB	80	74.0	75.0
ANB	2	4.5	3.0
WITS	−1.0	−1.0	−3.0
FMA	25	22.0	25.0
SN-GoGn	32	27.0	33.0
U1-SN	105	120.0	98.0
IMPA	95	88.0	97.5

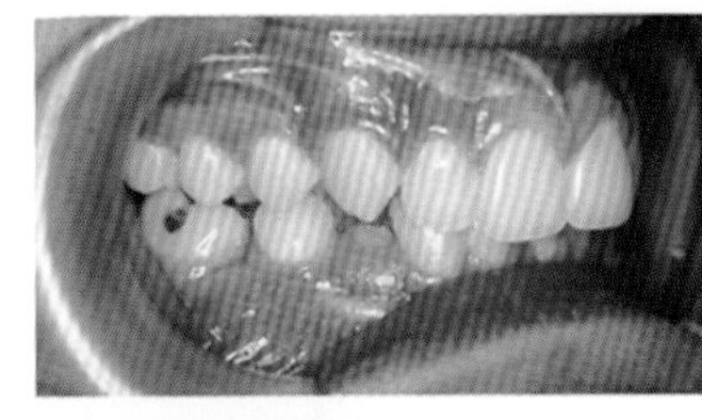

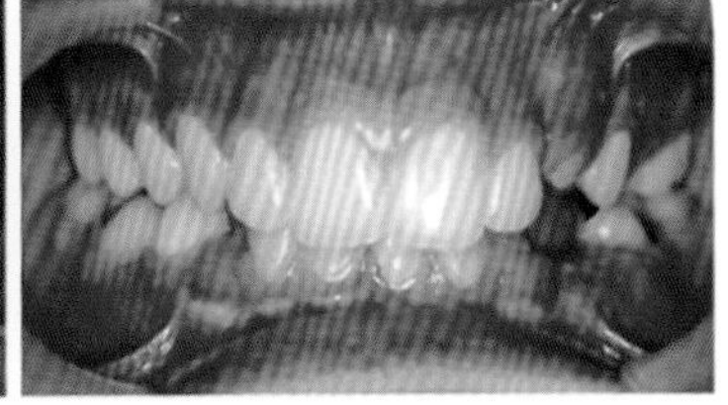

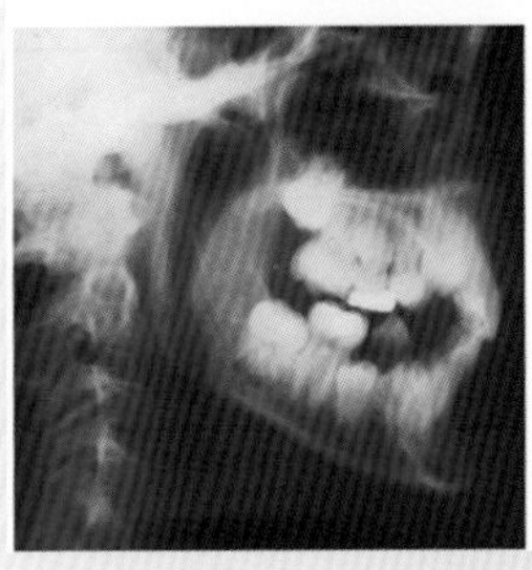

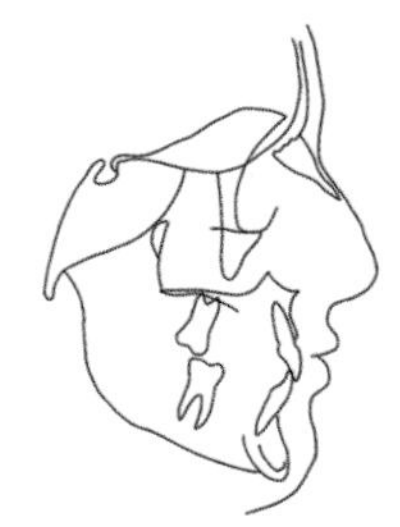

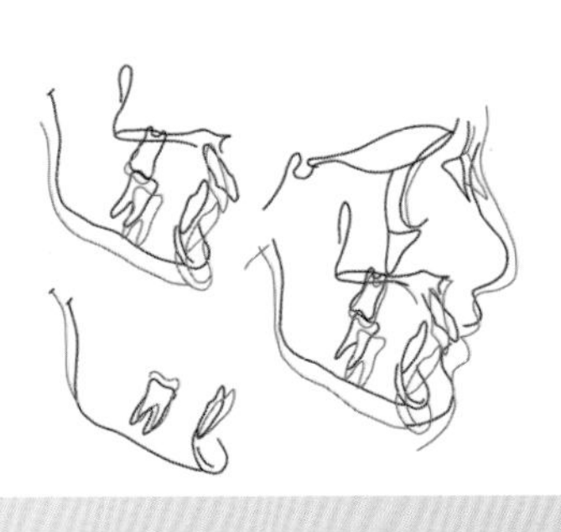

图6.26

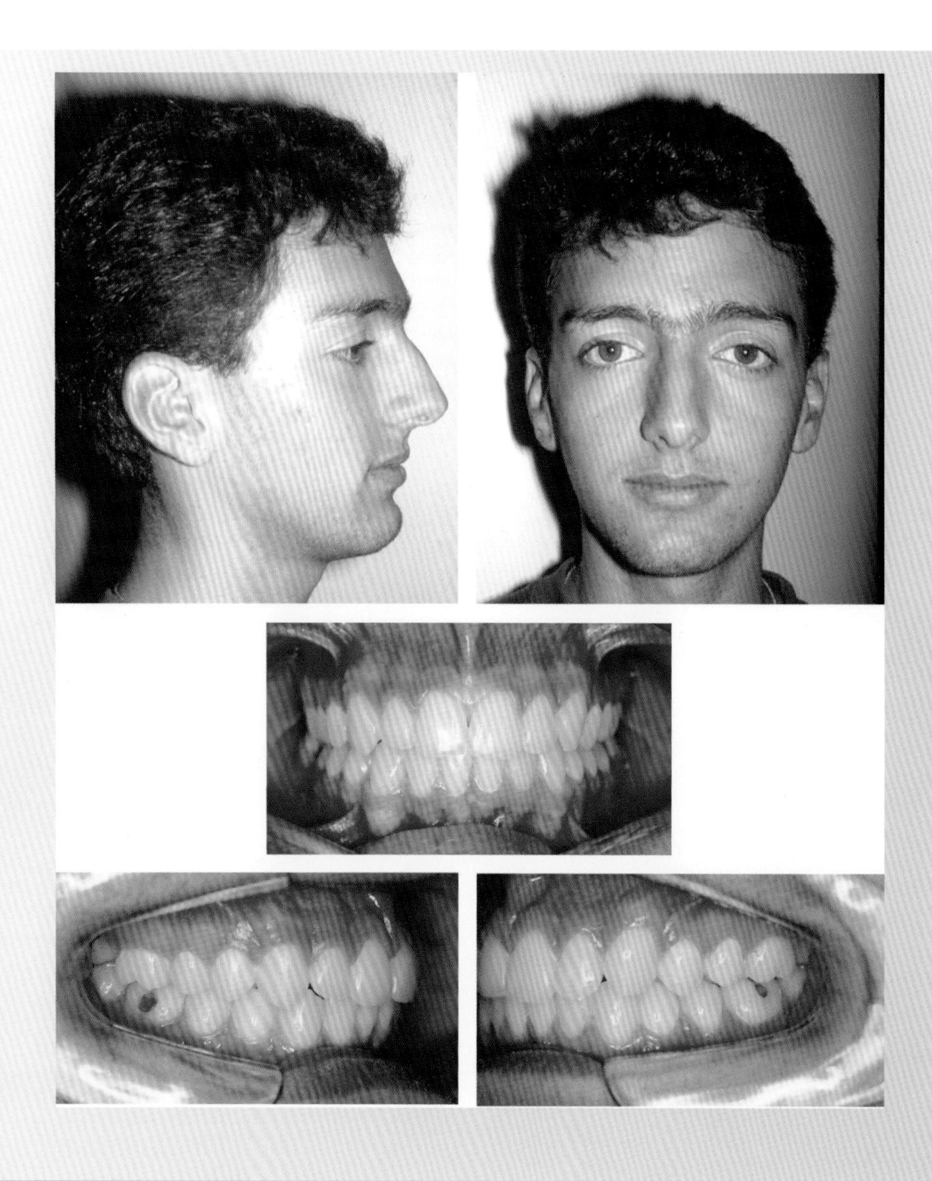

图6.27

患者2

这个7岁零10个月的男孩被介绍到巴西贝洛哈里桑塔的PUC Minas诊所就诊。他所在学校的负责人写了一封介绍信寻求帮助，并陈述这个患者遭到了同龄人的嘲笑并发展为诵读困难，一种以识别和理解书面语障碍为特征的疾病。据介绍信陈述这种疾病很可能与他的语音问题有关。图6.28显示他的面部和牙列特征。可见侧貌凸，开唇露齿，切牙和牙龈前凸。双侧后牙反殆（图6.28d,e）并有15mm的覆盖，见图6.28f。头颅侧位片（图6.28g）显示高角。

为了帮助患者建立自信，决定先矫治他的覆盖而不是开始上颌扩弓。采用2×4技术配合高位牵引头帽并让患者每天至少佩戴14小时。这个小患者非常积极地参与改善他的畸形，他每天佩戴16小时。图6.29展示了最初6个月的良好结果。可见第一磨牙近中的间隙以及高位牵引所致的上牙弓扩展。

接下来去除2×4用Thurow高位牵引头帽，这是一种高位牵引头帽配合全牙弓覆盖树脂的殆垫装置。图6.30展示了这种矫治器及良好的效果。患者脸上的印记说明他配合很好。Ⅰ期治疗结束时患者为Ⅲ类磨牙关系，覆盖为0。

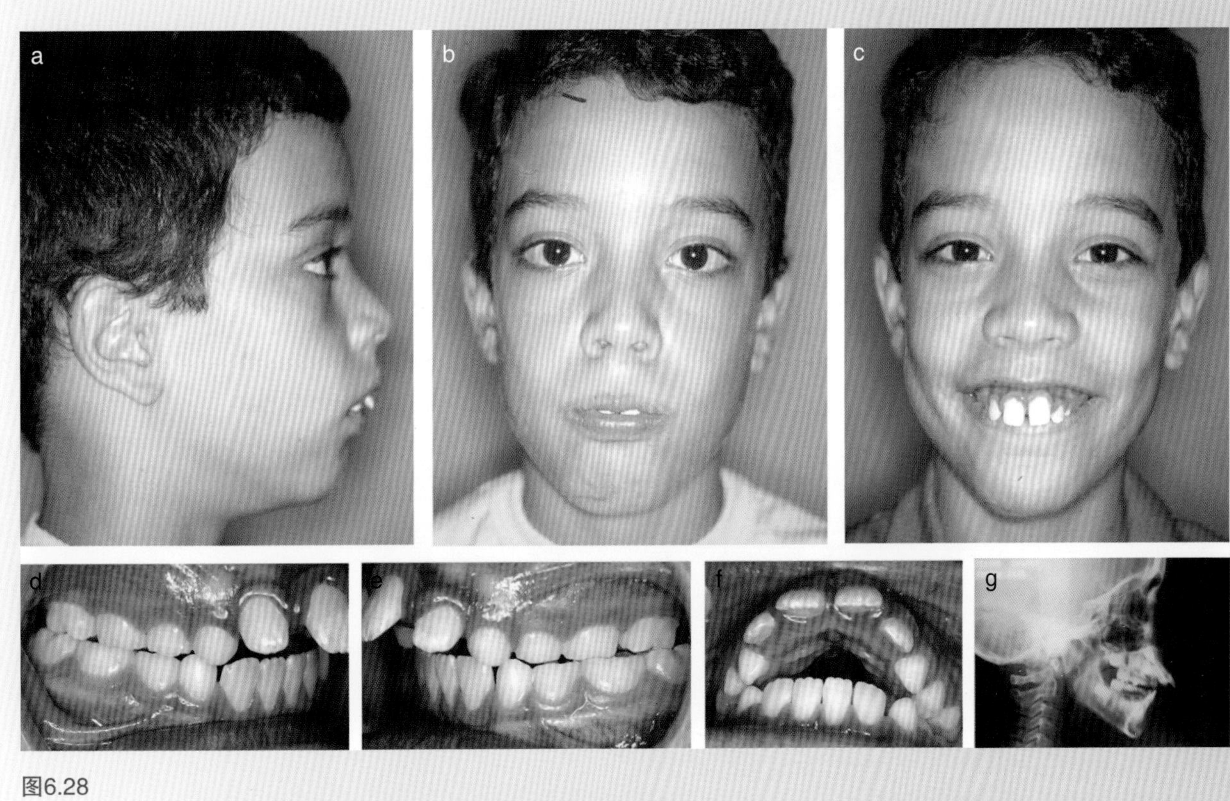

图6.28

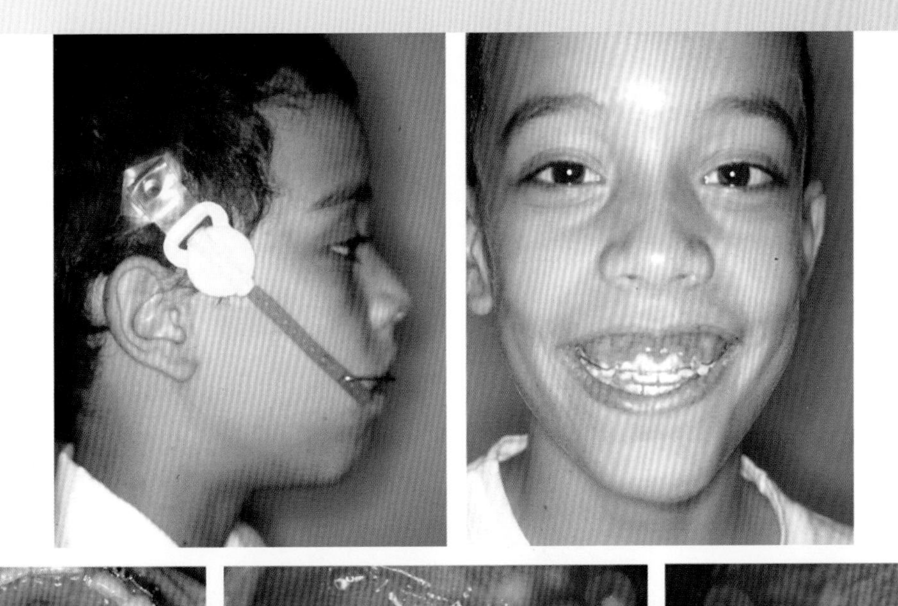

图6.29

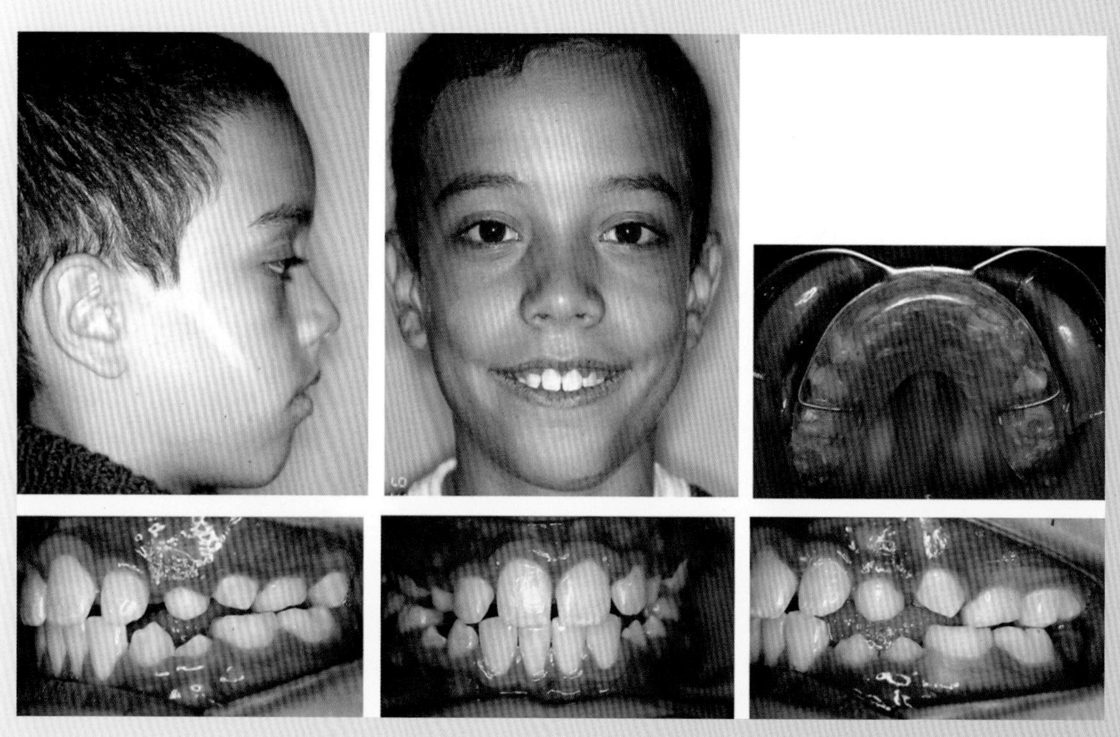

图6.30

Ⅱ期治疗结束时，采用固定矫治器使患者达到了良好的牙船关系以及有控制的露龈笑。采用Hawley氏保持器以及夜间戴高位牵引头帽。面部得到明显改善（图6.31）。

图6.32展示了患者18年后的面貌，图6.33为头部测量情况。

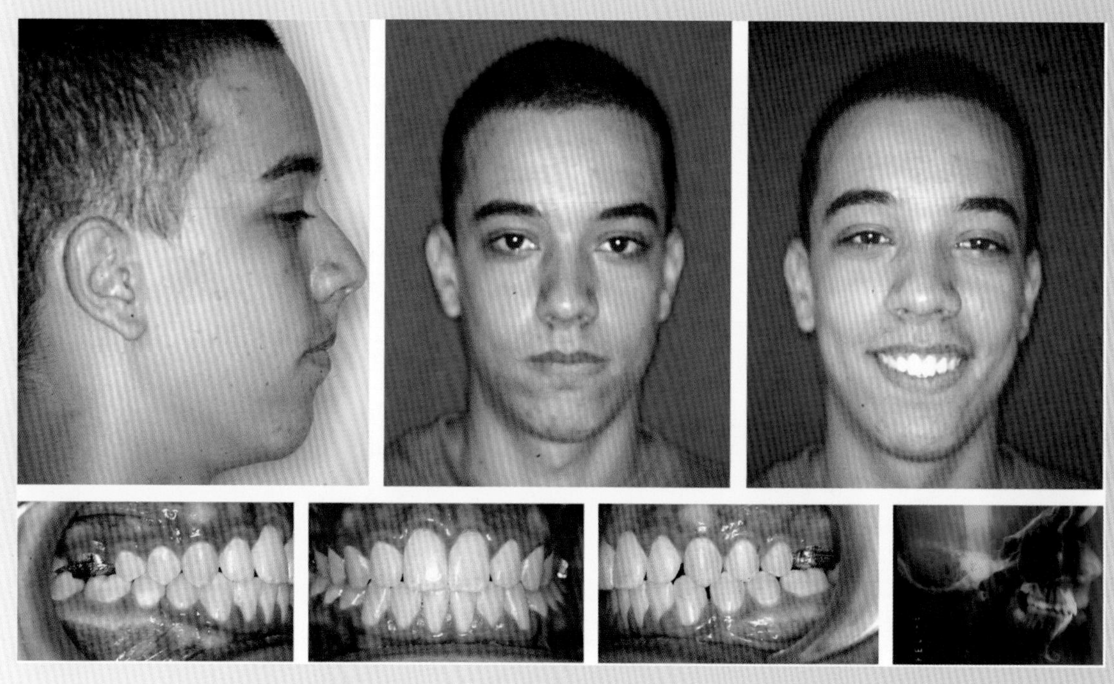

图6.31

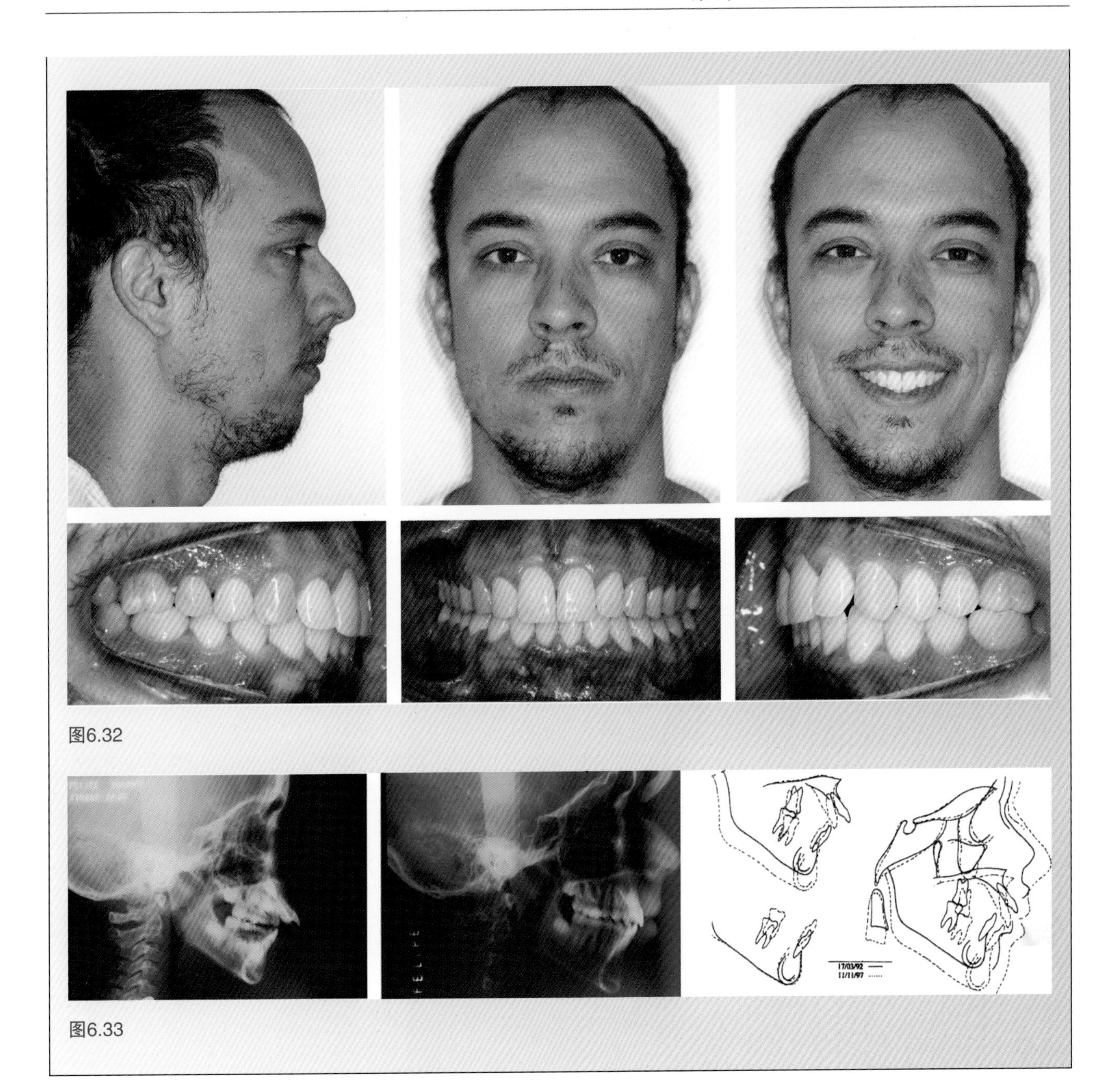

图6.32

图6.33

患者3

这个7岁的女孩与父母来寻求治疗。她的父母和家庭牙医非常关注她的开殆和“小下颌”。所有的检查记录显示她是一个严重的高角。面型上表现为侧貌凸，小下颌。牙殆：可见7mm的开殆。横向：上颌狭窄，单侧后牙反殆（图6.34）。

经过第一阶段治疗完成上颌扩弓并保持了5个月（图6.35）。上颌扩弓完成后，继续使用高位头帽和下颌舌弓控制垂直向以及避免下颌磨牙随着高位头帽压低的上颌磨牙伸长。

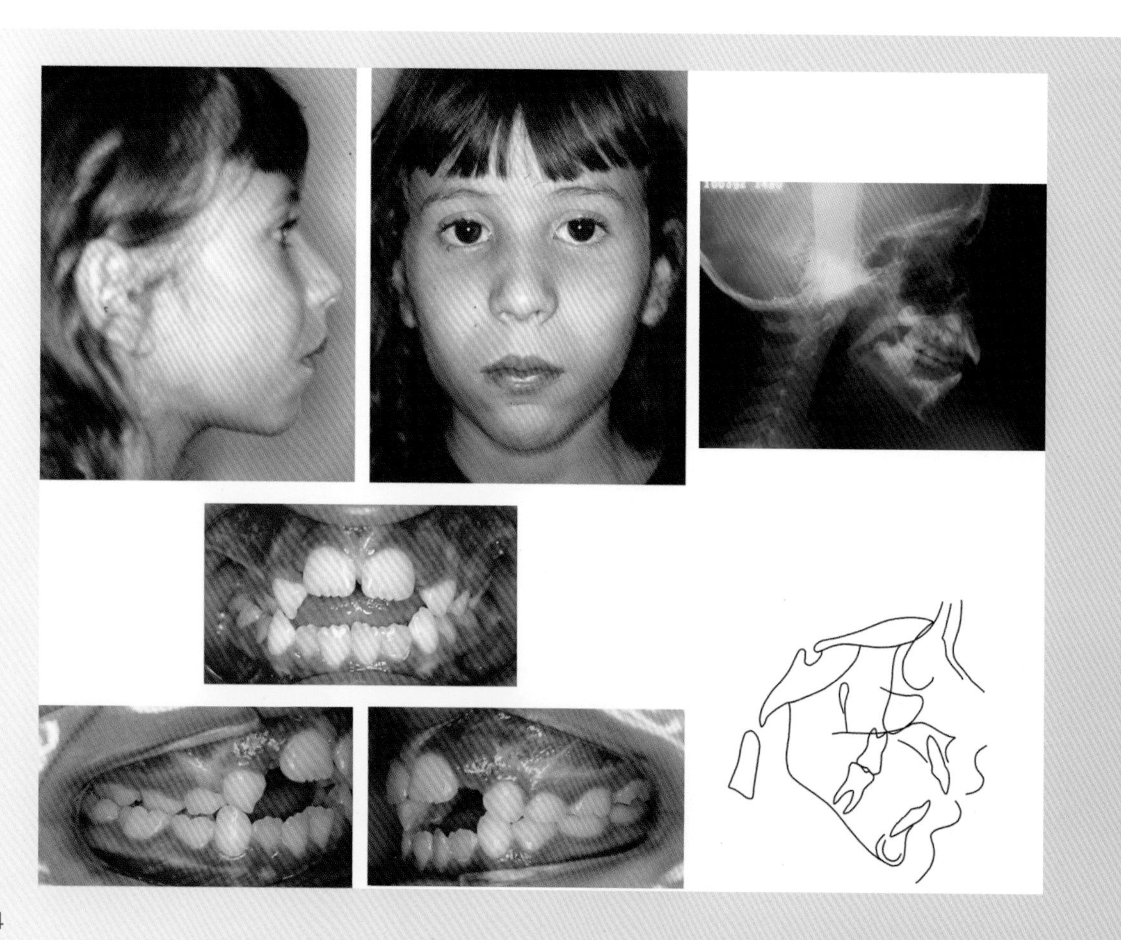

图6.34

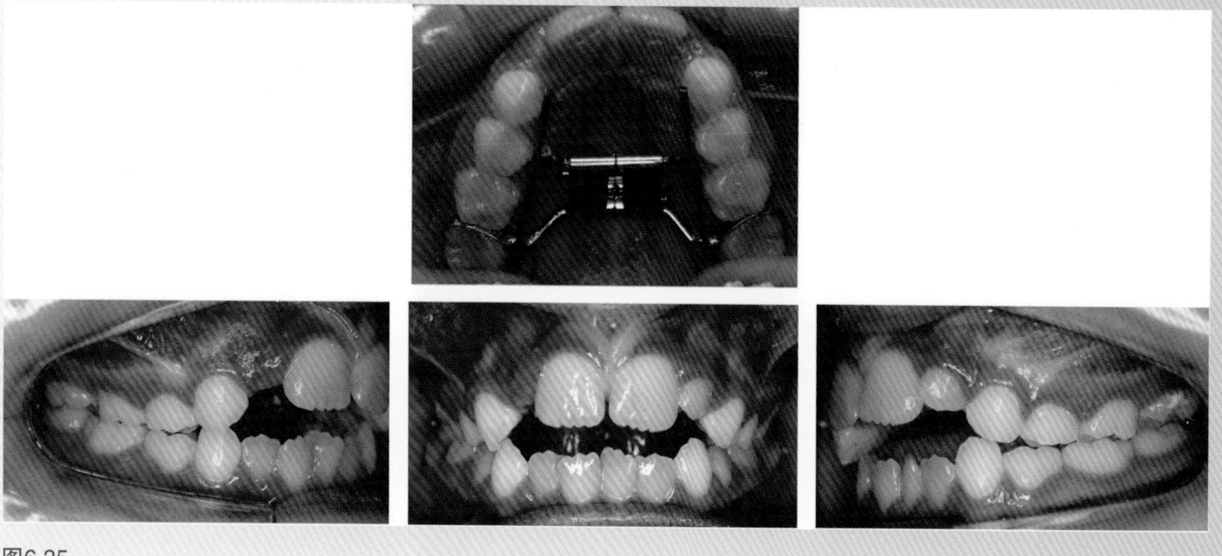

图6.35

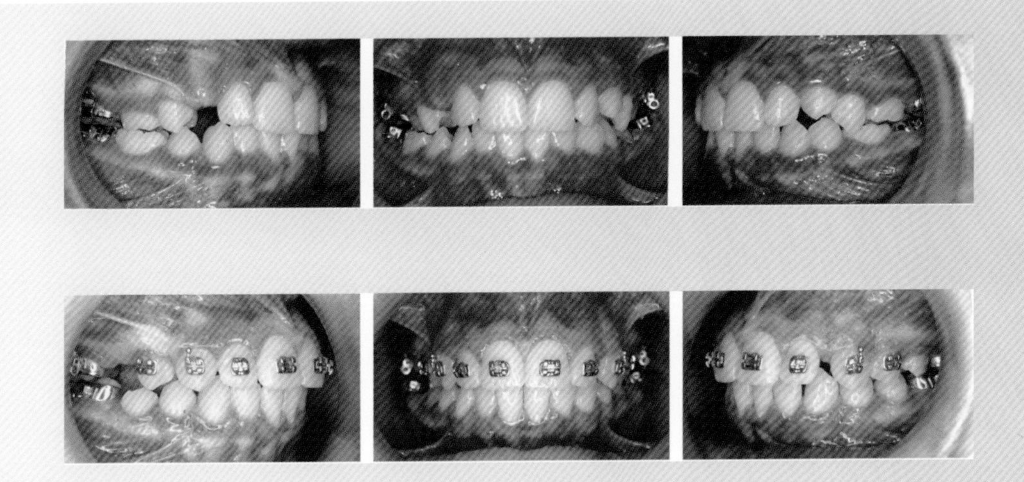

图6.36

图6.37

图6.36显示了借助扩弓头帽治疗配合下颌舌弓导致开殆的矫正效果。

恒牙列萌出后开始全口正畸治疗（图6.37）。图6.38显示治疗后面部及牙列的最终结果以及头侧重叠图。图6.39是治疗结束18年后的咬合状况。

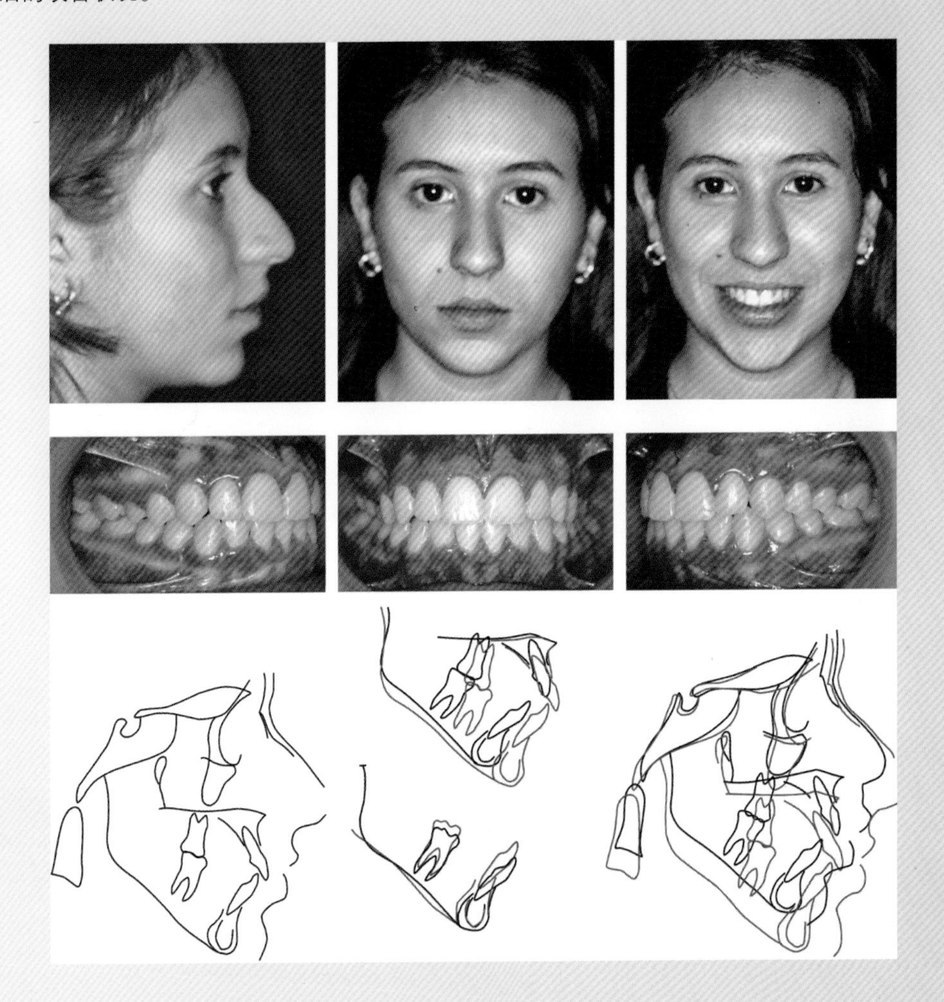

图6.38

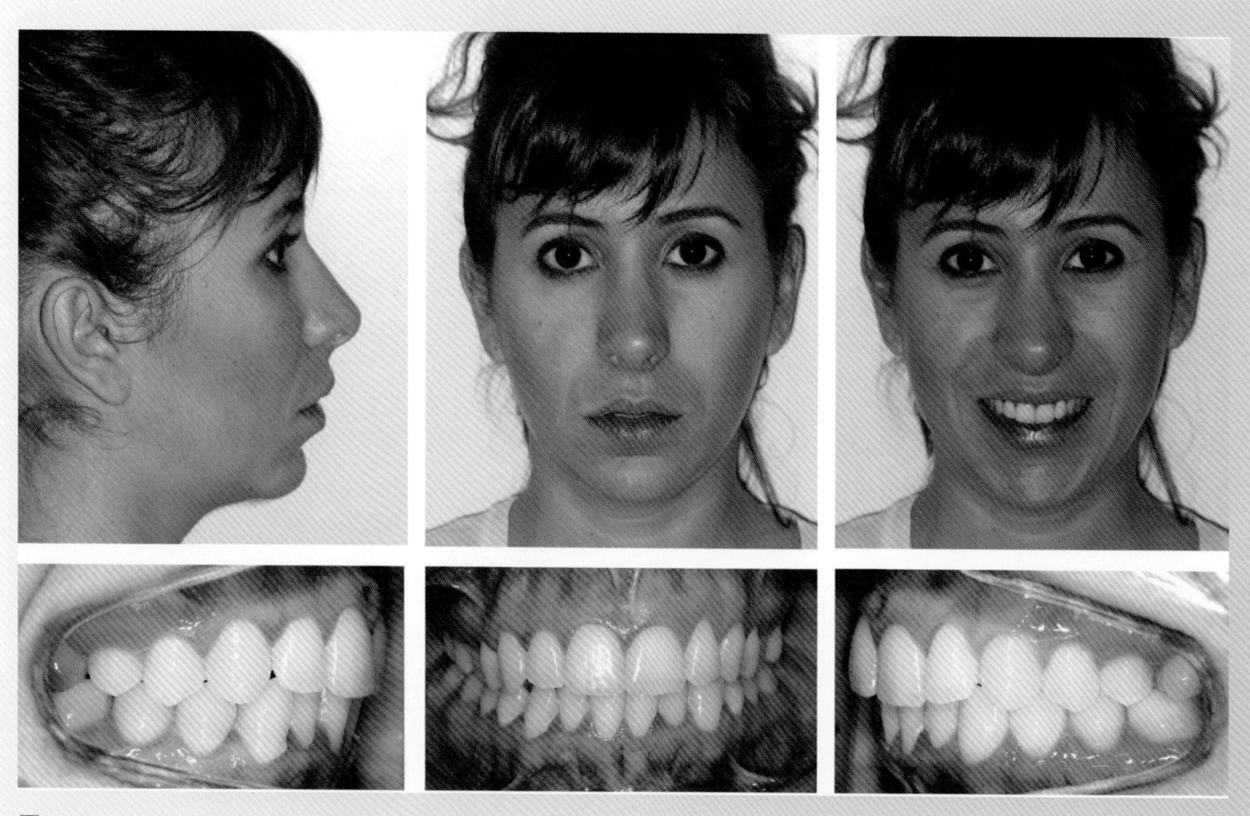
图6.39

患者4

这个9岁男孩在他的儿童牙医介绍下过来就诊。面型分析显示为下颌后缩切牙唇倾的 II 类面型。牙殆上，严重深覆殆，12mm的覆盖以及左侧后牙正锁殆-单侧Brodie咬合（图6.40）。第一阶段的治疗采用Frankle矫治器。选择Frankle矫治器是因为可以通过调整颊屏到牙齿的距离使得下颌左侧象限的扩大大于右侧（图6.40h）。

在患者良好的配合下经过1年的治疗，效果显著。咬合打开，患者为I类关系且Brodie咬合完全纠正。交互牵引也用于纠正左侧磨牙颊舌向关系（图6.41）。

患者在恒牙期接受了固定矫治治疗。最终的结果见图6.42。从治疗前到治疗后面部的明显改善见图6.43。

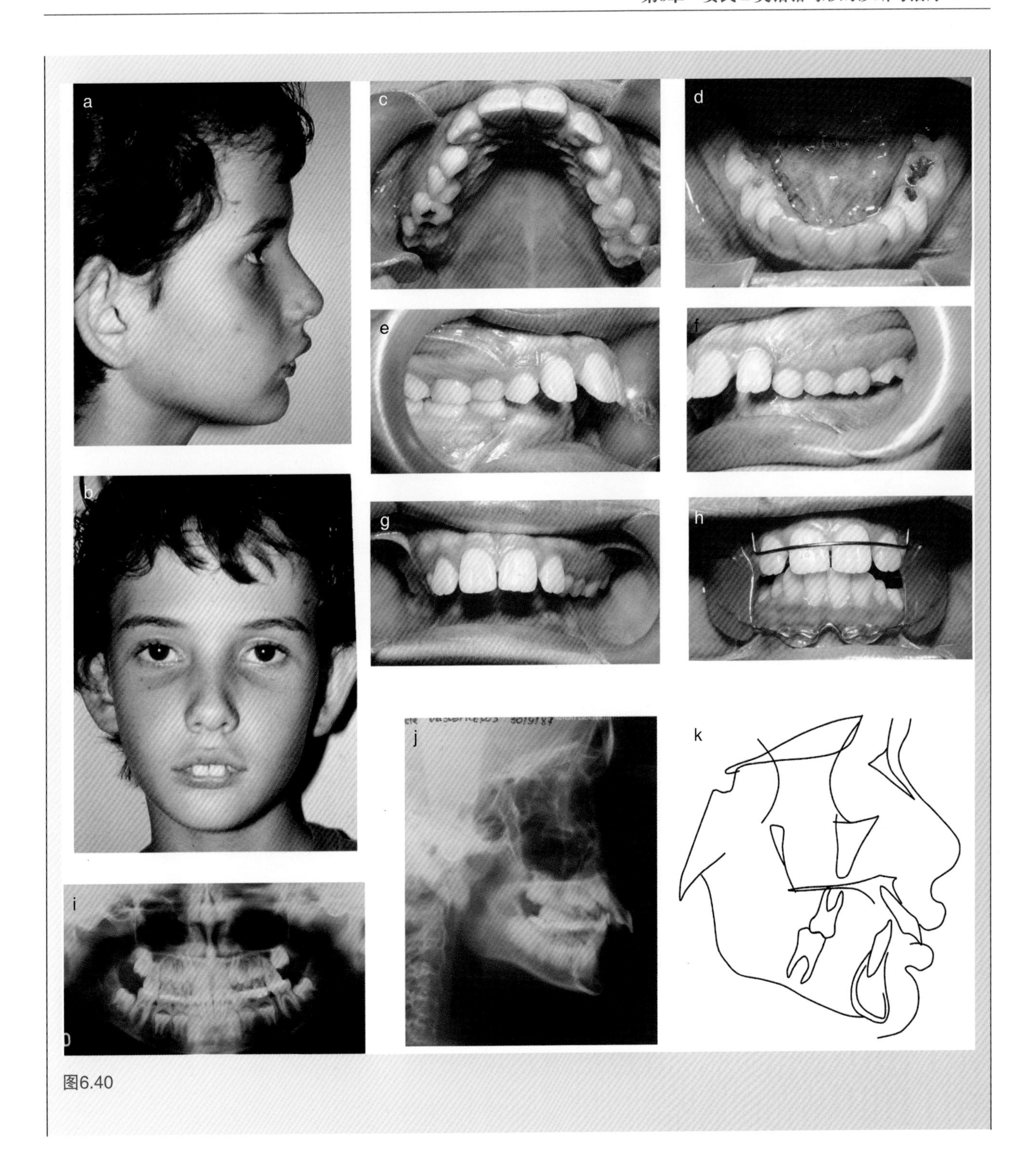

图6.40

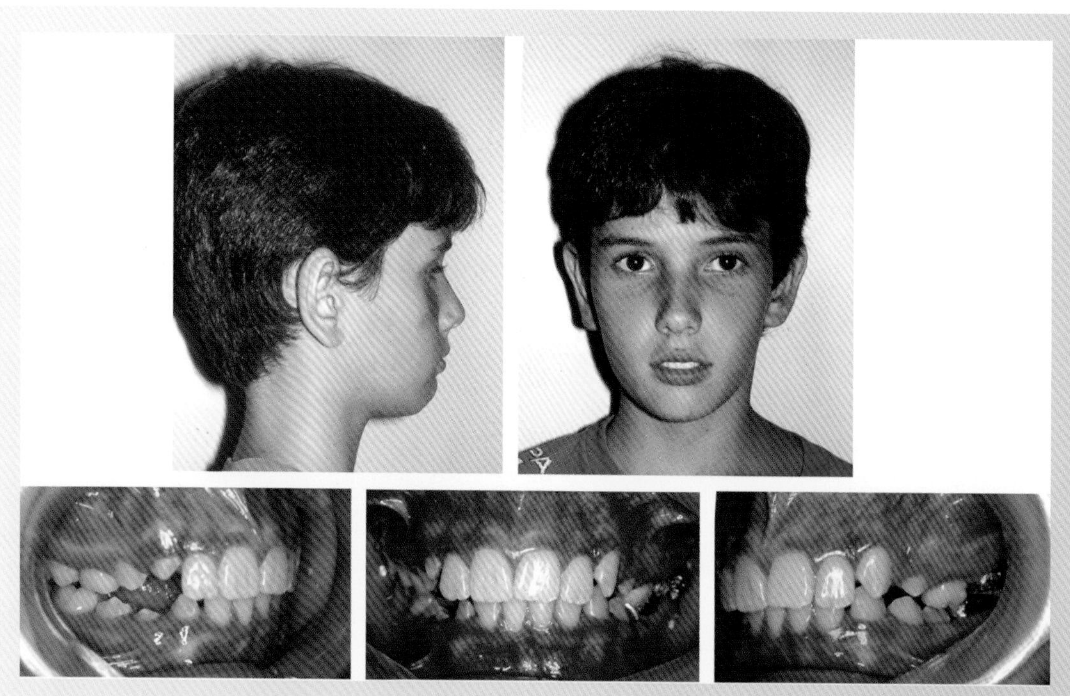

图6.41

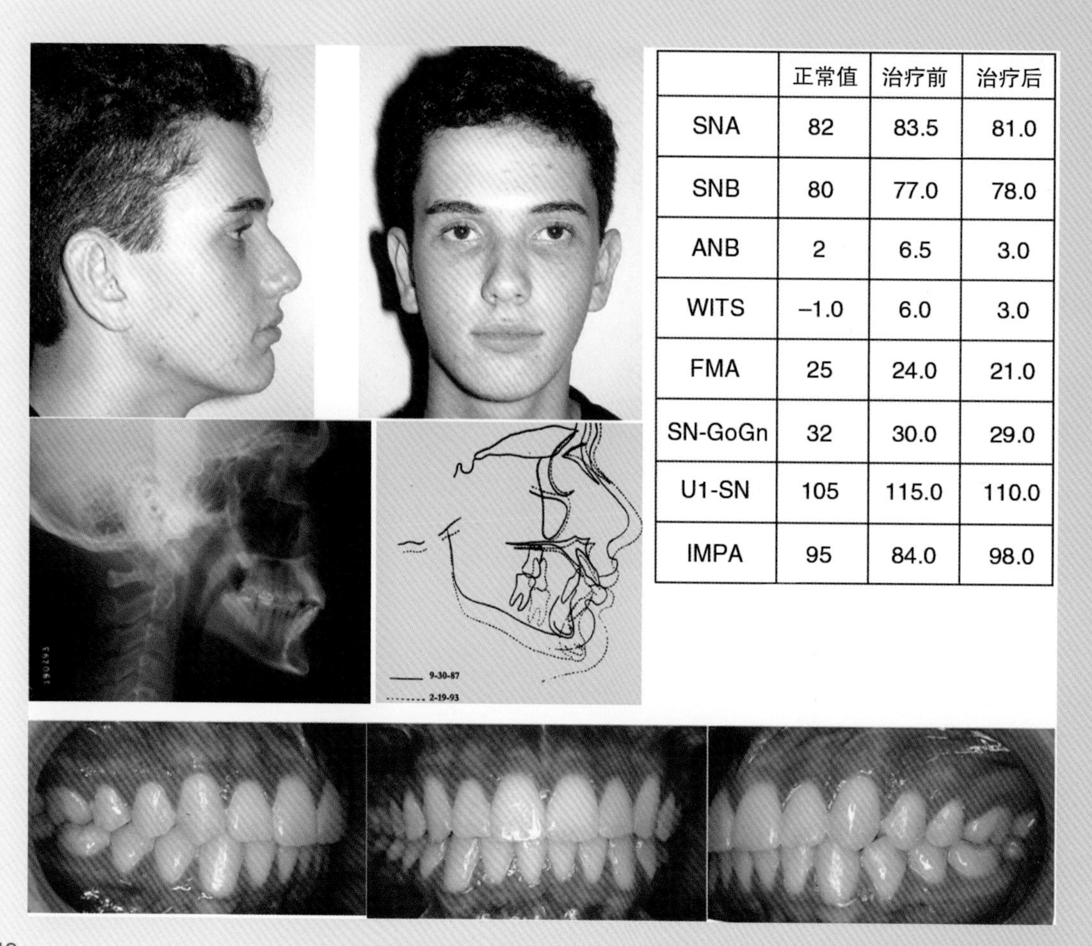

	正常值	治疗前	治疗后
SNA	82	83.5	81.0
SNB	80	77.0	78.0
ANB	2	6.5	3.0
WITS	–1.0	6.0	3.0
FMA	25	24.0	21.0
SN-GoGn	32	30.0	29.0
U1-SN	105	115.0	110.0
IMPA	95	84.0	98.0

图6.42

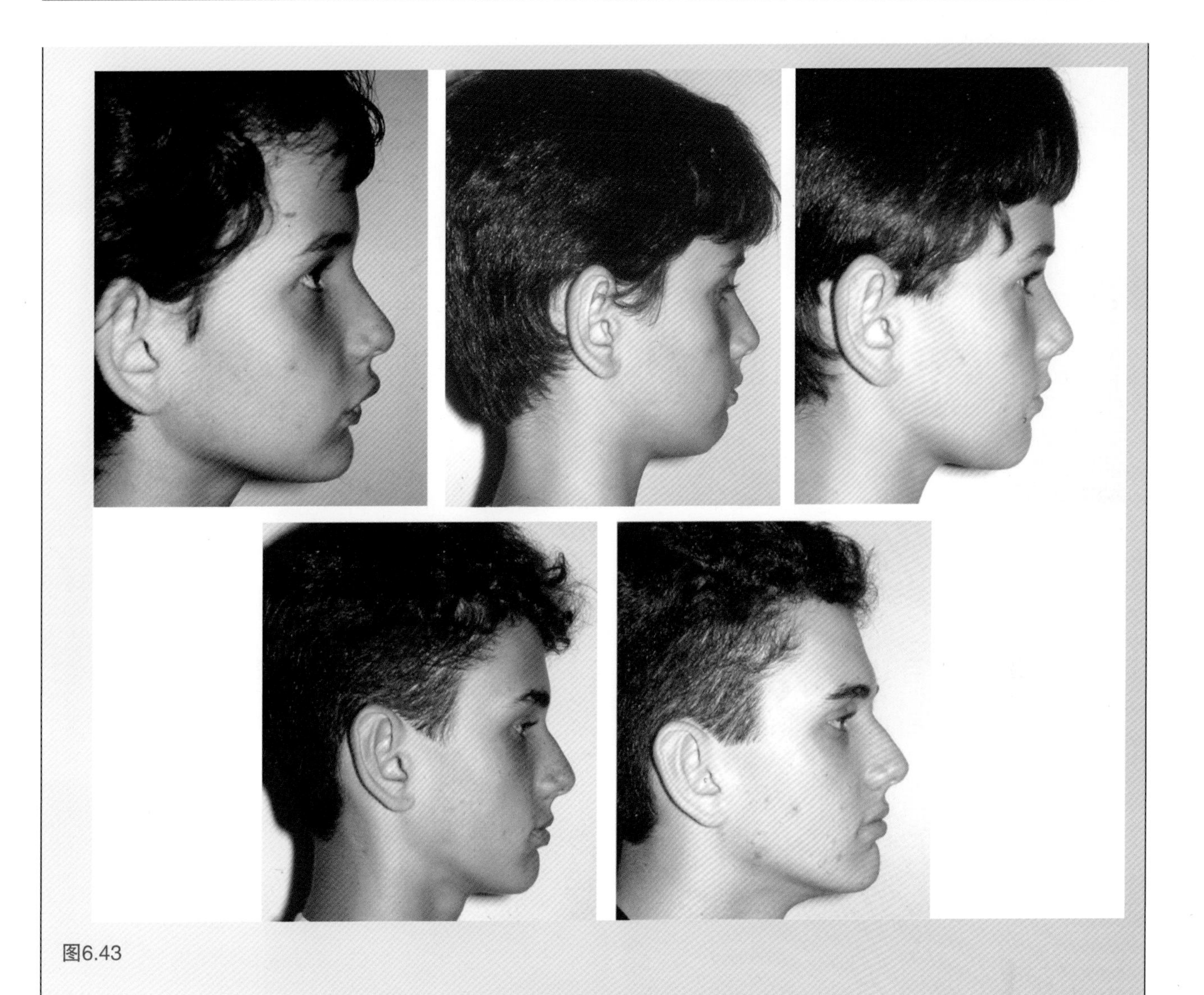

图6.43

患者5

这个9岁零10个月的女孩是个Ⅱ类1分类有外伤风险，缺乏自信的患者。曾在年幼时做过阻断治疗。目前侧貌凸但面部外观很好。牙𬌗上，覆盖大，上切牙唇倾，可见间隙（图6.44）。患者采用了2×4矫治器和颈牵引头帽（图6.45）治疗。Ⅰ期治疗结束后采用LLHA和Nance弓保持到Ⅱ期治疗（图6.46）。图6.47展示了头颅侧位片及曲面断层片。

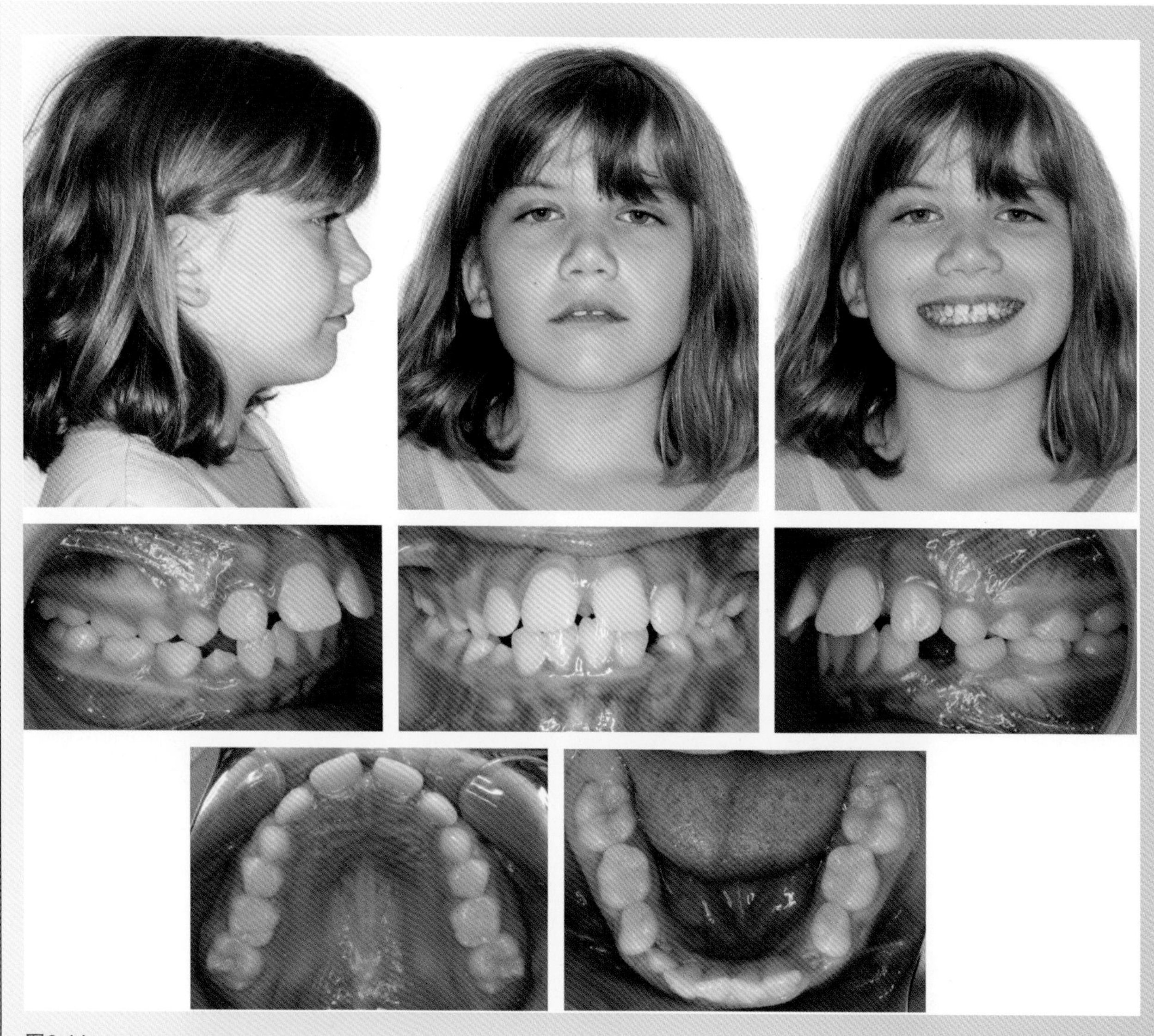

图6.44

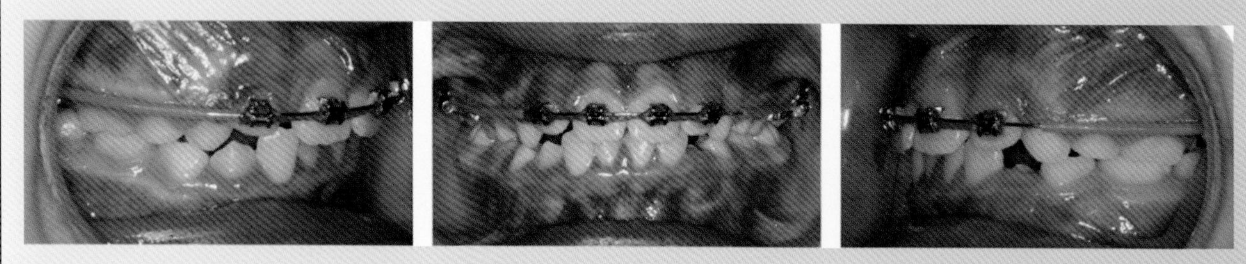

图6.45

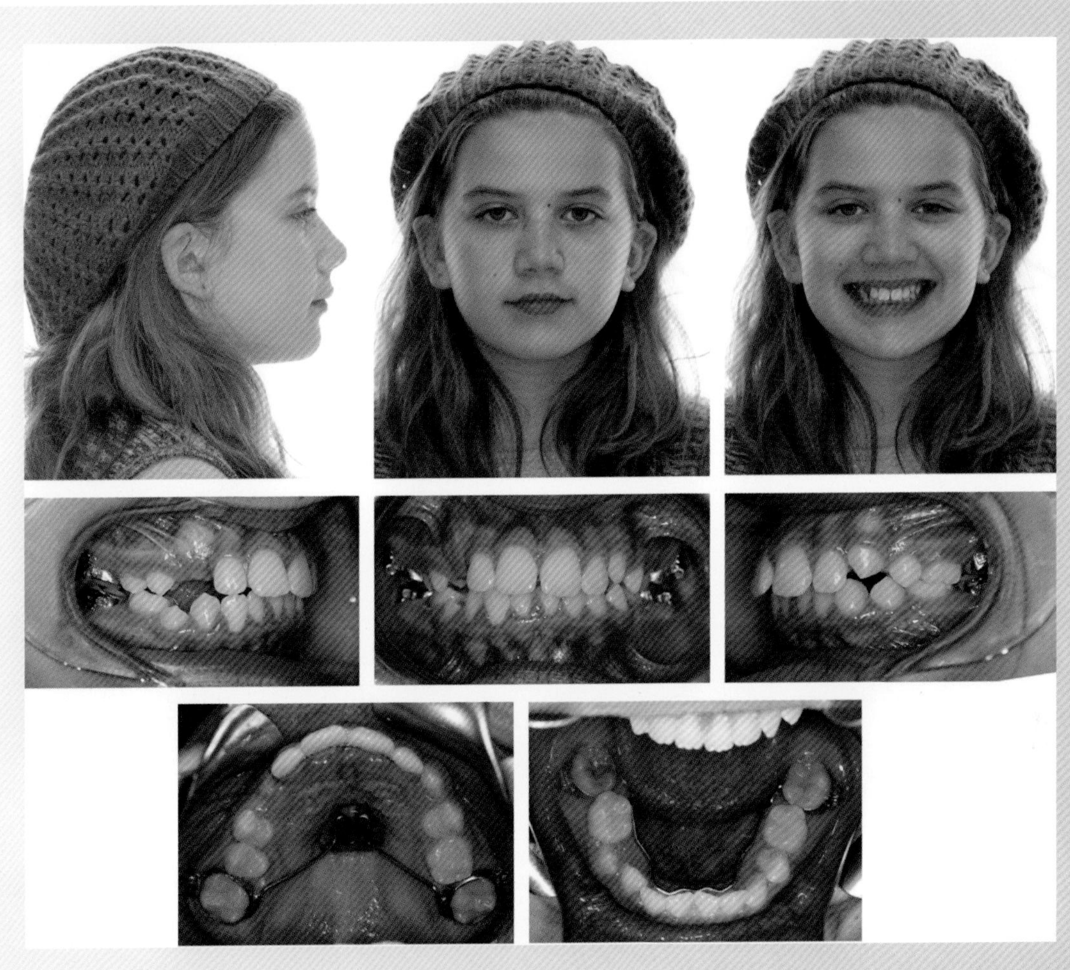

图6.46

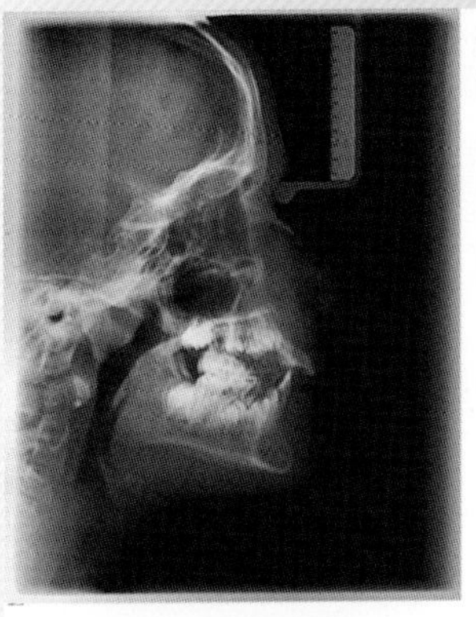

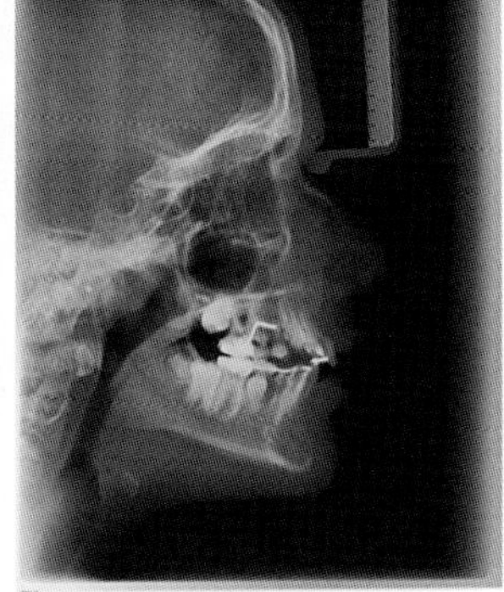

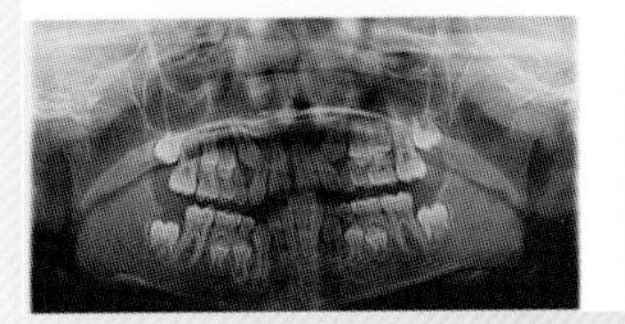

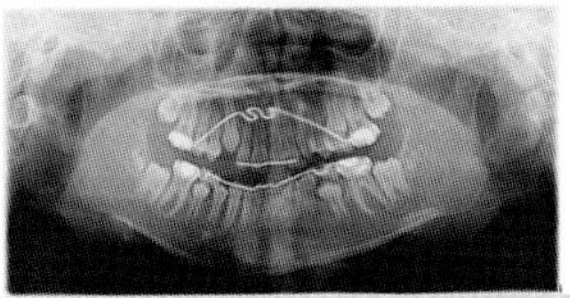

	正常值	治疗前	治疗后
SNA	82	80.0	81.4
SNB	80	77.0	77.3
ANB	2	2.8	4.0
WITS	–1.0	–0.5	0.1
FMA	25	28.2	24.1
SN-GoGn	32	29.7	27.2
U1-SN	105	118.1	107.2
IMPA	95	90.3	98.3

图6.47

患者6

10岁男孩，呈现严重的Ⅱ类1分类错殆畸形。面部：侧貌凸，颏部稍后缩。牙殆：深覆殆，切牙唇倾，Spee曲线深，见图6.48。图6.49显示排齐整平切牙后戴入Herbst矫治器。图6.50显示8个月后的咬合。1年后摘除Herbst矫治器观察（图6.51）。头颅侧位片变化及曲面断层片见图6.52。

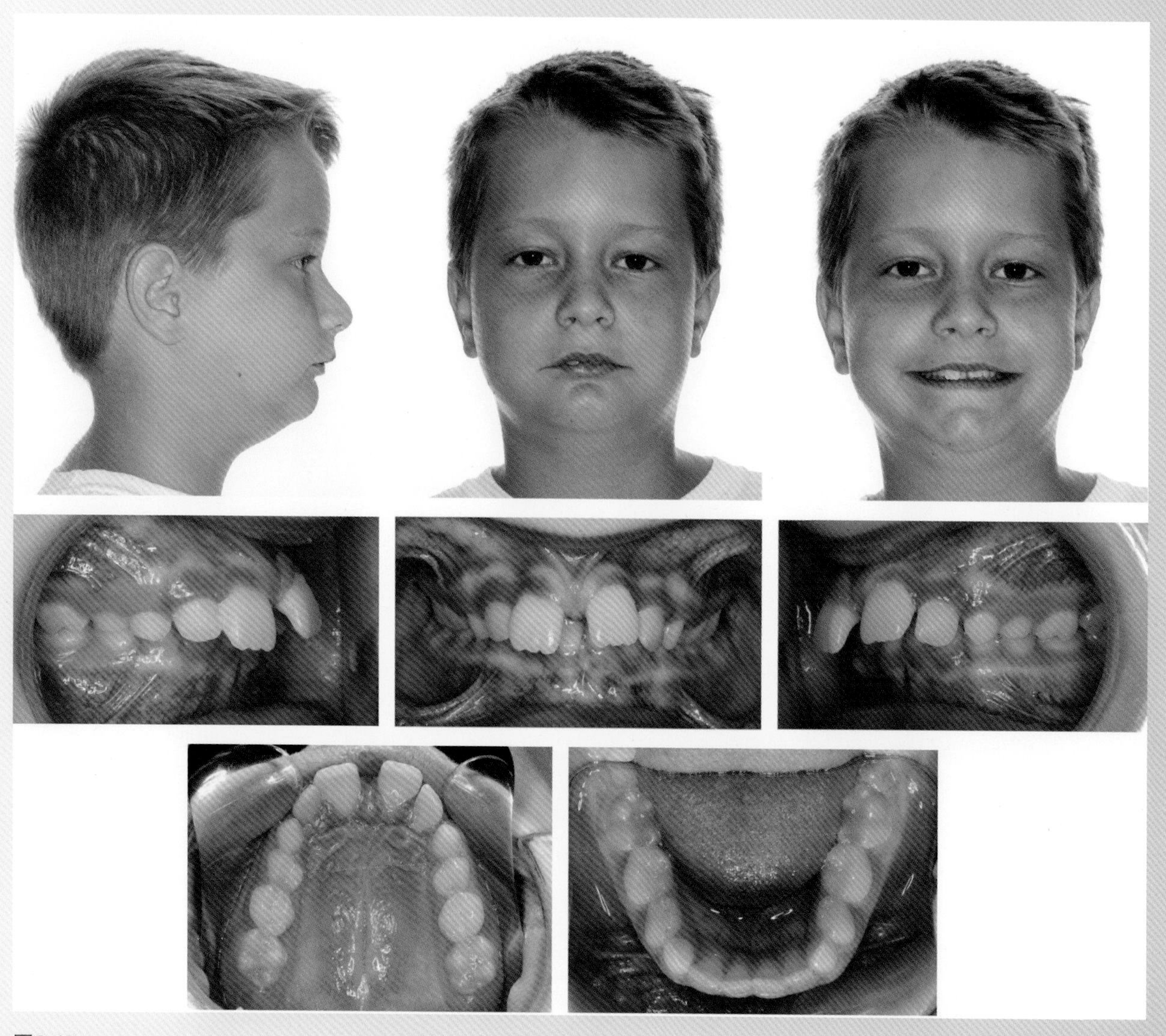

图6.48

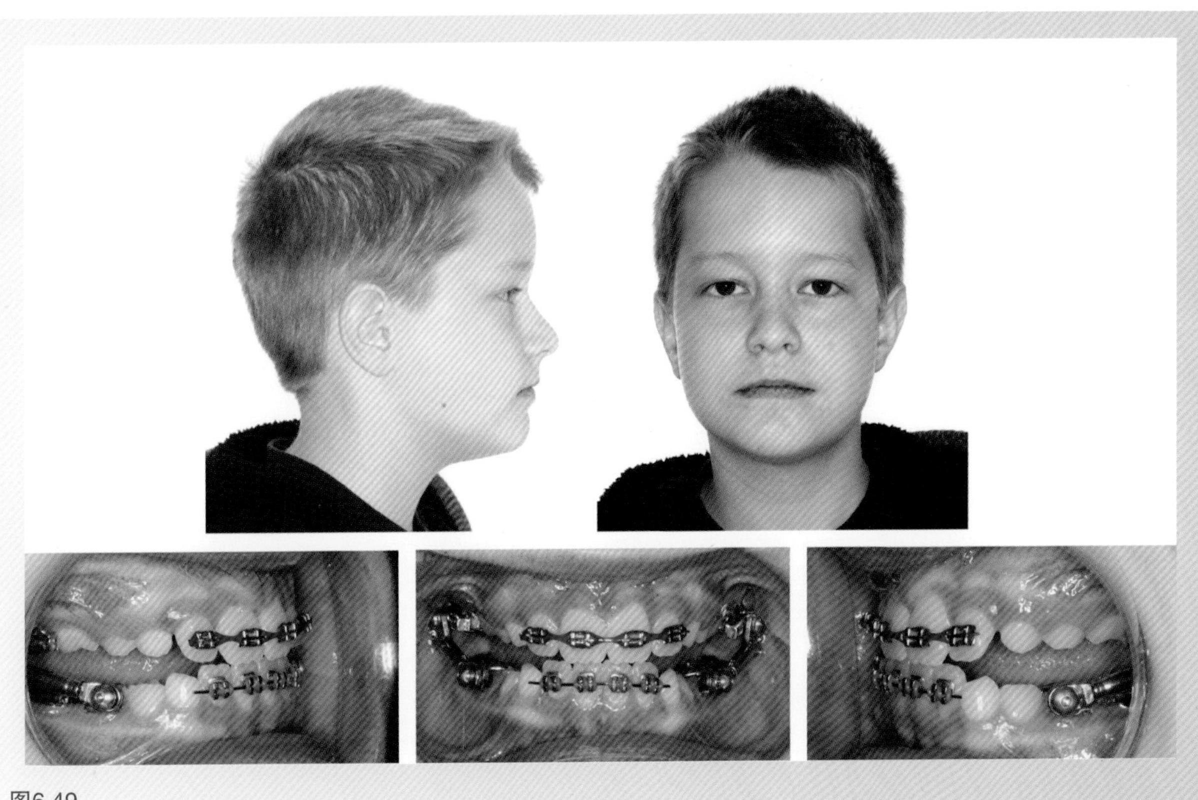

图6.49

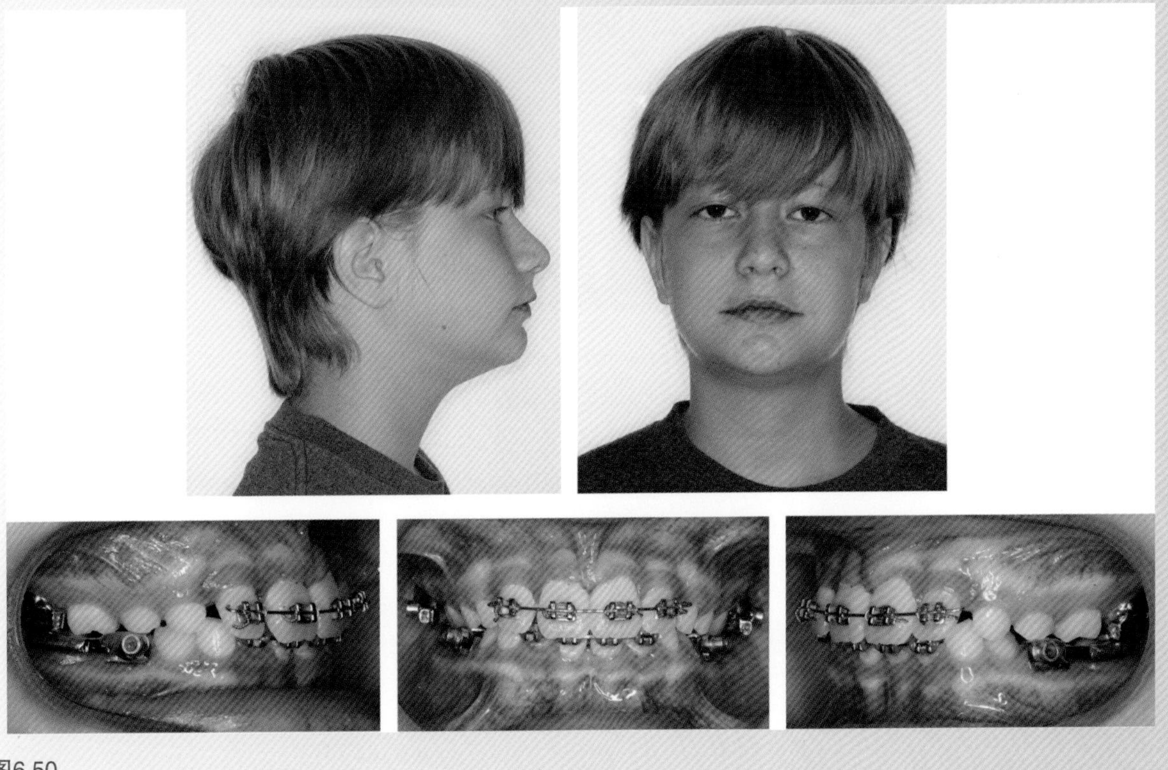

图6.50

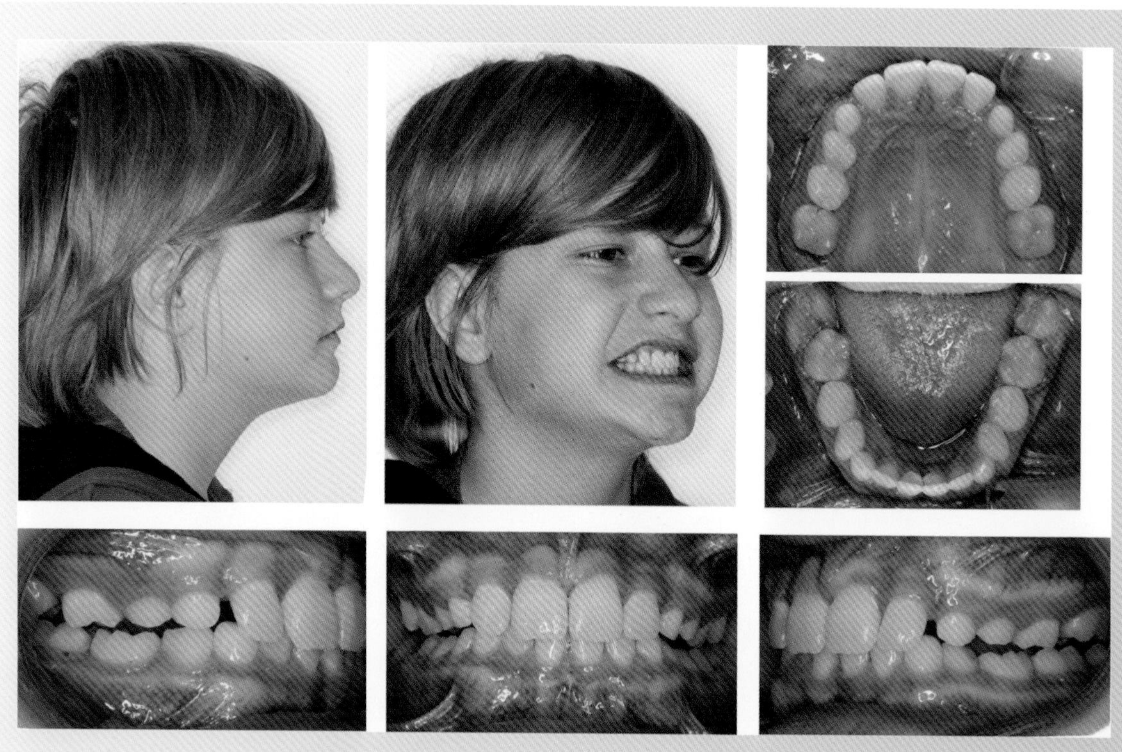

图6.51

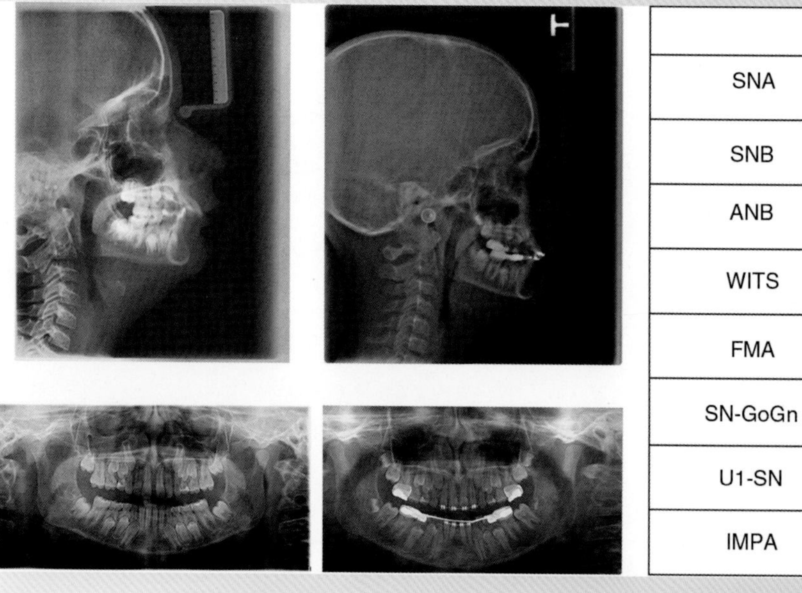

	正常值	治疗前	治疗后
SNA	82	85.6	84.5
SNB	80	79.0	83.3
ANB	2	6.6	1.2
WITS	–1.0	6.3	–2.7
FMA	25	14.8	17.9
SN-GoGn	32	21.6	23.0
U1-SN	105	114.1	108.8
IMPA	95	98.3	99.1

图6.52

患者7

这个7岁零9个月的女孩由全科牙医介绍来检查“深咬合”和“牙不齐”。面部：凸面型。牙𬌗：Ⅱ类2分类错𬌗，上下牙弓中度拥挤（图6.53）。治疗计划包括固定扩弓器和下颌唇挡。之后上下颌采用2×4矫治器（图6.54）。总治疗时间为9个月。Ⅱ期治疗前的咬合见图6.55，可见明显的改善。

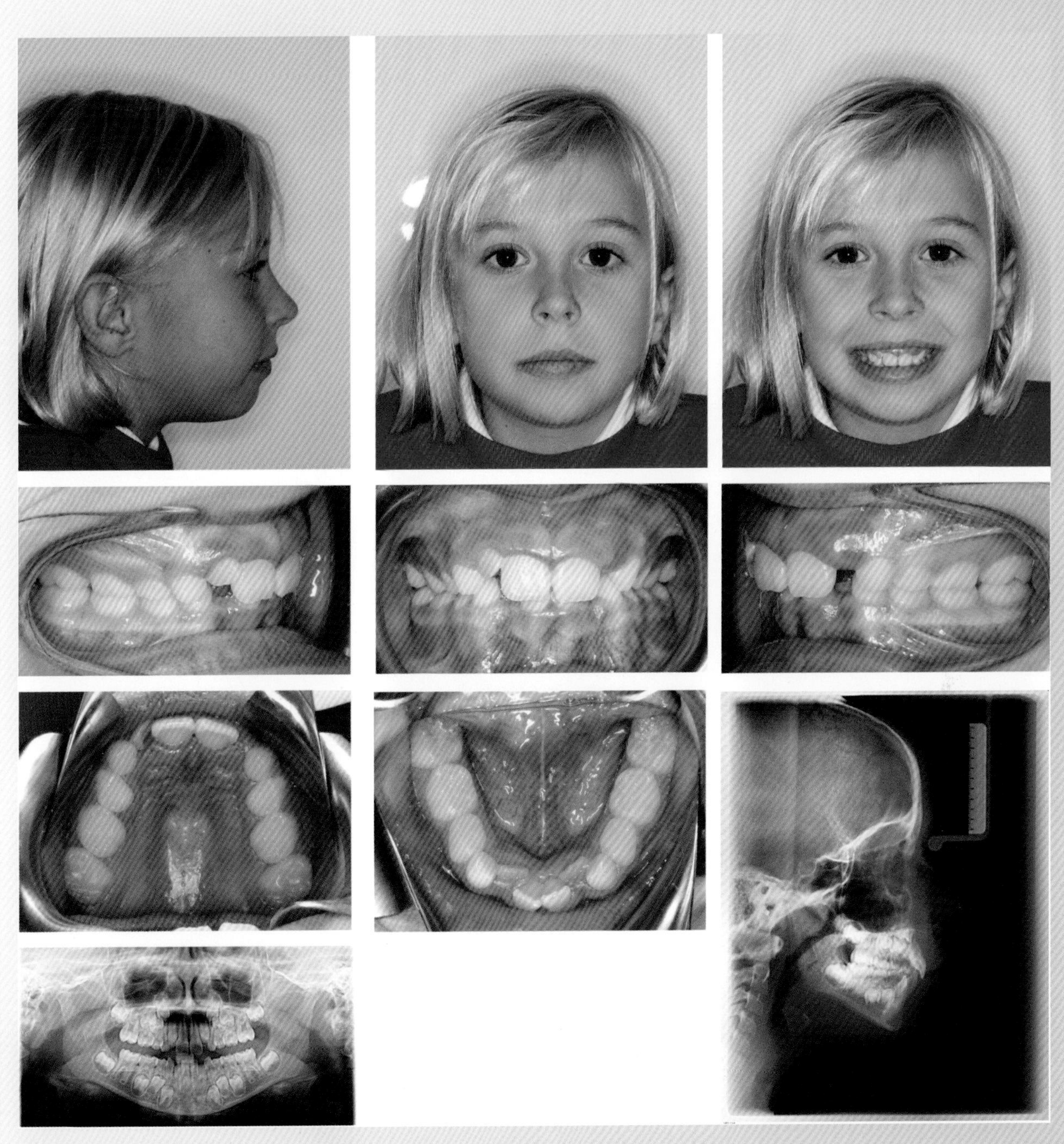

图6.53

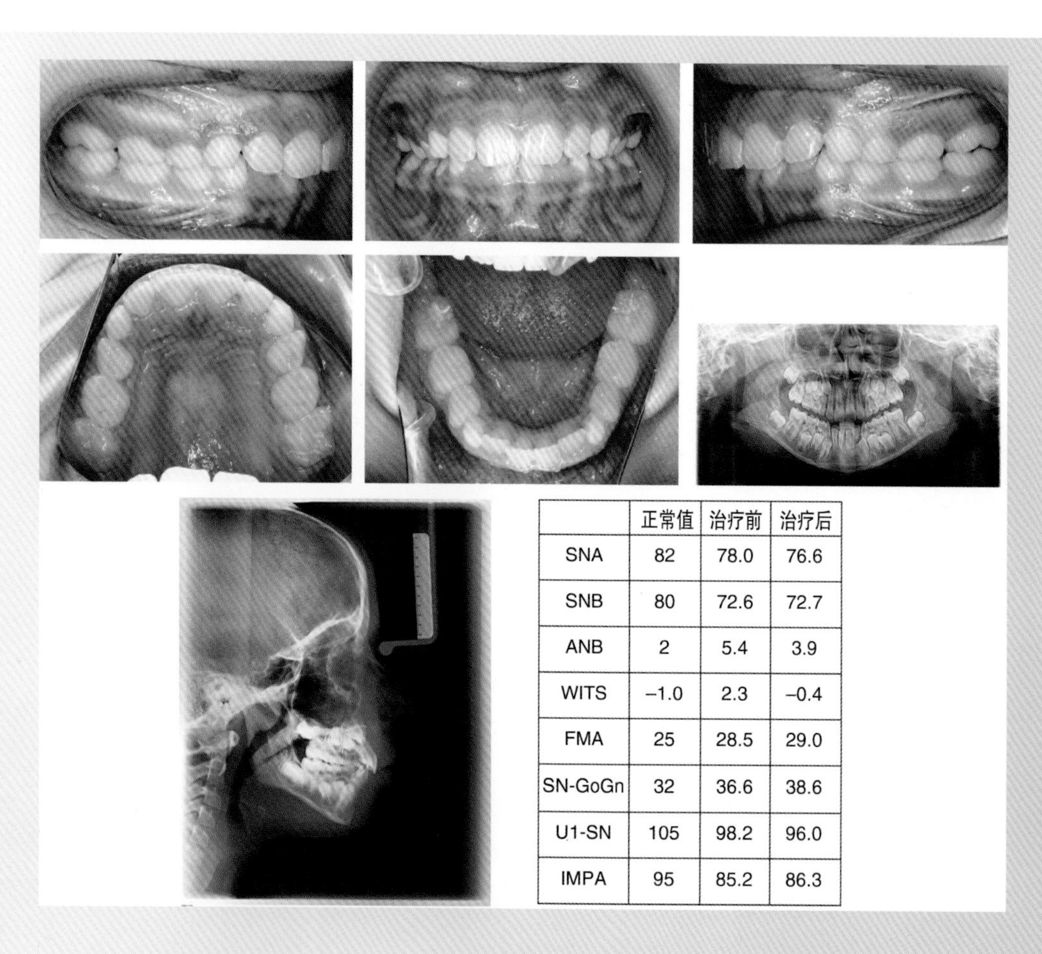

	正常值	治疗前	治疗后
SNA	82	78.0	76.6
SNB	80	72.6	72.7
ANB	2	5.4	3.9
WITS	−1.0	2.3	−0.4
FMA	25	28.5	29.0
SN-GoGn	32	36.6	38.6
U1-SN	105	98.2	96.0
IMPA	95	85.2	86.3

图6.54

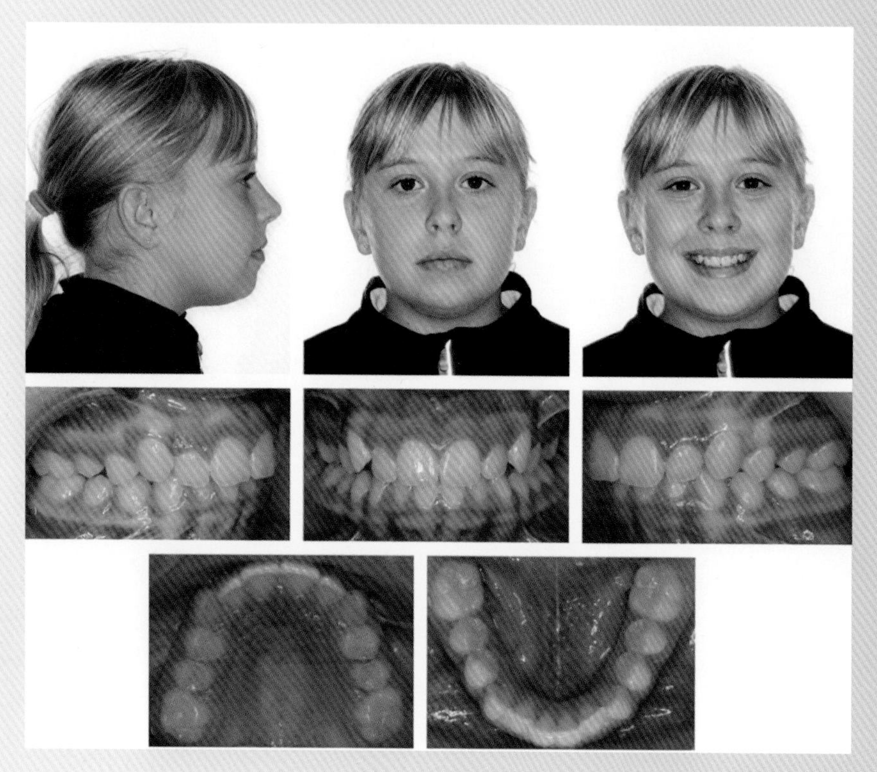

图6.55

大体上说，Ⅱ类患儿若有很好的生长发育潜力，通过早期矫治能够达到面部及牙𬌗的完美效果。高角患者治疗时间较长，需要配合高位牵引头帽，后牙𬌗垫以及包括垂直颏兜等垂直向控制装置。有研究显示在替牙期采用微种植钉作为支抗压低磨牙是必要的。

如前所述，Ⅱ类2分类患者更像Ⅰ类患者且多为低角。通常，治疗的适应证是采用2×4技术排齐切牙，配合或不配合头帽取决于不同的患者。其他阻断治疗手段需到切牙位置正常后再做评估。

后面的病例展示了Ⅱ类错𬌗不同的早期治疗方法。每个病例重点阐明可能引起的疑问。

参考文献

[1] Johnston LE. Answers in search of questioners. *Am J Orthod Dentofac Orthop* 2002;**121**(6):552–3.

[2] Johnson, LR. The diagnosis of malocclusion with reference to early treatment. *J Dent Res* 1921;**3**(1):v–xx.

[3] Baccetti T, Franchi L, McNamara JA, Tollaro I. Early dentofacial features of Class II malocclusion: a longitudinal study from the deciduous through the mixed dentition. *Am J Orthod Dentofac Orthop* 1997 May; **111**(5):502–9.

[4] Tulloch JF, Phillips C, Koch G, Proffit WR. The effect of early intervention on skeletal pattern in Class II malocclusion: a randomized clinical trial. *Am J Orthod Dentofac Orthop* 1997 Apr; **111**(4):391–400.

[5] Keeling SD, Wheeler TT, King GJ, et al. Anteroposterior skeletal and dental changes after early Class II treatment with bionators and headgear. *Am J Orthod Dentofac Orthop* 1998 Jan; **113**(1):40–50.

[6] King GJ, Wheeler TT, McGorray SP, et al. Orthodontists' perceptions of the impact of phase 1 treatment for Class II malocclusion on phase 2 needs. *J Dent Res* 1999 Nov; **78**(11): 1745–53.

[7] Tulloch JFC, Proffit WR, Phillips C. Outcomes in a 2-phase randomized clinical trial of early Class II treatment. *Am J Orthod Dentofac Orthop* 2004 Jun; **125**(6):657–67.

[8] Harrison JE, O'Brien KD, Worthington HV. Orthodontic treatment for prominent upper front teeth in children. *Cochrane Database Syst Rev* 2007;(3):CD003452.

[9] Carlson DS. Biological rationale for early treatment of dentofacial deformities. *Am J Orthod Dentofac Orthop* 2002 Jun; **121**(6):554–8.

[10] Kalha AS. Early orthodontic treatment reduced incisal trauma in children with class II malocclusions. *Evid Based Dent* 2014 Mar; **15**(1):18–20.

[11] O'Brien K, Wright JL, Conboy F, Macfarlane T, Mandall N. The child perception questionnaire is valid for malocclusions in the United Kingdom. *Am J Orthod Dentofac Orthop* 2006 Apr; **129**(4):536–40.

[12] O'Brien K, Macfarlane T, Wright J, et al. Early treatment for Class II malocclusion and perceived improvements in facial profile. *Am J Orthod Dentofac Orthop* 2009 May; **135**(5):580–5.

[13] Tessarollo FR, Feldens CA, Closs LQ. The impact of malocclusion on adolescents' dissatisfaction with dental appearance and oral functions. *Angle Orthod* 2012 May; **82**(3):403–9.

[14] Peres SH, de CS, Goya S, Cortellazzi KL, et al. Self-perception and malocclusion and their relation to oral appearance and function. *Ciênc Saúde Coletiva* 2011 Oct; **16**(10):4059–66.

[15] Ryan FS, Barnard M, Cunningham SJ. Impact of dentofacial deformity and motivation for treatment: a qualitative study. *Am J Orthod Dentofac Orthop* 2012 Jun; **141**(6):734–42.

[16] Seehra J, Fleming PS, Newton T, DiBiase AT. Bullying in orthodontic patients and its relationship to malocclusion, self-esteem and oral health-related quality of life. *J Orthod* 2011 Dec; **38**(4):247–56; quiz 294.

[17] Seehra J, Newton JT, Dibiase AT. Interceptive orthodontic treatment in bullied adolescents and its impact on self-esteem and oral-health-related quality of life. *Eur J Orthod* 2013 Oct; **35**(5):615–21.

[18] Taghavi Bayat J, Hallberg U, Lindblad F, et al. Daily life impact of malocclusion in Swedish adolescents: a grounded theory study. *Acta Odontol Scand* 2013 Jul; **71**(3–4):792–8.

[19] Al-Omari IK, Al-Bitar ZB, Sonbol HN, et al. Impact of bullying due to dentofacial features on oral health-related quality of life. *Am J Orthod Dentofac Orthop* 2014 Dec; **146**(6):734–9.

[20] Petti S. Over two hundred million injuries to anterior teeth attributable to large overjet: a meta-analysis. *Dent Traumatol* 2015 Feb; **31**(1):1–8.

[21] Haralabakis NB, Sifakakis IB. The effect of cervical headgear on patients with high or low mandibular plane angles and the "myth" of posterior mandibular rotation. *Am J Orthod Dentofac Orthop* 2004 Sep; **126**(3):310–7.

[22] Kim KR, Muhl ZF. Changes in mandibular growth direction during and after cervical headgear treatment. *Am J Orthod Dentofac Orthop* 2001 May; **119**(5):522–30.

[23] Ulger G, Arun T, Sayinsu K, Isik F. The role of cervical headgear and lower utility arch in the control of the vertical dimension. *Am J Orthod Dentofac Orthop* 2006 Oct; **130**(4):492–501.

[24] Henriques JF, Martins DR, Pinzan A. [The cervical headgear action in the mixed dentition on maxilla, mandible and teeth in class II, division 1, malocclusions--a cephalometric study (author's transl.)]. *Ortodontia* 1979 Aug; **12**(2):76–86.

[25] Gkantidis N, Halazonetis DJ, Alexandropoulos E, Haralabakis NB. Treatment strategies for patients with hyperdivergent Class II Division 1 malocclusion: is vertical dimension affected? *Am J Orthod Dentofac Orthop* 2011 Sep; **140**(3):346–55.

[26] Defraia E, Marinelli A, Baroni G, et al. Early orthodontic treatment of skeletal open-bite malocclusion with the open-bite bionator: a cephalometric study. *Am J Orthod Dentofac*

Orthop 2007 Nov; **132**(5):595–8.

[27] Sankey WL, Buschang PH, English J, Owen AH. Early treatment of vertical skeletal dysplasia: the hyperdivergent phenotype. *Am J Orthod Dentofac Orthop* 2000 Sep; **118**(3):317–27.

[28] Ngan P, Wilson S, Florman M, Wei SH. Treatment of Class II open bite in the mixed dentition with a removable functional appliance and headgear. *Quintessence Int Berl Ger 1985* 1992 May; **23**(5):323–33.

[29] Tuncay O. Solving the puzzle of Class II malocclusion. *Semin Orthod* 2014;**20**(4):339–42.

[30] Arya BS, Savara BS, Thomas DR. Prediction of first molar occlusion. *Am J Orthod* 1973 Jun; **63**(6):610–21.

[31] Bishara SE, Hoppens BJ, Jakobsen JR, Kohout FJ. Changes in the molar relationship between the deciduous and permanent dentitions: a longitudinal study. *Am J Orthod Dentofac Orthop* 1988 Jan; **93**(1):19–28.

[32] McNamara JA. Components of class II malocclusion in children 8–10 years of age. *Angle Orthod* 1981 Jul; **51**(3):177–202.

[33] Baccetti T, Franchi L, McNamara JA, Tollaro I. Early dentofacial features of Class II malocclusion: a longitudinal study from the deciduous through the mixed dentition. *Am J Orthod Dentofac Orthop* 1997 May; **111**(5):502–9.

[34] O'Brien K, Wright J, Conboy F, Appelbe P, Davies L, Connolly I, et al. Early treatment for Class II Division 1 malocclusion with the Twin-block appliance: a multi-center, randomized, controlled trial. *Am J Orthod Dentofac Orthop* 2009 May; **135**(5):573–9.

[35] Koretsi V, Zymperdikas VF, Papageorgiou SN, Papadopoulos MA. Treatment effects of removable functional appliances in patients with Class II malocclusion: a systematic review and meta-analysis. *Eur J Orthod* 2014; 1–17.

[36] Marsico E, Gatto E, Burrascano M, et al. Effectiveness of orthodontic treatment with functional appliances on mandibular growth in the short term. *Am J Orthod Dentofac Orthop* 2011 Jan; **139**(1):24–36.

[37] Antonarakis GS, Kiliaridis S. Short-term anteroposterior treatment effects of functional appliances and extraoral traction on class II malocclusion. A meta-analysis. *Angle Orthod* 2007 Sep; **77**(5):907–14.

[38] Vaid N, Doshi V, Vandekar M. Class II treatment with functional appliances: a meta-analysis of short term treatment effects. *Semin Orthod* 2014;**20**(4):324–8.

[39] Sassouni V. The Class II syndrome: differential diagnosis and treatment. *Angle Orthod* 1970 Oct; **40**(4):334–41.

[40] Sassouni V. A classification of skeletal facial types. *Am J Orthod* 1969 Feb; **55**(2):109–23.

[41] Moyers RE, Riolo ML, Guire KE, et al. Differential diagnosis of class II malocclusions. Part 1. Facial types associated with class II malocclusions. *Am J Orthod* 1980 Nov; **78**(5):477–94.

[42] Ghafari J, Macari. Component analysis of Class II, Division 1 discloses limitations for transfer to Class I phenotype. *Semin Orthod* 2014;**20**(4):253–71.

[43] Ghafari J, Haddad R. Cephalometric and dental analysis of Class II, Division 2 reveals various subtypes of the malocclusion and the primacy of dentoalveolar components. *Semin Orthod* 2014;**20**(4):272–86.

第7章

安氏Ⅲ类错殆畸形的诊断与治疗

Recognizing and correcting Class III malocclusions

第一部分：安氏Ⅲ类错殆畸形的发展、表型特征及病因

Peter H. Buschang, PhD

Department of Orthodontics, Texas A&M University Baylor College of Dentistry, Dallas, Texas, USA

7.1 前言

安氏Ⅲ类错殆畸形的定义是依据牙齿的咬合关系确定的，即整个下牙列咬合于上牙列的近中，并且前牙存在反殆关系。Angle[1]最初是这样描述安氏Ⅲ类错殆畸形的，即“所有的下牙咬合于偏近中位置，偏离正常位置一个牙尖的距离，在极端病例中甚至更多”。同时他也注意到下切牙和下尖牙的舌倾，以及下颌前凸的骨骼特征。安氏Ⅲ类错殆畸形的骨性特征决定了它是最难矫治的错殆畸形之一。

与其他错殆畸形相比，安氏Ⅲ类错殆会对面型、咬合功能产生更为不利的影响，因此它非常重要，需要我们更深入地理解。但在某些种族人群中，它的发病率并不高。

安氏Ⅲ类错殆畸形患者，特别是下颌前凸的个体，其软组织侧貌往往是最不具吸引力的。2651位日本成年人对5种面部侧貌进行了分级评价，结果是下颌前凸个体的侧貌最不招人喜爱。其次分别是下颌后缩、双颌前凸、上颌后缩和正颌侧貌[2]。在土耳其人群中，下颌前凸的侧貌也是最不受欢迎的[3]。事实上，在普通人、正畸医生或外科医生看来，低角的下颌前凸侧貌被认为是最不好看的，甚至超过了高角下颌后缩的病例[4]。我们都知道容貌非常重要，因为它在决定个体的社会地位中扮演了重要角色[5-7]。

安氏Ⅲ类错殆畸形个体的咀嚼功能也存在问题。当咀嚼较硬的肉类时，安氏Ⅲ类错殆个体咀嚼困难的人数是正常殆个体的3倍[8]。与其他类型的错殆畸形个体相比，他们不能嚼碎食物（图7.1）。与未经过治疗的正常殆、安氏Ⅰ类和安氏Ⅱ类错殆畸形个体相比，安氏Ⅲ类错殆个体咀嚼肉类后的平均食物粒大小明显增大35%[8]。周和傅[9]的研究认为中国安氏Ⅲ类错殆畸形个体的咀嚼效率

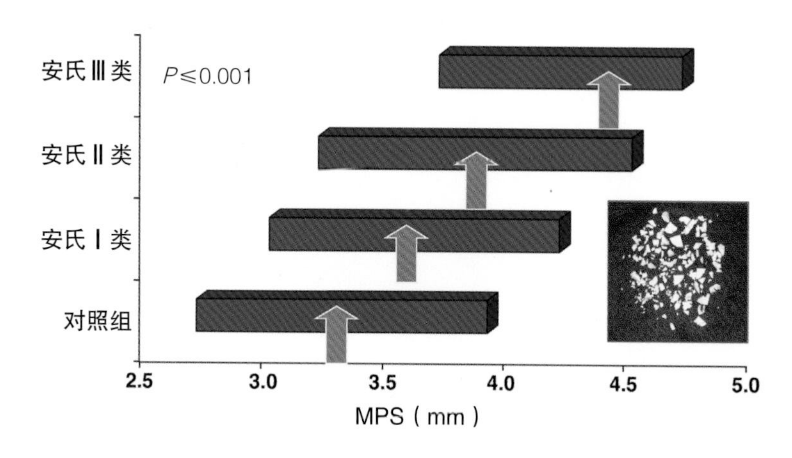

图7.1 平均食物粒大小（MPS）（箭头）和正常殆、错殆个体四分位数区间范围（来源于English等[8]）。

是正常殆个体的60%。

安氏Ⅲ类错殆畸形患者咀嚼效力的下降主要归因于咬合接触面积的下降，大约减少了50%[10]。因为咬合接触量与肌肉和咬合力关系密切[11]，因此安氏Ⅲ类患者的咀嚼肌功能更弱。下颌前凸的手术患者咀嚼肌的力量也减小[12]。牙齿咬合接触区的减少意味着咬合支撑的下降（例如，咬合力分布在更少的牙齿上），这与咀嚼肌强度下降和异常的咀嚼动力相关[13]。安氏Ⅲ类错殆畸形患者也表现出异常的咀嚼型，切断食物的优势增加，但咀嚼循环的方向相反[14-15]。

安氏Ⅲ类错殆畸形的发生率与种族相关，据报道中国人和马来西亚人的发生率最高（图7.2）。全球回顾性研究表明，亚洲人中安氏Ⅲ类错殆畸形发生率最高（15.8%），其次是中东人（10.2%）、欧洲人（4.9%）和非洲人（4.6%）[16]。美国的NCHS分别于1973年和1979年在美国做过调查。依据磨牙关系，6～11岁白种人儿童中有4.9%、12～17岁白种人青少年中有6%表现为双侧安氏Ⅲ类关系[17-18]。黑人儿童和青少年双侧安氏Ⅲ类错殆畸形的比率分别是7%和7.7%。安氏Ⅲ类错殆畸形在男性中的发生率高于女性，差异很小，约为0.2%，儿童期和青春期均是如此。根据覆盖关系，第三次美国全国卫生与健康调查（NHANES Ⅲ）估计4.9%的白人、8.1%的黑人和8.3%的墨西哥裔美国人有安氏Ⅲ类错殆畸形[19]。NHANESⅢ的估计显示安氏Ⅲ类错殆畸形的发生率在8～11岁和12～17岁间明显增加，但此后减小。

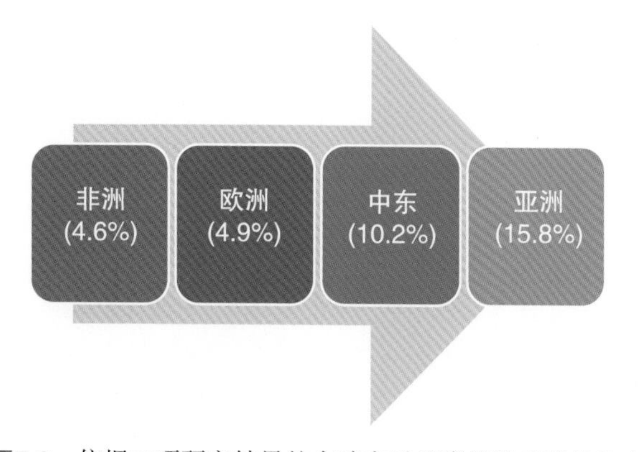

图7.2 依据24项研究结果的全球安氏Ⅲ类错殆畸形的发生率（数据来源于Hardy等[16]）。

7.2 安氏Ⅲ类错殆畸形的表型特征

早期的多数研究尝试依据颌骨的位置将Ⅲ类样本进行分类。Sanborn[20]是第一批依据这种方式对Ⅲ类错殆进行分类的学者，他认为Ⅲ类错殆畸形中下颌骨有问题的占45.5%，上颌骨有问题的占33.3%。遗憾的是，其他文献并未支持他的结论，上下颌骨间的差异并不存在哪方为主导（表

表7.1 安氏Ⅲ类错𬌗畸形原因的百分比（最相关数字的用粗体字表示）：问题只发生在下颌骨，或只存在于上颌骨，或上下颌骨，或其他原因

	下颌→	上颌←	混合型	其他
Sanborn [20]	**45.2%**	33.3%	9.5%	12%
Dietrich [21]	31%	**37%**	1.5%	31.5%
Jacobson et al. [22]	**49%**	26%	6%	14%
Ellis and McNamara [23]	19.2%	19.5%	**31%**	30.3%
Guyer et al. [24]	20%	22.8%	**34.3%**	22.9%
Bui et al. [25]	35%	**48.8%**	16.2%	N/A
Staudt and Kiliaridis [26]	**47.4%**	19.3%	8.7%	24.6%

7.1）。很难对比这些研究，因为他们使用了不同的方法和标准分类安氏Ⅲ类错𬌗畸形，并且只有一部分研究应用了对照组。从这些研究中得出的最佳结论是看起来双颌都会涉及。

安氏Ⅲ类错𬌗畸形患者是否存在上颌骨后缩一直是一个有争议的问题。大多数的早期研究表明安氏Ⅲ类错𬌗和Ⅰ类错𬌗存在差异，Ⅲ类错𬌗个体的上颌骨较Ⅰ类个体更后缩（表7.2）。但是，近期更多的对照研究发现两者上颌位置无明显差异。总的来说，目前的研究表明Ⅰ类和Ⅲ类间可能存在差异（例如，Ⅲ类错𬌗者的上颌相对更后缩），但差异很小。Ⅰ类和Ⅲ类个体上颌骨的大小（ANS-PNS）存在少量但持续性的差异，Ⅲ类个体的上颌骨更小些。Ⅰ类和Ⅲ类个体距离颅底的矢状向距离不存在差异。Ⅲ类错𬌗个体FH平面和腭平面的交角小于Ⅰ类错𬌗个体，但是Ⅲ类错𬌗个体SN平面和腭平面的交角与Ⅰ类错𬌗个体相似[24, 30]。很多研究评估了腭平面距离颅底的垂直高度，结果表明Ⅲ类和Ⅰ类个体间无差异。

虽然安氏Ⅲ类错𬌗个体的上颌骨相对小和后缩，但这种后缩不随时间加重，这种差异看起来在早期就已建立。不同年龄组的大样本横断研究表明安氏Ⅰ类和Ⅲ类的差异在儿童期和青春期并未改变[24, 28]。Reyes等[31]提供了最好的横断研究对比结果，他们认为6～17岁年龄段的安氏Ⅰ类和Ⅲ类个体的SNA角没有区别。在纵向研究中，Wolfe等[33]提供了最好的纵向研究对比结果，结果表明，6～16岁年龄段的安氏Ⅰ类和Ⅲ类个体的SNA

表7.2 安氏Ⅲ类和Ⅰ类错𬌗的差异：上颌骨凸度、上颌骨大小、距颅底的水平向距离和腭高度

	上颌骨矢状向位置 (SNA)	上颌骨大小(ANS–PNS)	距颅底的水平向距离	腭高度
Sandborn [20]	←	N/A	N/A	N/A
Jacobson [22]	←	↓	N/A	↓
Ellis and McNamara [23]	←	N/A	N/A	N/A
Guyer et al. [24]	←	N/A	↓ (Co–A)	NS
Williams & Andersen [27]	←	↓	N/A	NS
Battagel [28]	NS	N/A	NS	NS
Tollaro et al. [29]	←	N/A	N/A	N/A
Chang et al. [30]	NS	↓	N/A	N/A
Reyes et al. [31]	NS	N/A	NS	NS
Staudt & Kiliaridis [26]	←	N/A	N/A	N/A
Choi et al. [32]	←	NS	N/A	N/A
Wolfe et al. [33]	NS	↓	NS	NS
最多见	←	↓	NS	NS

角的变化也不存在差异。他们的研究提示在6岁时，安氏Ⅲ类个体的上颌骨比安氏Ⅰ类个体的上颌骨短1.6 mm，这种差异一直持续到16岁。总的来说，可提供的生长数据显示年轻的Ⅲ类错殆个体的上颌骨相对较小。如果上颌骨存在后缩现象，这一般在早期就已经确定了，随着年龄的增长它不会变得更糟。

从水平向看，安氏Ⅲ类和安氏Ⅰ类个体的尖牙间宽度相似[34–36]。但是，安氏Ⅲ类个体的前磨牙和磨牙间宽度小于正常殆个体[34–36]。安氏Ⅲ类错殆颧骨间距离和磨牙间宽度明显小。纵向研究对比结果表明，10～14岁，安氏Ⅲ类和安氏Ⅰ类个体上颌后部宽度的差异在增加[37]。也有其他的研究结果认为安氏Ⅲ类错殆个体的上颌后部宽度更大[38]，或者不存在差异[39–40]。这种不一致可能与样本的垂直向组成有关。陈等[41]发现安氏Ⅲ类高角患者的骨性和牙性上颌骨宽度小于安氏Ⅲ类低角患者。换言之，安氏Ⅲ类高角型个体表现出上颌骨水平向的不足，低角型个体则没有差异或者水平向发育过度。

不同安氏错殆畸形间下颌骨矢状向位置的差异远远超过上颌骨位置间的差异。大多数评估上下颌骨矢状向位置的研究表明，与安氏Ⅰ类个体相比，安氏Ⅲ类患者的上颌骨更后缩（表7.3）。就如之前已说明的，横向研究结果表明安氏Ⅲ类和Ⅰ类错殆个体的SAN角没有区别。例如，Battagel[28]评估了495名未经治疗的安氏Ⅲ类错殆个体，Reyes等[31]评估了949名未经治疗的安氏Ⅲ类错殆个体，他们的研究结果都显示在6～16岁间上颌的后缩没有差别。相反，所有的研究都表明安氏Ⅲ类错殆个体的下颌骨明显前凸，并且具有显著性差异。安氏Ⅲ类和Ⅰ类错殆个体在下颌前凸间的差异往往4倍于上颌骨后缩间的差异。总之，目前可提供的研究证据支持以下的结论，即安氏Ⅲ类和安氏Ⅰ类矢状向的不调主要源于下颌骨的前凸，其次是上颌骨的后缩。

下颌前凸不是安氏Ⅲ类和Ⅰ类差别的唯一特征（表7.4）。关于评估下颌骨大小（例如Co–Gn或Co–Pg）的所有研究均表明，安氏Ⅲ类错殆个体的下颌骨明显大于安氏Ⅰ类错殆者。虽然大多数研究认为，安氏Ⅲ类错殆者下颌升支高度大于安

表7.3 安氏Ⅲ类和Ⅰ类错殆畸形个体上颌骨后缩和下颌骨前凸的对比研究

	上颌		下颌	
	后缩	*P*值	前凸	*P*值
Sandborn [20]	←3.1°	Sig	→4.2°	Highly sig
Jacobson [22]	←2.6°	Sig	→5.3°	Highly sig
Guyer et al. [24]	←2.2°	Sig	→1.5°	Sig
Williams & Andersen [27]	←2.5mm	Sig	→3.7mm	High sig
Battagel [28]	—	NS	→3.9°	High sig
Tollaro et al. [29]	←1.1°	Sig	→5° ~6°	Highly sig
Sugawara and Mitani [42]	—	NS	→3.0°	Highly sig
Chang et al. [30]	—	NS	→6.5°	Highly sig
Reyes et al. [31]	—	NS	→3° ~4°	Highly sig
Staudt and Kiliaridis [26]	←	Sig	→	Highly sig
Choi et al. [32]	←4.7°	Highly Sig	→1.5°	Sig
Wolfe et al. [33]	—	NS	→2.5°	Highly sig

表7.4 安氏Ⅲ类和Ⅰ类错𬌗在下颌前凸、总长度、升支高度、下颌体长度、下颌平面角和下颌角方面的差异

	下颌前凸	总长度	升支高度	下颌体长度	下颌平面角	下颌角
Sandborn [20]	→	N/A	NS	NS	N/A	↑
Jacobson [22]	→	↑	NS	NS	↑	↑
Ellis and McNamara [23]	→	N/A	N/A	N/A	↑	N/A
Guyer et al. [24]	→	↑	↑	↑	↑	↑
Williams and Andersen [27]	→	↑	NS	NS	N/A	N/A
Battagel [28]	→	↑	N/A	N/A	↑	↑
Tollaro et al. [29]	→	↑	↑	↑	N/A	NS
Chang et al. [30]	→	↑	NS	↑	↑	↑
Reyes et al. [31]	→	↑	N/A	N/A	NS	N/A
Staudt and Kiliaridis [26]	→	N/A	N/A	N/A	↑	↑
Choi et al. [32]	→	↑	↑	N/A	NS	NS
Wolfe et al. [33]	→	↑	↑	↑	↑	↑
最常见	→	↑	—	↑	↑	↑

氏Ⅰ类，但是两种错𬌗患者的升支高度是否有差异还不清楚（4项研究显示存在差异，另外4项研究显示没有差异）。这两种错𬌗在垂直向上的差异更明确。安氏Ⅲ类错𬌗者的下颌平面角和下颌角均大于安氏Ⅰ类个体。安氏Ⅲ类错𬌗者明显是下颌前凸加高角型。

目前的研究显示，安氏Ⅲ类错𬌗患者的下颌骨长度随时间而增长（图7.3）。重要的是安氏Ⅲ类和Ⅰ类长度上的差别不能归因于髁突的过生长。在这方面，我们需要记住髁突是生长区而不是生长中心，髁突对生物力学机制和环境因素都会有灵敏的反应[43-44]。关于安氏Ⅲ类和安氏Ⅰ类患者下颌升支高度的生长是否存在差异，不同的研究得出了不同的结果，有研究认为存在差异，而另外一些研究认为没有明显差异（表7.4）。Wolfe等对两组配比良好的样本的纵向研究结果显示在6～8岁群体中，安氏Ⅲ类错𬌗个体的下颌升支高度比安氏Ⅰ类个体长约1.4mm，这种差异持续到14～16岁。如果髁突的过度生长是主要原因，那么升支高度应该变得越来越长，不同安氏错𬌗畸形间的差别也越来越大。更重要的是，这种差异应随时间增加，就如下颌体总长度的差异一样（图7.3）。Björk和Skieller[45]利用种植钉作为标记物重叠下颌骨，他们的研究表明，安氏Ⅲ类个体

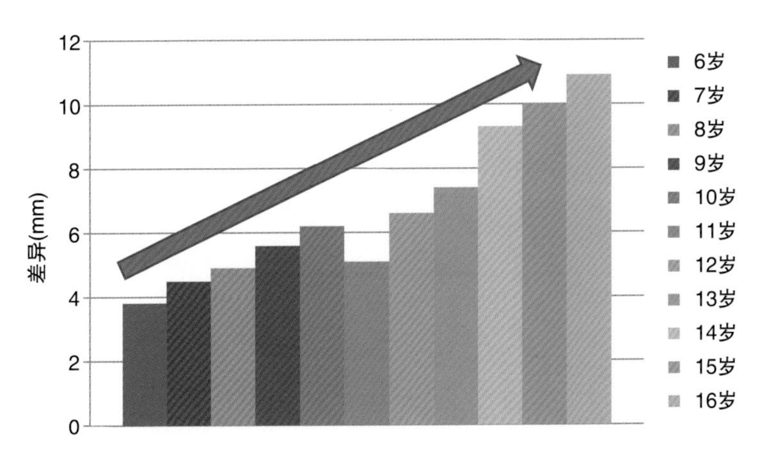

图7.3 6～16岁间安氏Ⅲ类和Ⅰ类错𬌗者下颌综合长的差异（数据来源于Reyes等[31]）。

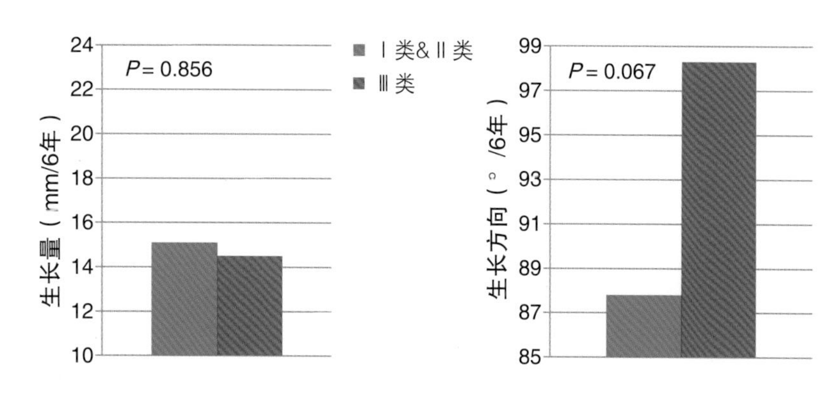

图7.4　以金属种植体为标记物重叠下颌骨的研究显示的全部髁突生长量和髁突生长方向，性别差异已进行了调整（数据来源于Björk和Skieller[45]）。

比安氏Ⅰ类和安氏Ⅱ类个体表现出更明显的下颌骨向后方的生长，但生长量并无区别（图7.4）。

这支持了以下的观点，即因为安氏Ⅲ类个体的下颌骨生长方向更向后，所以他们的下颌骨才更大。髁突生长方向越向后，下颌骨总长度的增长量越大。例如，如果髁突的生长方向向后，那么髁突生长10mm，下颌骨总长度会增加10mm，但是如果髁突的生长方向向前，那么髁突生长10mm，下颌骨总长度只会增加0.5mm（图7.5）。正如以前注意到的，安氏Ⅲ类的咬合并不稳定，这导致下颌骨处于一个更向前/下的位置。McNamara和Carlson[46]首先提出当下颌骨处于前凸位置时，髁突软骨的生长方向会更向后以适应下颌骨的位置。功能性矫治器使下颌骨处于向前下的位置，使髁突朝后方生长[47]。

最后，安氏Ⅲ类和安氏Ⅰ类个体的切牙关系存在持续性的差别。安氏Ⅲ类患者的上切牙更前倾，下切牙更舌倾（表7.5）。因为Ⅲ类个体的上下切牙角通常更大些，所以Ⅲ类和Ⅰ类下切牙舌倾度间的差异大于Ⅲ类和Ⅰ类上切牙唇倾度间的差异。

7.3 安氏Ⅲ类错𬌗畸形的进展

安氏Ⅲ类错𬌗畸形经常在乳牙列就发生了，早于其他的骨性畸形。Angle[49]曾写道“随着第一恒磨牙的萌出，出现了Ⅲ类错𬌗畸形，或者甚至出现的更早些”。有大量文献支持Ⅲ类错𬌗畸形早在乳牙列就出现了。三维分析表明安氏Ⅲ类错

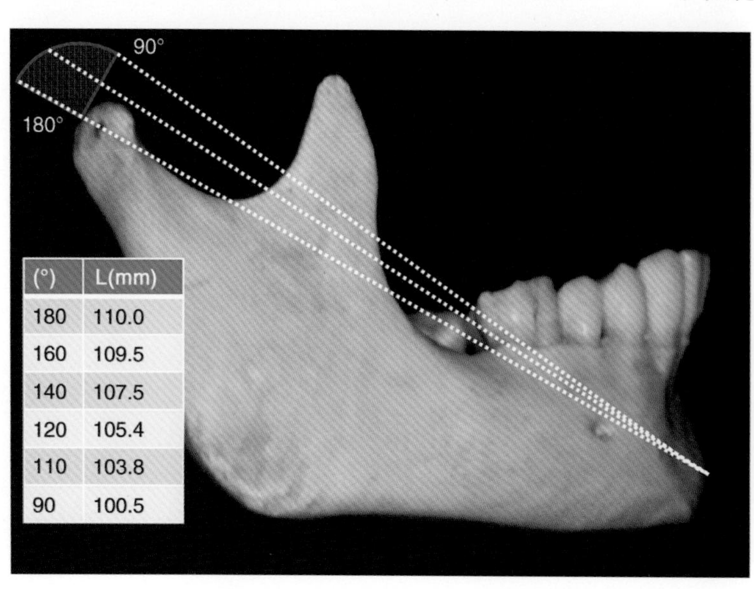

(°)	L(mm)
180	110.0
160	109.5
140	107.5
120	105.4
110	103.8
90	100.5

图7.5　髁突同样生长10mm，但是不同的生长方向导致了不同的下颌骨总长度的增加量。

表7.5　安氏Ⅲ类和Ⅰ类错殆上切牙唇倾度（U1 Inc）、下切牙唇倾度（IMPA）和上下切牙角角度（U1/L1）间的差异

	U1 Inc	IMPA	U1/L1
Sandborn [20]	↑	↓	↑
Jacobson [22]	↑	↓	N/A
Ellis and McNamara [23]	↑	↓	N/A
Guyer et al. [24]	↑	↓	NS
Battagel [28]	↑	↓	N/A
Mouakeh [48]	↑	↓	↑
Chang et al. [30]	↑	↓	N/A
Staudt and Kiliaridis [26]	↑	↓	N/A
Choi et al. [32]	↑	↓	↑
最常见	↑	↑	↑

殆和非Ⅲ类错殆畸形间的区别在5～6岁时就很明显了[50]。Guyer等[24]注意到13～15岁患儿的上颌后缩，特别是下颌前凸，早在5～7岁时就已经很明显了。有趣的是，Sugawara和Mitani[42]认为年龄为7岁的安氏Ⅲ类和安氏Ⅰ类个体间的差异（如下颌骨凸度，下颌骨长度），大于10岁的个体。日本人的样本也显示当第二乳磨牙萌出时，矢状向的不调就已经确立了[51]。

安氏Ⅲ类的磨牙关系随着时间而变得更差，这种变化看起来与生长相关（图7.6）。正如之前提到的，20世纪70年代的大样本流行病学调查的结果表明，12～17岁年龄段安氏Ⅲ类错殆畸形的发生率高于6～11岁年龄段，其Ⅲ类畸形是通过磨牙关系确定的。最近，第三次美国国家卫生与健康研究（NHANES Ⅲ）的数据显示安氏Ⅲ类错殆的发生率在儿童期（8～11岁）和青春期（12～17岁）间增长，但此后不再增加（图7.7）[19]。对22名未经治疗的安氏Ⅲ类错殆个体的纵向研究也表明在8岁零6个月至15岁零2个月间，磨牙关系恶化了3.3mm[52]。

大多数安氏Ⅲ类患者的骨性关系随时间而加重，但不是全部。Baccetti等[52]测量了了8岁零6个月到15岁零2个月安氏Ⅲ类错殆个体Wits值和ANB角的变化，它们分别加重了-2mm和-1.9°。Wolfe等[33]纵向研究观察了42名未经治疗的安氏Ⅲ个体，结果显示在6～16岁间，ANB角每年降低0.25°（图7.8）。重要的是，安氏Ⅲ类个体和安氏Ⅰ类个体的ANB角均随时间而减小。换言之，安氏Ⅲ类和Ⅰ类的差异早在6～8岁时就建立了，并且一直持续到17岁。Reyes等[31]的大数据横断样本的研究也

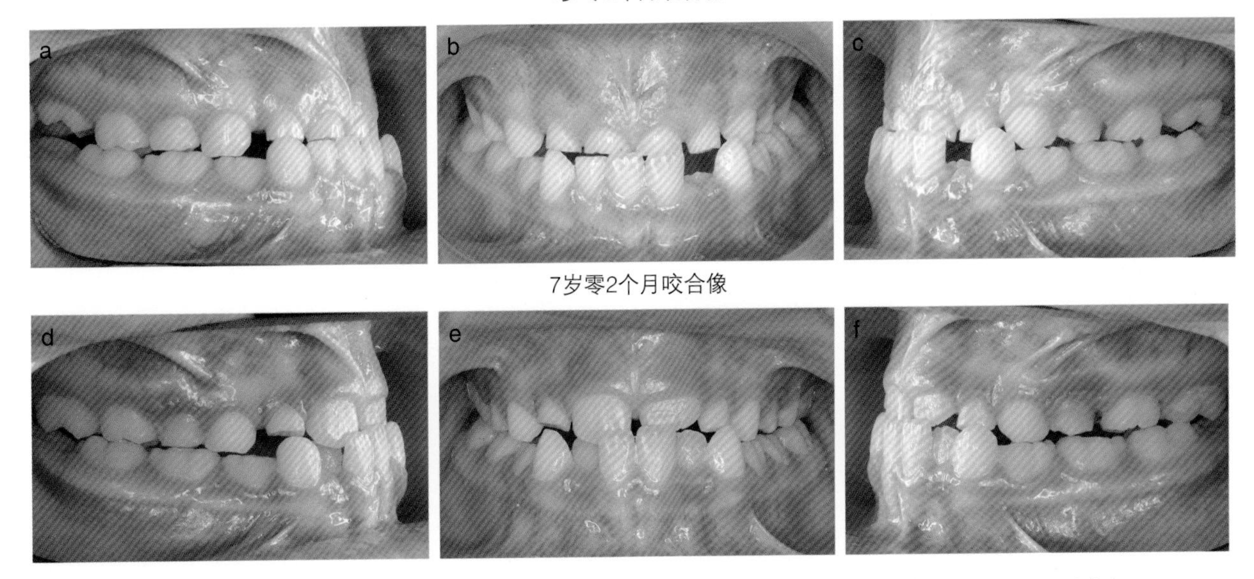

图7.6　一名未经治疗的男性个体从4岁零2个月到7岁零2个月时其安氏Ⅲ类关系加重（感谢Samuel Roldan医生）。

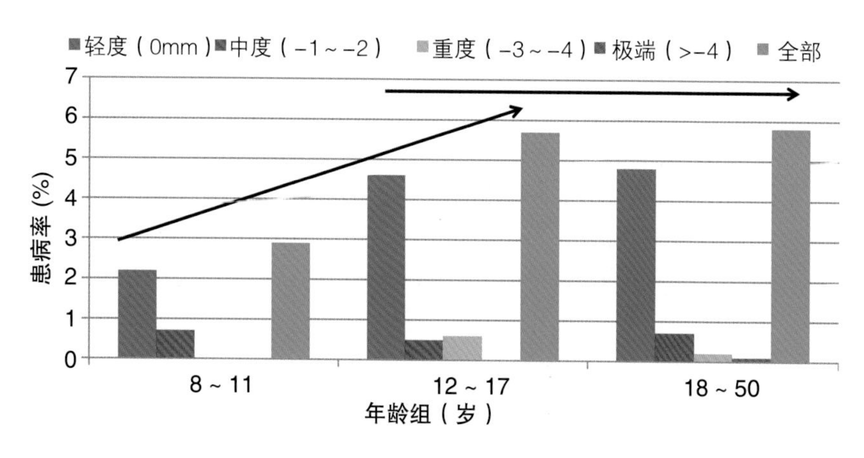

图7.7 NHANE Ⅲ对美国儿童、青少年和成人中安氏Ⅲ类错殆畸形的评估（Proffit等[19]）。

表明安氏Ⅲ和Ⅰ类的ANB角的差异不随时间的增长而增大。

相反，安氏Ⅲ和Ⅰ类的Wits值和上下颌骨的差别随着时间的增长而增加。安氏Ⅲ和Ⅰ类个体的上下颌差异都随年龄而增加，但是Ⅲ类患者的增加量更明显（图7.8）。相似的，安氏Ⅰ类个体的Wits值没有什么变化，但是Ⅲ类患者的Wits值明显下降。有学者对日本安氏Ⅲ类患者进行了大样本的横断面研究[51]，他们评估了从第一个恒切牙萌出到第三磨牙萌出建殆这一过程中各个时间段的变化，结果是ANB角改变1.9°，与安氏Ⅰ类个体的变化相同，但Wits值得变化量为5.5mm，大于预期的改变。

Wits值和上下颌骨的差异随着时间而加重，但是ANB角的变化并非如此，这归因于同时发生的垂直向的生长。正如以前所提到的，大多数评估安氏Ⅲ类错殆垂直向的研究发现，安氏Ⅲ类错殆个体下颌平面角和下颌角更大（表7.4）。Wolfe等[33]的纵向研究结果表明，安氏Ⅲ类患者下面高的增加超出了预期值。这说明安氏Ⅲ类错殆个体不仅比Ⅰ

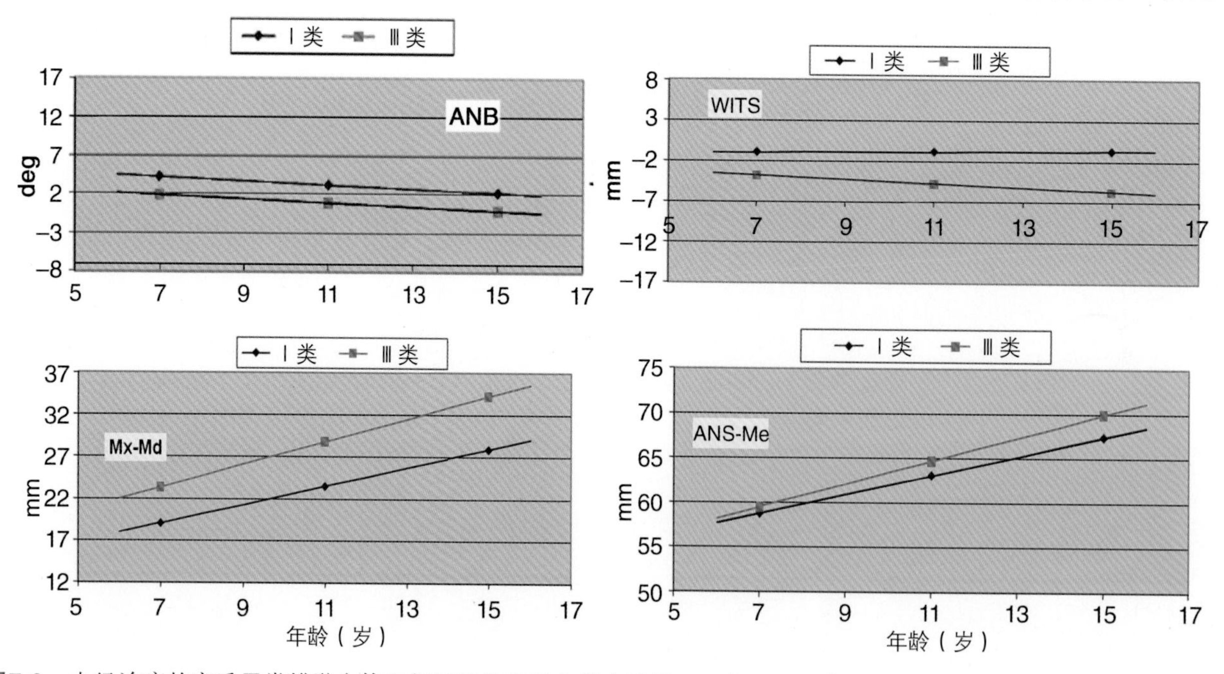

图7.8 未经治疗的安氏Ⅲ类错殆个体和相匹配的安氏Ⅰ类个体的ANB角、Wits值、上下颌骨差异和下面高的纵向变化（Wolfe等[33]）。

非遗传性干扰因素

- 妨碍面中份前移的因素
- 习惯性的姿势位

遗传因素

- 先天性的上颌骨骨结合
- 原发性软骨生长
- 牙齿大小

图7.9 解释安氏Ⅲ类错骀的非遗传性干扰因素和遗传因素。

类个体具有高角生长型，而且随着时间的增长，这种垂直型的生长型更明显。换言之，安氏Ⅲ类错骀个体的下颌骨并没有向前旋转，或者说他们的下颌骨可能是向后旋转了。下颌骨的真性向前旋转决定了颏部的前后向位置，在儿童期，下颌骨每向前旋转1° 颏部会向前移位1.2mm[53]。因为垂直向的生长掩盖了长度发育的不调，所以ANB角的改变不如Wits值和上下颌骨差异明显。

7.4 安氏Ⅲ类错骀畸形的病因

安氏Ⅲ类错骀畸形的病因包括非遗传性的生长干扰因素和遗传因素（图7.9）。非遗传性的干扰包括两种类型。妨碍面中部向前发育的任何因素都会导致牙性和骨性的Ⅲ类关系。例如，已确定唇腭裂手术会引起面中份的后缩导致的安氏Ⅲ类错骀畸形。Doğan等[54]认为和对照组相比，分别在3个月和12个月做了唇裂和腭裂修复术的患儿上颌骨更短、位置更靠后。面中份的发育不足与手术造成的瘢痕有关，特别是唇部，它抑制和限制了生长过程中正常发生的上颌骨的前移位。在后部咽区的瘢痕组织束缚了上颌后部向前向下的移位。腭裂患者面中份的后缩是医源性的。非手术的腭裂患者会有正常的面部生长潜力[55]。

下颌骨习惯性的前移位也可以导致安氏Ⅲ类错骀畸形。表现出前牙反骀和安氏Ⅲ类错骀的患者下颌经常前伸至正中骀位。如果能早期辨别出来，可以将下颌骨调节后退至正中关系位（图7.10）。引起患者下颌前伸的原因有多种。需要考虑咬合关系，特别是前牙区的咬合关系，是否是引发因素。例如，Angle[49]认为下气道的干扰可能是安氏Ⅲ类错骀的一个主要病因。他认为扁桃体的增大使患儿的舌前伸，随之下颌前伸。已经

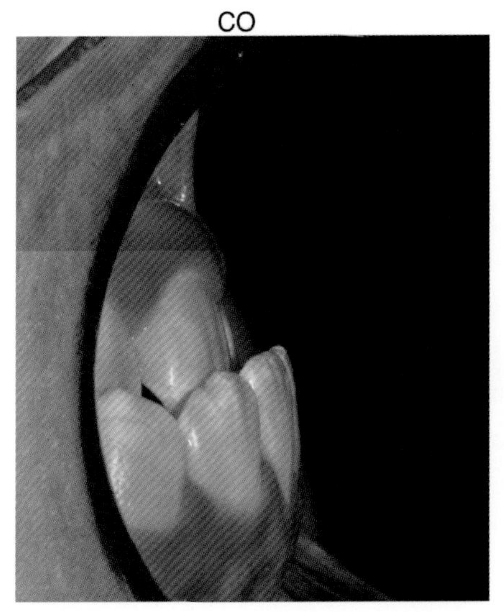

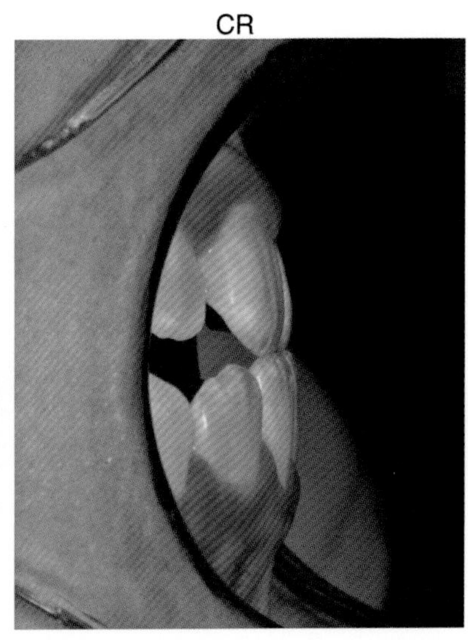

图7.10 这名患者习惯性地前伸下颌骨至正中颌位（2mm的CO/CR不调）。

确定扁桃体肿大患者的舌位置前置以保持气道的通畅。任何气道的干扰都会使患者前移下颌。当Harvold阻塞了鼻呼吸道后，灵长类动物的下颌骨位置发生了各种各样的变化，其中一些下颌前移[56]。可能还有其他的环境因素引起下颌骨进一步的前移位。

遗传上，有3种方式使个体易于发展为安氏Ⅲ类错殆畸形。上颌后缩的个体可能具有骨缝融合基因易感性。在Crouzon综合征、Pfeiffer综合征和颅缝早闭综合征的患者中发现了纤维母细胞生长因子信号分子的突变[57]。同样这些个体可能也存在上颌周和上颌间的骨性结合。Pfeiffer和Aperts综合征的大鼠动物模型显示其前颌骨-上颌骨的骨性早结合，鼻骨和额骨的骨性早结合与上颌骨和上腭骨骨缝的骨性早结合[58]。

软骨颅也与基因因素有密切关系。如其他的主要软骨一样，软骨结合的生长主要是在基因控制下。大多数的文献表明安氏Ⅲ类错殆患者的颅底角明显小于安氏Ⅰ类个体（图7.11，表7.6）。未经治疗的6～16岁个体最大样本的横断研究显示安氏Ⅲ类错殆个体的颅底角比安氏Ⅰ类个体的小约7° [31]。相对小的颅底角分别会使上颌骨和下颌骨的位置更靠后和向前（图7.12）。部分文献证明安氏Ⅲ类错殆者的前后向颅底长度可能更短，这使得他们易于发生骨性不调。

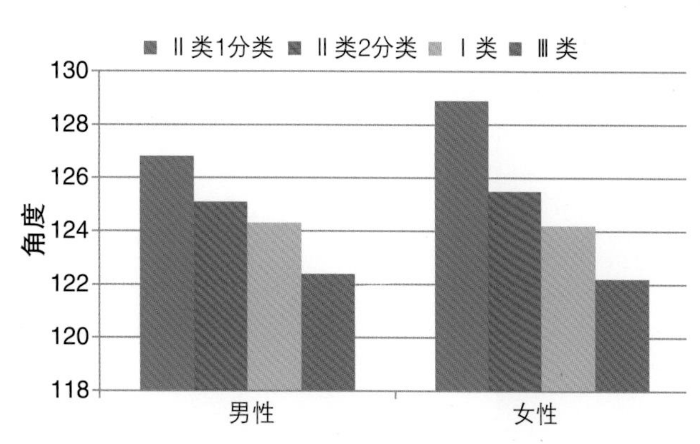

图7.11 安氏Ⅰ、Ⅱ和Ⅲ类错殆畸形患者的颅底角（N-S-Ba）大小（数据由Hopkins等提供[59]）。

表7.6 安氏Ⅲ类和Ⅰ类个体颅底角、前长和后长的差异

	颅底角	前长	后长
Sandborn [20]	N/A	↓	N/A
Hopkins et al. [59]	↓	↓	↓
Guyer et al. [24]	NS	NS	↑
Williams and Andersen [27]	↓	NS	↓
Battagel [28]	↓	NS	N/A
Tollaro et al. [29]	NS	NS	N/A
Mouakeh [47]	NS	↓	↓
Chang et al. [30]	↓	NS	↓
Reyes et al. [31]	↓	↓	N/A
Staudt and Kiliaridis [26]	↓	N/A	N/A
Wolfe et al. [33]	NS	NS	N/A

鼻中隔也被认为是一个生长中心，并且在面中部的早期生长发育过程中扮演了重要的角色。在Wexler和Sarnat[60]的经典研究中，摘除了鼻中隔的兔子表现出面中份的发育不足，一些个体可能具有上颌缺陷基因的易感性，由此导致了安氏Ⅲ类错殆畸形。

伴随着软骨内化骨（例如原发性软骨），牙齿的大小也具有高度遗传性。Townsend和Brown[61]估计大约恒牙大小变化性的64%归结于基因因素。

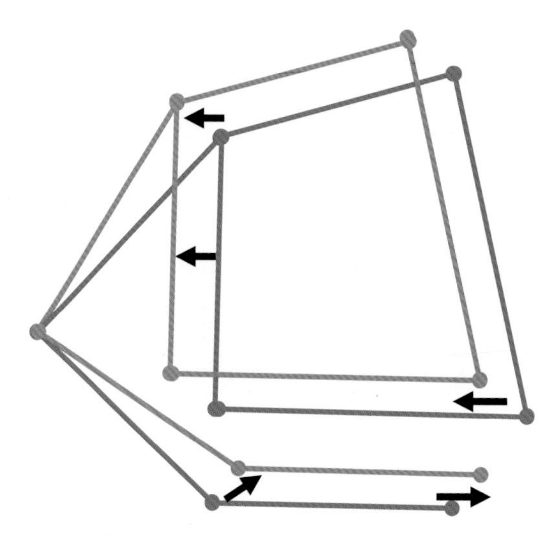
图7.12 小的颅底角的相对作用是使上颌向后、下颌向前。

表7.7 安氏Ⅲ类和Ⅰ类前牙Bolton比，后牙Bolton比和全牙Bolton比的差异

	前牙比	后牙比	全牙比	种族
Sperry et al. [64]	NS	N/A	↑	美国
Nie and Lin [65]	↑	↑	↑	中国
Ta et al. [66]	↑	N/A	↑	中国
Araujo and Souki [67]	↑	N/A	↑	巴西
Uysal et al. [35]	NS	N/A	NS	土耳其
Al-Khateeb and Alhaija [39]	NS	N/A	NS	约旦
Fattahi et al. [68]	↑	↑	↑	伊朗
Strujic et al. [69]	↑	↑	↑	克罗地亚
Wedrychowska-Szulc et al. [70]	↑	N/A	↑	波兰
Johe et al. [71]	NS	N/A	NS	美国

↑ 整体差异; ↑有限差异; NS 无统计学差异

最近，Baydas等[62]发现全牙弓和前牙Bolton比是高度遗传的。文献的回顾性研究发现安氏Ⅲ类和Ⅰ类个体的 Bolton比有明显差异（表7.7）。安氏Ⅲ类个体的前牙、后牙和全牙Bolton比更高，这种差异具有世界性。重要的是这些差别归结于下牙稍大于上牙[63]。

了解安氏Ⅲ类错骀畸形发展的关键可能是牙齿的尖窝关系（图7.13）。无论骨性的不调是否归因于下颌前凸、上颌后缩或者两者皆有，安氏Ⅲ类错骀畸形者的咬合关系都会受到影响。实验表明当调磨灵长类动物后牙和尖牙的牙尖后，下颌会更加前凸，咬合关系更趋于近中关系[72]。换言之，可能后牙缺少锁结关系在安氏Ⅲ类的发展过程中起到了重要作用。上述的非遗传的干扰因素

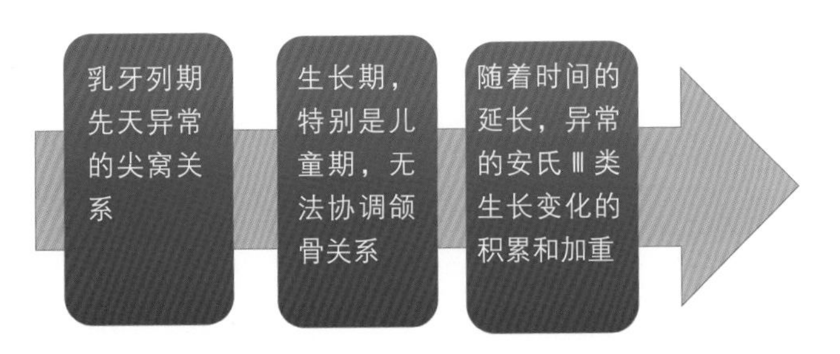

图7.13 牙齿的尖窝关系对安氏Ⅲ类牙性和骨性错骀发展的重要性。

和遗传因素（图7.14）共同作用使安氏Ⅲ类错骀个体的牙齿咬合在一起更加困难。

牙齿咬合关系是如何影响上下牙弓间的骨性关系的？事实上，牙尖的主要功能是在生长过程中将上下颌关联在一起。牙尖并不能提高咀嚼和咬碎食物的能力。人类学家认为以平的咬合面为特征的磨损性咬合在史前和非工业化人群中都是正常的[73]。在人类历史中咬合磨耗也是正常的。Begg和Kesling[74]根据对澳大利亚土著人的大量研究首次声明牙尖是降低而并非提高了咀嚼效率[74]。他们注意到高耸的牙尖的作用是帮助引导牙齿进入到咬合关系位。从进化的角度看，牙尖交错咬合的主要目的是在生长过程中稳定上下颌骨的关系[73]。在史前人类中，当第二恒磨牙萌出时，第一恒磨牙咬合面的牙釉质经常已经被磨耗掉了，当第三恒磨牙萌出时第二恒磨牙咬合面的牙釉质也已经被磨耗没了。在过去的200年中[75]，第一恒磨牙的牙冠形态是最稳定的，因此看起来第一磨牙的尖窝关系是最重要的。这表明在治疗中建立稳定的安氏Ⅰ类关系，同时强调解决问题的原因对治疗的长期稳定性具有重要意义。

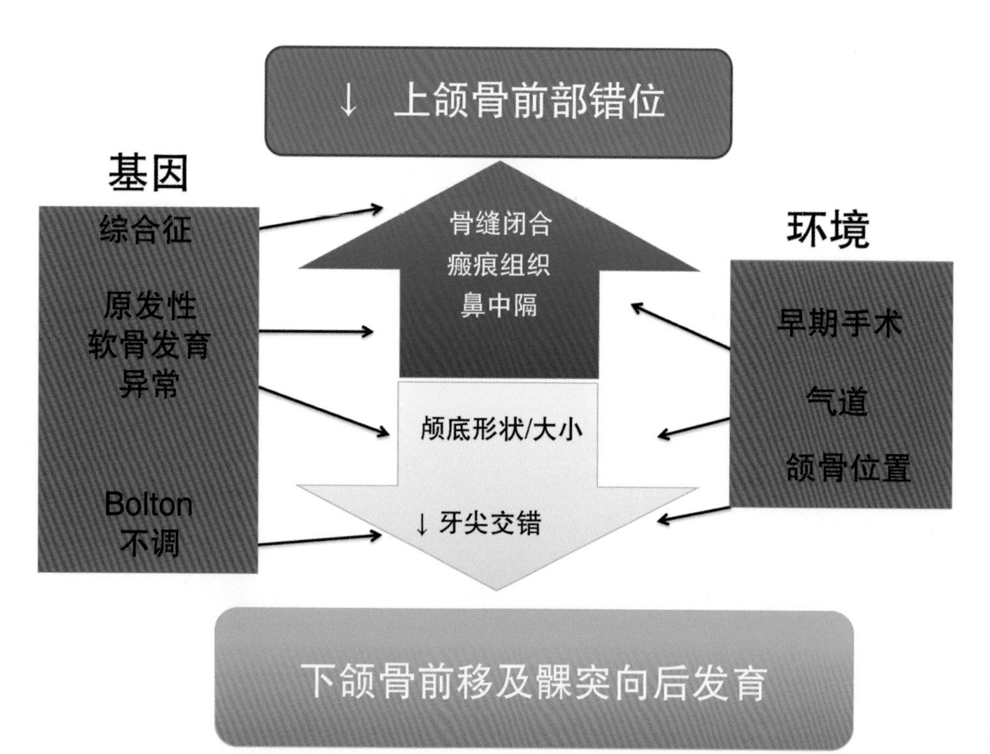

图7.14 安氏Ⅲ类错殆畸形的病因。

参考文献

[1] Angle EH. Classification of malocclusion. *Dental Cosmos* 1899;**41**:248–264.

[2] Mantzikos T. Esthetic soft tissue profile preferences among the Japanese population. *Am J Orthod and Dentofac Orthop* 1998;**114**(1):1–7.

[3] Türkkahraman H, Gökalp H. Facial profile preferences among various layers of Turkish population. *Angle Orthod* 2004;**74**(6):640–647.

[4] Maple JR, Vig KWL, Beck M, et al. A comparison of providers' and consumers' perceptions of facial-profile attractiveness. *Am J Orthod Dentofac Orthop* 2005;**128**(6):690–6.

[5] Dion K, Berscheid E, Walster E. What is beautiful is good. *J Pers Soc Psychol* 1972;**24**(3):285–290.

[6] Albino JE, Alley TR, Tedesco LA, et al. Esthetic issues in behavioral dentistry. *Ann Behav Med* 1990;**12**:148–155.

[7] Shaw WC. The influence of children's dentofacial appearance on their social attractiveness as judged by peers and lay adults. *Am J Orthod* 1981;**79**(4):399–415.

[8] English JD, Buschang PH, Throckmorton GS. Does malocclusion affect masticatory performance? *Angle Orthod* 2002;**72**(1):21–27.

[9] Zhou Y, Fu M. Masticatory efficiency in skeletal class III malocclusion. *Zhonghua Kou Qiang Yi Xue Za Zhi* 1995;**30**(2):72–4.

[10] Owens S, Buschang PH, Throckmorton GS, et al. Masticatory performance and areas of occlusal contact and near contact in subjects with normal occlusion and malocclusion. *Am J Orthod Dentofac Orthop* 2002;**121**(6):602–609.

[11] Bakke M, Holm B, Jensen BL, et al. Unilateral, isometric bite force in 8–69-year-old women and men related to occlusal factors. *Cand J Dent Res* 1990;**98**(2):149–158.

[12] Ellis E, Throckmorten GS, Sinn DP. Bite forces before and after surgical correction of mandibular prognathism. *J Oral Maxillofac Surg* 1996;**54**(2):176–81.

[13] Lepley CR, Throckmorton GS, Ceen RF, Buschang PH. Relative contribution of occlusion, maximum bite force, and chewing cycle kinematics to masticatory performance. *Am J Orthod Dentofac Orthop* 2011;**139**:606–613.

[14] Proeschel PA. Chewing patterns in subjects with normal occlusion and with malocclusion. *Semin Orthod* 2006:**12**(2):138–49.

[15] Ahlgren, J. Pattern of chewing and malocclusion of teeth. A clinical study. *Acta Odontol Scand* 1967;**25**(1):3–13.

[16] Hardy DK, Cubas YP, Orellana MF. Prevalence of angle class III malocclusion: A systematic review and meta analysis. *Open J Epidem* 2012;**2**:75–82.

[17] Kelly JE, Sanchez M, VanKirk LE. National Center for Health Statistics: An assessment of the occlusion of the teeth of children 6–11 years, United States. *Vital and Health. Statistics.* Series 11-No. 130. DHEW Pub. No. (HRA) 74–1612. Health Resources Administration. Washington. 1973.

[18] Kelly JE. An assessment of the occlusion of the teeth of youths 12–17 years, United States. *Vital and Health. Statistics.* Series 11-No. 162. DHEW Pub. No. (HRA) 74–1644. Health Resources Administration. Washington. 1973.

[19] Proffit WR,. Fields HW Jr, Moray LJ. Prevalence of malocclusion and orthodontic treatment need in the United States: Estimates from the NHANES III survey. *Int J Adult Orthod Orthognath Surg* 1998;**13**(2):97–106.

[20] Sanborn RT. Differences between the facial skeletal patterns of Class III malocclusion and normal occlusion. *Angle Orthod* 1955;**25**(4):208–21.

[21] Dietrich UC. Morphological variability of skeletal Class Ill relationships as revealed by cephalometric analysis. *Trans Europ Orthod Soc* 1970;**46**:131–43.

[22] Jacobson A, Evans WG, Preston CB, Sadowsky PL. Mandibular prognathism. *Am J Orthod* 1974;**66**(2):140–171.

[23] Ellis E, McNamara JA Jr: Components of adult Class III malocclusion. *J Oral Maxillofac Surg* **42**:295–305, 1984.

[24] Guyer EC. Ellis E.D. III McNamara JA Jr, Behrents RG. Components of Class II malocclusion in juveniles and adolescents. *Angle Orthod* 1986;**56**(1):7–30

[25] Bui C, King T, Proffit W, Frazier-Bowers S. Phenotypic characterization of Class III patients. *Angle Orthod* 2006;**76** (4):564–9.

[26] Staudt CB, Kiliaridis S. Different skeletal types underlying Class III malocclusion in a random population. *Am J Orthod Dentofac Orthop* 2009;**136**(5):715–21.

[27] Williams S, Andersen CE. The morphology of the potential skeletal pattern in the growing child. *Am J Orthod* 1986;**89** (4):302–311.

[28] Battagel J. The aetiological factors in Class III malocclusion. *Eur J Orthod.* 1993;**15**(5):347–370.

[29] Tollaro I, Baccetti T, Bassarelli V, Franchi L. Class III malocclusion in the deciduous dentition, a morphological and correlation study. *Eur J Orthod.* 1994;**16**(5):401–408.

[30] Chang HP, Liu PH, Yang YH, Lin HC, Chang CH. Craniofacial morphometric analysis of mandibular prognathism. *J. Oral Rehab* 2006: **33**(3):183–93.

[31] Reyes BC, Baccetti T, McNamara JA. An estimate of craniofacial growth in Class III malocclusion. *Angle Orthod* 2006;**76** (4):577–584.

[32] Choi Hj, Kim JY, Yoo SE, et al. Cephalometric characteristics of Korean children with Class III malocclusion in the deciduous dentition. *Angle Orthod* 2010;**80**(1):86–90.

[33] Wolfe SM, Araujo E, Behrents RG, Buschang PH. Craniofacial growth of Class II subjects six to sixteen years of age. *Angle Orthod* 2011;**81**(2):211–216.

[34] Kuntz TR, Staley RN, Bigelow HF, et al. Arch widths in adlts with Class I crowded and Class III malocclusions compared with normal occlusion. *Angle Orthod* 2008;**78**(4):597–603.

[35] Uysal T, Sari Z. Intermaxillary tooth size discrepancy and mesiodistal crown dimensions for a Turkish population. *Am J Orthod and Dentofac Orthop* 2005;**128**(2):226–230.

[36] Herren P, Jordi-Guilloud T. Quantitative determination of dental arch by polygon measurements in the ideal and anomalous arch. *Schweiz Mschr Zahnheilk* 1973;**83**(6):682–709.

[37] Chen F, Terada K, Yang L, Saito I. Dental arch widths and mandibular-maxillary base widths in class III malocclusion from ages 10–14. *Am J Orthod Dentofac Orthop* 2008;**133** (1):65–9.

[38] Braun S, Hnat WP, Fender DE, Legan HL. The form of the human dental arch. *Angle Orthod* 1998;**68**(1):29–36.

[39] Basaran G, Hamamci N, Hamamci O. Comparison of dental arch widths in different types of malocclusion. *World J Orthod* 2008;**9**(1):e20–8.

[40] Al-Khateeb SN, Alhija ESJA. Tooth size discrepancies and arch parameters among different malocclusions in a Jordanian sample. *Angle Orthod* 2006;**76**(3):459–65.

[41] Chen F, Terada K, Wu L, Saito I. Dental arch widths and mandibular-maxillary base width in Class III malocclusions with low, average and high MP-SN angles. *Angle Orthod* 2007;**77**(1):36–41.

[42] Sugawara J, Mitani H. Facial growth of skeletal Class II malocclusion and the effects, limitations, and long-term dentofacial adaptations to chincap therapy. *Semin Orthod* 1997;**3**(4):244–54.

[43] Copray JCVM, Jansen HWB, Duterloo HS. Growth and growth pressure of mandibular condylar and some primary cartilages of the rat in vitro. *Am J Orthod Dentofac Orthop* 1986;**90**(1):19–28.

[44] Peltomäki T, Kylämarkula S, Vinkka-Puhakka H, et al. Tissue-separating capactity of growth cartilages. *Eur J Orthod* 1997;**19**(5):473–81.

[45] Björk A, Skieller V. Facial development and tooth eruption – An implant study at the age of puberty. *Am J Orthod* 1972;**62** (4):339–83.

[46] McNamara JA Jr, Carlson DS. Quantitative analysis of temporomandibular joint adaptation to protrusive function. *Am J Orthod* 1979;**76**(6):593–611.

[47] Araujo A, Buschang PH, Melo ACM. Adaptive condylar growth and mandibular remodeling changes with bionator therapy – an implant study. *Eur J Orthod* 2004;**26**(5): 515–22.

[48] Mouakeh M. Cephalometric evaluation of craniofacial pattern of Syrian children with Class III malocclusion. *Am J Orthod Dentofac Orthop*. 2001;**119**(6):640–649.

[49] Angle EH. *Treatment of Malocclusion of the Teeth*. S.S. White Dental Manufacturing Co, Philadelphia, 1907.

[50] Krenta B, Primožič J, Zhurov A, et al. Three-dimensional evaluation of facial morphology in children age 5–6 yeas with a Class III malocclusion. *Eur J Orthod* 2014;**36**(2):133–9.

[51] Miyajima K, McNamara JA Jr, Sana M, Murata S. An estimation of craniofacial growth in the untreated Class III female with anterior crossbite. *Am J Orthod Dentofac Orthop* 1997;**112**(4):425–34.

[52] Baccetti T, Franchi L, McNamara JA Jr. Growth in the untreated Class III subject. *Semin Orthod* 2007;**13**(3):130–142.

[53] Buschang PH, Jacob HB. Mandibular rotation revisited: What makes it so important? *Semin Orthod* 2014;**20**(4):299–315.

[54] Doğan S, Oncağ G, Akin Y. Craniofacial development in children with unilateral cleft lip and palate. *Br J Oral Maxillofac Surg* 2006;**44**(1):28–33.

[55] Shetye PR. Facial growth of adults with unoperated clefts. *Clin Plast Surg* 2004;**31**(2):361–71.

[56] Harvold EP, Tomer BS, Vargevik K, Chierici G. Primate experiments in oral respiration. *Am J Orthod* 1981;**79**(4) 359–72.

[57] Eswarakumar VP, Lax I, Schlessinger J. Cellular signaling by fibroblast growth factor receptors. *Cytokine & Growth Factor Reviews* 2005;**16**(2):139–149.

[58] Purushothaman R, Cox TC, Maga AM, Cunningham ML. Facial suture synostosis of newborn Fgfr1(P250R/+) and Fgfr2(S252W/+) mouse models of Pfeiffer and Apert syndromes. *Birth Defects Res A Clin Mol Teratol* 2011;**91**(7):603–9.
[59] Hopkins GB, Houston WJB, James GA. The cranial base as an aetiological factor in malocclusion. *Angle Orthod* 1968;**38**(3):250–5.
[60] Wexler MR, Sarnat BG. Rabbit snout growth. Effect of injury to septovomeral region. *Arch Otolaryngol* 1961;**74**:305–13.
[61] Townend GC, Brown T. Heritability of permanent tooth size. *Am J Phys Anthrop* 1978;**49**(4):497–504.
[62] Baydas B, Oktay H, Dağsuyu IM. The effect of heritability on Bolton tooth-size discrepancy. *Eur J Orthod* 2005;**27**(1):98–102.
[63] Lavelle CLB. Maxillary and mandibular tooth size in different racial groups and in different occlusal categories. *Am J Orthod* 1972;**61**(1):29–37.
[64] Sperry TP, Worms FW, Isaacson RJ. Speidel TM Tooth-size discrepancy in mandibular prognathism. *Am J Orthod* 1977;**72**(2):183–190.
[65] Nie Q, Lin J. Comparison of intermaxillary tooth size discrepancies among different malocclusion groups. *Am J Orthod Dentofac Orthop* 1999;**116**(5):539–544.
[66] Ta TA, Ling JYK, Hägg U. Tooth-size discrepancies among different occlusion groups of southern Chinese children. *Am J Orthod Dentofac Orthop* 2001;**120**(5):556–8.
[67] Araujo E, Souki M. Bolton anterior tooth size discrepancies among different malocclusion groups. *Angle Orthod* 2003;**73**(3):307–313.
[68] Fattahi HR, Pakshir HR, Hedayati Z. Comparison of tooth size discrepancies among different malocclusion groups. *Eur J Orthod* 2006;**28**(5):491–495.
[69] Strujić M, Anić-Milošević S, Meštrović S, Šlaj M. Tooth size discrepancy in orthodontic patients among different malocclusion groups. *Eur J Orthod* 2009;**31**(6):584–9.
[70] Wedrychowska-Szulc B, Janiszewska-Olszowska, Stepien P. Overall and anterior Bolton ratio in Class I, II, and III orthodontic patients. *Eur J Orthod* 2010;**32**(3):313–318.
[71] Johe RS, Steinhart T, Sado N, et al. Intermaxillary tooth-size discrepancies in different sexes, malocclusion groups, and ethnicies. *Am J Orthod Dentofac Orthop* 2010;**138**(5):599–607.
[72] Ostyn JM, Maltha JC, van't Hof MA,. van der Linden FPGM. The role of interdigitation in sagittal growth of the maxillomandibular complex in Macaca fascicularis. *Am J Orthod Dentofacial Orthop* 1996;**109**(1):71–8.
[73] Brace CL. Occlusion to the anthropological eye. In: *The Biology of Occlusal Development*. JA McNamara Jr. (ed) 1977, *Center Human Growth and Development*, University of Michigan, Ann Arbor 179–209.
[74] Begg PR, Kesling PC. *Begg's Orthodontic Theory and Technique*. 2nd edn., WB Saunders, Philadelphia, 1971.
[75] Gregory WK, Hellman M. The dentition of Dryopithecus and the origin of man. In: *Anthropological Papers of the American Museum of Natural History* 1926;**28**:1–23.

第二部分：安氏Ⅲ类错殆畸形的矫治：问题及解决方案

Eustáquio Araújo, DDS, MDS
Center for Advanced Dental Education, Saint Louis University, St. Louis, MO, USA

早在1757年，Bourdet[1]就描述了“颏部前凸的患儿”的骨性特征。之后，在20世纪早期Angle[2]将安氏Ⅲ类错殆定义为“所有下牙向近中错位咬合达一颗前磨牙宽度，在一些极端病例中甚至更多的上下颌骨关系。”

这种错殆畸形的发病率已在本章的第一部分进行了详尽的描述[3–9]。

在正畸领域，安氏Ⅲ类错殆畸形生物机械原理经常被认为是最具挑战性的问题。另外，这类正畸患者的自尊心很强（图7.15）[10–11]。

发育中的安氏Ⅲ类错殆畸形的非手术治疗的治疗计划、治疗方法和治疗时机的确定需要谨慎地思考。尽管相关文献很多，但是这个问题没有统一的答案。正如图7.16和图7.17所示，未经治疗的安氏Ⅲ类错殆畸形往往随着时间而加重。可以见到9岁时轻到中度的错殆畸形到了16岁时发展到非常严重需要手术治疗的程度。尽管我们不能预测早期正畸/矫形的干涉是否能改变这种错殆畸形的建立，但是临床医生有责任仔细研究每一位患者。在有关分析安氏Ⅲ类错殆畸形的生长，并将其与安氏Ⅰ类生长相对比的研究中，Baccetti等[12]和Wolfe等[13]明确安氏Ⅲ类错殆畸形随着生长会变得越来越严重。

Buschang已在本章中对安氏Ⅲ类错殆畸形的发展问题进行了详尽的描述。

有必要对这些未来生长不佳的患者进行早期的干涉治疗吗?

目前为止，非手术的安氏Ⅲ类错殆畸形的治疗实际上都是掩饰治疗，其目的是获得更好的牙性关系和更和谐的面型。这些治疗开始于混合牙列早期，提供了充足的时间和灵活性进行上颌骨的扩大和前牵，以及改变下颌骨的生长方向，使其向顺时针方向生长（图7.18）。

从早期矫治中获益最多的是平均生长型（均角）和水平生长型（低角）患者。那些垂直生长型（高角）患者的Ⅲ类畸形错殆程度可能减少，但是他们可能仍会需要正颌手术治疗。

安氏Ⅲ类错殆畸形的发展具有不确定性，那

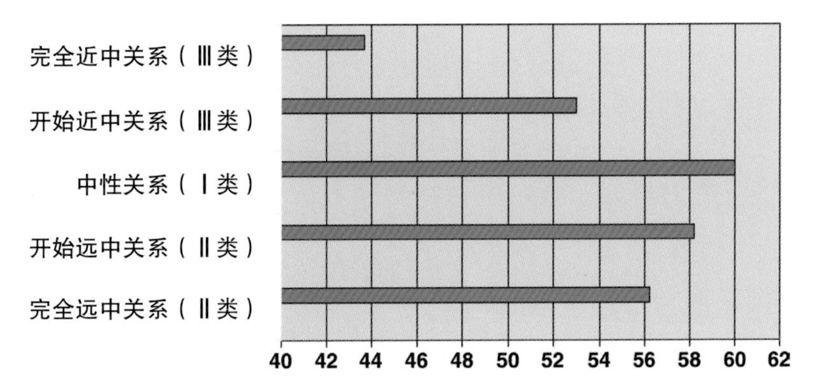

图7.15　自尊心评估（Graber和Lucker[10]）。

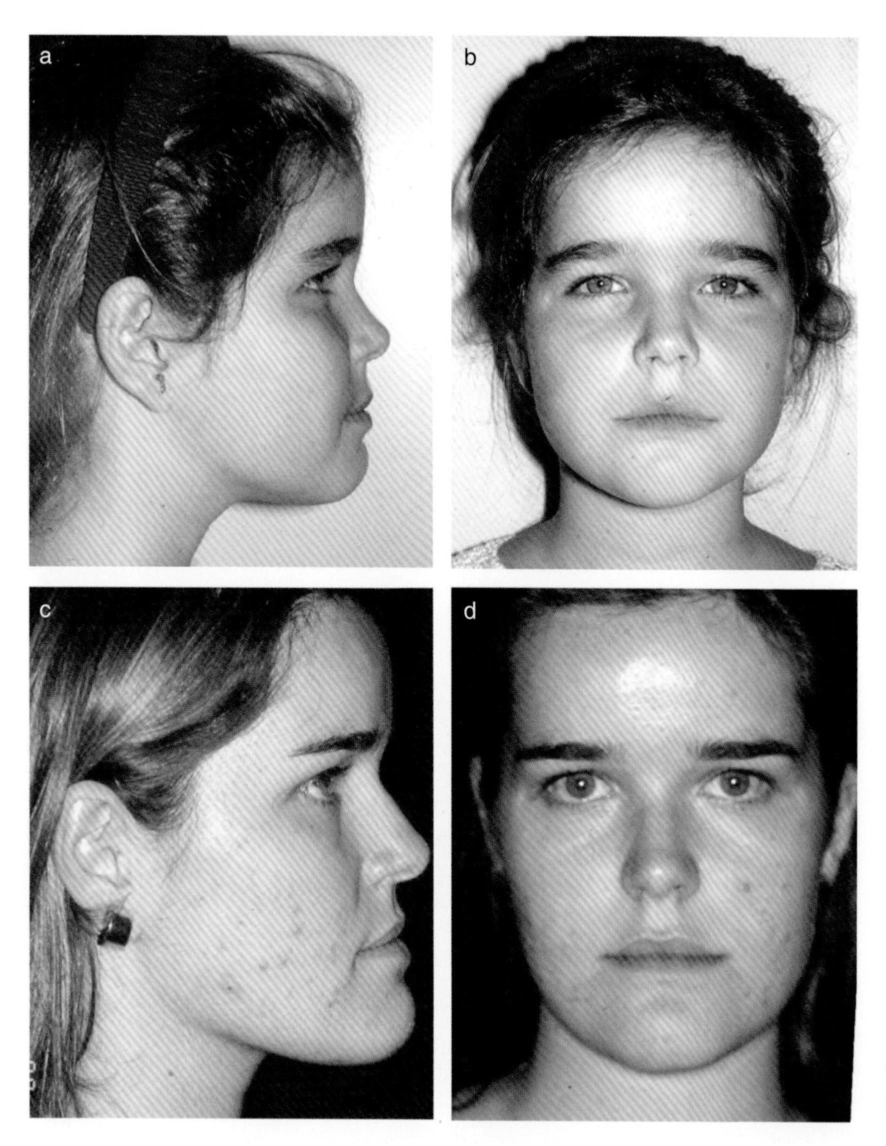

图7.16 未经治疗的安氏Ⅲ类错殆畸形青春发育高峰期前（a，b）和青春发育高峰期后（c，d）。

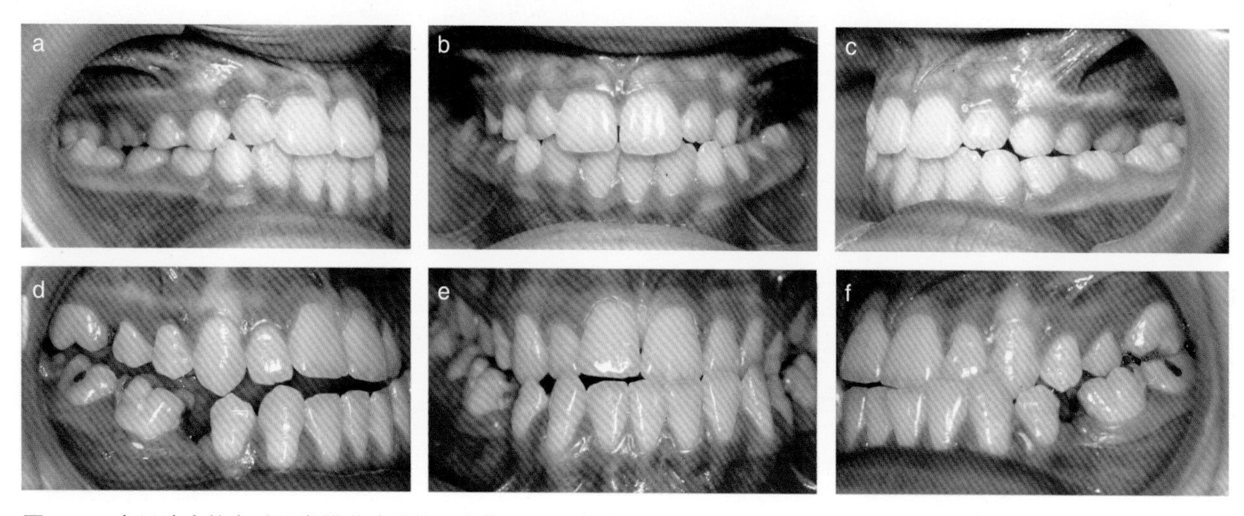

图7.17 未经治疗的安氏Ⅲ类错殆畸形的口内像：a～c. 青春发育高峰期前；d～f. 青春发育高峰期后。

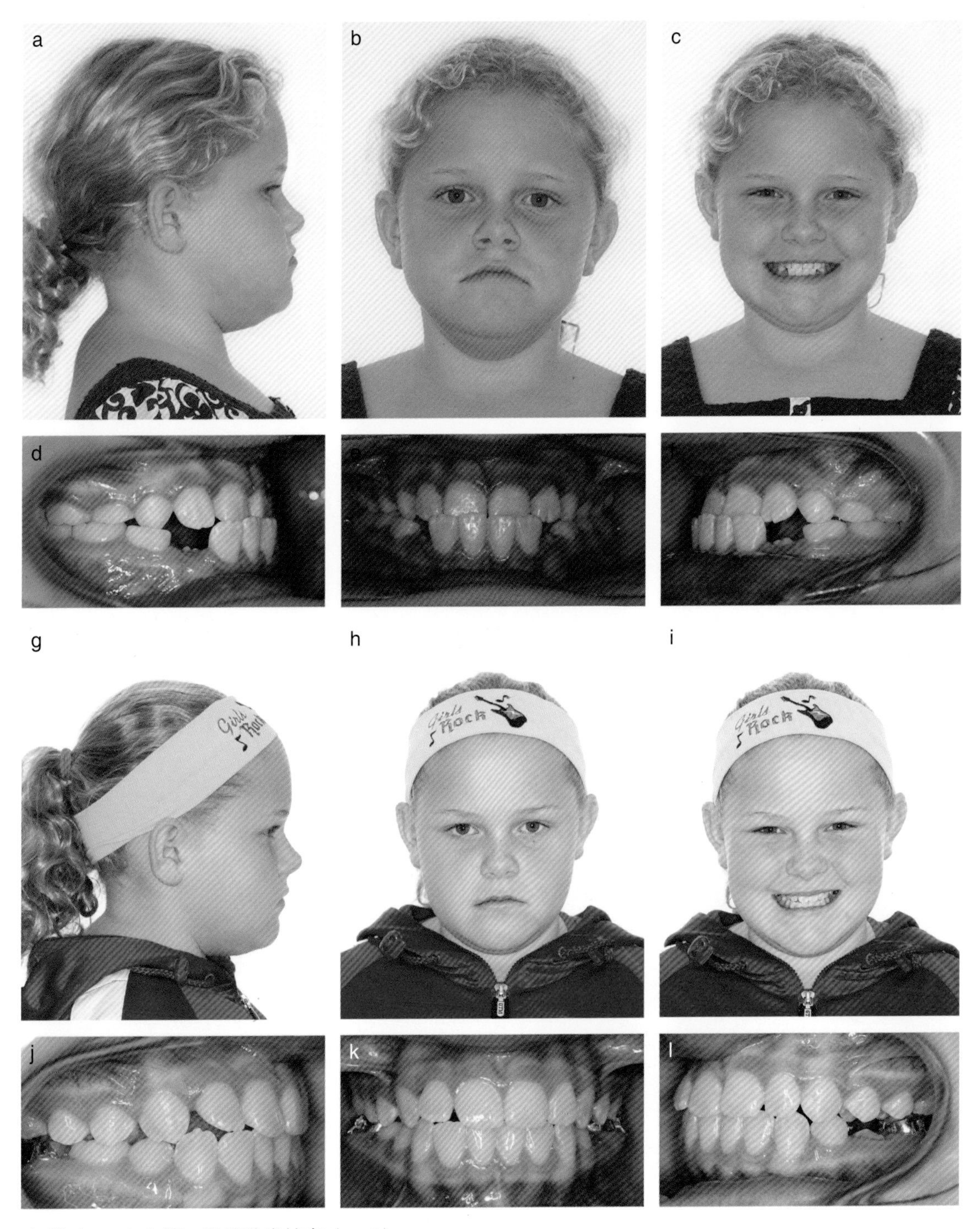

图7.18　初始（a～f）和第一阶段治疗结束（g～l）。

么Ⅲ类错殆畸形中的哪些变量可以帮助我们确定是否需要早期治疗?

这个问题的答案与心理学高度相关。早期的干涉有助于提高患者的自尊心，增加了社会接受度。欺凌行为已被认为是一种主要的社会紊乱，那些面貌“异常”的个体比其他人更容易成为攻击目标。Dion认为孩子们更喜欢漂亮的女孩儿和帅气的男孩儿[14]。他们愿意选择长得漂亮的做朋友，而对长得不漂亮的表现出了讨厌情绪。Albino也强调“情绪的健康直接与面部和牙列的美观相关”[11]。

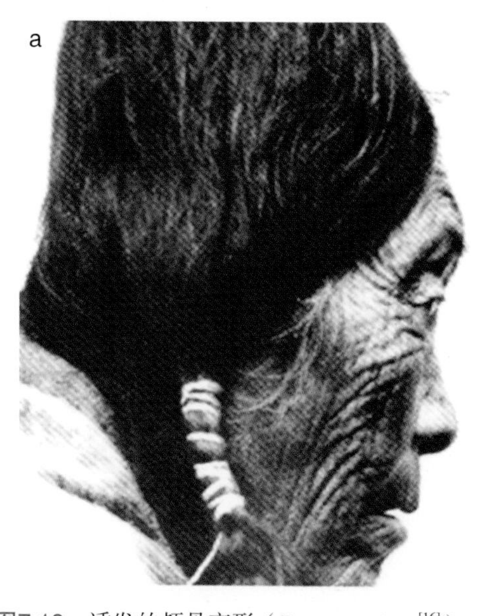

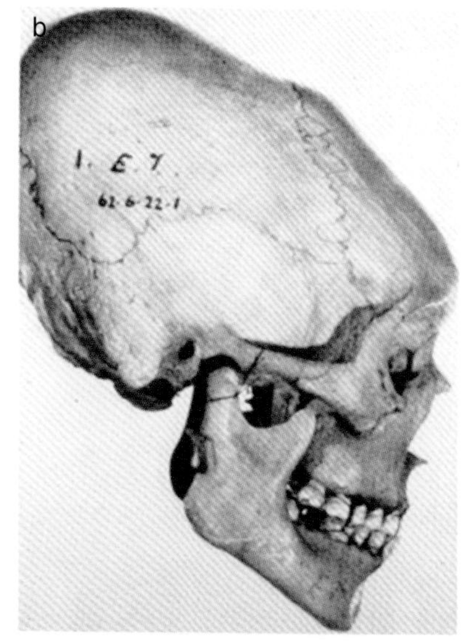

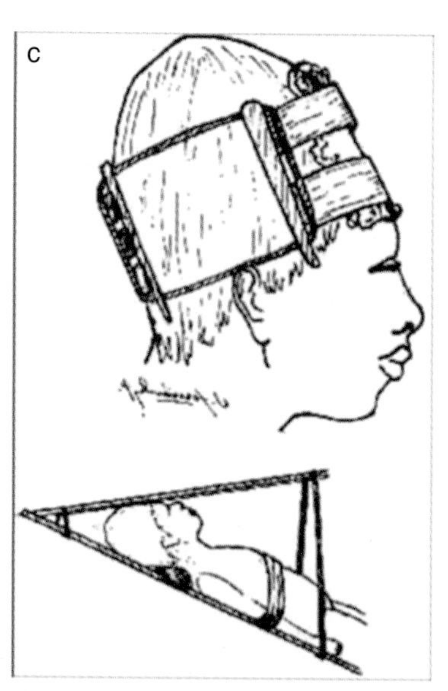

图7.19 诱发的颅骨变形（Peres-marinez[16]）。

建议早期干涉的另一个原因是尽可能早地再建立一个正常的功能。早接触导致的侧方或前伸殆干扰最好是尽早发现，以避免不对称的生长和不利的生长方向。挫败感源于不可预测和不可控制的生长。

这个问题的争议中心是早期治疗是否能改变或限制安氏Ⅲ类错殆。Sassouni[15]回顾了改变生长方向的治疗方法[15]。为了改变人体部件的形状需要使用矫形力[15-16]（图7.19和图7.20）。

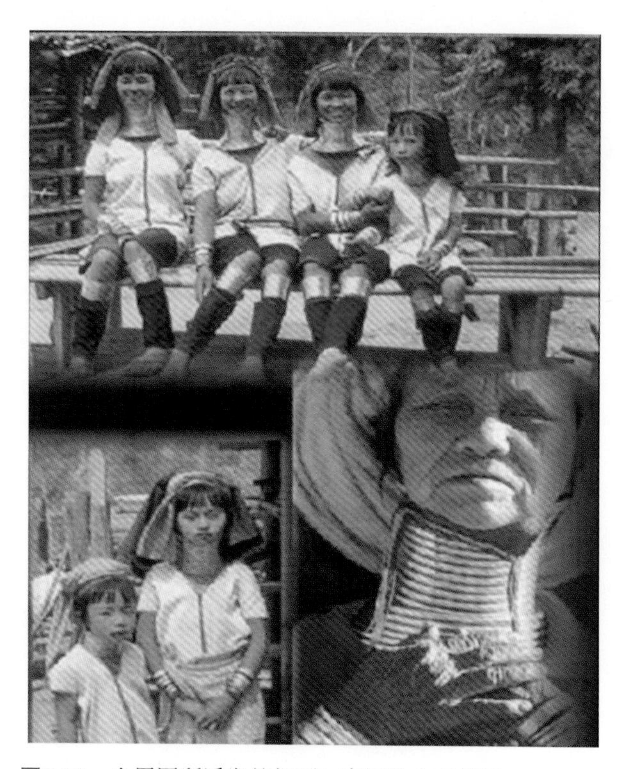

图7.20 金属圈所诱发的长颈？泰国的古老传统。

类似这种报道发人深省，它们增加了需要解决问题的数量。有多少生长的改变是基因相关的，有多少生长的改变是环境相关的？作为临床医生，我们可以干扰环境或外部因素，但是我们仍不能操纵遗传特征。

多年来，我们治疗发育中的安氏Ⅲ类错殆畸形的原则有10条，我们亲切地称之为“安氏Ⅲ类错殆的十大戒律”，它们分别是：（1）诊断。（2）交流。（3）早期干涉。（4）矫形力扩大上颌骨。（5）前方牵引和/或颏兜治疗。（6）控制Leeway间隙。（7）正畸机制。（8）结束。（9）保持。（10）生长再评估。

7.5 诊断

要尽量仔细检查以降低诊断的错误率，对细节都要做到无懈可击。

面部、头颅侧位片和牙齿的检查都是常规的。对于安氏Ⅲ类错殆个体而言，除了上述检查外还需要进行彻底和详细的功能性诊断，和有意义的遗传学研究。精确评估正中殆（CO）和正中关系殆（CR）的功能性诊断非常重要，它决定了偏差的严重程度，同时为制订正确的矫治计划提供了信息。家庭情况的了解对治疗、策略和结果起到至关重要的作用。如果可能，研究父母和年长的手足的情况非常重要。这些家庭成员的头颅侧位片会提供有用的信息，例如患者的生长型，由此有助于确定最终的治疗方案。下面，让我们更详细地介绍诊断的每一个阶段。

7.5.1 面型的诊断

一般来说，面型的评估可以最早揭示偏差的起源——是上颌骨发育不足，是下颌骨前凸，或是两者的结合[16]。自然头位是前提条件，视平面[15]尽可能与地面平行。

对于安氏Ⅲ类错殆畸形个体，面像的评估必须具有可重复性，一次在CR位，然后是CO位（图

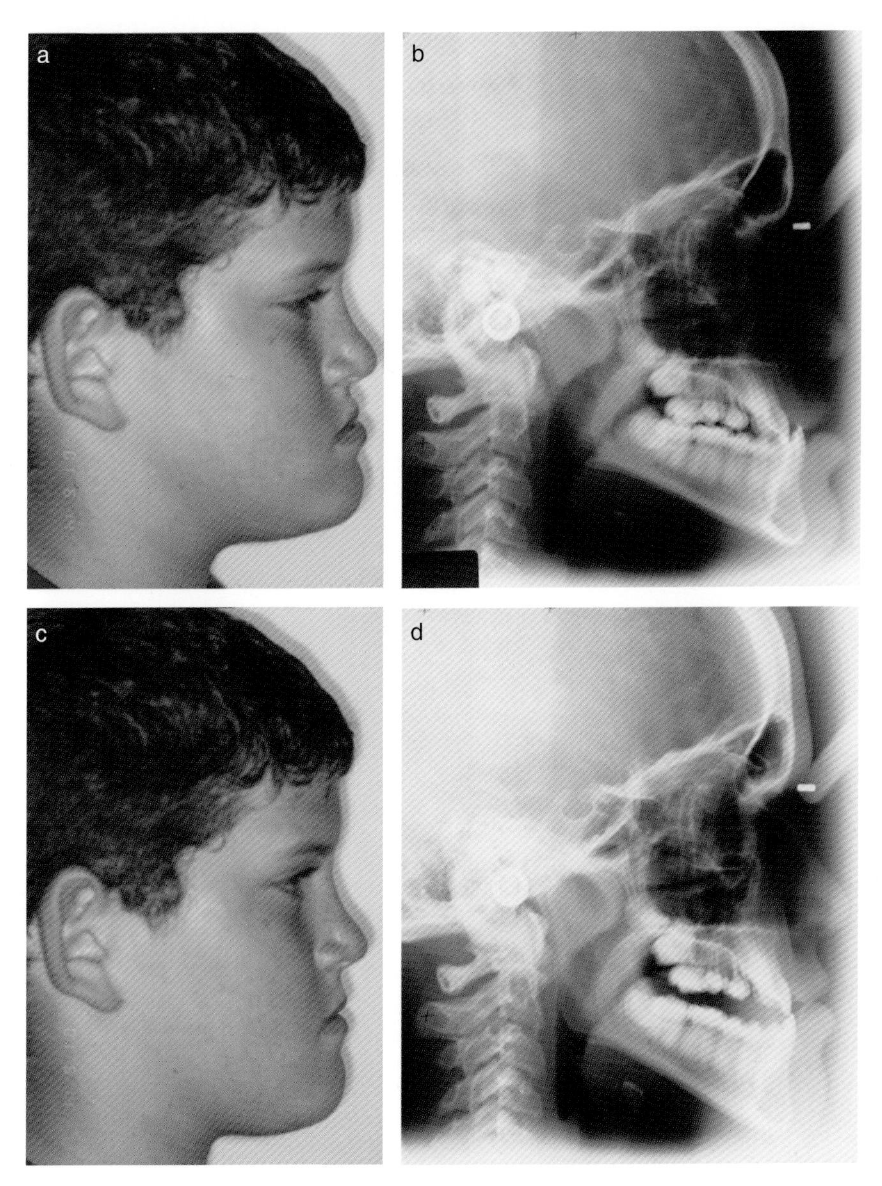

图7.21 治疗前的面像和头影测量片：（a，b）正中殆位（CO），（c，d）正中关系位（CR）。

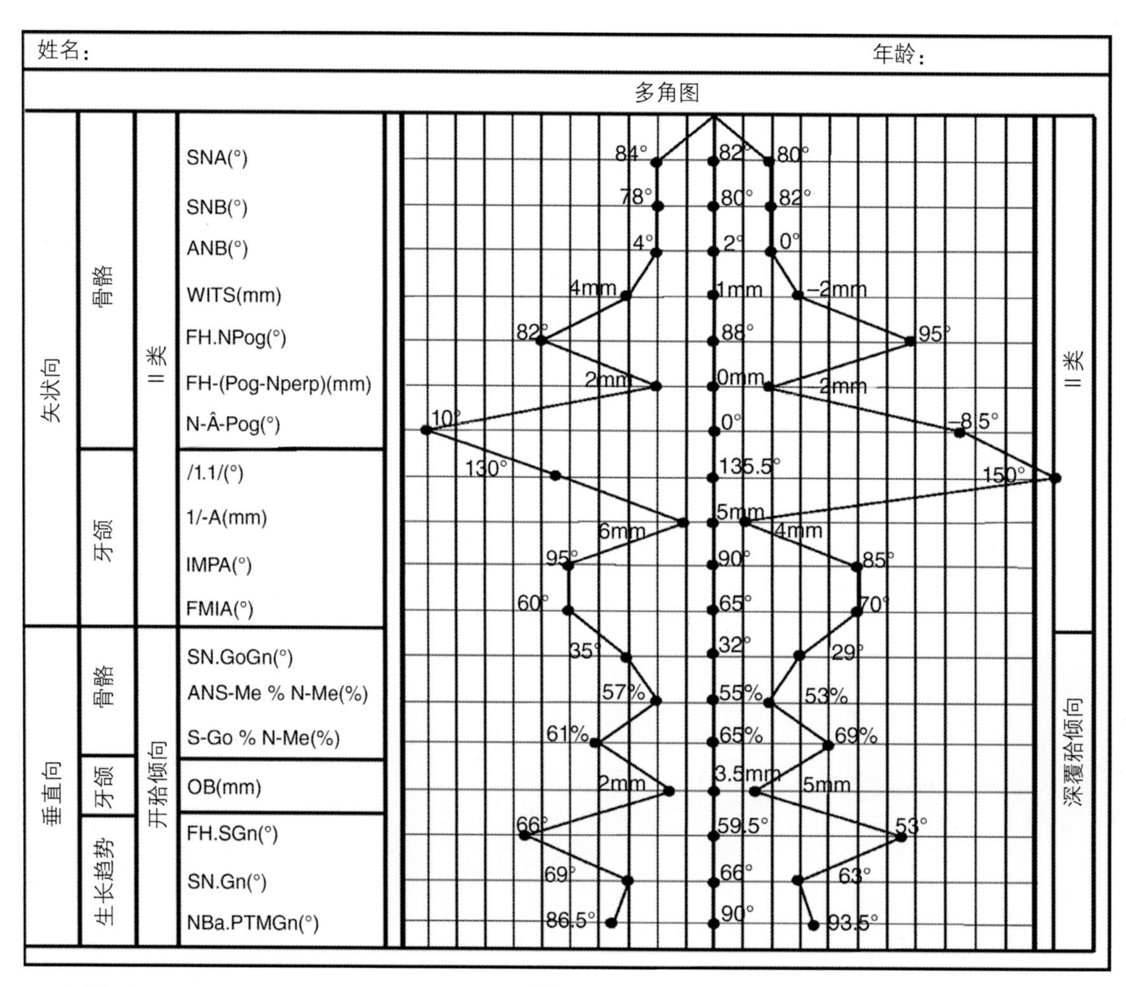

图7.22 几种分析法测量项目的头颅侧位片角形图（Amaral[17]）。

7.21）。

7.5.2 头颅侧位片的诊断

使用哪种头影测量方法无关紧要，因为无论哪种方法都包括了可以定量骨性不调的所有测量项目。从各种测量方法中可以挑选出些特殊的[17-18]（图7.22）。

强烈建议拍摄2个位置的头颅侧位片——一个在CR位，一个在CO位。因为安氏Ⅲ类的治疗是掩饰骨骼间的不调，因此CR和CO位的头颅侧位片的评估有助于分辨掩饰治疗的界限，如图7.21所显示的。

安氏Ⅲ类错殆畸形掩饰性的正畸治疗包括下颌骨的顺时针旋转，上切牙的唇倾和下切牙的舌倾。因为要保证唇的闭合性，所以下颌骨的顺时针旋转量和切牙代偿性的倾斜度是有限的。唇闭合的丧失表明了过度的旋转。

7.5.3 牙型的诊断

完整的牙性诊断包括照片、放射片、实物或者电子模型。良好的记录是诊断和交流的基础。

需要对石膏模型进行牙弓内和牙弓间的评估。在曲面断层片上评估牙齿的数量、是否存在畸形牙、先天缺失牙和多生牙。这些记录对于Bolton分析很重要，如果需要可以做排牙实验[19-22]。

牙弓间的评估需要考虑上下颌骨间的关系（水平向、前后向和垂直向）并且确定三维偏差

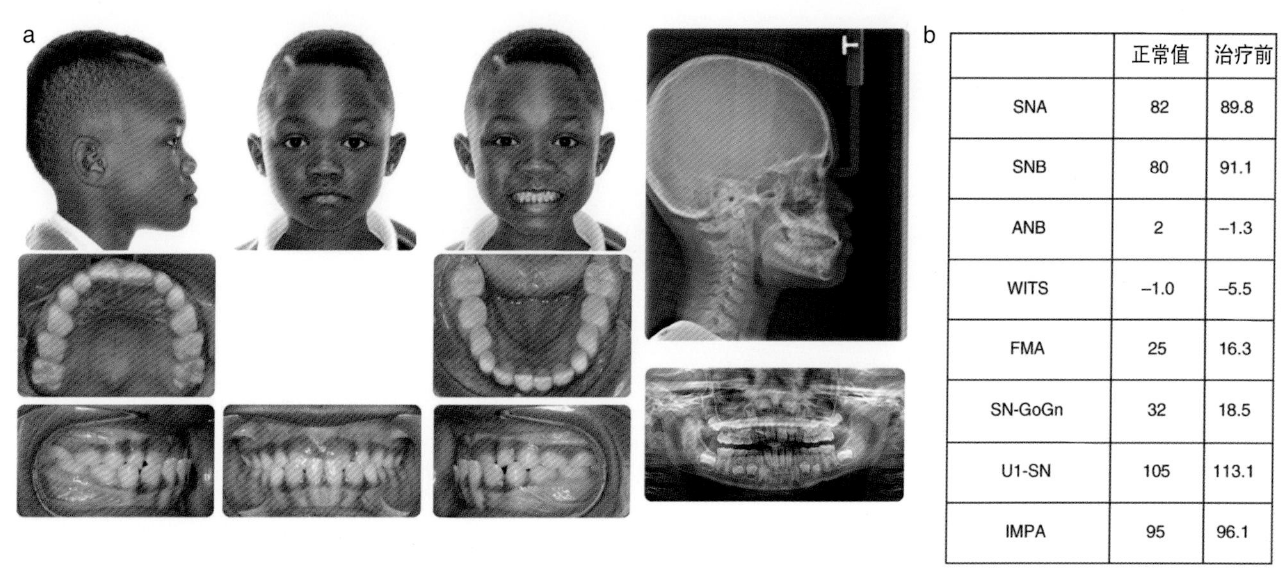

	正常值	治疗前
SNA	82	89.8
SNB	80	91.1
ANB	2	–1.3
WITS	–1.0	–5.5
FMA	25	16.3
SN-GoGn	32	18.5
U1-SN	105	113.1
IMPA	95	96.1

图7.23 a，b. 治疗前记录的组成。

的严重程度（图7.23a，b）。

7.5.4 功能诊断

在对安氏Ⅲ类错殆畸形个体的诊断中，一个全面、详细的功能性诊断是必不可少的。需要在乳牙列期和替牙列期识别出早接触。这些早接触的持续存在会成为面部偏斜的长期病因。早接触不仅会使下颌骨斜向移位，也会使它更向前移位。应早期纠正任何伴有下颌骨功能性偏斜的反殆。

假性安氏Ⅲ类错殆畸形的特征是因为早接触而出现的前牙反殆和下颌骨的前移位。应该在早期就识别出来并且立即纠正。正常情况下这种纠正需要的时间不长（图7.24a，b）。

一个更严重的前牙前移，当合并有其他参数的时候，就暗示了下颌骨位置的前移。它类似于安氏Ⅱ类功能矫治器，刺激下颌骨向不利的方向生长，导致了畸形的发生。这种动力学就像个“恒牙驱动器”，它刺激了不利的生长型，开始了骨性Ⅲ类错殆畸形（图7.25a，b）。

在乳牙列，去除任何导致早接触的咬合平衡都是很有用的。在早期阶段必须再建立正确的功能。广泛的动态功能评估是必需的。录像也可以简化与父母的交流过程。

7.5.5 遗传性诊断

在牙科学中安氏Ⅲ类错殆畸形是最具遗传倾向的[23]。在严重的牙性–骨性偏斜中，遗传研究有很大的作用[24–26]。Krogman的重要研究[26]更好地阐述了遗传在生长和发育中的作用。我们已经注意到提高患者数据信息可靠性的一个方法是仔细分

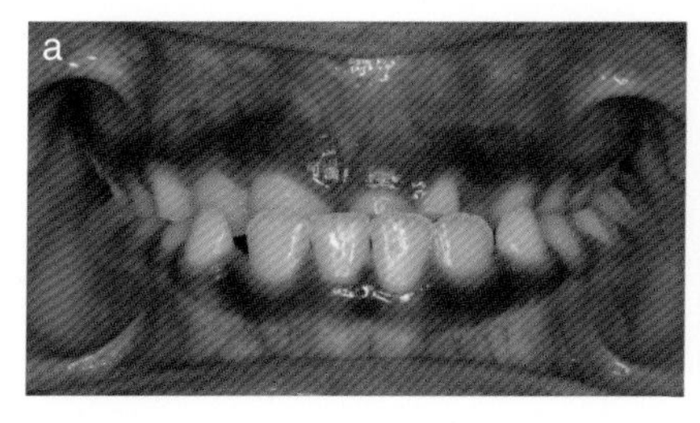

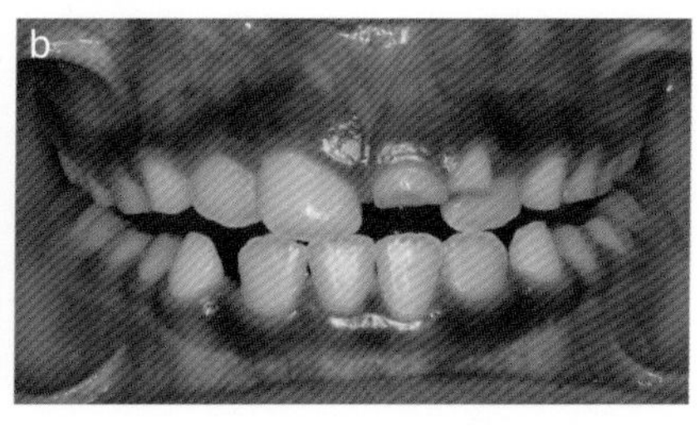

图7.24 CO位（a）和CR位（b）的咬合记录。注意CO位和CR位中线的不调。

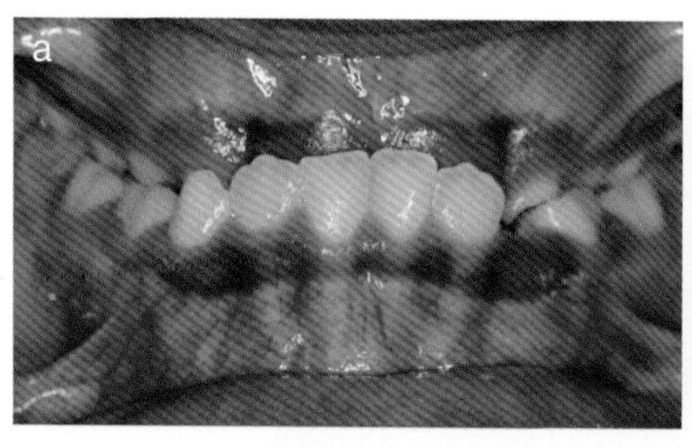

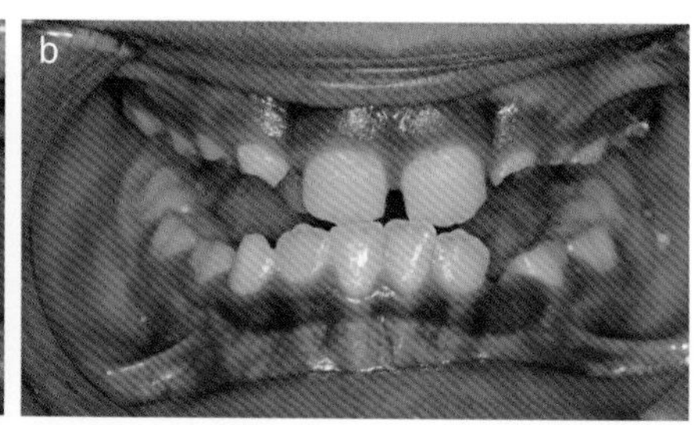

图7.25 CO位（a）和CR位（b）功能性评估中发现不利的前牙偏斜。

析家族数据[27]。Brodie[28]也表示“在一个家族中我们可能通过研究家族中的其他成员来判断一个个体的生长型好或不好”。

依据前面提到的观察结果和Mossey[29]的研究结果，图7.26列出了一个对比分析表。

遗传和环境因素均会影响颅面的遗传性，但是很难判断每个因素对结果的影响程度。作为专业医生，我们的治疗直接影响个体，因此我们扮演的是环境的角色。早期的干涉有助于降低问题的严重程度。家庭治疗史也是很好的参考。图7.27显示了父女间的相似程度。

	测量值	家长	孩子
角度	下颌角		
	面角		
	Y轴角		
	SNA角		
	SNB角		
	ANB角		
长度	下颌体长度		
	升支高度		
	总面高		
	上面高		
	下面高		
	上颌长度		
	下颌长度		
	覆殆		
	覆盖		

图7.26 遗传性分析：家长和孩子的头颅侧位片的对比。

7.6 沟通

通过交流，我们告知家庭成员检查的结果和治疗的方法。在整个治疗过程中建立起相互间的信任是非常重要的。谈话必须坦诚、直截了当，集中在证据和可能性上。要和普通牙医取得联系并告知治疗过程。沟通过程包括以下3点：（1）干涉的必要性和建立治疗目标。（2）因为生长和患者配合的不确定性，因此不保证治疗结果一定成功。（3）也是因为难以控制的基因因素，因此可能会出现治疗后的复发和反弹。知情同意书上要明确当生长结束后可能需要第二阶段的治疗。治疗的本质要依据生长和严重程度而定。它可能是一个快速、简单、不复杂的治疗，或者对于严重复发的患者而言可能需要手术治疗。

知情同意书还必须包括不同治疗阶段的参考目标，治疗的疗程和持续的观察期。而且还要强调在保持阶段需要周期性地拍摄头颅侧位片和定期复诊的重要性。

7.7 早期干涉

发育中的安氏Ⅲ类错殆畸形的干涉时间是非常重要的，它可以影响治疗结果。“早期”不能被理解为“不成熟”。实际上，对于一个发育中

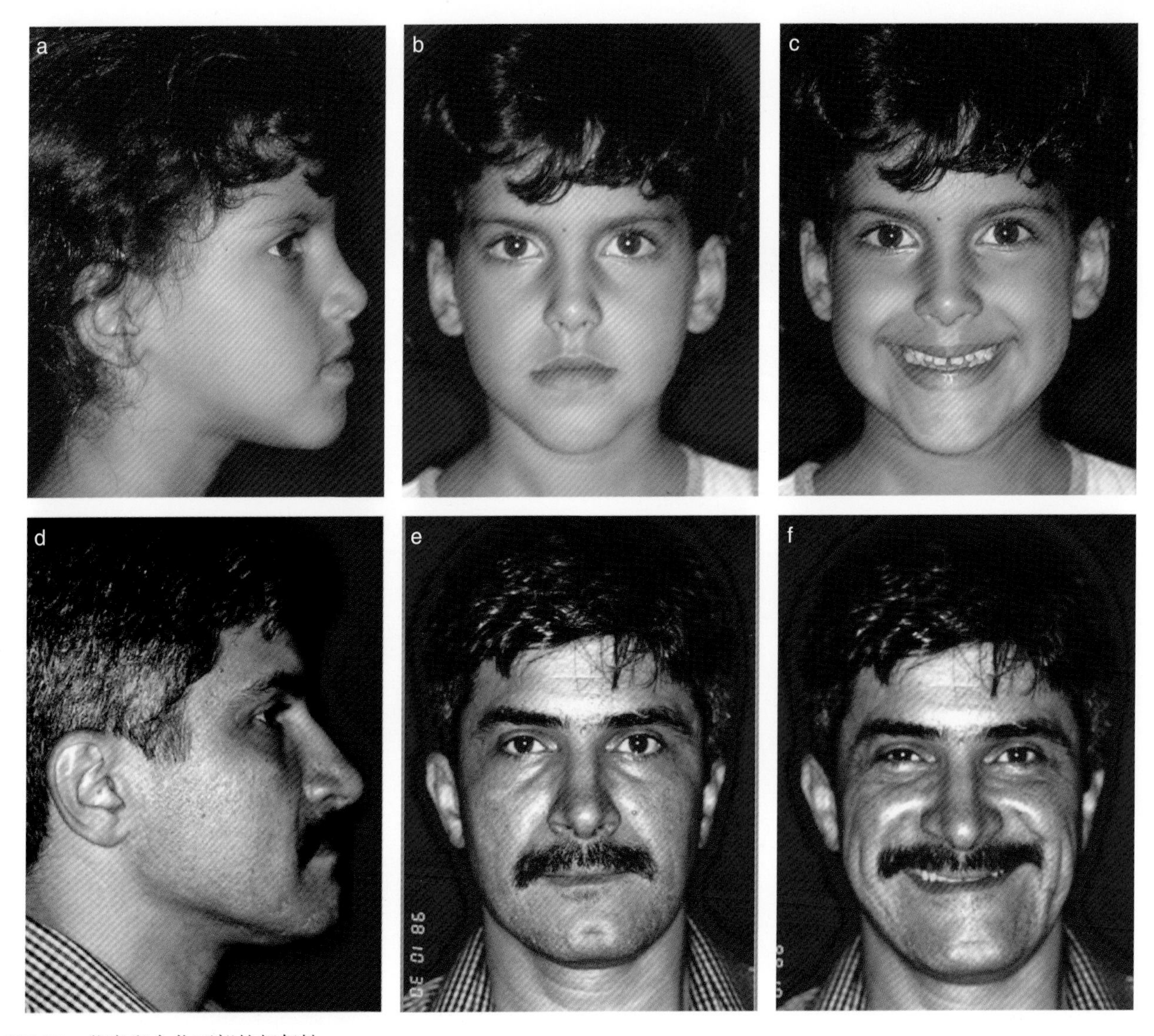

图7.27　父亲和女儿面部的相似性。

的错𬌗畸形它可能是一个最充分的干预时期。

在安氏Ⅲ类错𬌗中，应该注意水平向的宽度，因为经常存在上下牙弓间的不协调。这不利于建立协调的牙弓间关系。在替牙期会发生许多形态学的改变，阻断性的治疗可能会成功。图7.28（a～l）列举了一个早期的干预治疗。

7.8 上颌矫形力扩弓

上颌骨在容貌和面部协调中扮演了重要角色，所以有必要了解它在面部生长发育中所起的作用，以及在发育中施加矫形力的可能性[30]。上颌骨的生长过程决定了早期的干涉会更简单、更有效。上颌骨的狭窄来源于基因、发育、环境因素，甚至医源性因素[31]。

在当今的正畸领域，上颌骨快速扩大（RME）是最常见的治疗模式。1860年，Angell首次描述了通过矫形效果获得了牙弓长度[32]，但是在20世纪早期它被禁止在美国应用。

直到1950年左右，RME重新在美国正畸界出

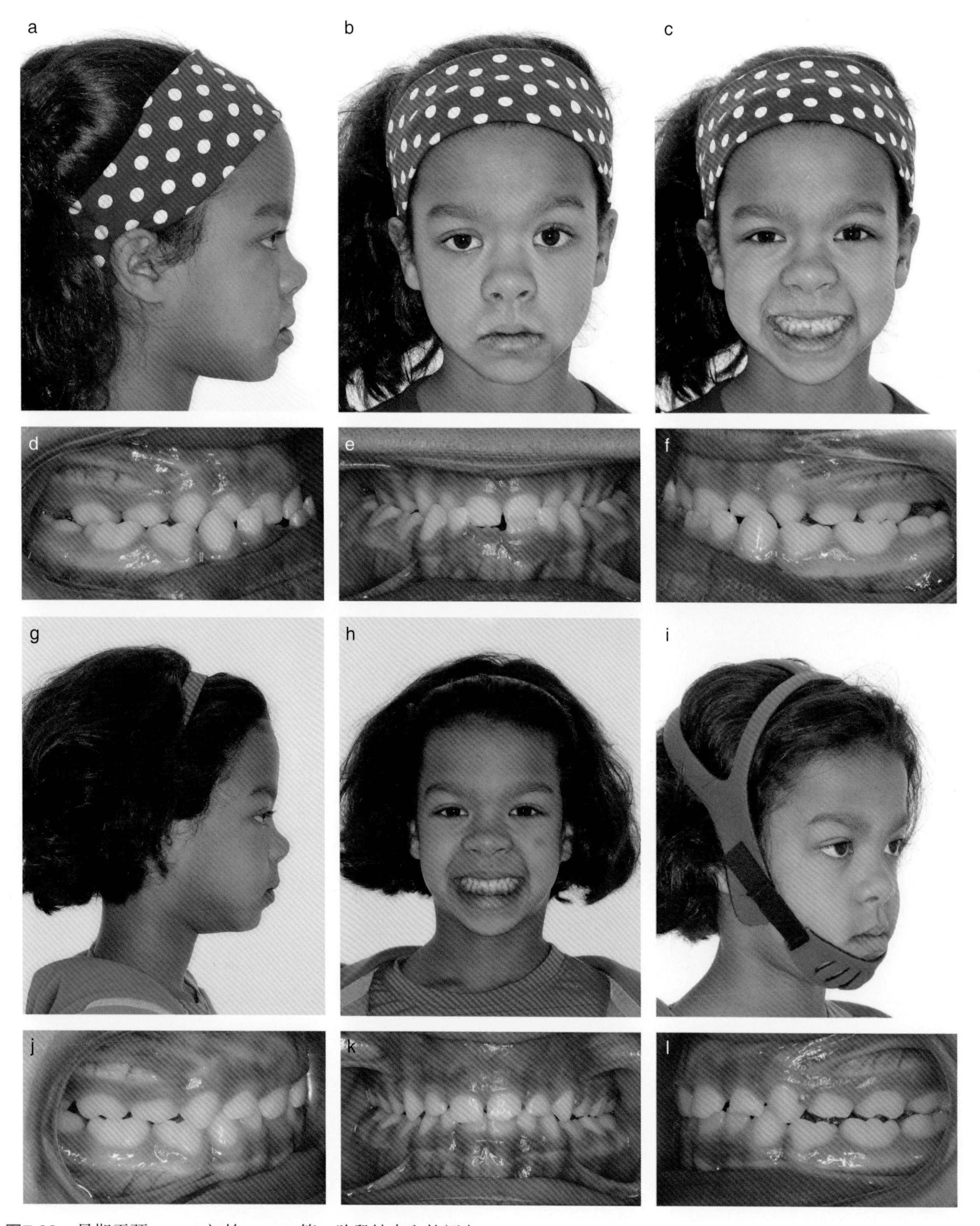

图7.28 早期干预：a～f. 初始；g～l. 第一阶段结束和软颏兜。

现[33]。RME被证明是一种有效、可靠的方法，它可以增大上颌牙弓狭窄患者水平向的骨性宽度。上颌的扩展对于咬合的平衡变得非常关键——特别是在安氏Ⅲ类错殆畸形个体中。

自从RME出现后，这类矫治器经历了多次的设计、重建、再修改，其目的是尽量减少不必要的牙齿移动，而将有益的扩大达到最大化。目前，不同类型的快速扩大器间的区别在于它们的连接体：有牙齿支持的，单纯骨支撑的，或者混合型的。最常用的扩大器仍然是牙齿支撑的带环式或粘接式扩大器。带环式扩大器是被粘接在2个或4个支持牙上，可以是完全金属式的，如Hyrax型，或者是腭部有丙烯酸基托的，如Hass型扩大器。

如果患者处于混合牙列期，并且选择使用带环式扩大器，那么需要使用2个磨牙，咬合支架位于扩大器的前部，粘接在第一乳磨牙上。前部支架增加了扩大器的稳定性。在年龄稍大的患者中更常使用的是4个带环，使用的是磨牙和前磨牙，如果第一乳磨牙的解剖形态可以支撑带环，也可以使用第一乳磨牙。一些新颖的混合扩大器中利用2个带环和2个迷你螺旋作为支抗进行扩大[34-36]。

图7.29（a~d）中是不同类型的扩大器。

在许多诊所中粘接式扩大器被广泛接受与使用。带环式或粘接式扩大器中所使用的螺旋是一样的。选择标准依据于专业的偏好、患者的接受程度和扩大器的稳定性。

扩大器使患者受益的不仅是牙列和基骨的扩大，它还可能扩大鼻腔从而提高通气功能[34]。上颌骨扩弓可能产生上颌骨前移的效果，这可以轻度改善安氏Ⅲ类关系。上颌骨的扩大不仅可以解决前牙反殆，它还可以产生骨牵引的效果。

7.9 前方牵引和/或颏兜矫形

前方牵引和腭中缝扩大经常联合使用，其目的是促进发育不足的上颌骨发育，同时改善它的位置，使其更向前。

当下颌骨发育过度，上颌骨处于正常的大小和位置的时候，会使用颏兜，尽管颏兜的作用存在争议，但是可以考虑尝试颏兜。这种治疗会抑制下颌骨的过量生长或者改变下颌骨的生长方向，使其向后和/或向下。

当面对同时存在上颌发育不足和下颌发育过度的患者时，正畸医生应该同时使用前方牵引和

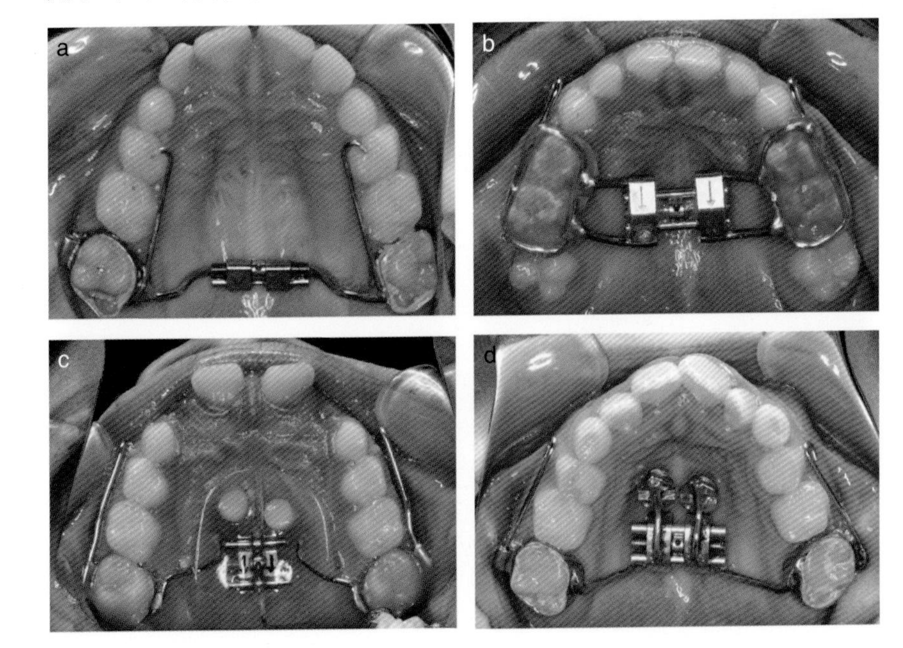

图7.29 腭部扩大器：上排为迷你扩大器（a）和粘接式扩大器（b）。下排（c，d）为2种混合型扩大器（MSI和带环式）。

颏兜治疗。在这种情况下，建议先佩戴前方牵引器，或者选择Hickham型颏兜和前方牵引装置[35]。这种治疗尝试同时解决上颌骨发育不足和下颌骨发育过度的问题。

7.9.1 前方牵引

上颌前牵加扩大的矫形效果已被广泛接受。一般而言，它对安氏Ⅲ类替牙期的患者产生有益的治疗效果。尽管这种治疗方法被广泛接受，但是对这种治疗的有效性缺乏一致的意见。前方牵引是否需要同时加RME一直存在争议[36-40]。目前，混合式扩大器、带环式和MSIs扩大器的作用已经有报道[37]，但是需要进一步地研究。

如果孩子非常小，例如7～8岁，这是最推荐的年龄，我们的原则是使用慢扩，每天扩大一圈或者隔天扩大一圈。所有这些是依据患者对治疗的态度或者医生的愿望，而不是一个必需性的原则。

至于是使用带环式的RME还是使用粘接式的RME，最近发表的一篇文献对比了这两种扩大器的效果，结论是在增加上颌骨宽度方面，两者没有区别[41]。但是，两种RME对下颌骨的作用是不同的，一种扩大器的效果好于另一种。尽管两种扩大器对上颌骨的作用相似，但是它们对未治疗的下牙弓产生了不同的作用。带环式的Haas型扩大器的下磨牙区牙弓明显增宽。粘接式扩弓器的下磨牙区宽度未变或轻度减小。粘接式扩弓器

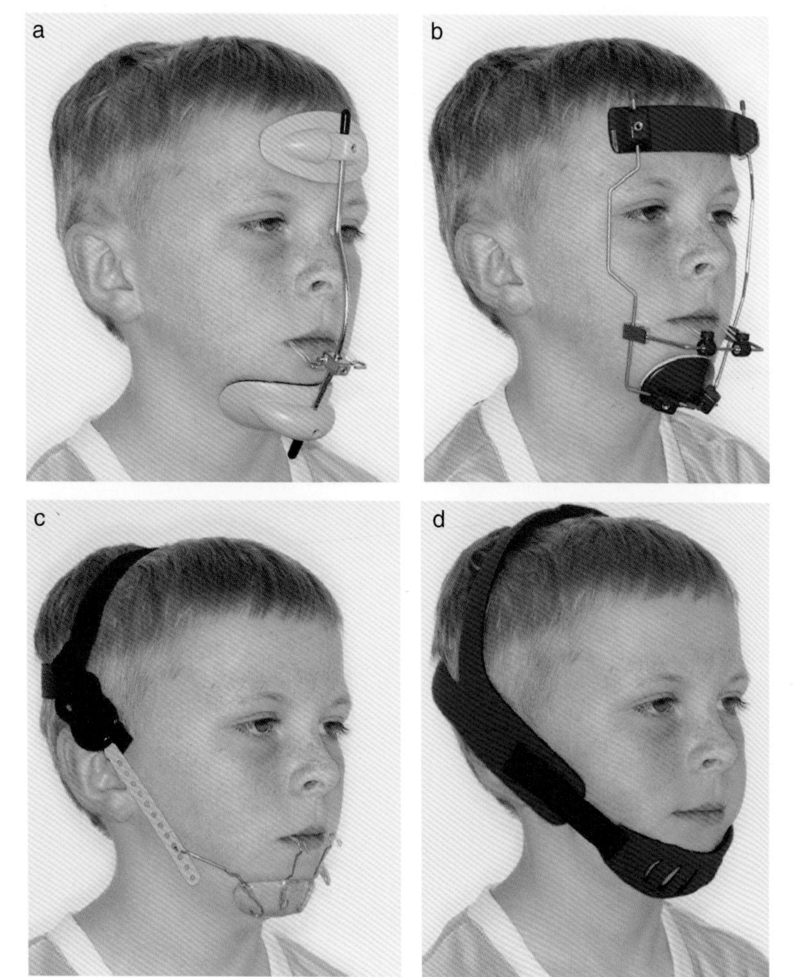

图7.30 从左至右Petite（a）、Delaire（b）、Hickham（c）和软颏兜（d）。

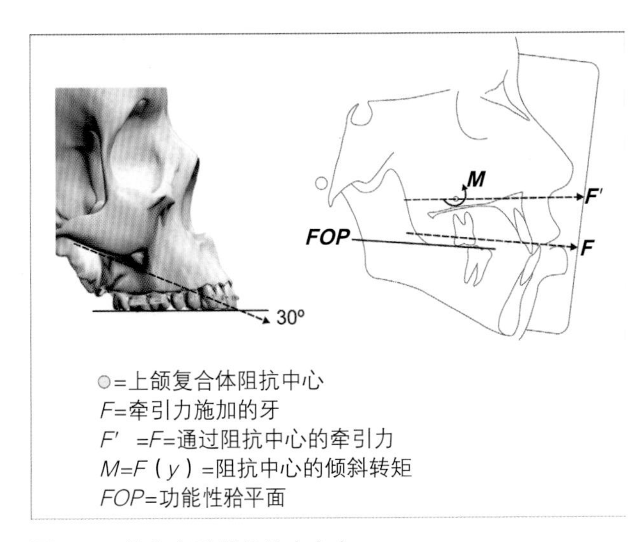

图7.31　前方牵引器的施力方向。

还表现为在过渡期牙列中牙弓周长和牙弓深度的丧失。这个结果表明使用前方牵引和粘接式上颌扩大器会产生更好的效果，去除了咬合的锁结。如果前方牵引配合Hyrax型、Haas型或者混合型使用，那么建议在下牙弓使用丙烯酸覆盖帽或者Essix型矫治装置以去除有害的咬合干扰。

最常见的前方牵引装置为Petite、Delaire或Hickham颏兜前牵器。软颏兜也是一种有效的装置（图7.30a～d）。

Petite和Delaire很容易买到成品。Hickham一般需要定制，也需要花费更多的椅旁时间来制作和调整。

对前方牵引器的使用原则文献中有广泛的描述[38-39, 42]。我们建议平均戴用时间为每天14～16小时，力量最初为每侧250g，2周后增加到每侧400g。图7.31中显示了推荐的施力方向和施力点。施力的角度范围为与殆平面成30°～45°。考虑到牙上颌复合体的阻抗中心位于第二前磨牙和第一磨牙上的区域，因此牵引力最好通过同样的区域，以避免不希望出现的上颌复合体的旋转。

上颌扩大器的颊钩用来挂牵引皮圈，使其将前方牵引器连接起来达到前牵的效果。这些牵引钩的位置必须在上颌尖牙水平。

前方牵引器的骨性和牙性效果包括牙上颌复合体的前移（2～4mm）、上颌骨的旋转、上切牙的唇倾、下切牙的舌倾和下颌骨顺时针的自旋。下颌骨的这种顺时针的自旋可能是最需要的下颌骨的反应，它可以有效地掩饰非手术的安氏Ⅲ类错殆畸形。

上颌前牵的时间为10～12个月。此后，建议夜间戴用软颏兜（图7.32），每天12个小时直到患者开始第二阶段的治疗。下颌应该戴用塑料的全覆盖Essix型保持器，其作用是去除殆干扰，有助于保持颏兜的积极效果。在佩戴颏兜的同时建议白天戴用

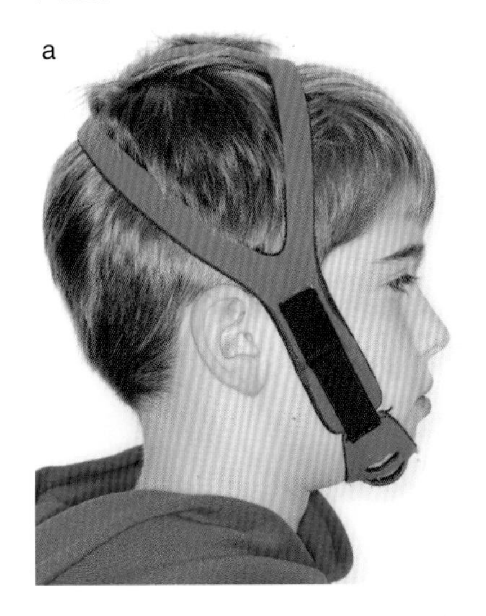

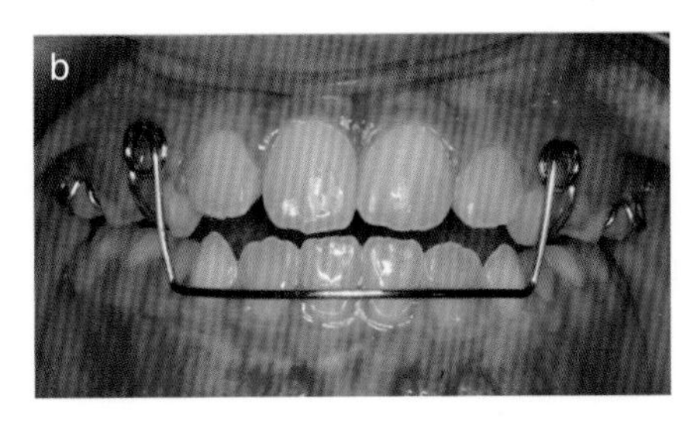

图7.32　软颏兜（a）和改良的安氏Ⅲ类哈雷式保持器（b）。

改良的哈雷式保持器（图7.32）。如果错𬌗不是很严重，那么也可以戴用正常的哈雷式保持器。

7.9.2 颏兜矫形

对于颏兜矫形治疗的争议尽管仍然存在，看来已经消散[43–44]。在这些争议中，最可能引起争论的是颏兜可能对颞下颌关节造成的损害（TMJ）[45]。颏兜的力并不是生理性的力，所以有可能出现颞下颌关节的紊乱。Mitani[46]认为35%配戴颏兜的患者在前6个月中出现了TMJ的杂音、弹响或疼痛。而且，如果颏兜的力量过大并且使用时间越长，出现关节问题的概率越大。正因如此，我们建议只是夜间使用颏兜，如果发现任何TMJ的症状就应减小牵引力量[44, 46–49]。

另有研究描述了160名颏兜使用者中有18%的人在保持期出现了一些类型的TMJ紊乱。同样的研究也表明TMJ紊乱的发病率在未经治疗儿童中为10%～25%[49]。所以颏兜使用者在正常范围内，不是更容易发展为TMJ问题。

发现颏兜治疗出现问题的研究和未发现问题的研究都是文献的一部分[44, 46, 50–55]。

如图7.32所示的软颏兜的力量更柔和，在第一阶段甚至第二阶段治疗结束后，如果生长继续，我们会选择这样的装置进行保持。

颏兜的效果不尽相同，这与个体的面型相关。高角的安氏Ⅲ类错𬌗畸形个体不适合使用颏兜，因为垂直生长型会加重。

颏兜的一个效果是可能减小下颌角，所以在严重低角患者中颏兜可能使短面型变得更短。

颏兜治疗有可能减少安氏Ⅲ类错𬌗畸形的严重程度，但它本身并不能解决错𬌗畸形。颏兜的效果看起来在年龄小些的患者中更明显。颏兜也可以作为一种姿势调节器，防止下颌前伸引起的不良生长。

以下是分辨“差”的安氏Ⅲ类错𬌗畸形的特征，也就是说这些安氏Ⅲ类患者不太可能从阻断性治疗中受益。这些特征包括：（1）颏部前凸，颏角尖锐。（2）长且浅的下颌骨。（3）敞开型下颌角，下颌平面陡。（4）升支平面倾斜。（5）髁突颈部长且细。（6）下颌升支窄。（7）侧面观下颌体为三角形。（8）下切牙严重舌向倾斜。（9）颅底角特别尖锐而且蝶–枕复合体闭合[36, 44]。

7.10 控制Leeway间隙

在𬌗的发育过程中大家对第二乳磨牙或者说“E’s”的重要性的看法是一致的[56]。Gianelly认为正确及时地利用E间隙可以增加非拔牙矫治率[57]。正确和明智的使用这个间隙的益处很大。正畸治疗是否在一个或两个阶段完成并不重要。甚至反对两个阶段治疗的医生都同意利用这个自然的“恩赐”。在纠正安氏Ⅲ类错𬌗畸形中，下颌骨任何额外的间隙都受到欢迎。

治疗原则的四“戒律”与恒牙列的第二阶段的治疗关系更大。但从完整性考虑，此处将逐一进行简短描述。

7.11 正畸机制

在所有这些步骤后，是时候考虑力学问题了。正畸医生面临着重要的选择，必须设计一个矫治计划，其目的是降低错𬌗的严重程度、阻断错𬌗，之

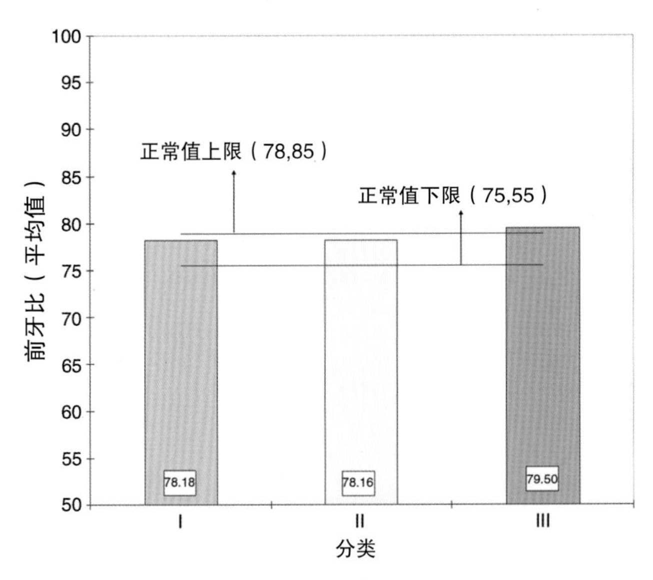

图7.33 不同错𬌗类型的Bolton比例关系。

后如果可能通过非手术的方法纠正错𬌗。

在许多情况下，患者和家长必须意识到为了掩饰这种不调，并且达到稳定和功能性的结果，未来可能需要拔除恒牙。然而，在另一些患者中可能通过非拔牙或者片切（IPR）手段获得间隙。

7.12 结束

结束时一个好的牙尖交错的咬合关系不仅增加了治疗的质量，同时也降低了保持时的问题。按照Haas的观点，咬合力方向和后牙倾斜的平面可以引起干扰，这种干扰利于治疗后的稳定。而且，尽可能地过度纠正覆盖，这可以帮助防止复发。如果存在Bolton比例不调，下牙过大，那么上颌切牙间隙的理想分布是重要的，这种情况在安氏Ⅲ类错𬌗中很常见，见图7.33[19]。

7.13 保持

以前提过在第一阶段治疗结束和第二阶段治疗开始前的保持原则。夜间戴用下颌的软颏兜、下牙咬合面的塑料咬合垫，白天戴用改良式的哈雷式保持器（图7.32）。

在综合性的第二阶段正畸治疗结束后，上颌使用环托式的哈雷式保持器维持咬合关系，下牙弓使用固定的保持器。最好的保持应该是自然和稳定的牙尖交错位的咬合关系。

7.14 生长的再评估

最后的“戒律”与之前的知情同意书有关。再生长的评估非常重要，不断变化的生长和发育会引起改变。需要通过系列头颅侧位片进行重叠以评估生长。上颌骨和下颌骨作为一个单位的混合重叠也可以提供一个研究下颌骨相对于上颌骨位移的可靠方法[58]。

再评估会决定是否咬合关系被保持，是否有必要进行再干涉，是否需要拔牙或非拔牙的再治疗，或者在严重病例中是否未来需要手术治疗。

患者1

第一个病例说明了早期干涉的重要性。这是一名7岁的男孩，他的儿科牙医建议他的父母带他来我的诊所咨询，目的是评估咬合情况，并决定何时开始干预性的治疗。我们收集了所有资料。他的软组织侧貌为凹面型，头影测量数据表明这是一个发育期的安氏Ⅲ类错𬌗畸形。前牙和单侧后牙反𬌗，存在明显的CR/CO位的不调（图7.34）。

我的建议是尽早开始治疗。上颌使用了可摘式扩大器和反向的唇弓。6个月后，反𬌗解除，这时建议患者夜间戴用颏

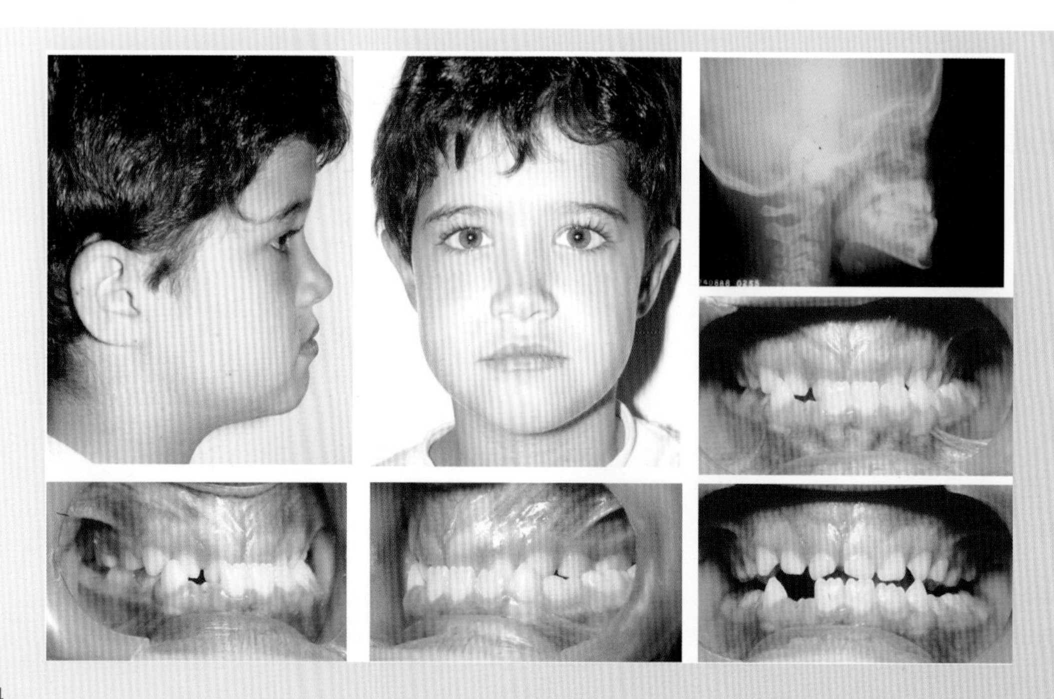

图7.34

兜。之后进入了观察期，期间患者不需要戴保持器，但要求患者睡觉时佩戴颏兜（图7.35）。随着殆的发育，口内放置了LLAH，其目的在于防止因第二乳磨牙早失而引起的下磨牙的近中移动。图7.36表明了从戴用LLAH到最终治疗阶段咬合的系列改变。

恒牙完全建殆后，患者开始了为期14个月的正畸治疗。治疗后4年和6年的结果表明他具有和谐的侧貌，Ⅰ类稳定的咬合关系。图7.37是该患者从开始治疗至治疗结束期间的软组织侧貌。图7.38分别是保持4年和保持6年的情况。图7.39是初始和中间阶段的头影测量片和头影测量分析结果。

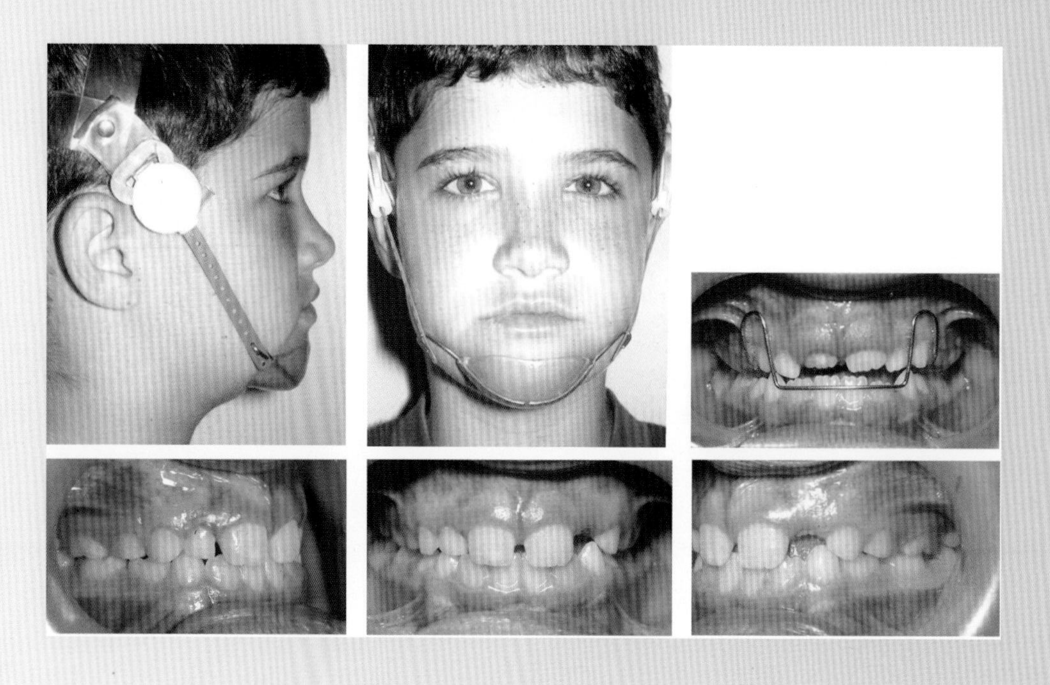

图7.35

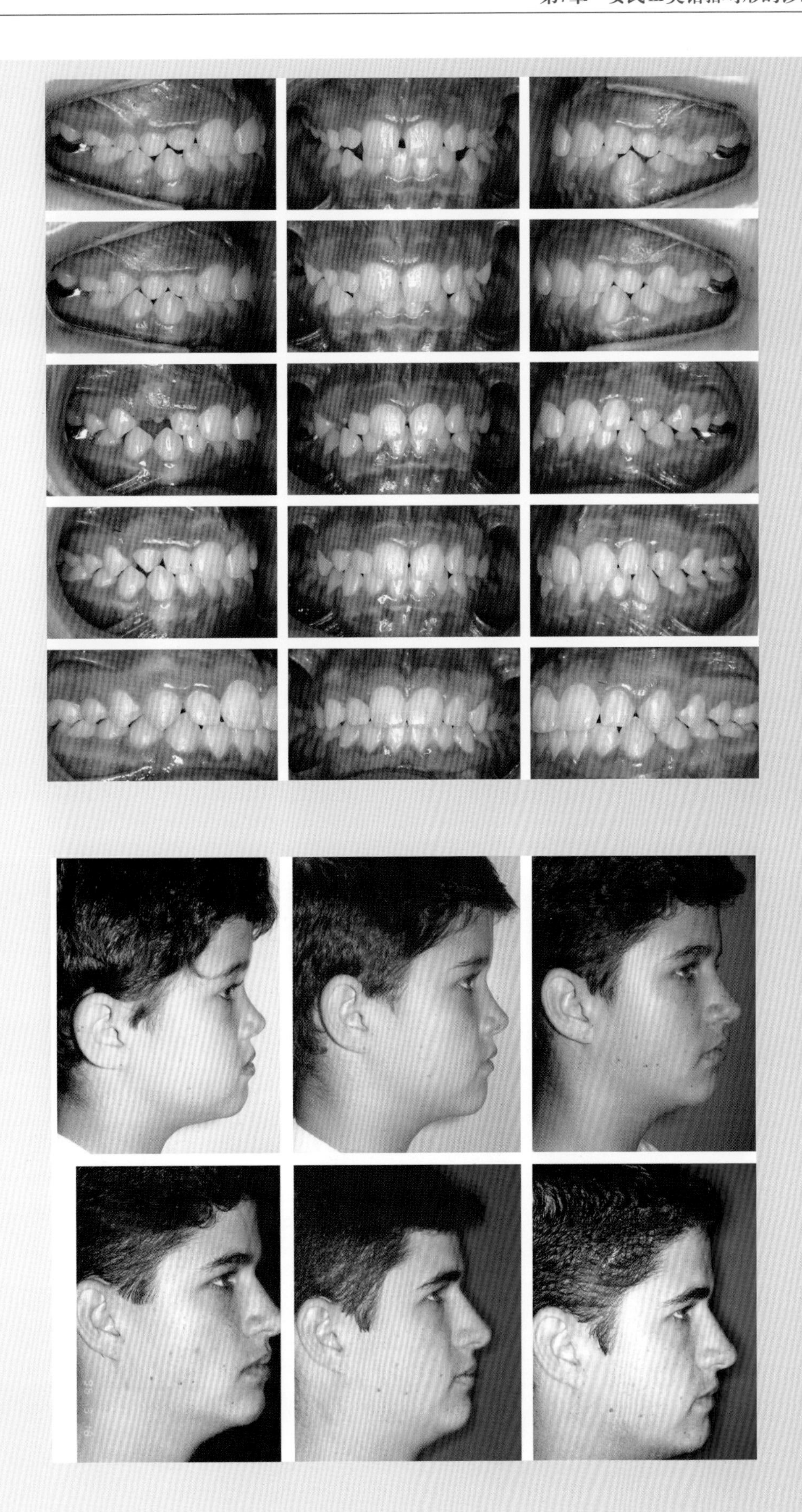

图7.36

图7.37

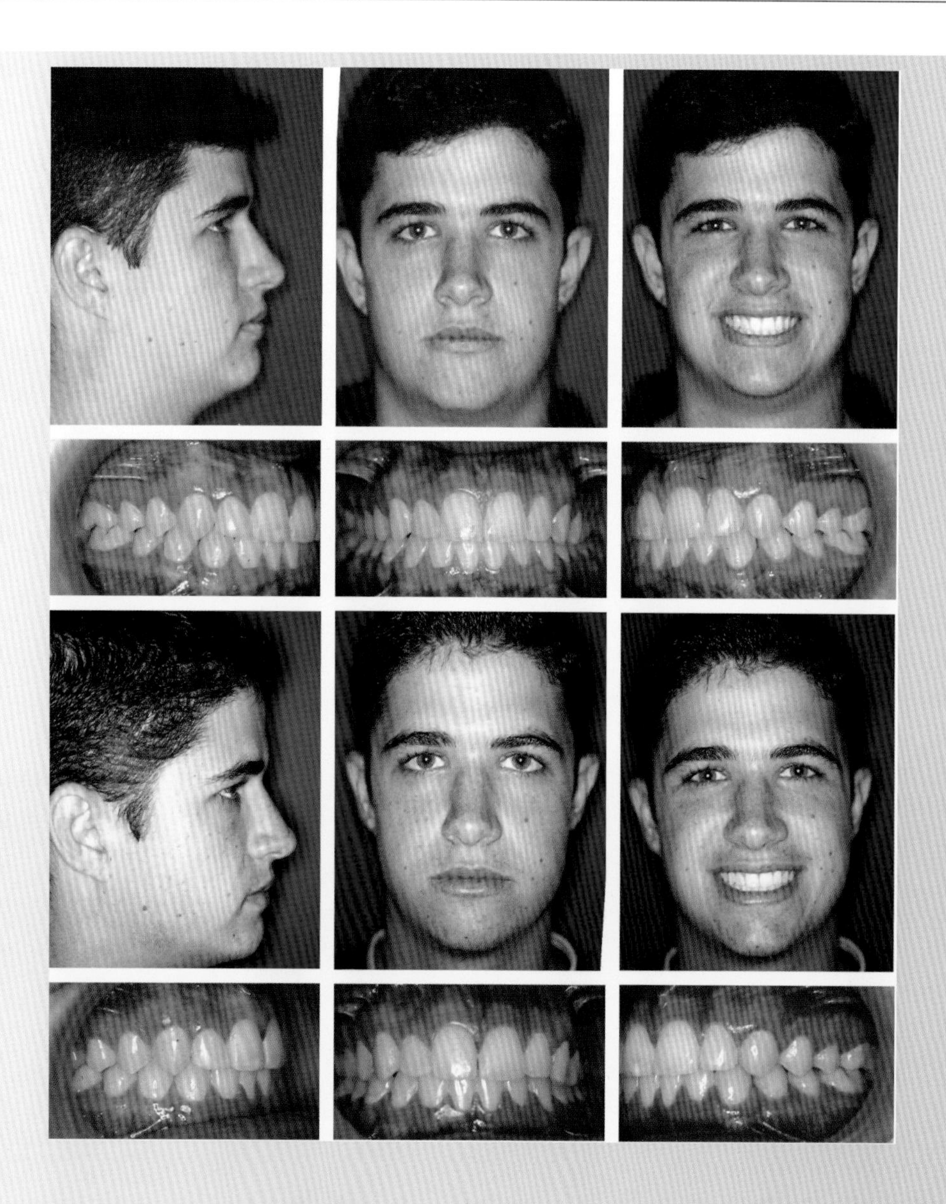

图7.38

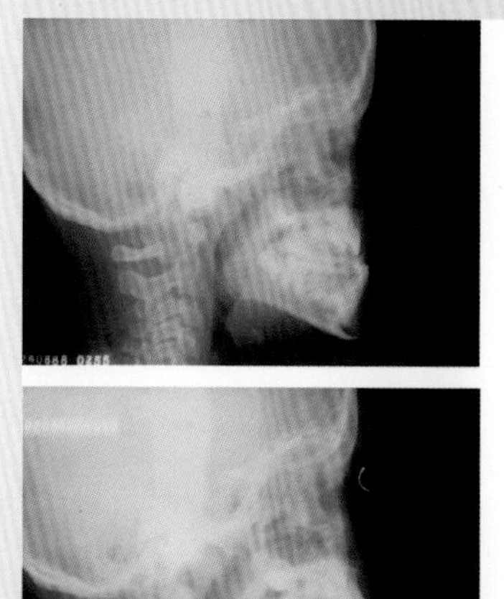

	正常值	治疗前	治疗后
SNA	82	79.7	81.2
SNB	80	82.5	81.4
ANB	2	–2.8	–0.8
WITS	–1.0	–5.0	–4.3
FMA	25	23.5	23.6
SN-GoGn	32	27.3	30.7
U1-SN	105	104.4	105.6
IMPA	95	84.7	85.4

图7.39

患者2

12岁零1个月的女孩，由她的父母带到我的诊所就诊，声称“以前的正畸医生认为可以进行非手术治疗”。她是直面型，全牙弓反殆，口内还有几颗乳牙。头颅侧位片表明其是骨性安氏Ⅲ类错殆畸形。图7.40是初始记录。

我与她的家长进行了充分的交流，强调了预后的不确定性以及未来有可能需要手术介入的可能，之后确定了治疗方案。在第一阶段，需要扩大腭部宽度以及佩戴Hickham颏兜式前方牵引器。4个月后，上颌得到了扩大并且获得了正的覆盖关系（图7.41）。

拔除滞留的乳牙后，我进行了重新评估，采用了拔除下颌第一磨牙的矫治方案。采用这种拔牙模式的原因在于她生长的不确定性。因为患者的父母拒绝手术治疗，所以我决定保留下颌前磨牙。这样做的前提条件是有第三磨牙，且状况较好。图7.42是治疗20个月后的情况，所有的间隙都关闭了。图7.43是治疗后该患者的情况。图7.44是保持10年后的情况。

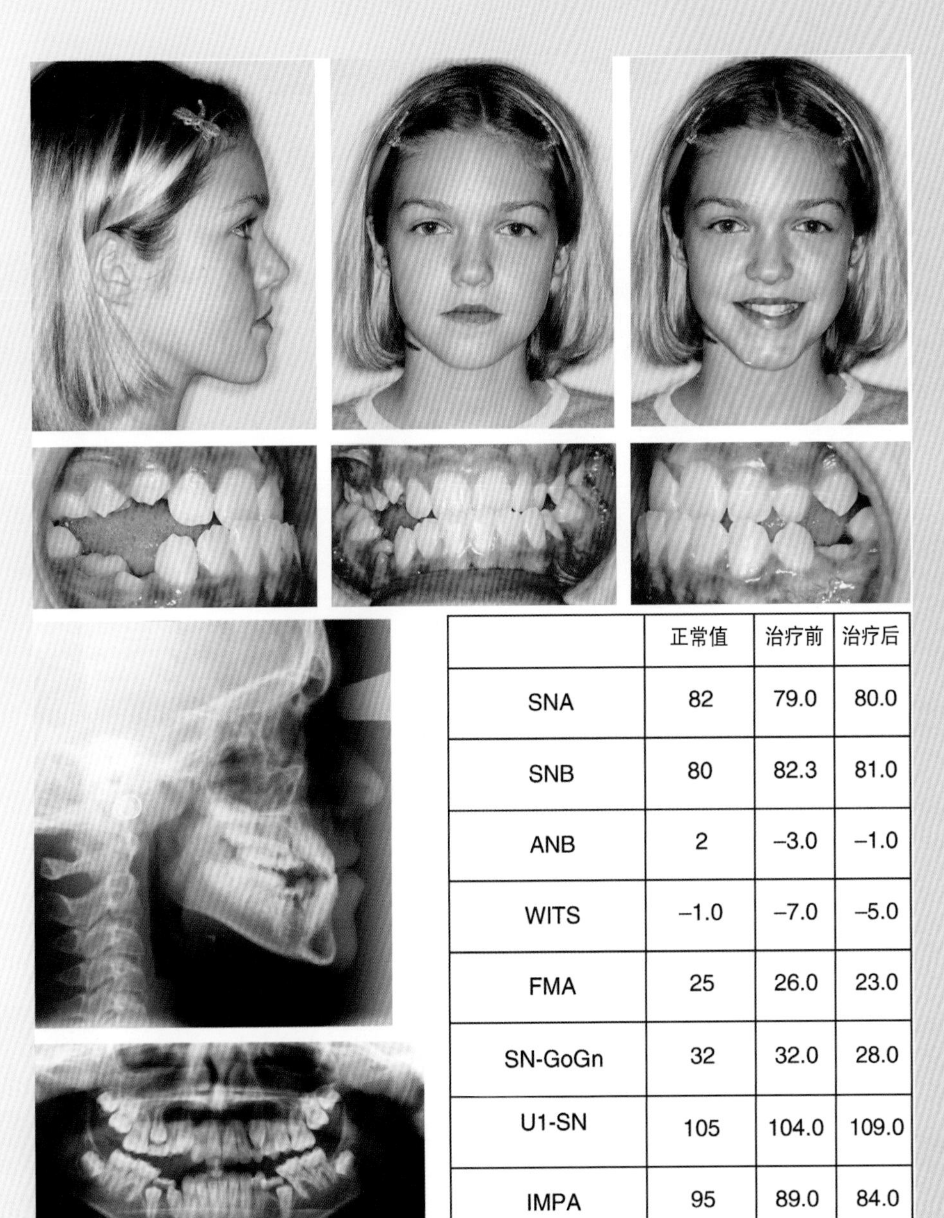

	正常值	治疗前	治疗后
SNA	82	79.0	80.0
SNB	80	82.3	81.0
ANB	2	–3.0	–1.0
WITS	–1.0	–7.0	–5.0
FMA	25	26.0	23.0
SN-GoGn	32	32.0	28.0
U1-SN	105	104.0	109.0
IMPA	95	89.0	84.0

图7.40

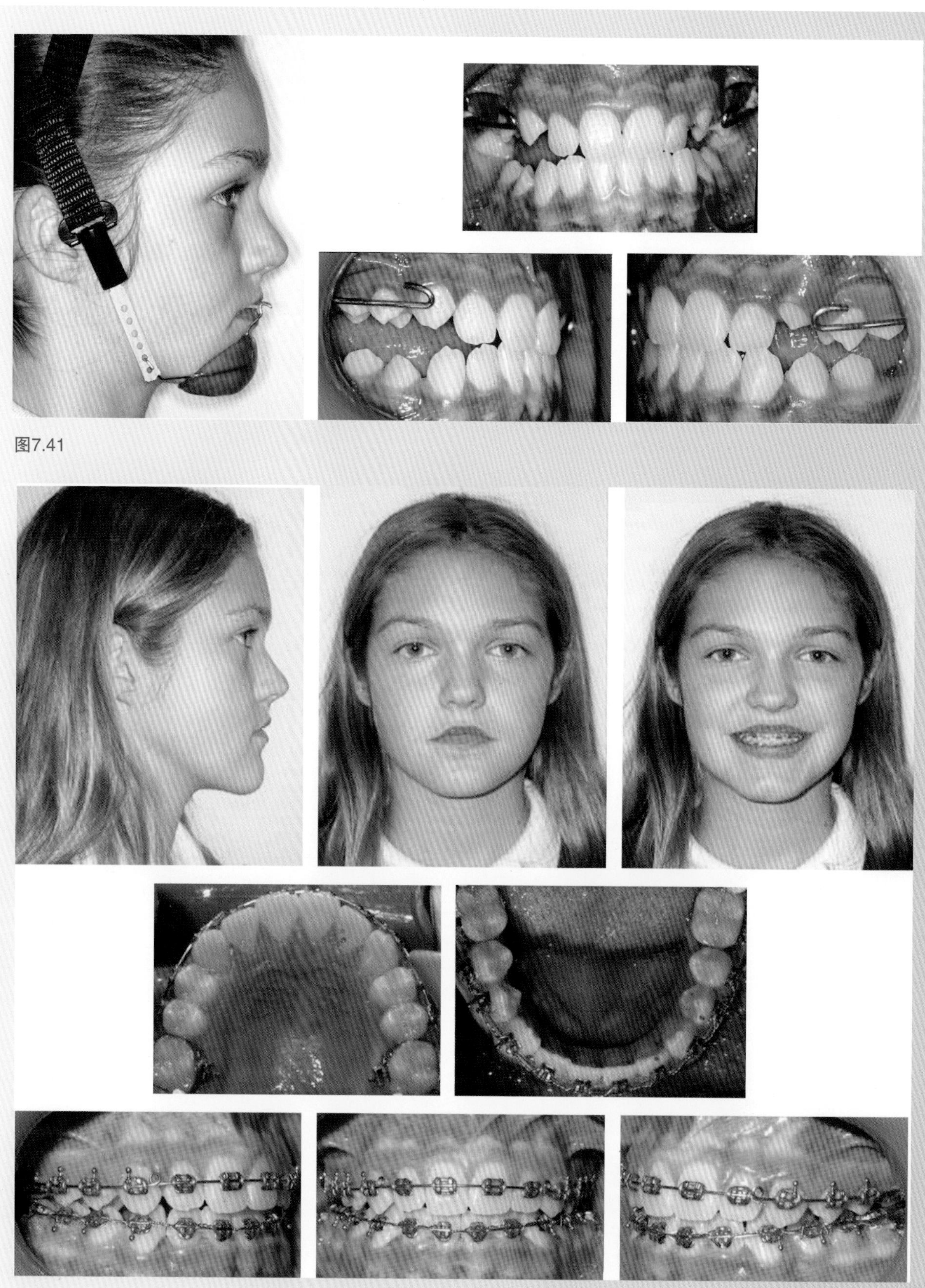

图7.41

图7.42

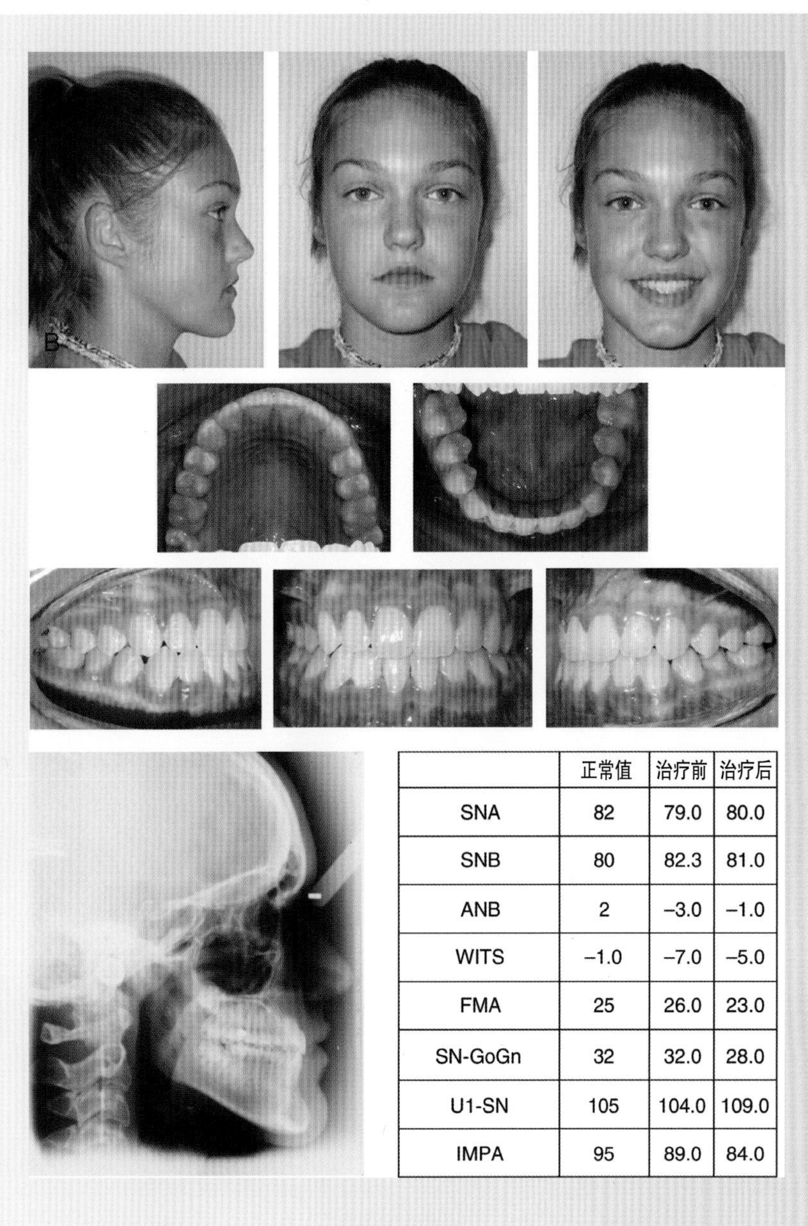

	正常值	治疗前	治疗后
SNA	82	79.0	80.0
SNB	80	82.3	81.0
ANB	2	–3.0	–1.0
WITS	–1.0	–7.0	–5.0
FMA	25	26.0	23.0
SN-GoGn	32	32.0	28.0
U1-SN	105	104.0	109.0
IMPA	95	89.0	84.0

图7.43

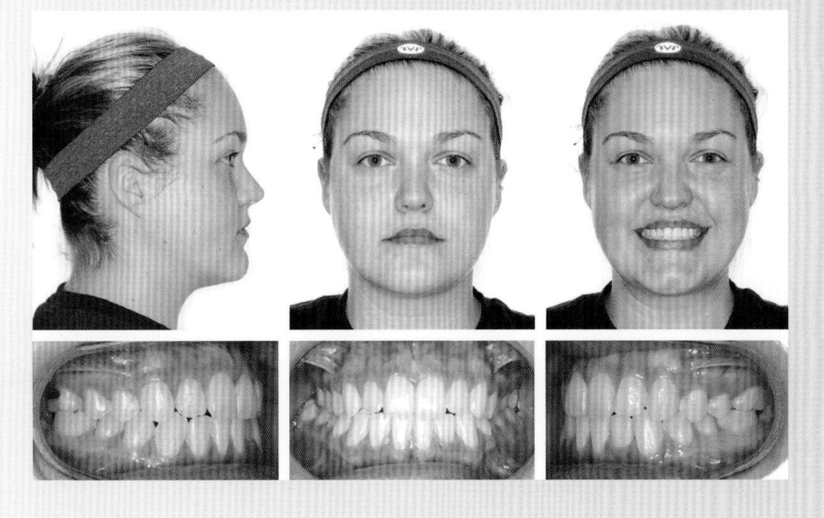

图7.44

患者3

6岁的女孩，她的儿童牙医建议她进行正畸评估。在一系列的检查后，我发现她存在少量的功能性早接触。家族史显示了该患者和她父亲具有高度相似的外貌，见第二部分图7.27。这名患者处于混合牙列的早期，表现为全牙弓反殆（图7.45）。

最初戴用了快速扩大器（图7.46），并决定只用颏兜控制她的生长，见图7.47。在她的E间隙丧失前一直只采用了颏兜治疗。图7.48是头影测量片和治疗前与第一阶段治疗后的重叠图。口内粘接固定矫治器，20个月后结束治疗（图7.49），图7.50是患者18岁后的情况。

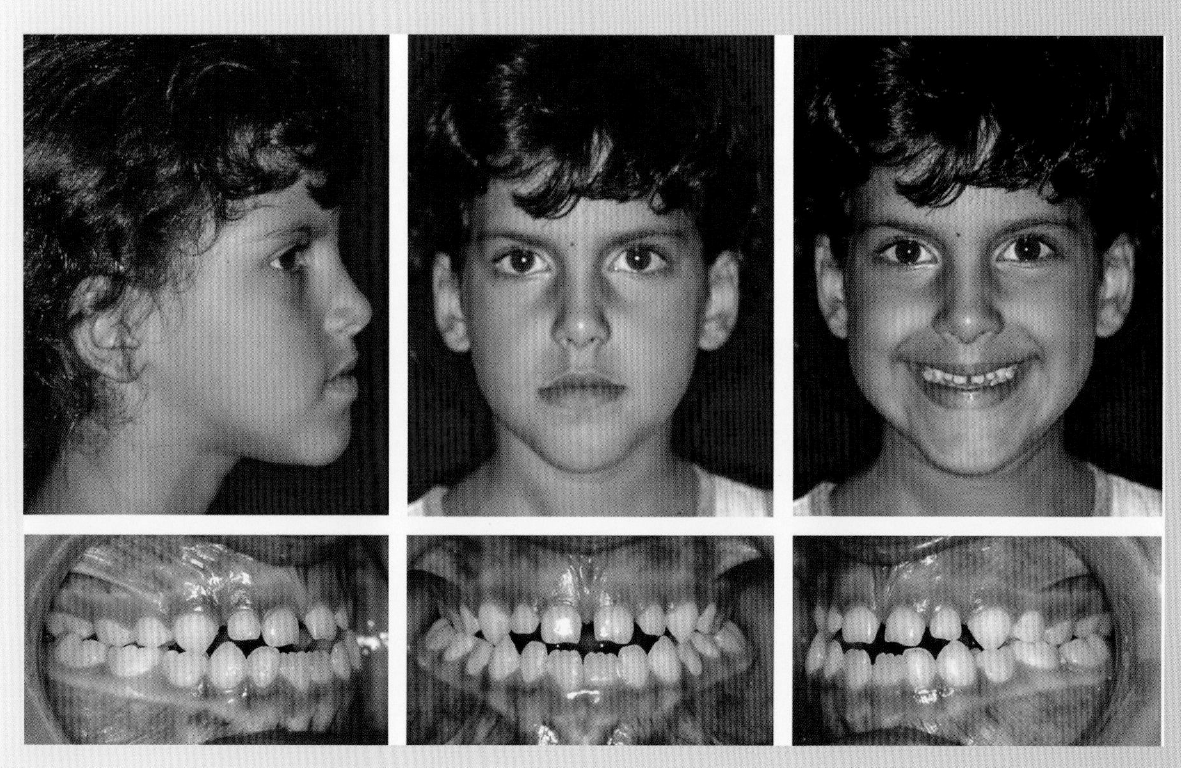

图7.45

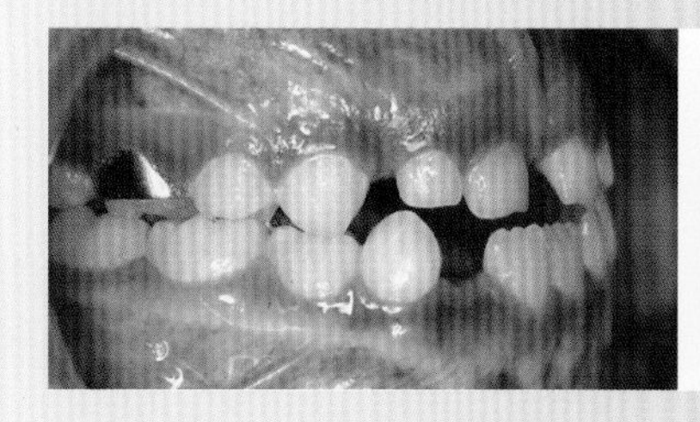
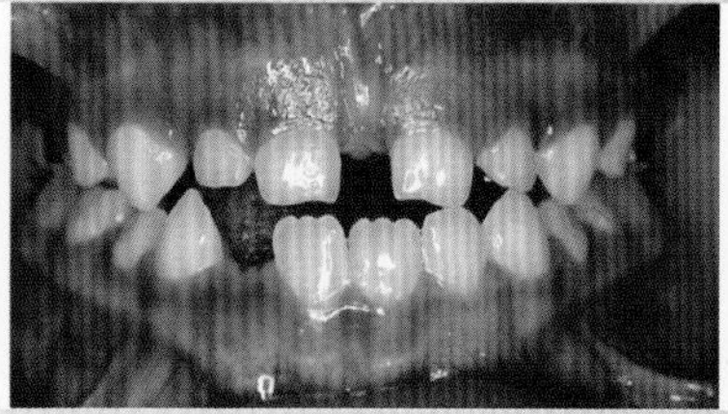
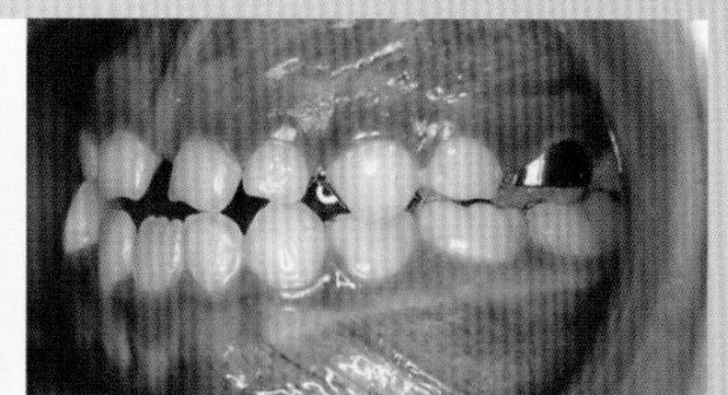

图7.46

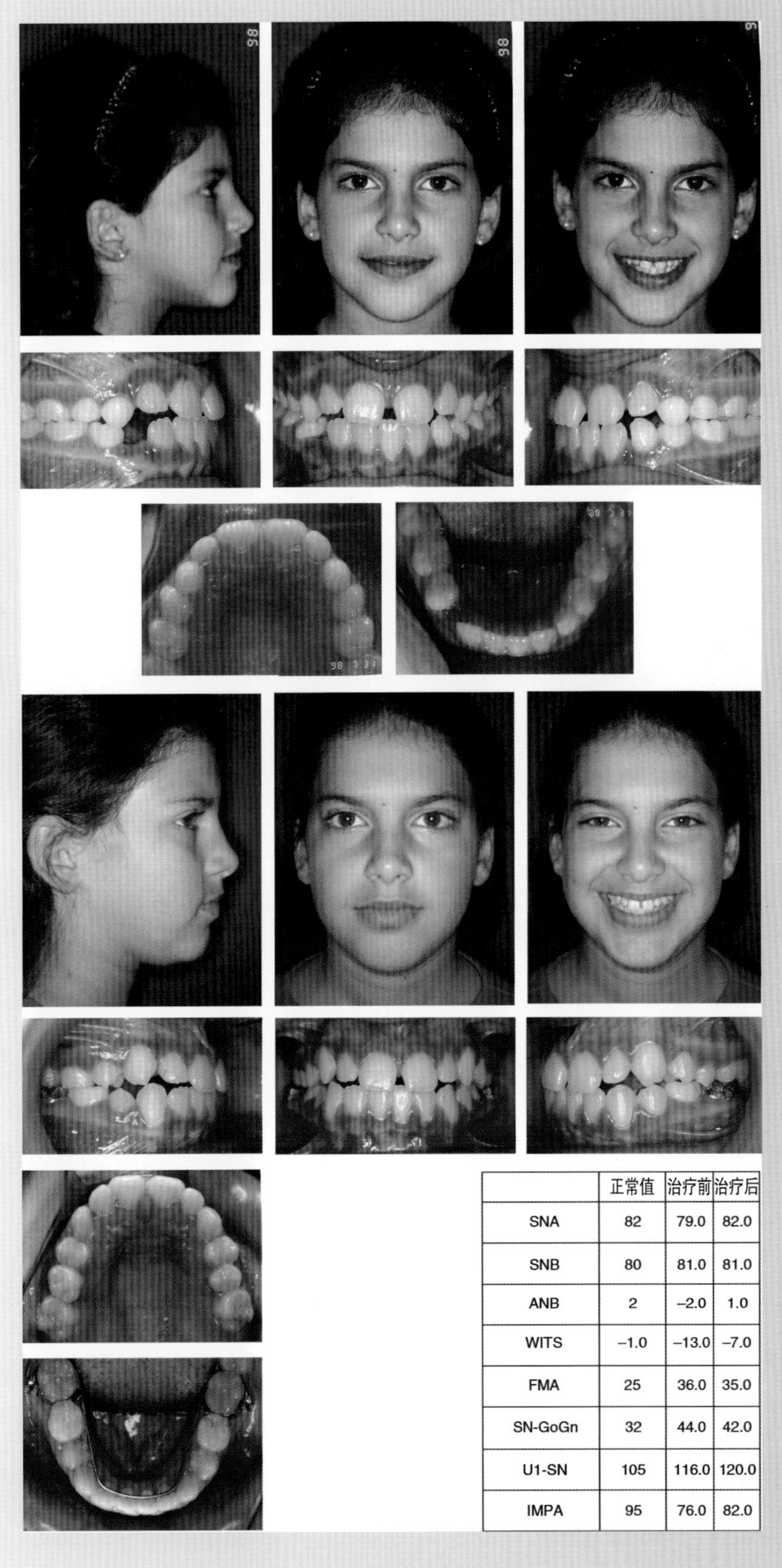

	正常值	治疗前	治疗后
SNA	82	79.0	82.0
SNB	80	81.0	81.0
ANB	2	−2.0	1.0
WITS	−1.0	−13.0	−7.0
FMA	25	36.0	35.0
SN-GoGn	32	44.0	42.0
U1-SN	105	116.0	120.0
IMPA	95	76.0	82.0

图7.47

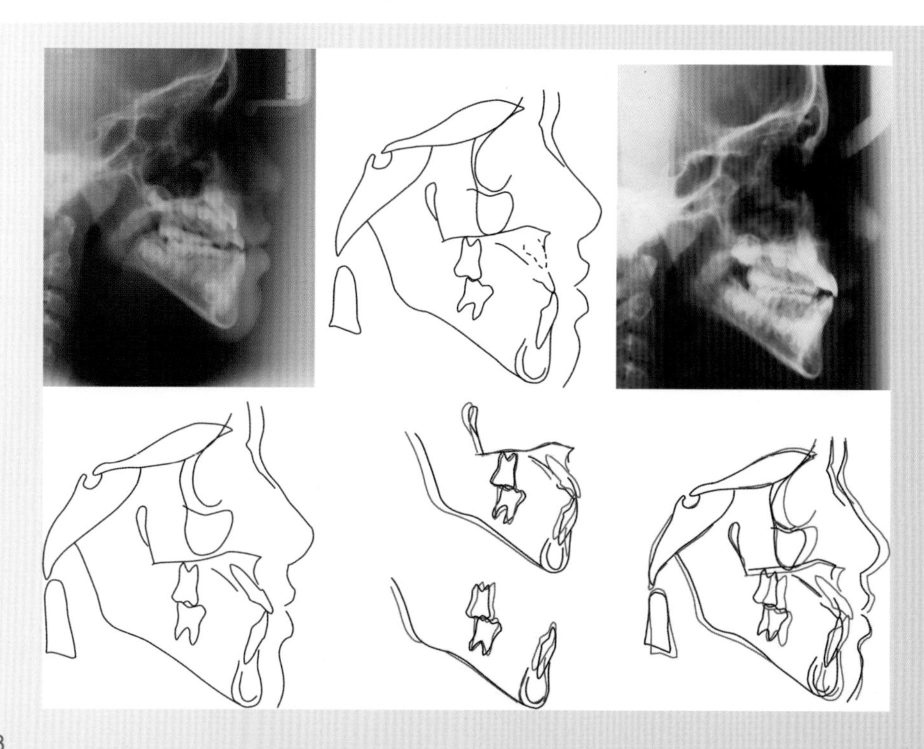

图7.48

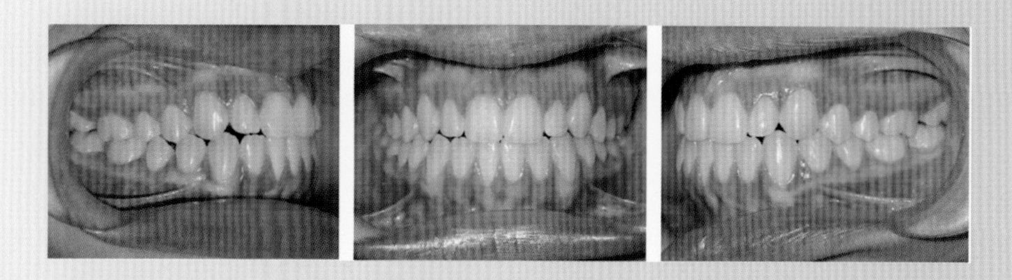

图7.49

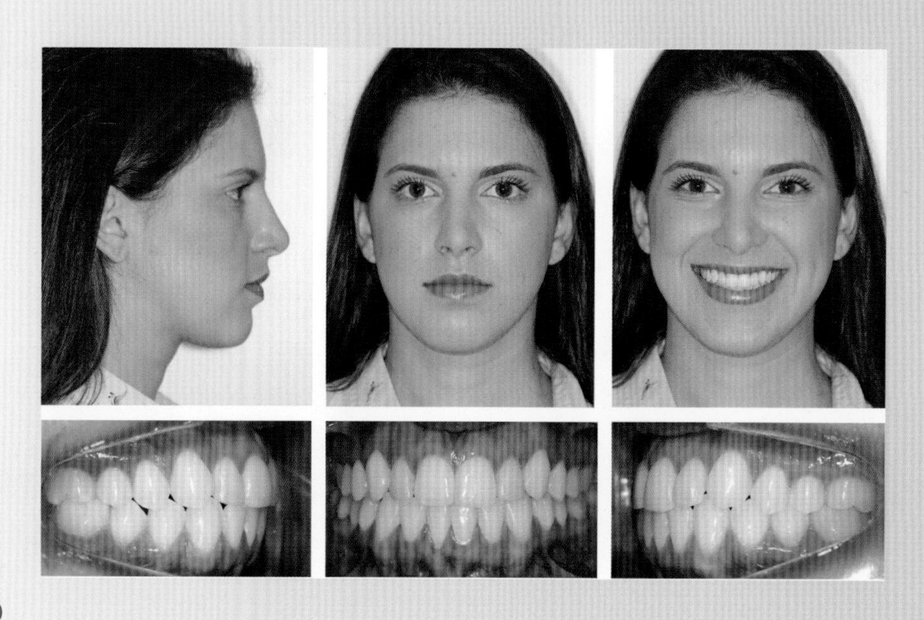

图7.50

患者4

正如之前提到的，对安氏Ⅲ类错船畸形的早期干预是正畸医生成功完成治疗的因素之一。这名5岁零9个月的男孩恰巧跟他的姐姐来到我的诊所，我注意到他有严重的错船畸形。他的父母也意识到了问题的严重性，我们给他做了检查。图7.51是治疗前的面像和口内情况。他的软组织侧貌是凹面型。患者处于乳牙列晚期。口内矢状向是明显的近中关系，水平向是全牙弓的反船关系，垂直向为开船关系。

头颅侧位片显示为骨性Ⅲ类，ANB角为负值，Wits值也是大的负值。表现为垂直生长型（图7.52）。没有发现功能性的偏斜，没有家族遗传史。

治疗计划包括粘接式的扩大器，上颌前方牵引，每天14个小时。6个月后情况有改善（图7.53）。

11个月的治疗后，患者有了很大的改善。去除了扩大器，停戴前方牵引器。这时要求患者戴用软颏兜来保持，每天晚上戴用12个小时，如果有任何不适立即报告（图7.54）。图7.52是2个时间点的头影测量数据的对比。

切牙萌出时表现出牙齿的不齐，这时采用2×4技术排齐牙齿（图7.55）。要求该患者白天戴用图7.32中的改良式的哈雷氏保持器。

图7.56是第二阶段治疗开始前的一系列照片，LLAH用来保留E间隙。

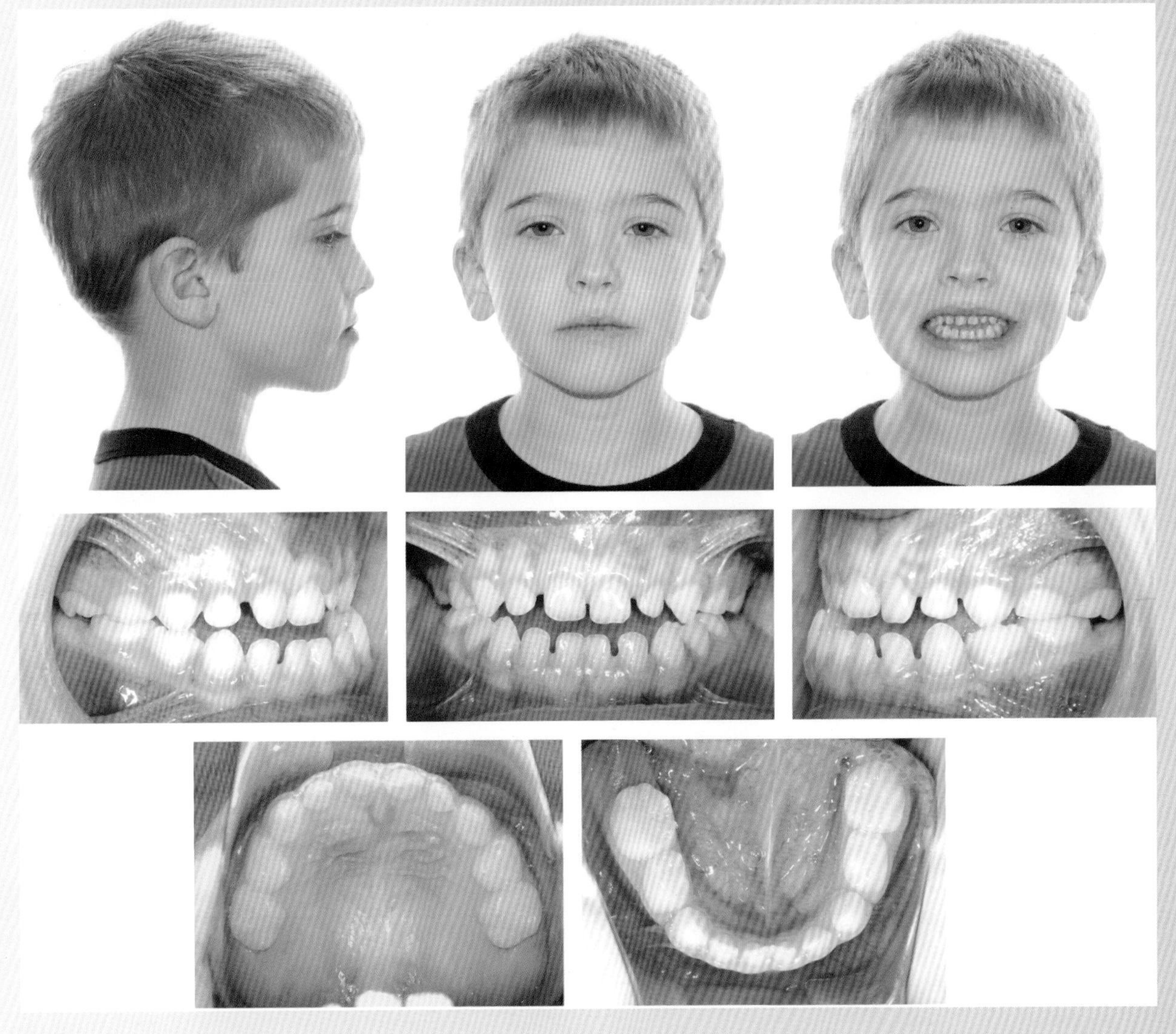

图7.51

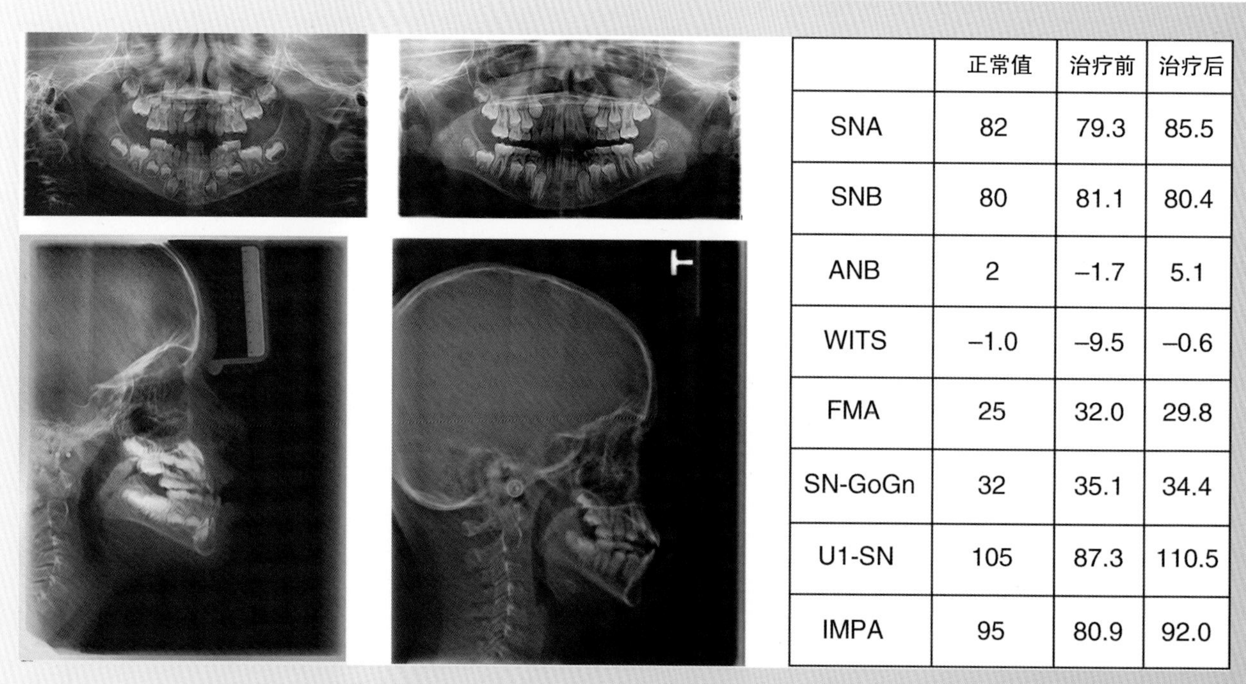

	正常值	治疗前	治疗后
SNA	82	79.3	85.5
SNB	80	81.1	80.4
ANB	2	–1.7	5.1
WITS	–1.0	–9.5	–0.6
FMA	25	32.0	29.8
SN-GoGn	32	35.1	34.4
U1-SN	105	87.3	110.5
IMPA	95	80.9	92.0

图7.52

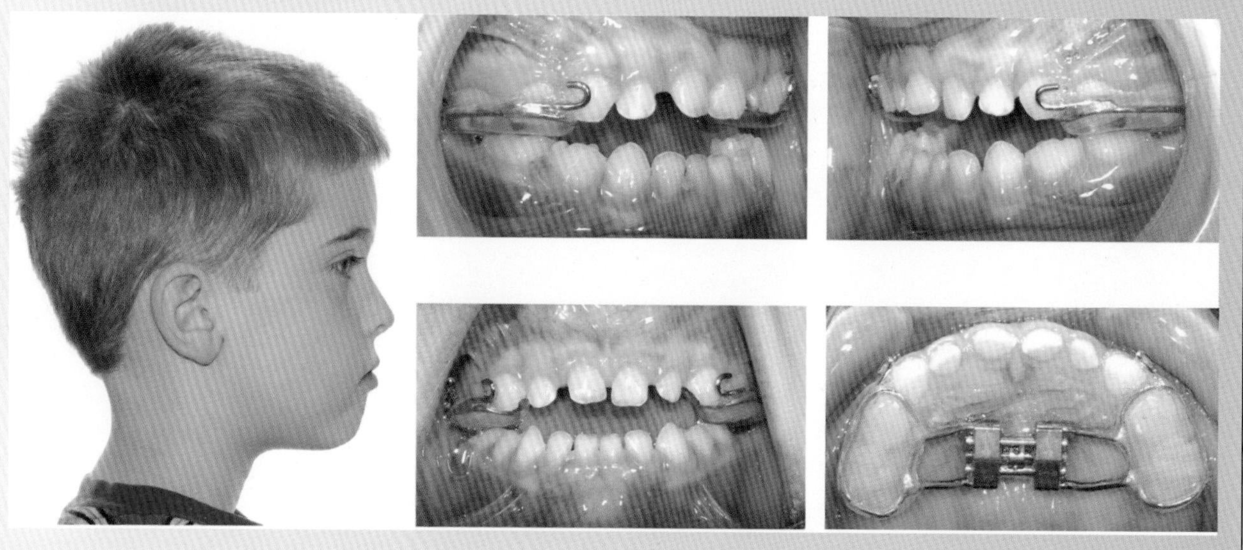

图7.53

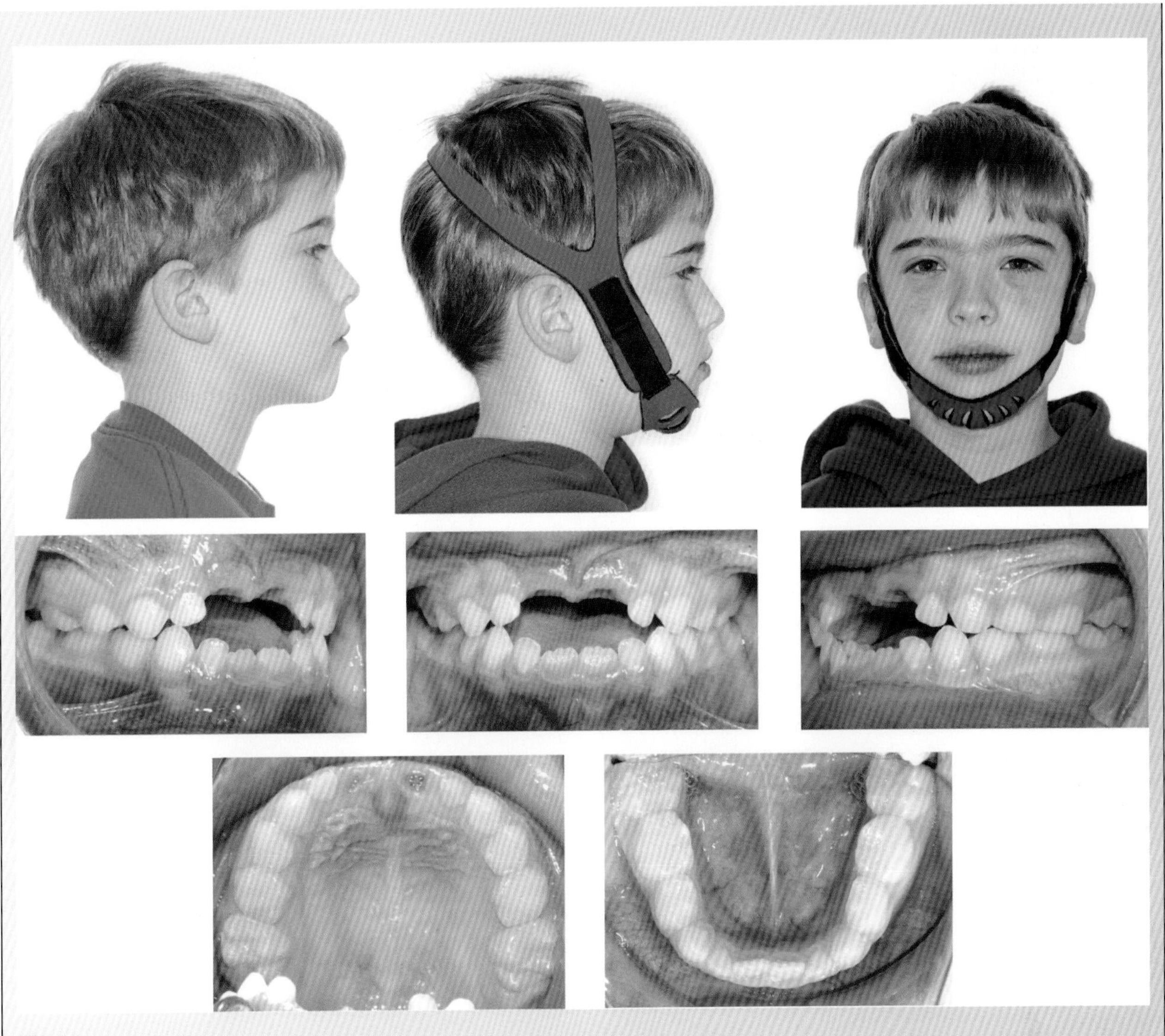

图7.54

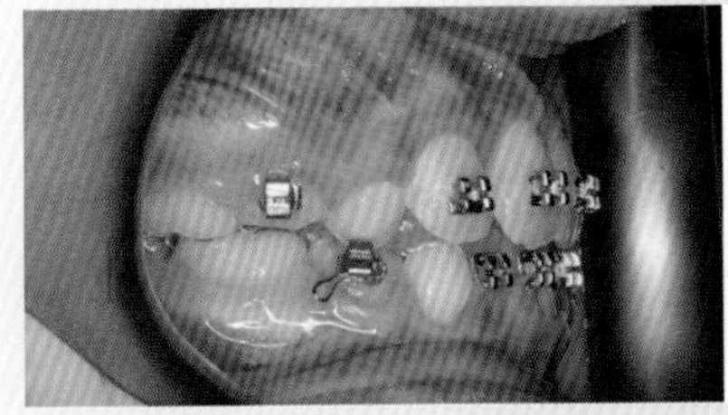

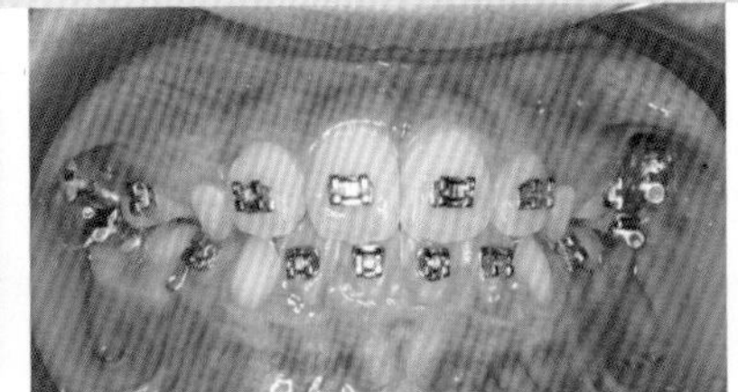

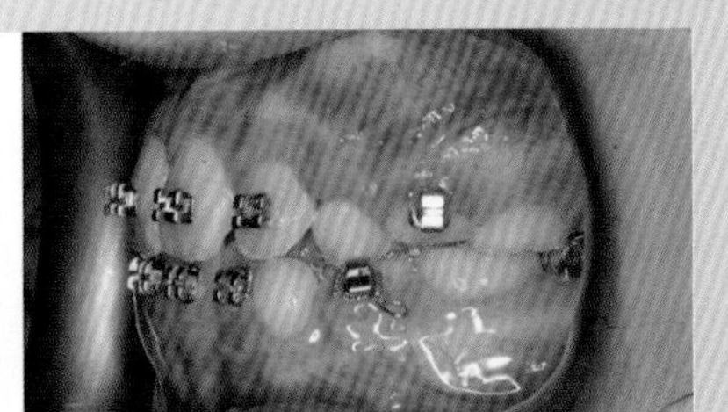

图7.55

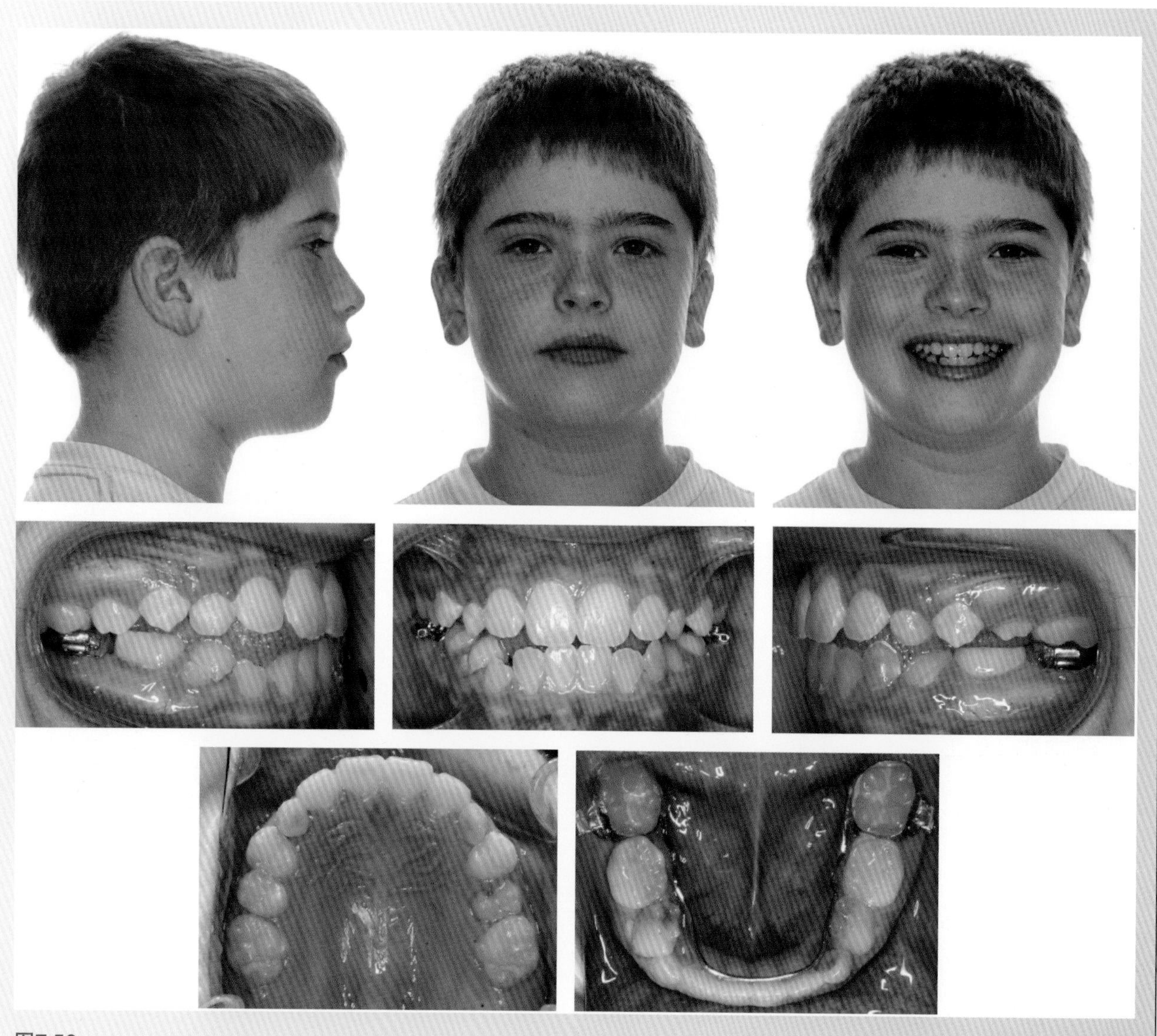

图7.56

患者5

这名5岁的女孩口内的牙齿反殆比较严重，但是她的软组织侧貌不错，使用了一种新的方法治疗这种早期的安氏Ⅲ类错殆畸形。感谢巴西的Tracisio Junqueira医生提供的图像资料（图7.57）。

图7.58是这个矫治器的示意图：上颌使用了扩弓前方牵引装置，后牙和前牙的牵引钩焊接在E's区，在下颌是一个覆盖下牙弓的塑料帽，尖牙区焊有2个牵引钩。白天，在上下牵引钩间进行Ⅲ类牵引，夜间佩戴前方牵引器。

10个月后，反殆解除，建议患者夜间戴颏兜和Frankel Ⅲ型矫治器12小时（图7.59）。5年后，咬合稳定，患者等待最佳时机开始Ⅱ期治疗，如图7.60。

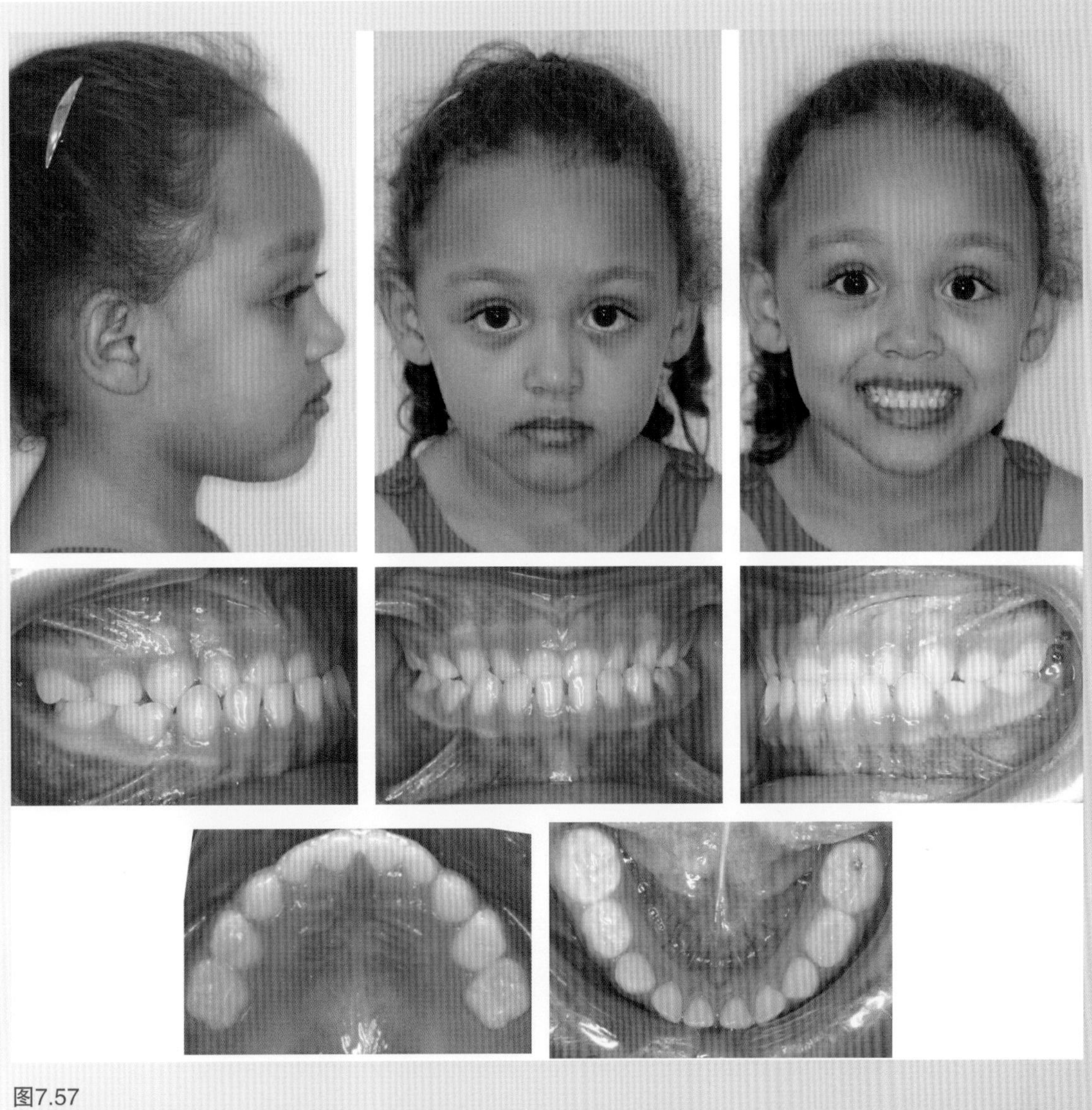

图7.57

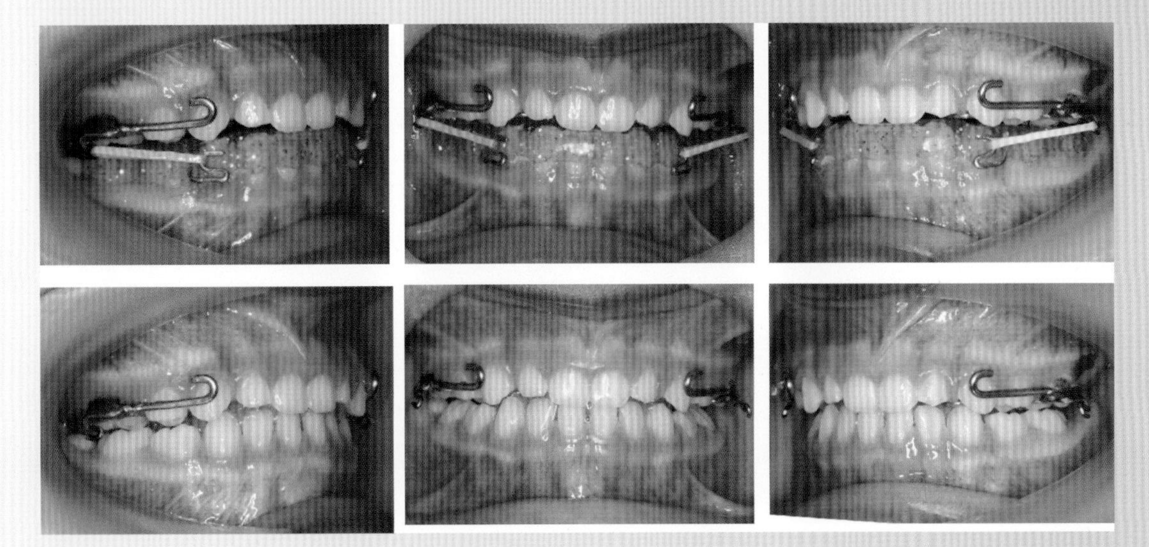

图7.58

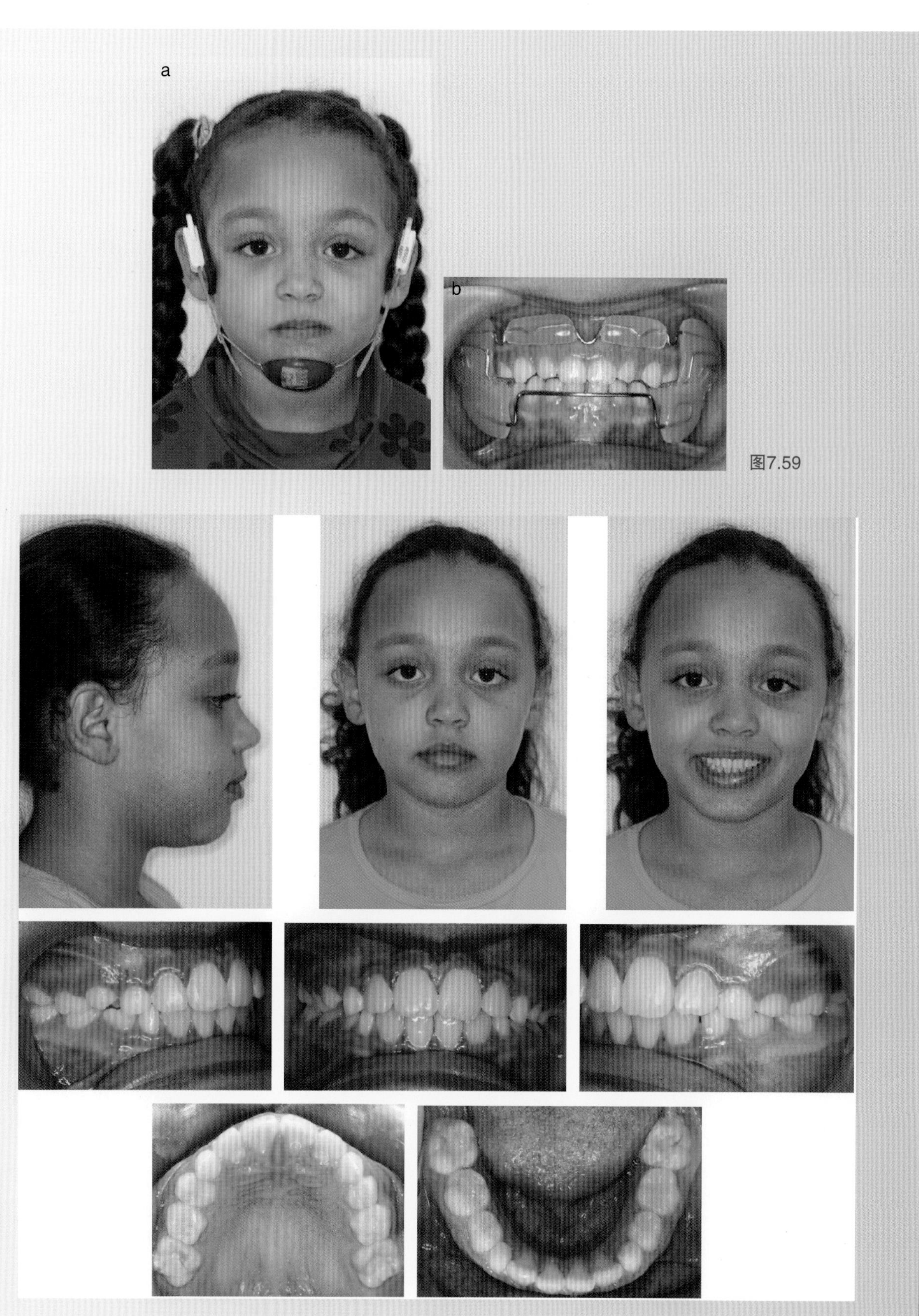

图7.59

图7.60

患者6

这名8岁的患者因为拒绝佩戴前方牵引器，所以只是使用了简单的腭部扩弓器和2×4技术。治疗前为安氏Ⅲ类磨牙关系，前牙反殆，下颌可推至切对切的位置（图7.61）。去除矫治器后，获得了正常的覆殆覆盖关系（图7.62）。图7.63 a～f和7.63g分别是患者保持3年和5年后的情况。后来没有经过任何其他的正畸治疗。

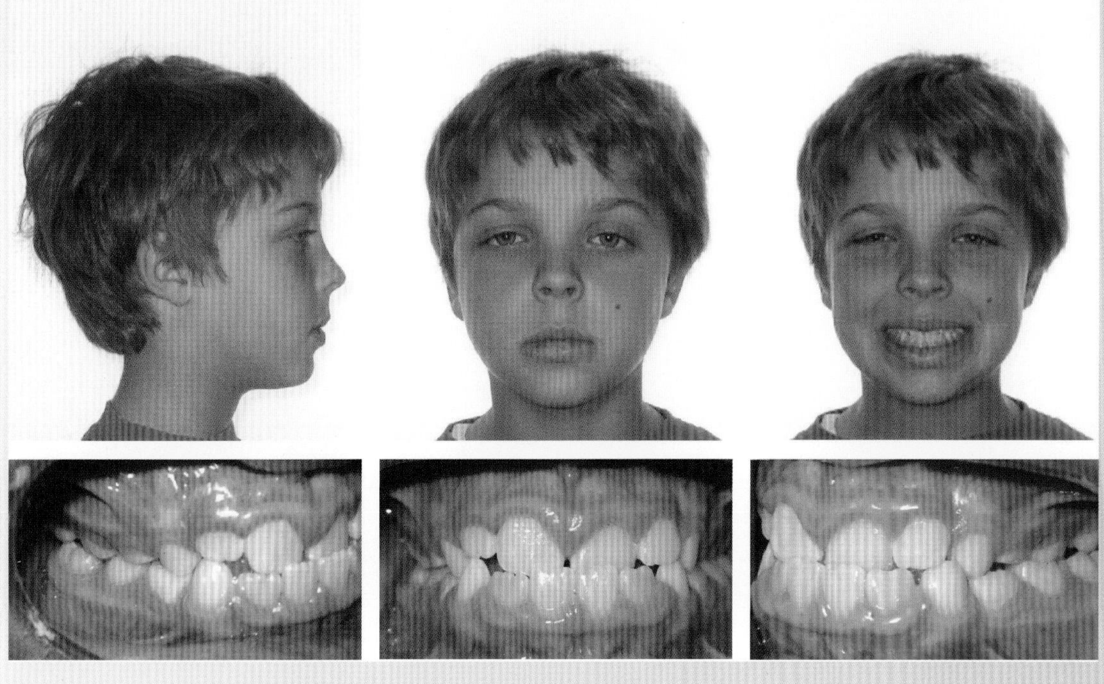

图7.61

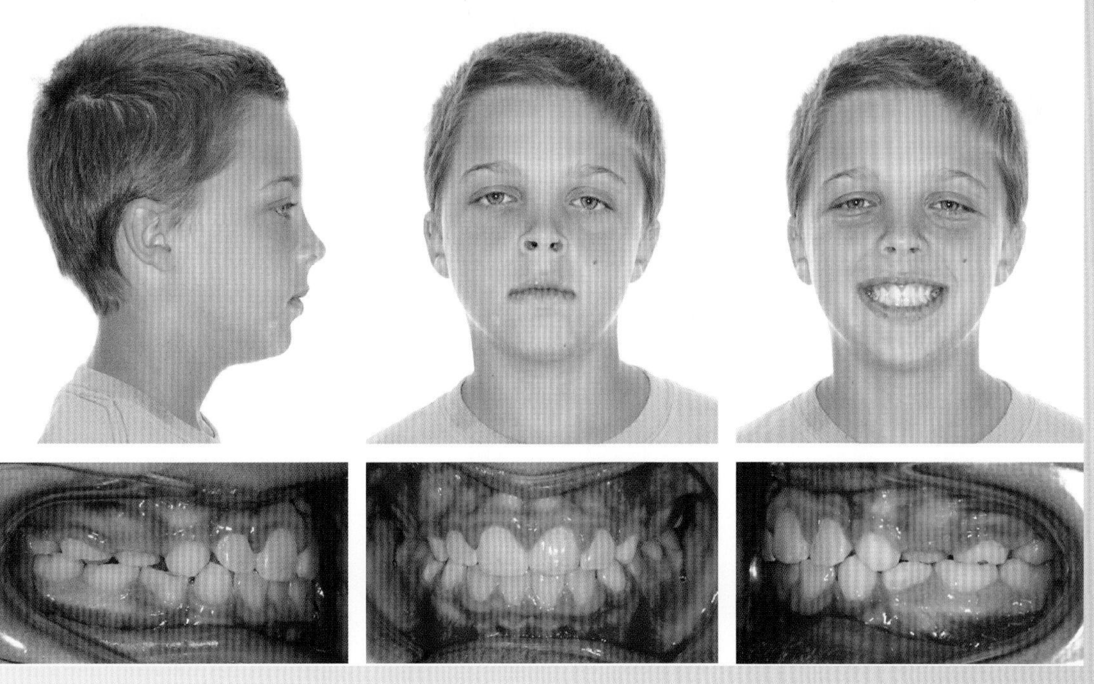

图7.62

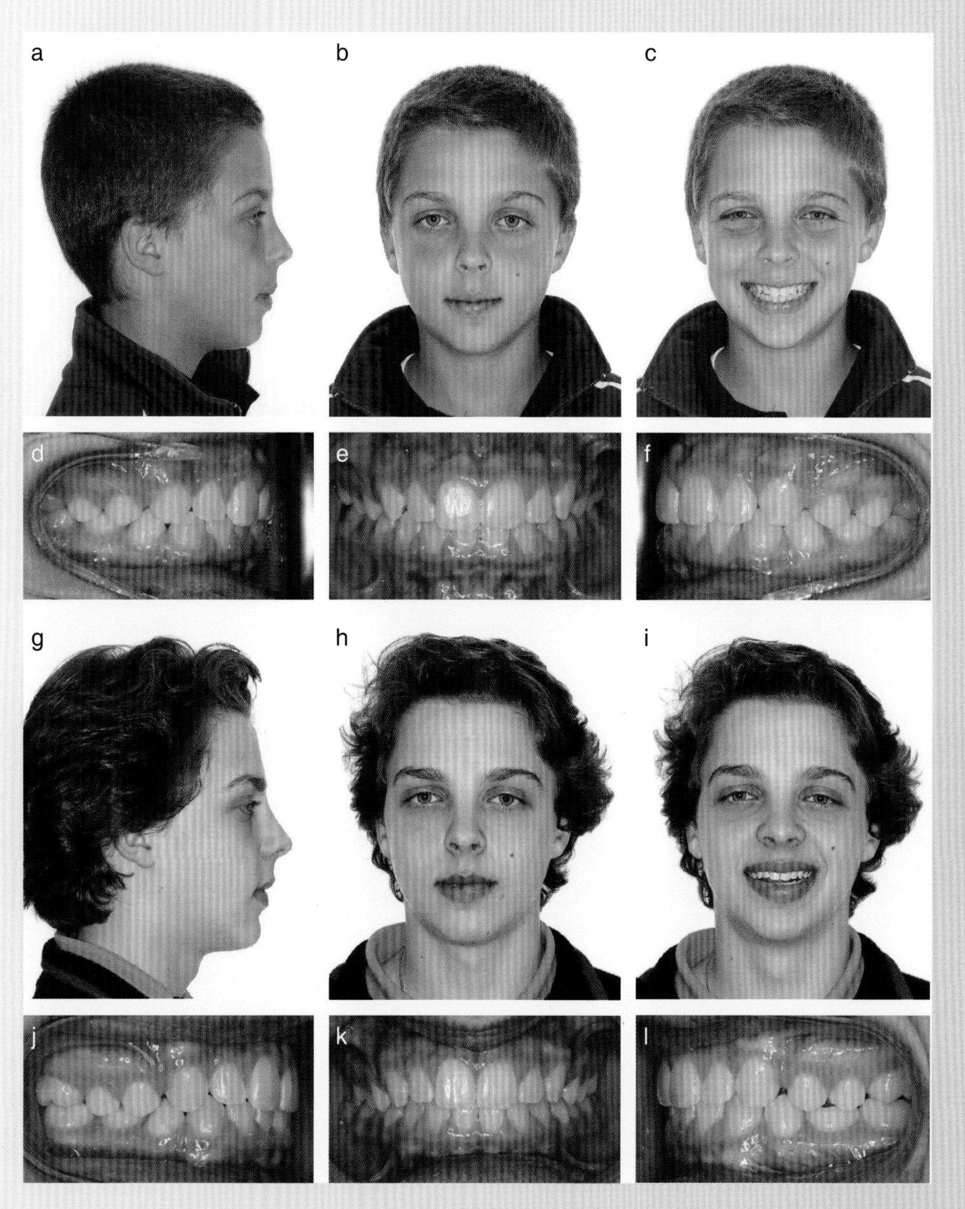

图7.63

患者7

这名8岁零10个月的男孩因为“兜齿”来到我的诊所就诊。尽管牙性关系很严重需要马上治疗，但是他的面型还可以，面中份凹陷不明显。牙性评估表现为严重的近中关系、上颌拥挤、侧切牙间隙不足，除了左侧后牙，其余全部为反殆关系（图7.64）。

第一阶段治疗前和治疗后的头颅侧位片和曲面断层片见图7.65。

治疗为使用粘接式RME进行上颌骨的扩大和牵引。扩弓停止后使用2×4的矫治器排齐上牙，如图7.66。

图7.67中是患者治疗15个月后的情况，一个稳定的结果。

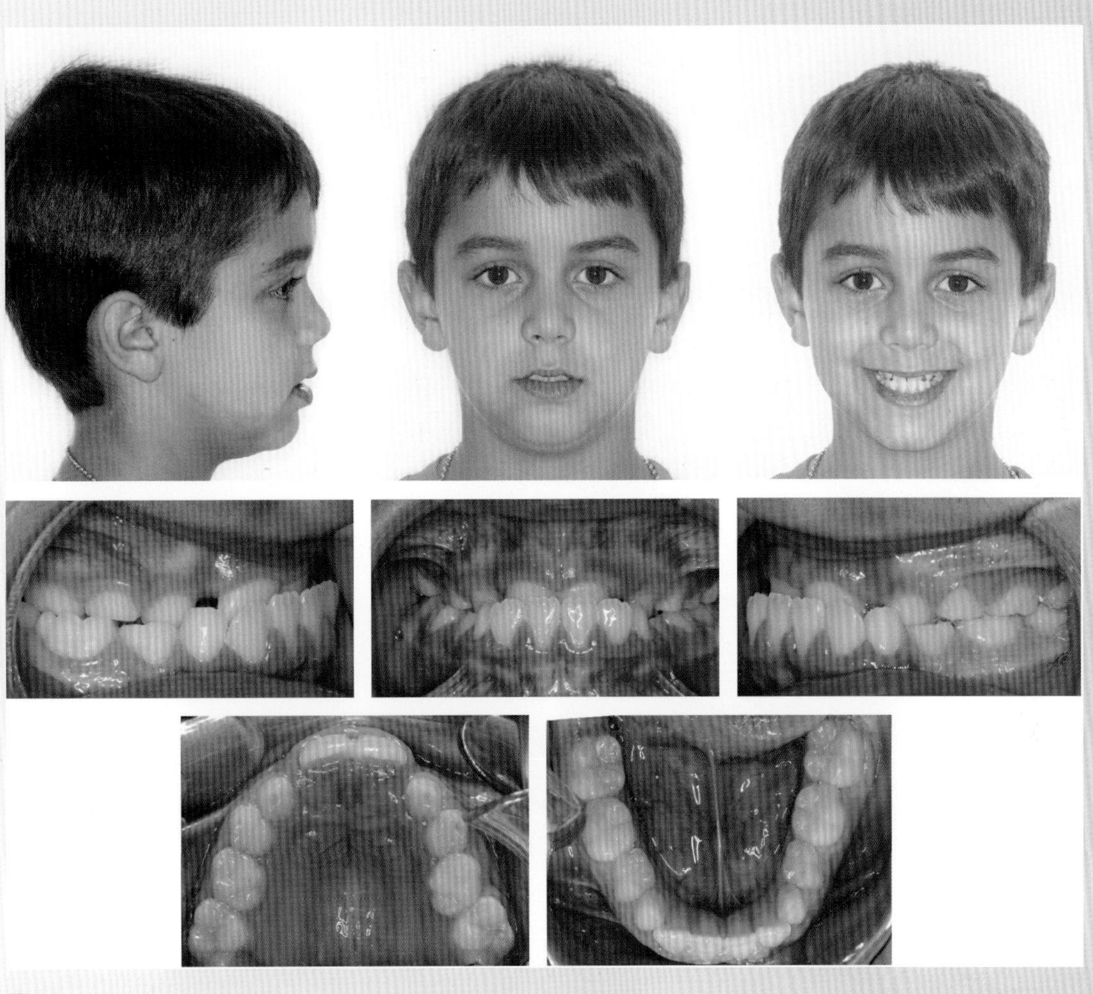

图7.64

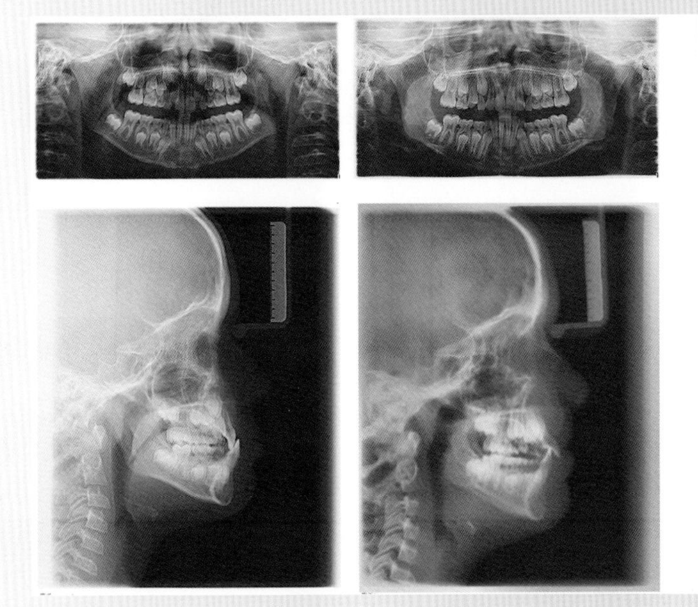

	正常值	治疗前	治疗后
SNA	82	73.9	77.0
SNB	80	75.3	74.3
ANB	2	−1.4	2.7
WITS	−1.0	−3.2	2.6
FMA	25	28.9	32.8
SN-GoGn	32	34.2	40.4
U1-SN	105	80.2	107.6
IMPA	95	90.0	79.8

图7.65

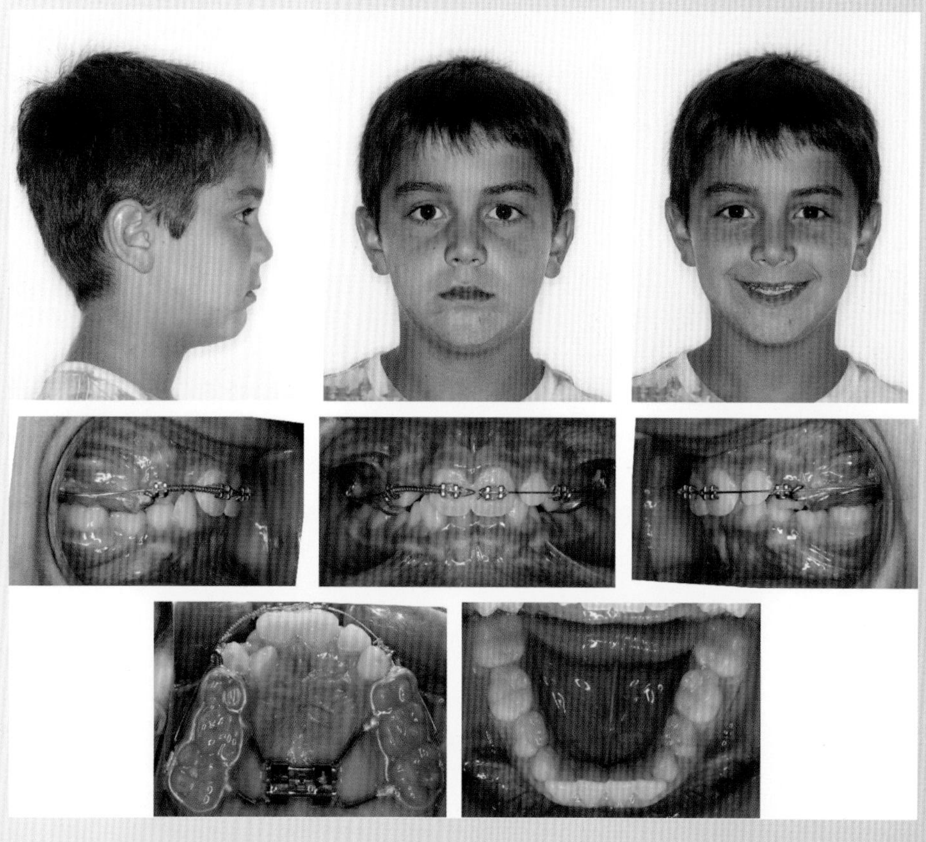

图7.66

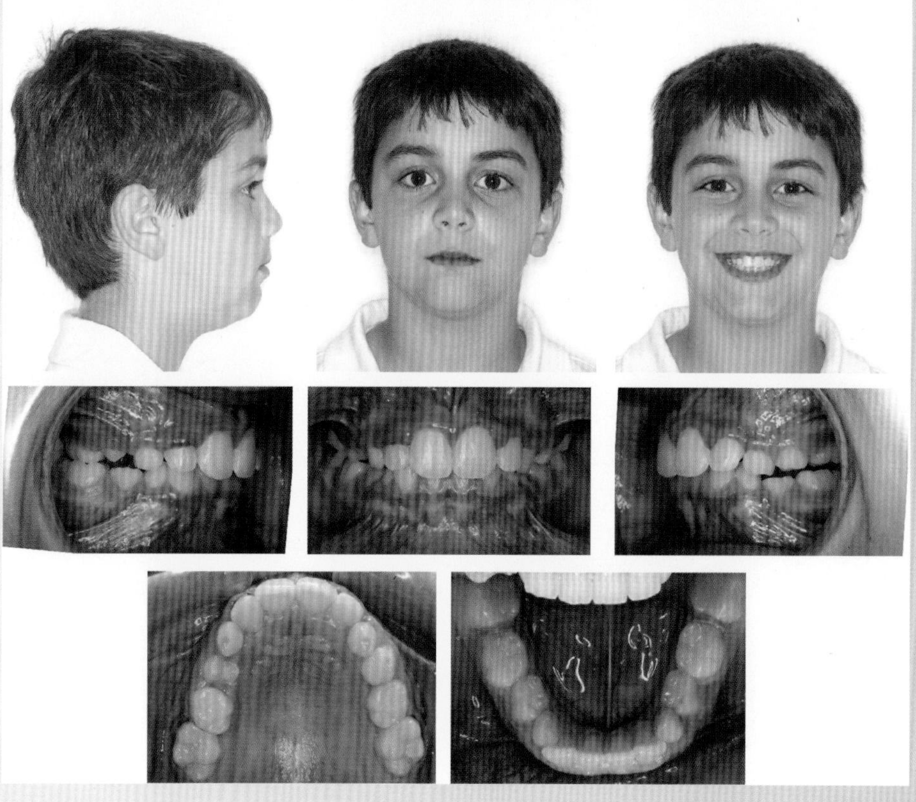

图7.67

患者8

这名5岁零10个月的小姑娘的最初评估是面部协调，但是口内是安氏Ⅲ类关系，且开殆，乳尖牙区有早接触（图7.68）。上颌使用Schwarz扩弓。阶段像表明有改善（图7.69a～c），12个月后反殆得到控制（图7.69d～f）。此时，建议戴用颏兜。图7.70（a~e）和图7.70（f~g）是在2个不同时间点的面像和口内像。图7.71是患者恒牙列的情况，那时没有戴过固定矫治器。

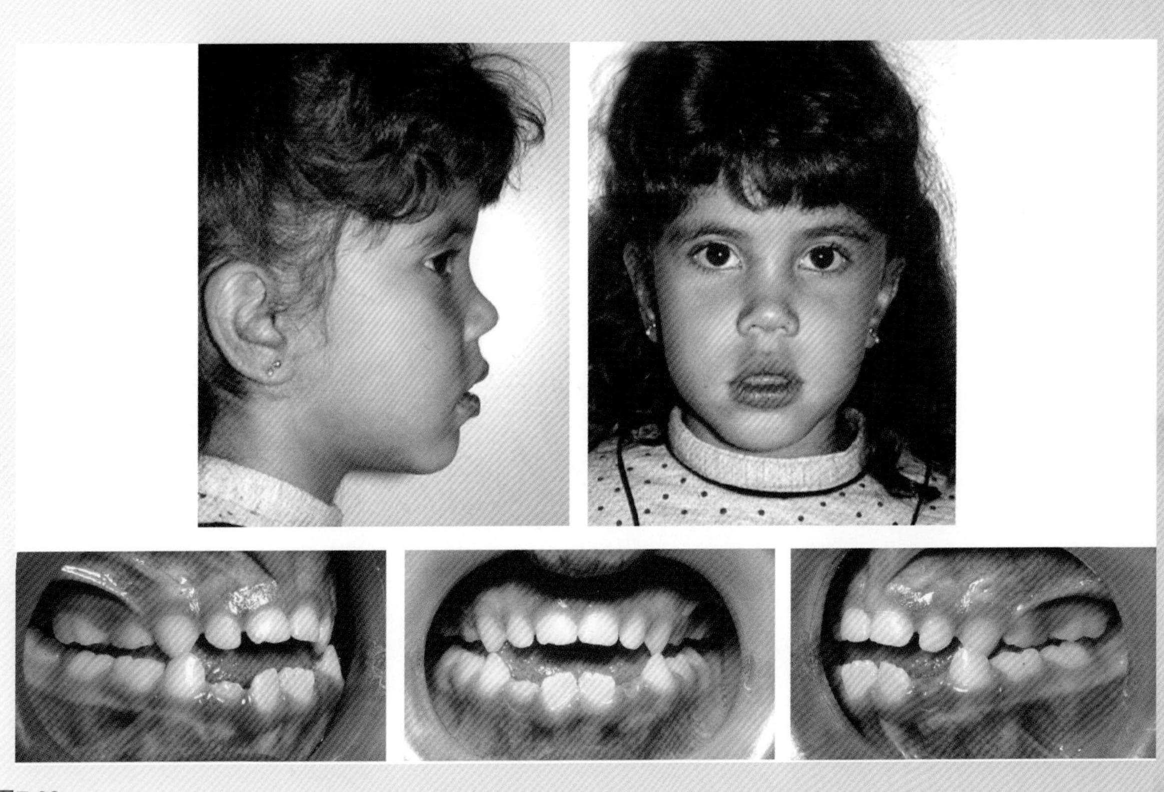

图7.68

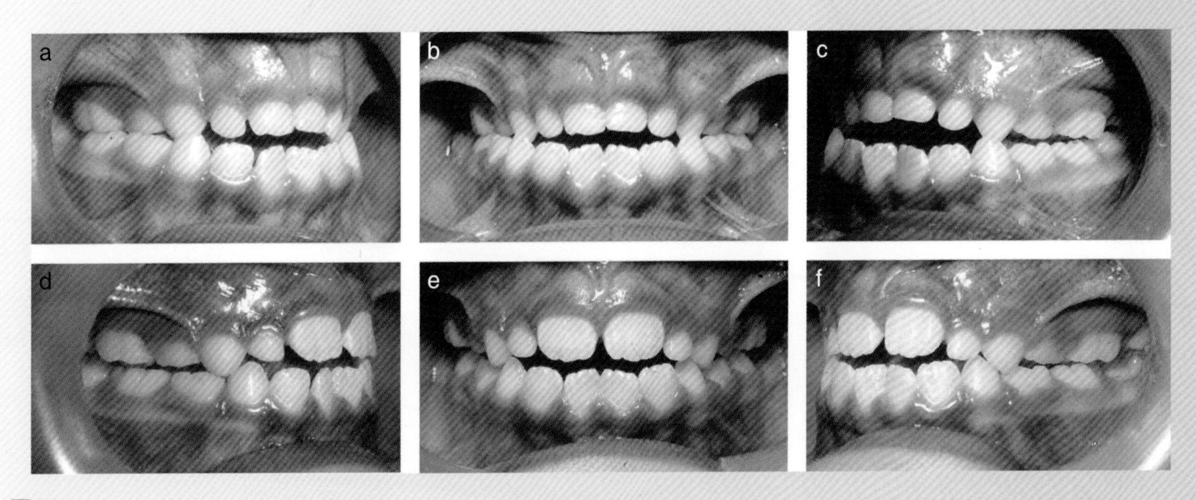

图7.69

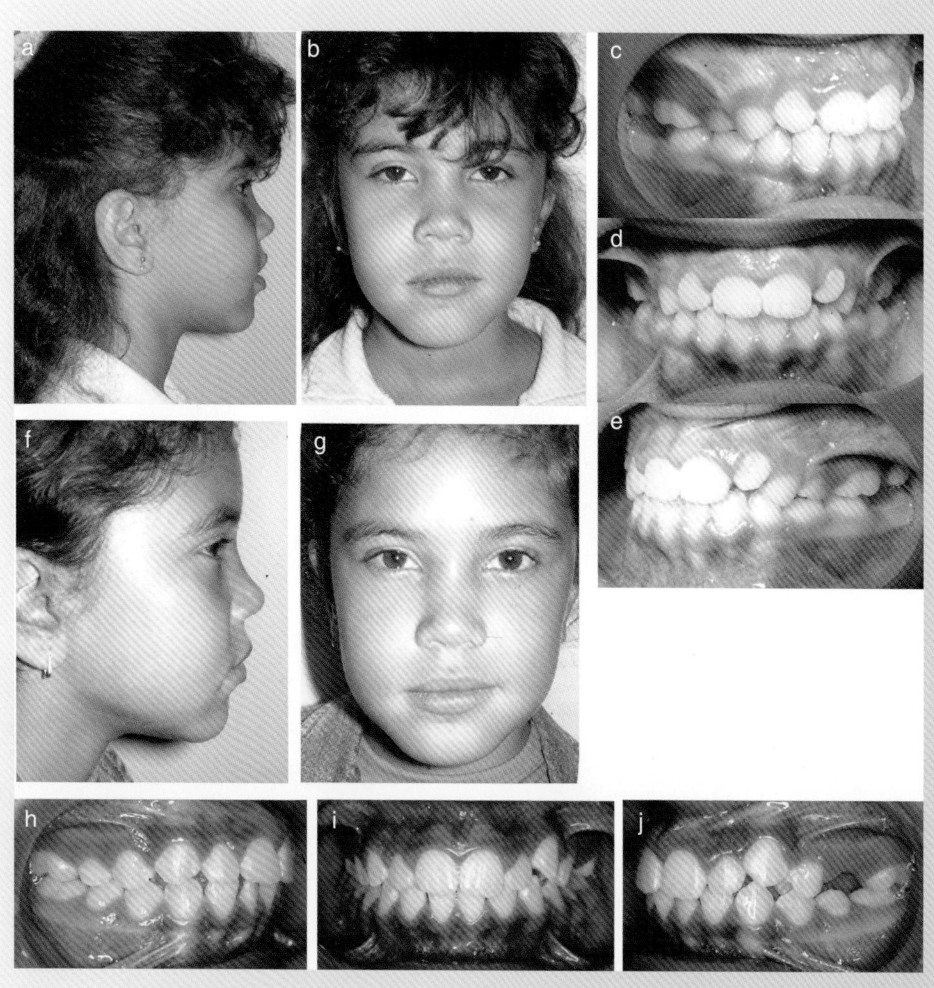

图7.70

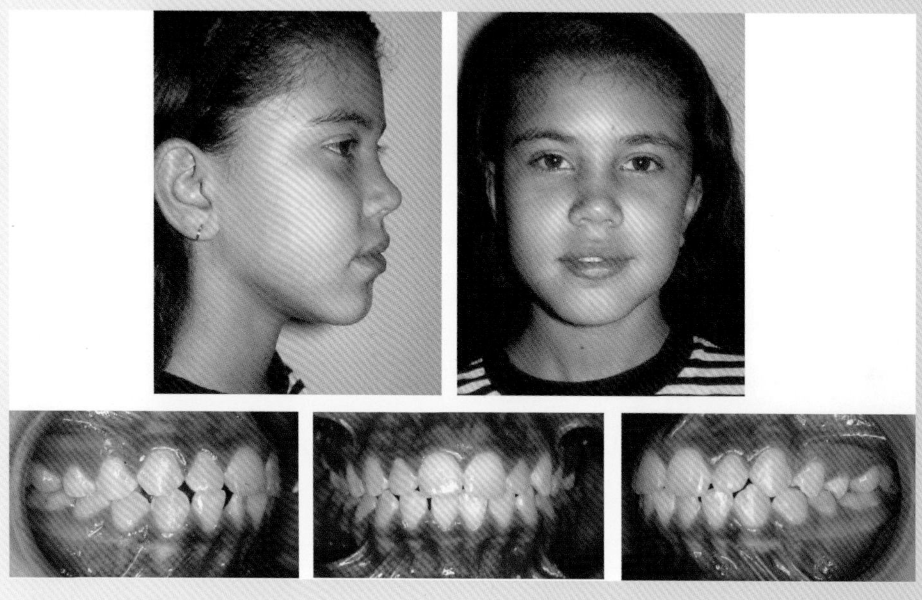

图7.71

参考文献

[1] Bourdet B. *Research observation of all areas of the art of the dentist*. Paris: Chez Jean-Thomas Herissant; 1757. 358 pp.

[2] Angle EH. Classification of malocclusion. *Dent Cosm* 1899;**41**: 248.

[3] Huber RE, Reynolds JW. A dentofacial study of male students at the University of Michigan in the physical hardening program. *Am J Orthod Oral Surg* 1946 Jan;**32**:1–21.

[4] Hardy D, Cubas Y, Orellana M. Prevalence of Angle Class III malocclusion: A systematic review and meta-analysis. *Open J Epidemiol* 2012;(2):75–82.

[5] Watkinson S, Harrison JE, Furness S, Worthington HV. Orthodontic treatment for prominent lower front teeth (Class III malocclusion) in children. *Cochrane Database Syst Rev* 2013;**9**:CD003451.

[6] Kelly J, Sanchez M, Van Kirk L. An assessment of the occlusion of teeth of children 6–11 years. Washington, DC: National Center for Health Statistics; 1973. DHEW Publication No. (HRA) 74–1617 1973.

[7] Kelly J, Harvey C. An assessment of the occlusion of the teeth in youths 12–17 years, United States. *US Dep Health Educ Welf Ed*. 1977.

[8] Proffit WR, Fields HW Jr, Moray LJ. Prevalence of malocclusion and orthodontic treatment need in the United States: estimates from the NHANES III survey. *Int J Adult Orthodon Orthognath Surg* 1998;**13**(2):97–106.

[9] Mills LF. Epidemiologic studies of occlusion. IV. The prevalence of malocclusion in a population of 1,455 school children. *J Dent Res* 1966 Apr;**45**(2):332–6.

[10] Graber LW, Lucker GW. Dental esthetic self-evaluation and satisfaction. *Am J Orthod* 1980 Feb;**77**(2):163–73.

[11] Albino JE. Psychosocial factors in orthodontic treatment. *NY State Dent J* 1984 Oct;**50**(8): 486–7, 489.

[12] Baccetti T, Franchi L, McNamara JA Jr. A. Growth in the untreated Class III subject. *Semin Orthod* 2007;**13**: 130–42.

[13] Wolfe SM, Araújo E, Behrents RG, Buschang PH. Craniofacial growth of Class III subjects six to sixteen years of age. *Angle Orthod* 2011 Mar;**81**(2):211–6.

[14] Dion, KK. Young children's stereotyping of facial attractiveness. *Dev Psychol* 1973;**9**:183–8.

[15] Sassouni, V. *Dentofacial Orthopedics*. Pittsburgh: C.O.T Publications, 1971.

[16] Janzen EK, Bluher JA. The cephalometric, anatomic, and histologic changes in Macaca mulatta after application of a continuous-acting retraction force on the mandible. *Am J Orthod* 1965 Nov;**51**(11):823–55.

[17] Amaral, RL. *Avaliação cefalométrica através de um Wigglegram: uma nova proposta* [Literature]. [Belo Horizonte]: Pontifícia Universidade Católica de Minas Gerais, 1998.

[18] Sassouni, V. *Orthopedics in dental practice*. St. Louis: C.V. Mosby, 1971.

[19] Araújo E, Souki M. Bolton anterior tooth size discrepancies among different malocclusion groups. *Angle Orthod* 2003 Jun;**73**(3):307–13.

[20] Bolton WA. The clinical application of a tooth size analysis. *Am J Orthod* 1962 Jul;**48**(7):504–29.

[21] Nie Q, Lin J. Comparison of intermaxillary tooth size discrepancies among different malocclusion groups. *Am J Orthod Dentofac Orthop* 1999 Nov;**116**(5):539–44.

[22] Sperry TP, Worms FW, Isaacson RJ, Speidel TM. Tooth-size discrepancy in mandibular prognathism. *Am J Orthod* 1977 Aug;**72**(2):183–90.

[23] Salzmann JA. Genetic consideration in clinical orthodontics. *Am J Orthod* 1978 Oct;**4**(74):467–8.

[24] Araújo EA. Hereditariedade em Ortodontia. In: Sakai, E. et al. *Nova visão em Ortodontia e Ortopedia Facial*. São Paulo: Soc Paulista de Ortodontia, 2000.

[25] Harris JE, Kowalski CJ, Walker SJ. Intrafamilial dentofacial associations for Class II, Division 1 probands. *Am J Orthod* 1975 May;**67**(5):563–70.

[26] Krogman WM. *Child growth*. Ann Arbor: University of Michigan Press, 1972.

[27] Harris JE, Kowalski CJ. All in the family: use of familial information in orthodontic diagnosis, case assessment, and treatment planning. *Am J Orthod* 1976 May;**69**(5):493–510.

[28] Broadie AG. On the growth pattern of the human head: from the third month to the eight year of life. *Am J Anat* 1941 Mar;**68**(2):209–62.

[29] Mossey PA. The heritability of malocclusion: part 2. The influence of genetics in malocclusion. *Br J Orthod* 1999 Sep;**26**(3):195–203.

[30] Proffit WR, Fields HW, Sarver DM. *Contemporary Orthodontics*. 4th edn. St. Louis: Mosby, Inc., 2007.

[31] Betts NJ, Vanarsdall RL, Barber HD, et al. Diagnosis and treatment of transverse maxillary deficiency. *Int J Adult Orthodon Orthognath Surg* 1995;**10**(2):75–96.

[32] Timms DJ. Emerson C. Angell (1822–1903), founding father of rapid maxillary expansion. *Dent Hist Lindsay Club Newsl* 1997 May; (32):3–12.

[33] Haas AJ. The treatment of maxillary deficiency by opening the mid-palatal suture. *Angle Orthod* 1965 Jul;**35**:200–17.

[34] Krebs A. Midpalatal suture expansion studies by the implant method over a seven-year period. *Rep Congr Eur Orthod Soc* 1964;**40**:131–42.

[35] Hickham JH. Maxillary protraction therapy: diagnosis and treatment. *J Clin Orthod JCO* 1991 Feb;**25**(2):102–13.

[36] Ngan P. Biomechanics of maxillary expansion and protraction in Class III patients. *Am J Orthod Dentofac Orthop* 2002 Jun;**121**(6):582–3.

[37] Wilmes B, Nienkemper M, Ludwig B, et al. Early Class III treatment with a hybrid hyrax-mentoplate combination. *J Clin Orthod JCO* 2011 Jan;**45**(1):15–21; quiz 39.

[38] Turley PK. Orthopedic correction of Class III malocclusion with palatal expansion and custom protraction headgear. *J Clin Orthod JCO* 1988 May;**22**(5):314–25.

[39] Gautam P, Valiathan A, Adhikari R. Craniofacial displacement in response to varying headgear forces evaluated biomechanically with finite element analysis. *Am J Orthod Dentofac Orthop* 2009 Apr;**135**(4):507–15.

[40] Vaughn GA, Mason B, Moon H-B, Turley PK. The effects of maxillary protraction therapy with or without rapid palatal expansion: a prospective, randomized clinical trial. *Am J Orthod Dentofac Orthop* 2005 Sep;**128**(3):299–309.

[41] Miller CL, Araújo EA, Behrents RG, et al. Mandibular arch dimensions following bonded and banded rapid maxillary expansion. *EJournal World Fed Orthod* 2014;**3**:119–23.

[42] Anne Mandall N, Cousley R, DiBiase A, et al. Is early Class III protraction facemask treatment effective? A multicentre, randomized, controlled trial: 3-year follow-up. *J Orthod* 2012 Sep;**39**(3):176–85.

[43] Liu ZP, Li CJ, Hu HK, et al. Efficacy of short-term chincup therapy for mandibular growth retardation in Class III malocclusion. *Angle Orthod* 2011 Jan;**81**(1):162–8.

[44] Mitani H. Early application of chincap therapy to skeletal Class III malocclusion. *Am J Orthod Dentofac Orthop* 2002 Jun;**121**(6):584–5.

[45] Tanne K, Lu YC, Tanaka E, Sakuda M. Biomechanical changes of the mandible from orthopaedic chincup force studied in a three-dimensional finite element model. *Eur J Orthod* 1993 Dec;**15**(6):527–33.

[46] Araújo EA. Interview with Hideo Mitani. *Rev Dent Press Ortodon Ortop Facial* 2002 May;**5**(3):1–6.

[47] Fukazawa H, Mukaiyama T, Kurita T, et al. [Evaluation on facial pattern of early childhood patients with T. M. J. dysfunction occurred after anterior crossbite correction]. *Nihon Ago Kansetsu Gakkai Zasshi* 1989;**1**(1):66–78.

[48] Mitani H, Fukazawa H. Effects of chincap force on the timing and amount of mandibular growth associated with anterior reversed occlusion (Class III malocclusion) during puberty. *Am J Orthod Dentofac Orthop* 1986 Dec;**90**(6):454–63.

[49] Mukaiyama T, Fukazawa H, Mizoguchi I, Mitani H. [Prevalence of temporomandibular joint dysfunction for 6–10-year old Japanese children with chincap orthodontic treatment]. *Nihon Kyōsei Shika Gakkai Zasshi J Jpn Orthod Soc* 1988 Jun;**47**(2): 425–32.

[50] Mimura H, Deguchi T. Morphologic adaptation of temporomandibular joint after chincup therapy. *Am J Orthod Dentofac Orthop* 1996 Nov;**110**(5):541–6.

[51] Arat ZM, Akçam MO, Gökalp H. Long-term effects of chin cap therapy on the temporomandibular joints. *Eur J Orthod* 2003 Oct;**25**(5):471–5.

[52] Deguchi T, Uematsu S, Kawahara Y, Mimura H. Clinical evaluation of temporomandibular joint disorders (TMD) in patients treated with chincup. *Angle Orthod* 1998 Feb;**68**(1): 91–4.

[53] Deguchi T, McNamara JA. Craniofacial adaptations induced by chincup therapy in Class III patients. *Am J Orthod Dentofac Orthop* 1999 Feb;**115**(2):175–82.

[54] Deguchi T, Kuroda T, Hunt NP, Graber TM. Long-term application of chincup force alters the morphology of the dolichofacial Class III mandible. *Am J Orthod Dentofac Orthop* 1999 Dec;**116**(6):610–5.

[55] Reynders RM. Orthodontics and temporomandibular disorders: a review of the literature (1966–1988). *Am J Orthod Dentofac Orthop* 1990 Jun;**97**(6):463–71.

[56] Moreira RC, Araújo EA. Freqüência das exodontias em tratamentos ortodônticos realizados na clínica do Curso de Especialização em Ortodontia do Centro de Odontologia e Pesquisa da Pontifícia Universidade Católica de Minas Gerais. *Rev Bras Ortod Ortop Dentofac* 2000;**3**(2):49–53.

[57] Gianelly AA. Treatment of crowding in the mixed dentition. *Am J Orthod Dentofac Orthop* 2002 Jun;**121**(6):569–71.

[58] Araújo EA, Kim BJ, Wolf G. Two superimposition methods to assess Class III treatment. *Semin Orthod* 2007 Sep;**13**(3): 200–8.

第8章

专题

Special topics

第一部分：习惯的控制：口腔功能在开殆治疗中的作用

Ildeu Andrade Jr., DDS, MS, PhD[1], Eustáquio Araújo, DDS, MDS[2]

[1]*Department of Orthodontics, Pontifícia Universidade Católica de Minas Gerais, Belo Horizonte, Brazil*

[2]*Center for Advanced Dental Education, Saint Louis University, St. Louis, MO, USA*

从心理学角度讲，习惯就是在一定情境下的自动的行为反应。习惯可以是遗传的，也可以是通过频繁地重复而获得的，由开始有意识的行为变成不自觉的行为[1]。.美国儿童牙科学会认为，口腔习惯包括吮指、咬奶嘴、吸吮和咬嘴唇、咬指甲、夜磨牙、自残行为、口呼吸及吐舌。

口腔不良习惯很久以来就被认为与一些患者的牙槽骨和/或骨骼畸形有关。牙槽骨和/或骨骼畸形的程度与某些不良习惯的频率、持续时间、方位及强度有关[2]。Brodie[3]认为，面部的生长方式在发育的早期就已经形成。然而，口腔不良习惯是否能够引起骨骼畸形仍存在争议。头影测量研究表明大多数前牙开殆的患者都表现出牙槽及骨骼垂直高度增加的特征[4-5]。前期的研究表明，长期吮吸习惯表现出面部垂直生长可能影响容貌及错殆发展的严重程度[6]。另一方面，骨性开殆的患者不一定表现出牙齿开殆[7]。

8.1 营养性吸吮习惯与非营养性吸吮习惯

吸吮习惯是婴儿首先形成的肌肉活动。吸吮有两种基本形式：营养性吸吮，即能够提供必要的营养；非营养性吸吮（如吮指或吸吮奶嘴），这在婴儿期和幼儿期是正常的，而且通常与满足他们对触感和安全的需求有关。

非营养性吸吮习惯与牙槽畸形之间的关系已经被大量研究[8-13]。牙槽结构发生的变化可能包括前后牙的开殆、影响牙齿的正常位置及萌出、覆盖增大、上牙弓长度增加、上牙弓宽度狭窄、腭盖低平、下颌牙弓宽度增加、Ⅱ类错殆及后牙反殆。

3岁前的非营养性吸吮习惯都是正常的，但是这些习惯持续到3岁之后，在乳牙期末期显著增加

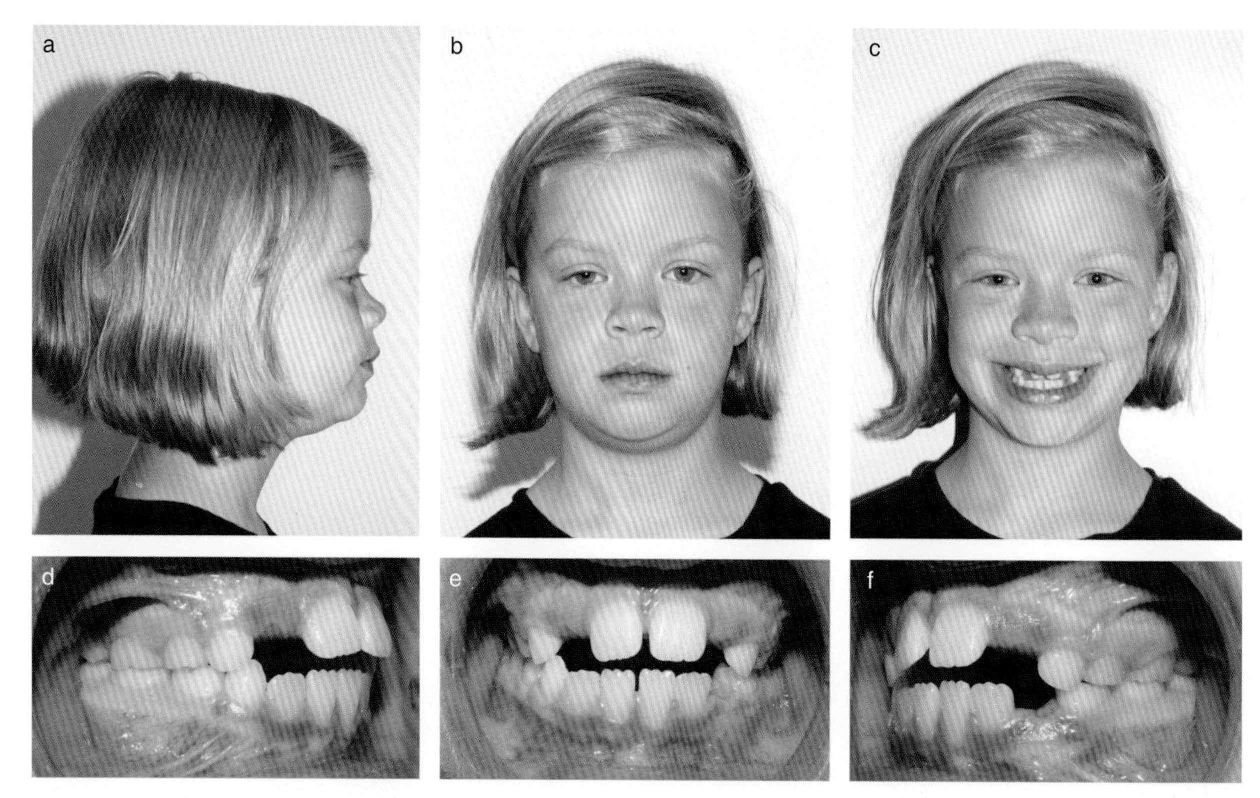

图8.1　a～f. 9岁零2个月女孩，有吮指习惯。

牙槽畸形的可能[14]，这是由于吸吮习惯对前牙的萌出造成了机械障碍，与舌的前伸姿势有关，持续性的非营养性吸吮经常导致前牙开骀[15–16]。

图8.1展示的是一个典型的长期吮指习惯的病例，这个患儿3岁后仍然不停地吸吮拇指，导致前牙开骀、尖牙Ⅱ类关系以及覆盖增加。

在吮指病例中，由于力量方向和放置在牙弓的部位不同，拇指或手指压迫下切牙舌向移位及上切牙唇向移位，进而下颌向下移位，导致后牙萌出过度。当舌低垂离开上颌后牙，可以看到颊部压力增加（吮吸过程中颊肌收缩），以致控制牙弓宽度的平衡力被改变。

8.2 舌生理

舌头在生理功能中起着重要的作用，如呼吸、咀嚼、吞咽和语言功能。正常吞咽过程中，舌尖位于上颌舌侧前部牙槽区，舌体中间部分由前向后顺序上抬[17]；牙齿在吞咽过程中与轻度收缩的口周肌肉产生瞬间的接触，并且既没有吐舌也没有持续的前伸姿势。

然而，多数前牙开骀的患者在吞咽过程中，为了封闭口腔前部，防止食物或液体溢出，因此舌尖前伸而不与牙槽嵴接触。当食团通过打开的食管后，舌体后部也产生缓慢移动。吞咽过程中，舌头的运动实际上只有舌体两侧的上下运动，以便推动食团[18–19]。

8.3 吐舌和舌前伸姿势

吐舌是婴儿吞咽的主要模式[20]。通常这是吞咽的正常过渡阶段，3岁时部分儿童出现成熟期或成人期的吞咽方式，6岁以后大多数儿童无吐舌表现。

吐舌习惯是在吞咽过程中舌头与前牙产生接触的状态[21]。吐舌最常见的表现是舌前伸姿势及吐舌吞咽，口周肌肉收缩（颏肌及口轮匝肌收缩过度），颊肌过度收缩，吞咽没有通常需要的瞬间牙齿接触[22]。

然而，吐舌吞咽持续时间很短难以对牙齿位置产生影响。吞咽过程中，舌对牙齿的压力持续约1秒钟。每天典型的个体吞咽达1000次，总共对牙齿只产生几分钟的压力，不足以影响（肌肉）平衡力。与此同时，在这种情况下，舌处于前伸姿势位，其压力持续时间更长，因而可能影响牙齿的垂直向及水平向的位置[23]。开𬌗与长期舌前伸姿势有关；然而，开𬌗是原因还是结果尚未得到证实。

8.4 破除习惯

破除吮指习惯是一种挑战。儿童出于本能的愿望和需求，将他们的拇指或手指放进嘴里，有时在婴儿出生前就可以看到。在开始阶段，这种习惯可以为孩子提供极大的愉悦感、安慰感及温暖的感觉。但后期，这种习惯很难被破除。吮指习惯可以缓解焦虑和乏味，但吮指习惯可能导致更复杂的错𬌗畸形。

如同前面讨论过的，3岁前的非营养性吸吮习惯是正常的，但在3岁之后，这些习惯在乳牙期后期显著增加牙槽畸形的可能性。

8.4.1 临床医生如何干预以及何时干预?

当事情引起了临床医生的注意时，建议首先了解孩子的个性、家庭关系以及习惯的频率及不良影响。习惯的持续时间、方位及频率不同，牙槽部的反应不同。

当记录了所有这些重要内容，就要和孩子进行坦诚的谈话，通常是在家长面前，但不需要家长参与。在医生和孩子之间建立良好的信任关系是非常必要的。

8.4.2 Araújo 方法

Araújo 方法从以下简单的问题开始：你喜欢吸拇指/哪个手指？你一直吸吮你的手指吗？你在学校也这样吗？通常，当我们问到最后一个问题时，孩子马上会说，“当然不了”。这时我们应表示理解，并在孩子的耳旁悄悄地说：“因为你在同学面前咬手指会难为情的，对不对？”一般问完了孩子会点头同意的。这种初次的谈话通常会帮助孩子建立自信和信任。

一般以“你知道那个小家伙（拇指/手指）对你的嘴巴有什么影响吗？”开始第二轮谈话。建议再给孩子看看可怕的开𬌗模型。“你想改掉那些习惯吗？”“你希望我们（我和你的父母）帮助你吗？”“你在这场战斗中希望取得胜利还是失败呢？”然后，我们会谈论拇指/手指多么软弱，而他是多么强大，接下来介绍方法：

1. 要不停地提醒他/她赢得这场战斗。我们要粘贴贴纸来帮助孩子记得对吮指说“不”（图8. 2a）。我们要求他们将贴纸贴到所有地方，并且在他们卧室的墙壁上贴上同样图像的张贴画。对于女孩，通常我们要求妈妈将她们吸吮的手指涂上指甲油，最好是红色，同时我们告诉孩子，每次当她们看到红色的指甲油时，要不停地对自己说“我会打败你的”（图

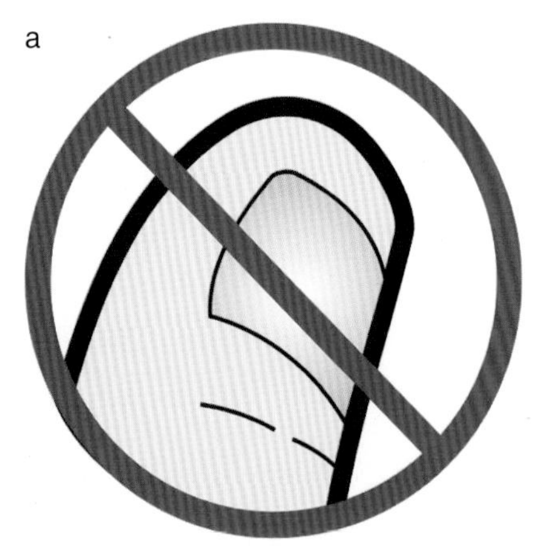
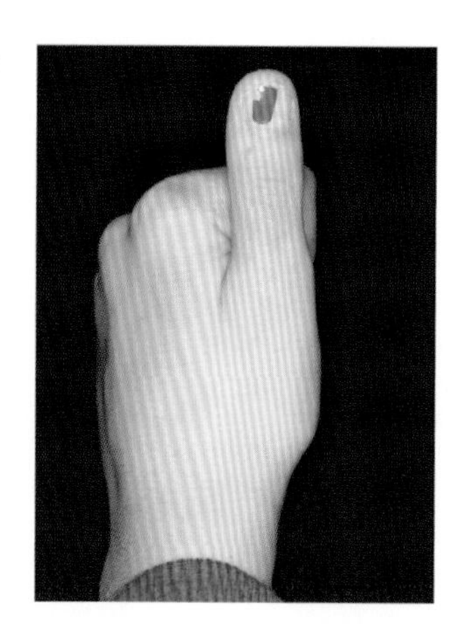
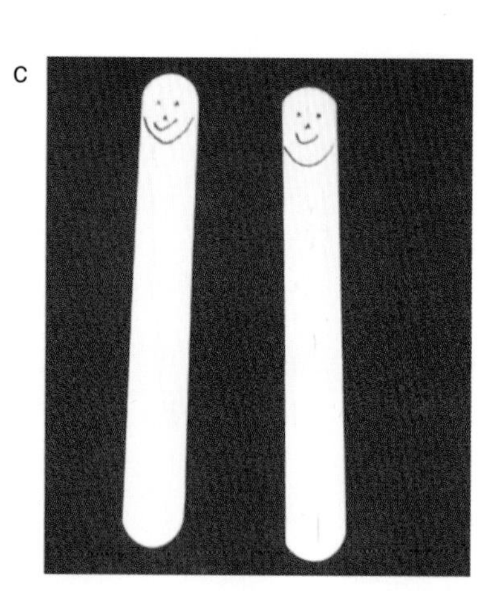

图8.2 控制不良习惯的提示。

8. 2b）。对于男孩，方法是一样的，但我们让他们在手指上画上小眼睛，来击败它们，而不是涂指甲油，如图8. 2c。成功的关键是那句誓言，“我会打败你的”。

2. 在家里，我们要求家长密切观察，一旦发现他/她开始吸吮手指，就要用温柔的语气提醒，比如“你让我在你吸吮手指的时候提醒你”，而不要说“把你的手指从嘴里拿出来”。

3. 睡觉时，孩子找到妈妈或爸爸，要求他们用胶带把手指缠好，帮忙在晚上改掉吮指习惯，必要时在压舌板上画上小眼睛（图8. 2c）。“我会打败你的”这句话已经成为他们部分的潜意识行为。

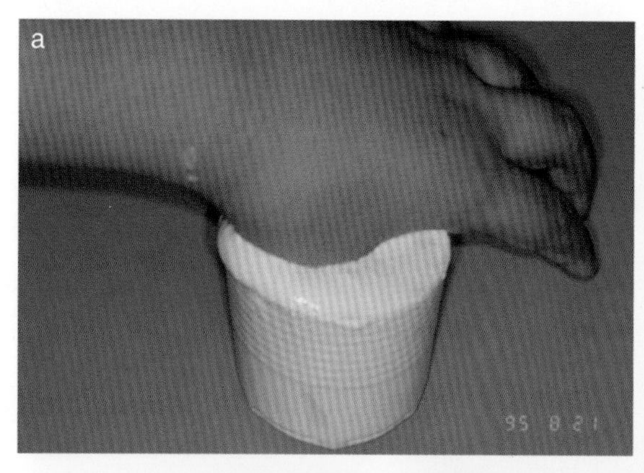
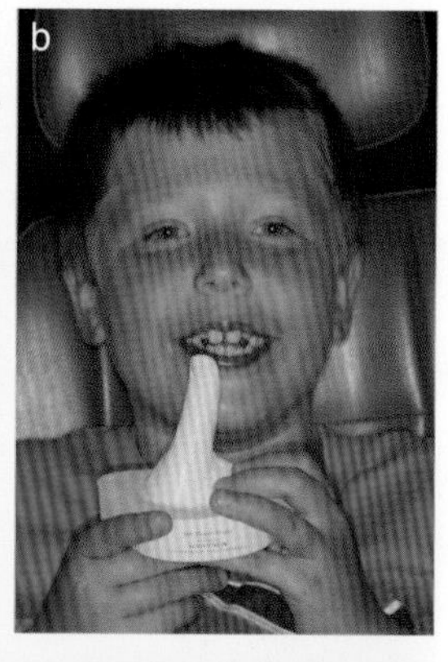
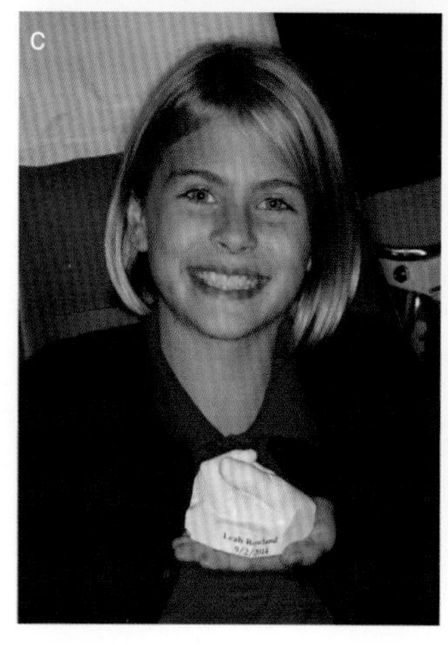
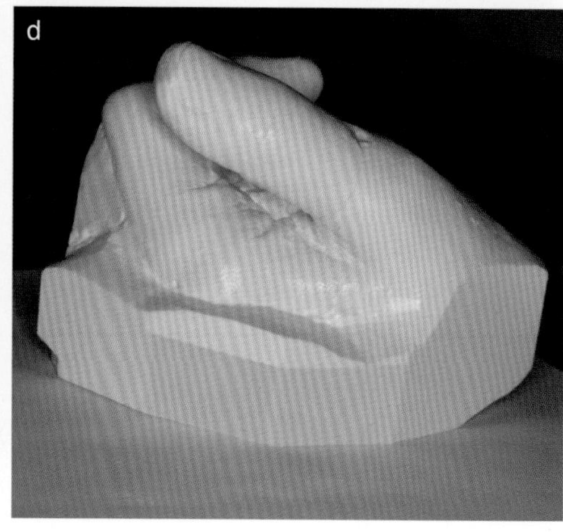

图8.3 a ~ d. 奖品的制备及最终的成品（纪念品）。

4. 最后，也是最重要的，给被击败的手指取一个藻酸盐印模，灌上石膏，并将战利品加上底座，最后抛光（图8. 3a ~ d）。

当患者最终赢得了他/她的战斗，赞扬孩子，拍照留念，然后孩子就可以将战利品带回家了。这种经历在孩子的生活中可能是第一次重要的自我控制的战斗。

总之，在使用其他方法之前，如舌刺、蓝色玻璃矫治器，或者使用其他机械装置解决吮指习惯之前，建议首先使用上述的Araújo方法。当这种方法成功后，这种经历不但破除了不良习惯，同时还在患者和医生之间建立了良好的关系。

8.5 治疗

前牙开殆的原因是多因素的，可能是由骨骼、牙齿和软组织共同作用的结果。尽管对于前牙开殆的病因存在很多不同意见，但公认的是开殆畸形的治疗和保持都很困难。一些研究报道，用传统矫治器或正颌手术矫治开殆后会产生明显的复发[24-25]。此外，顽固的口腔不良习惯增加了治疗的难度，而且，顽固开殆的病例正畸治疗后很容易复发。

在开殆的治疗中，成功有赖于舌头对于新咬合的适应。

在乳牙期不建议使用正畸矫治器治疗开殆。这是由于如果在这个阶段停止吸吮习惯，正常的唇颊压力很快使牙齿恢复到正常位置上，开殆多数会自动矫正。然而，在高角患者中，由于骨骼异常造成的开殆不会自动矫正。因此，由此产生的牙齿异位可能就需要正畸治疗，其最佳矫治时机开始于混合牙列期。

矫治前牙开殆、改善咀嚼功能有多种方法，肌功能治疗、功能矫治器、前庭盾、带有或不带有舌刺的舌栅在使用中取得不同成效[26-30]。在混合牙列期，除了在第6章阐述的矫形方法外，由异常习惯导致的开殆中，通常在正畸治疗的同时最重要的步骤是通过对患者/家长采用心理疏导、行为矫正技术以及必要时的语言训练等来改正不良习惯。

在不同的正畸治疗方法中，舌刺是有效的，由于它改正了舌习惯，功能作用可矫治前牙开殆，增加矫治结果的稳定性[29-31]。在1927年，首次介绍了舌刺用于矫治舌的不良姿势位[32]。其理念是通过引发疼痛反射形成新的学习过程，重新建立新生理性舌休息姿势和吞咽模式的神经肌肉反射。以往的肌电研究说明尖刺可刺激舌尖的感觉神经末梢，引发新的神经排列和新的运动印迹，接下来，引发舌的新姿势和位置[33-34]。这种新的舌姿势被永久地印在大脑中，这就能解释舌姿势的永久改变和开殆矫治稳定性的增加之间的关系[35]。

图8.4显示一名戴用下颌舌刺12个月的患者前牙开殆的矫治。

另外，对有不良口腔习惯的孩子在使用舌刺和其他不同的治疗方法后的心理和相关效应进行的调查发现，舌刺是改正不良习惯最有效的方法[36]。单独心理治疗和其他的正畸矫治器对改正不良习惯没有显著的效果。尽管舌刺治疗有许多积极作用，但是，使用舌刺却受到患者、家长、语言病理学家、心理学家以及一些正畸医生的反对，这些反对意见认为这种矫治器可能是一种刺

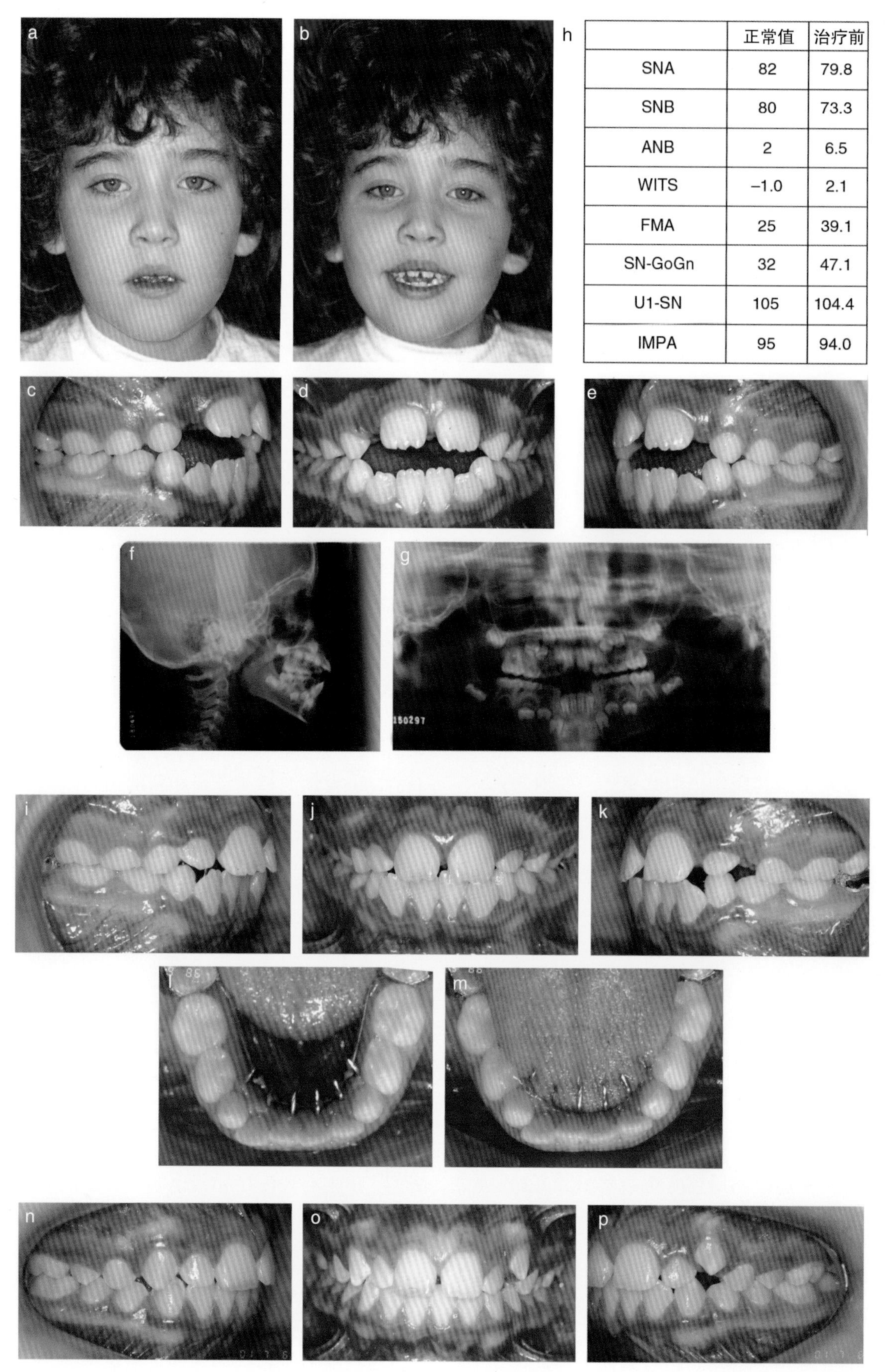

	正常值	治疗前
SNA	82	79.8
SNB	80	73.3
ANB	2	6.5
WITS	–1.0	2.1
FMA	25	39.1
SN-GoGn	32	47.1
U1-SN	105	104.4
IMPA	95	94.0

图8.4　由患者的家庭牙医提供。a～h是这个5岁零10个月的女孩最初的样子和记录。有吸吮拇指的习惯。在最初几步治疗中使患者意识到这是一种自我伤害的习惯，她戴用了下颌舌刺，12个月后开骀隙关闭（i～m）。n～p是2年之后，Ⅱ期治疗前。

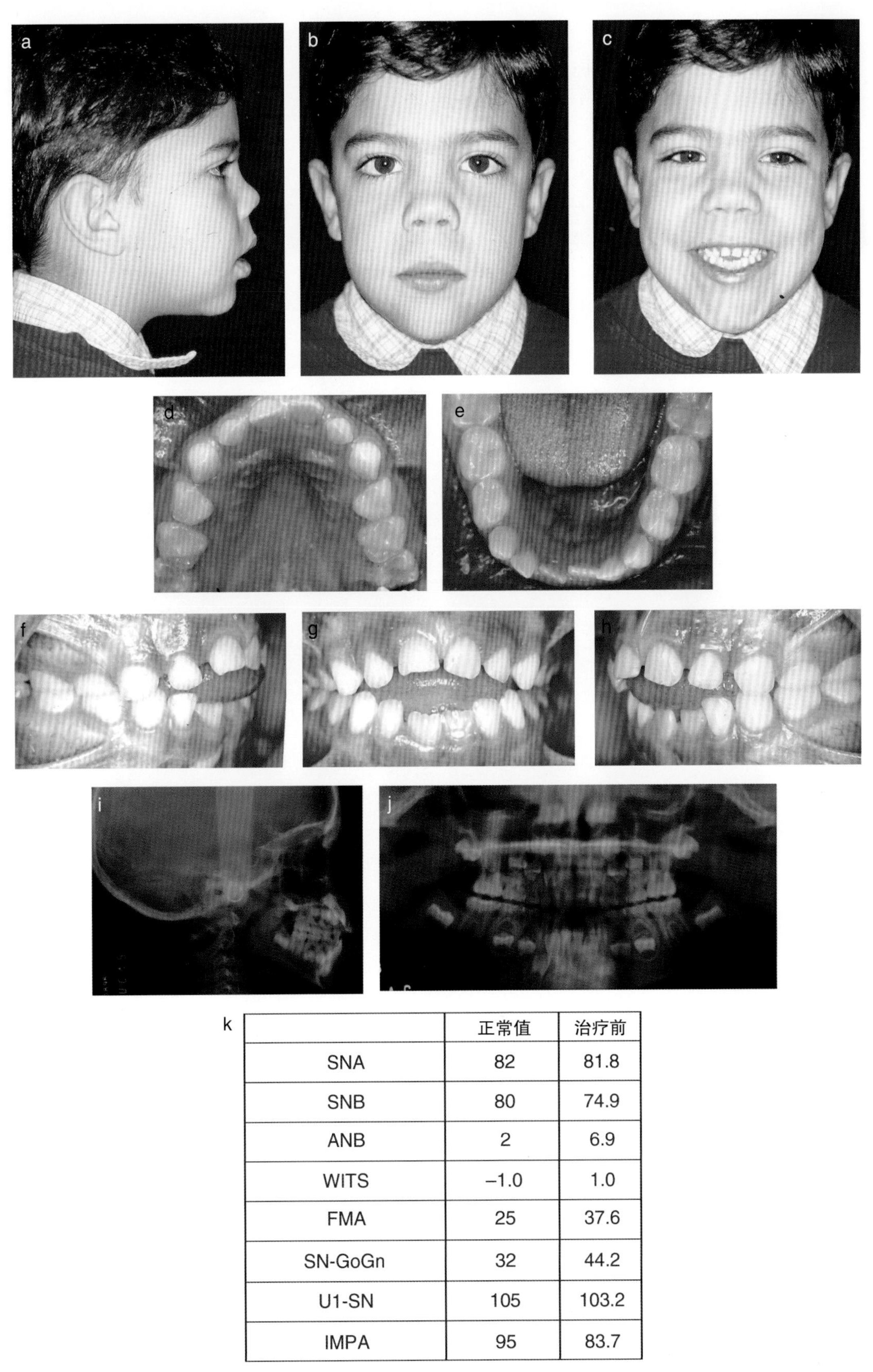

	正常值	治疗前
SNA	82	81.8
SNB	80	74.9
ANB	2	6.9
WITS	–1.0	1.0
FMA	25	37.6
SN-GoGn	32	44.2
U1-SN	105	103.2
IMPA	95	83.7

图8.5

图8.5～图8.8 这个5岁6个月的男孩，由于吮指表现出严重的开𬌗。采用了Araújo治疗方案，随后在上颌放置了舌刺。图8.5展示了初始记录。图8.6展示了不良习惯被控制的情况，首先戴入上颌的扩弓器，然后戴入舌刺。图8.7为治疗1年后的结果。图8.8为患者治疗后18年。

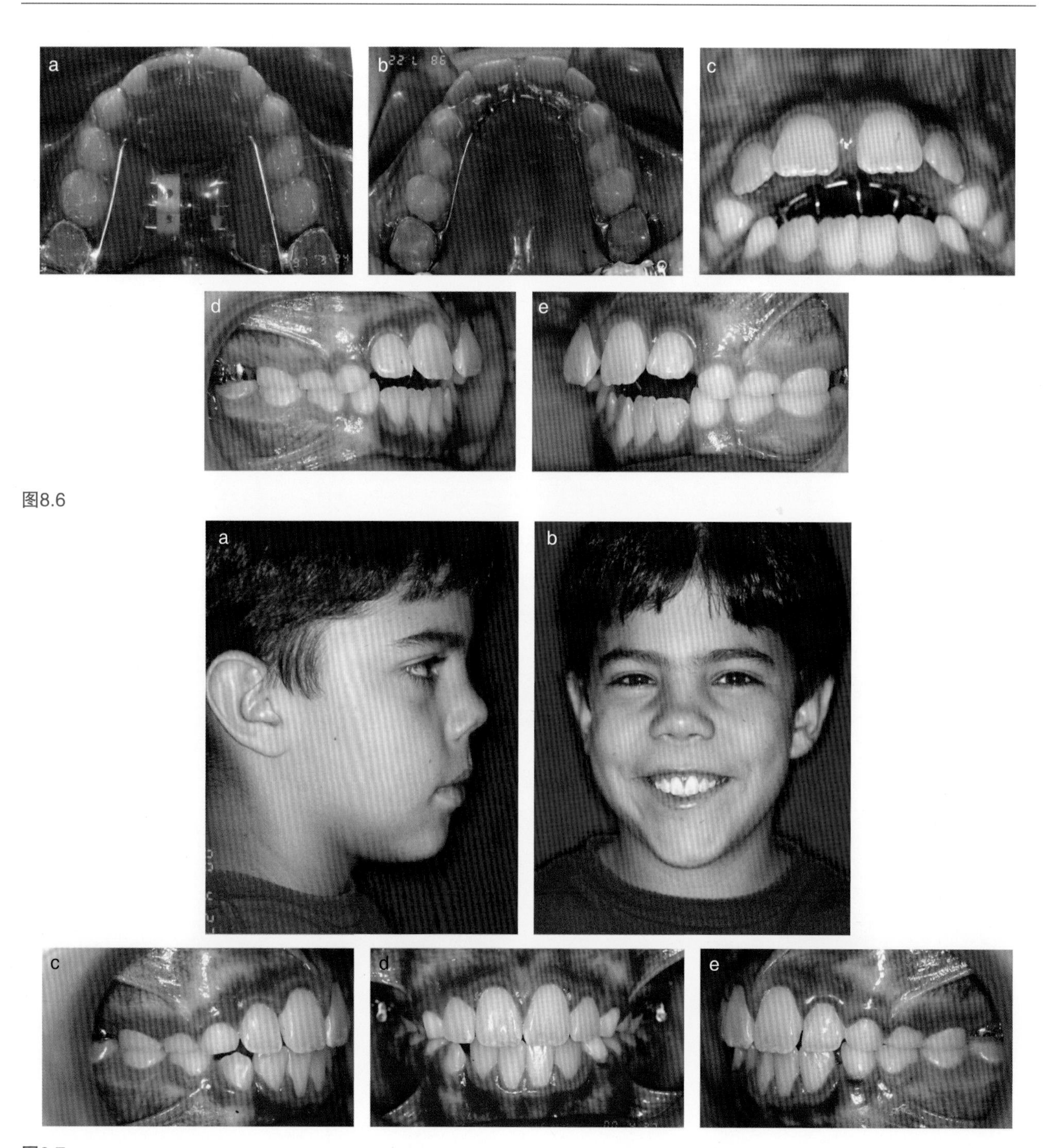

图8.6

图8.7

激物，产生强烈的不适、侵犯患者的自由，因而也不能被患者及家长接受。

然而，也有一些患者和家长愿意接受舌刺治疗[37]。这种似乎与他们的被知情告知的程度密切相关。研究表明，戴用舌刺时，语言和咀嚼障碍是最常见的功能问题。然而，这些不适都是暂时的，最长只持续10天。而且，患者及家长对于舌刺治疗的反应与戴用其他功能矫治器和固定矫治器是相似的，甚至更好[38–40]。

图8.5~图8.11展示了两例成功的早期干预的病例。

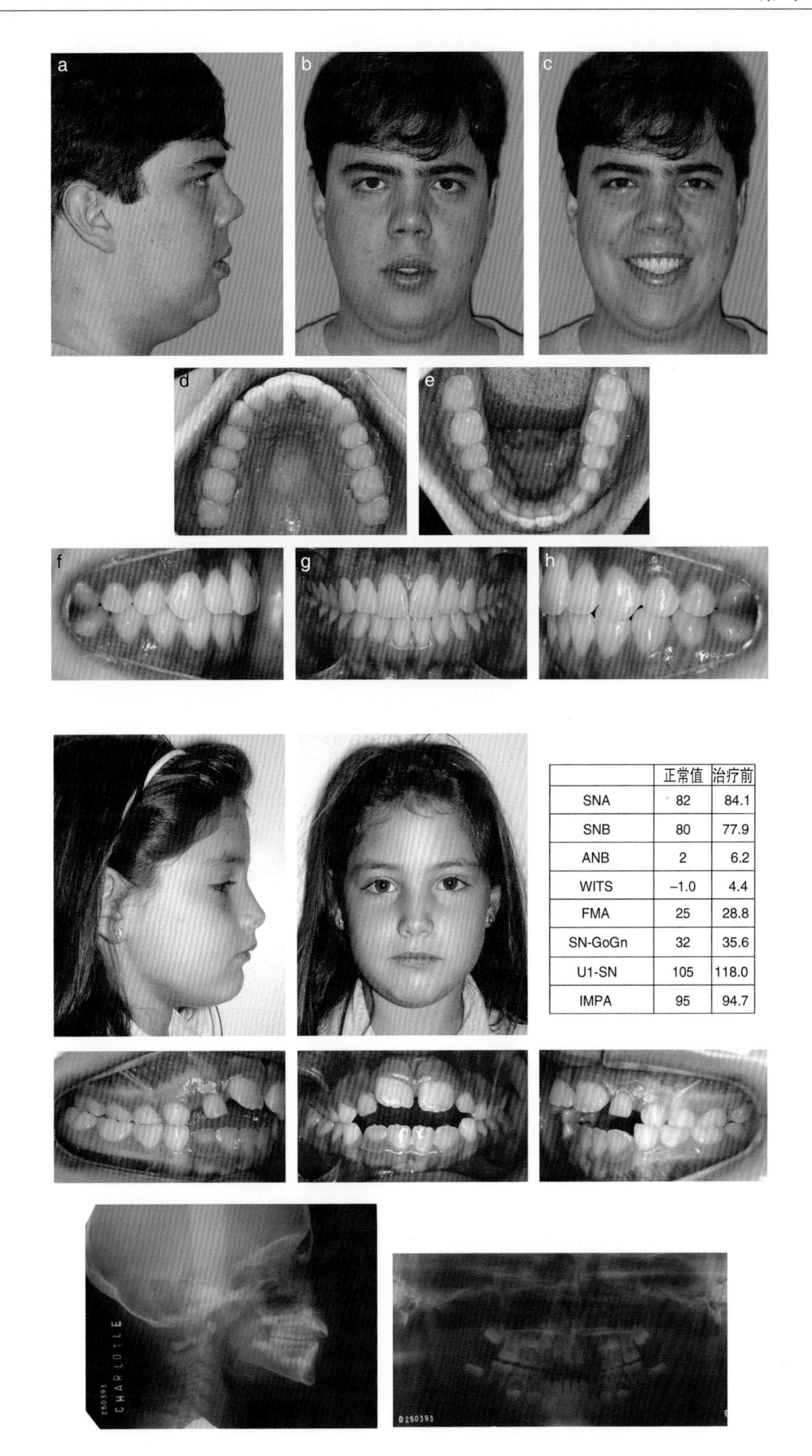

	正常值	治疗前
SNA	82	84.1
SNB	80	77.9
ANB	2	6.2
WITS	–1.0	4.4
FMA	25	28.8
SN-GoGn	32	35.6
U1-SN	105	118.0
IMPA	95	94.7

图8.8

图8.9

图8.9～图8.11　6岁女孩，有严重吮指习惯。戴用舌刺的同时进行高位头帽牵引。图8.9为初始记录；图8.10为15个月后；图8.11为20个月后。

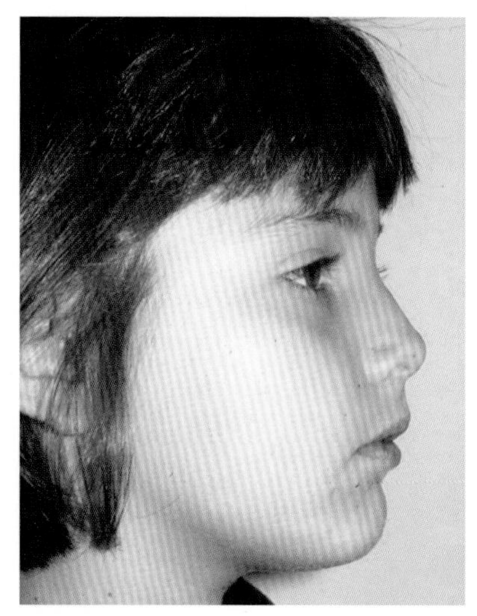
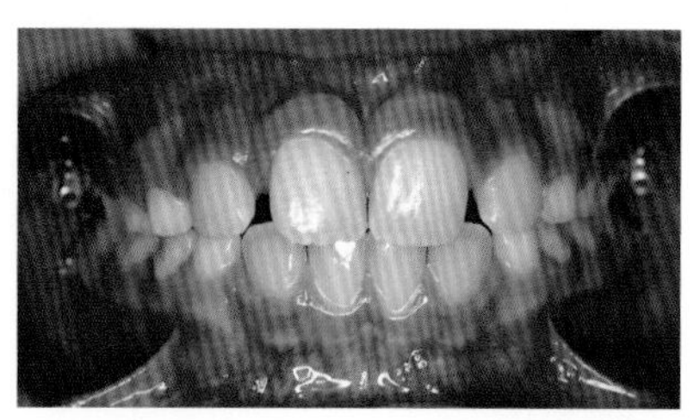
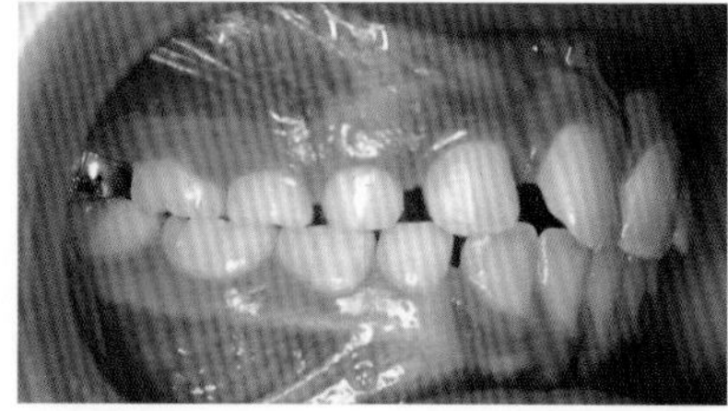
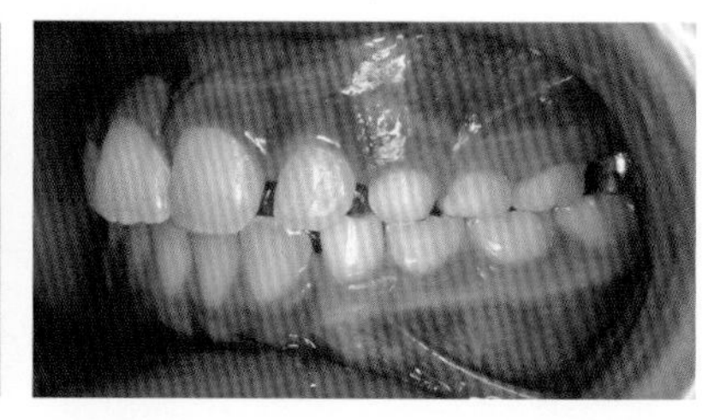

图8.10

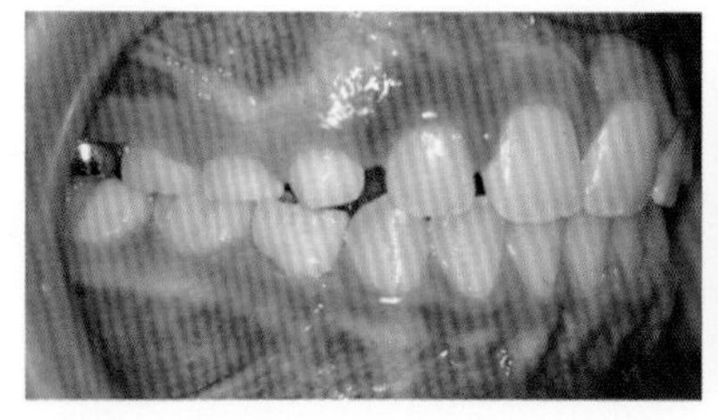
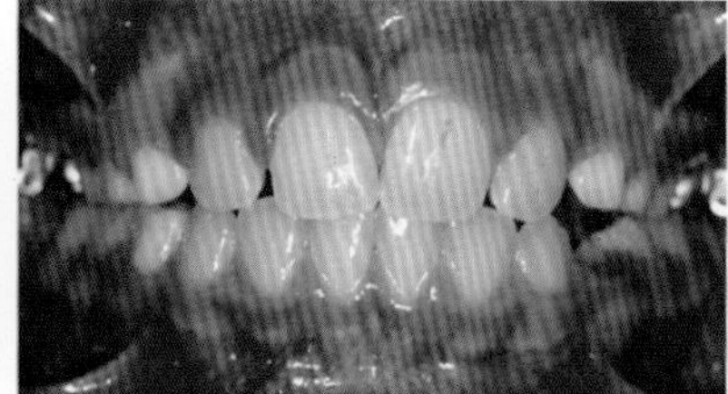
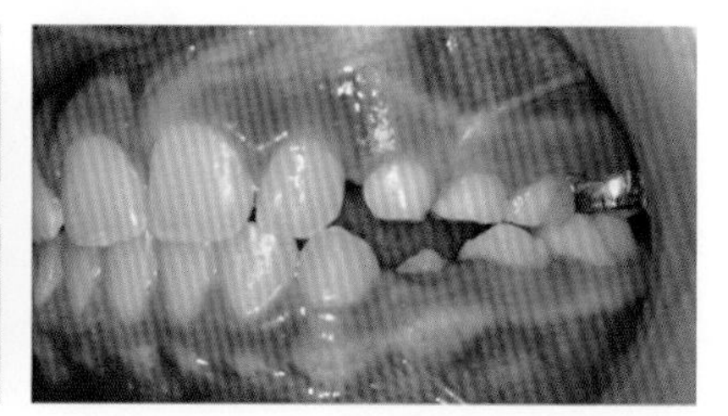

图8.11

参考文献

[1] Wood W, Neal, DT. A new look at habits and the habit-goal interface. *Psychological Review* 2007;**114**(4):843–863.

[2] Nowak AJ, Warren JJ. Infant oral health and oral habits. *Pediatr Clin North Am* 2000;**47**(5):1034–66.

[3] Brodie AG. On the growth pattern of the human head from the third month to the eighth year of life. *Am J Anat* 1941;**68**:209–62.

[4] Nahoum HI. Vertical proportions and the palatal plane in anterior open-bite. *Am J Orthod* 1971;**59**:273–82.

[5] Cangialosi TJ. Skeletal morphologic features of anterior open bite. *Am J Orthod* 1984;**85**:28–36.

[6] Cozza P, Baccetti T, Franchi L, et al. Sucking habits and facial hyperdivergency as risk factors for anterior open bite in the mixed dentition. *Am J Orthod Dentofacial Orthop* 2005;**128**:517–9.

[7] Dung DJ, Smith RJ. Cephalometric and clinical diagnoses of open bite tendency. *Am J Orthod Dentofacial Orthop* 1988;**94**:484–90.

[8] Adair SM, Milano M, Lorenzo I, Russell C. Effects of current and former pacifier use on the dentition of 24- to 59-month-old children. *Pediatr Dent* 1995;**17**:437–44.

[9] Fukata O, Braham RL, Yokoi K, Kurosu K. Damage to the primary dentition from thumb and finger (digit) sucking. *ASDC J Dent Child* 1996;**63**:403–7.

[10] Farsi NMA, Salama FS. Sucking habits in Saudi children: prevalence, contributing factors and effects on the primary dentition. *Pediatr Dent* 1997;**19**:28–33.

[11] Ogaard B, Larrson E, Lindsten R. The effect of sucking habits, cohort, sex, intercanine arch widths, and breast or bottle feeding on posterior crossbite in Norwegian and Swedish 3-year-old children. *Am J Orthod Dentofacial Orthop* 1994;**106**:161–6.

[12] Lindner A, Modeer T. Relation between sucking habits and dental characteristics in preschool children with unilateral cross-bite. *Scand J Dent Res* 1989;**97**:278–83.

[13] Modeer T, Odenrick L, Lindner A. Sucking habits and their relation to posterior cross-bite in 4-year-old children. *Scand J Dent Res* 1982;**90**:323–8.

[14] Warren JJ, Bishara SE. Duration of nutritive and nonnutritive sucking behaviors and their effects on the dental arches in the primary dentition. *Am J Orthod Dentofacial Orthop* 2002;**121**:347–56.

[15] Larsson E. The prevalence and aetiology of prolonged dummy and finger-sucking habits. *Eur J Orthod* 1985;**7**:172–6.

[16] Katz CR, Rosenblatt A, Gondim P.P. Nonnutritive sucking habits in Brazilian children: effects on deciduous dentition and relationship with facial morphology. *Am J Orthod Dentofacial Orthop* 2004;**126**:53–7.

[17] Logemann JA. *Manual for the Videofluorographic Study of Swallowing*. 2nd ed. Austin, Texas: Pro-ed, 1993.

[18] Kahrilas PJ, Lin S, Logemann JA, et al. Deglutitive tongue action: volume accommodation and bolus propulsion. *Gastroenterology*. 1993;**104**:152–162.

[19] Fujiki T, Takano-Yamamoto T, Noguchi H, et al. A cineradiographic study of deglutitive tongue movement and nasopharyngeal closure in patients with anterior open bite. *Angle Orthod* 2000;**70**(4):284–9.

[20] Dixit UB, Shetty RM. Comparison of soft-tissue, dental, and skeletal characteristics in children with and without tongue thrusting habit. *Contemp Clin Dent* 2013;**4**(1):2–6.

[21] Hanson ML, Barnard LW, Case JL. Tongue-thrust in preschool children. *Am J Orthod* 1969;**56**:60–9.

[22] Peng CL, Jost-Brinkmann PG, Yoshida N, et al. Comparison of tongue functions between mature and tongue-thrust swallowing: An ultrasound investigation. *Am J Orthod Dentofacial Orthop* 2004;**125**:562–70.

[23] Proffit WR, Henry W. *Contemporary Orthodontics*, Mosby, Inc, Saint Louis, 2000.

[24] Lopez-Gavito G, Wallen TR, Little RM, Jondeph DR. Anterior openbite maloclusion: a longitudinal 10-year postretention evaluation of orthodontically treated patients. *Am J Orthod* 1985;**87**:175–186.

[25] Denison TF, Kokich VG, Shapiro PA. Stability of maxillary surgery in openbite versus nonopenbite malocclusions. *Angle Orthod* 1989;**1**:5–10.

[26] Stability of anterior openbite treated with crib therapy. *Angle Orthod* 1990;**60**:17–24.

[27] Fadel Bmiethke RR. The orthodontic treatment of open bite with dysfunctions and habits. *Orthodontics* 1994;**8**: 23–34.

[28] Klocke A, Korbmacher H, Hahl-Nieke B. Influence of orthodontic appliances on myofunctional therapy. *J Orofac Orthop* 2000;**61**:414–20.

[29] Justus R. Correction of anterior open bite with spurs: long-term stability. *World J Orthod* 2001;**2**:219–31.

[30] Shapiro PA. Stability of open bite treatment. *Am J Orthod Dentofacial Orthop* 2002;**121**:566–8.

[31] Graber, MT. The "three M's". Muscles, malformation and malocclusion. *Am J Orthod* 1963;**49**:418–450.

[32] Rogers AP. Open bite cases involving tongue habits. *Int J Orthod* 1927;**13**:837.

[33] Schwestka-Polly R, Engelke W, Hoch G. Electromagnetic articulography as a method for detecting the influence of spikes on tongue movement. *Eur J Orthod* 1995;**5**:411–417.

[34] Yashiro K, Takada K. Tongue muscle activity after orthodontic treatment of anterior open bite: A case report. *Am J Orthod Dentofactial Orthop* 1999;**115**:660–6.

[35] Meyer-Marcotty P, Hartmann J, Stellzig Eisenhauer A. Dentoalveolar open bite treatment with spur appliances. *J Orofac Orthop*. 2007;**68**(6):510–21.

[36] Haryett RD, Hansen FC, Davidson PO, Sandilands ML. Chronic thumb-sucking: the psychologic effects and the relative effectiveness of various methods of treatment. *Am J Orthod* 1967;**8**:569–585.

[37] Araujo EA, Andrade Jr. I, et al. Perception of discomfort during orthodontic treatment with tongue spurs orthodontics, *Fall* 2011;**12**(3):260–7.

[38] Surge HG, Klages U, Zentner A. Pain and discomfort during orthodontic treatment: causative factors and effects on compliance. *Am J Orthod Dentofacial Orthop* 1998b;**6**:684–691.

[39] Sergl HG, Zentner A. A comparative assessment of acceptance of different types of functional appliances. *Eur J Orthod* 1998a;**5**:517–524.

[40] Johnson PD, Cohen DA, Aiosa L, et al. Attitudes and compliance of pre-adolescent children during early treatment of Class II malocclusion. *Clin Orthod Res* 1998;**1**:20–28.

第二部分：萌出异常

Bernardo Q. Souki, DDS, MSD, PhD[1], Eustáquio Araújo, DDS, MDS[2]
[1]*Pontifical Catholic University of Minas Gerais, Belo Horizonte, Brazil*
[2]*Department of Orthodontics, Center for Advanced Dental Education, Saint Louis University, St. Louis, MO, USA*

8.6 萌出异常

牙齿从其骨骼中的发育位点到口腔中的功能位置的移动是复杂的，而且其机制没有完全明确[1-2]。有证据证明，复杂的牙齿萌出并非与单一的功能组织有关，遗传因素和环境因素可影响萌出过程。一些假说提出，正在萌出的牙齿中，几乎每种内在或邻近组织对萌出过程都是至关重要的[1]。因此，牙周韧带中的牙根生长变化、牙髓的增殖、牙本质的形成以及牙引带（连接牙釉质组织和口腔上皮的软组织）的收缩等方面的变化，都对萌出过程至关重要[3]。

正畸医生和儿科医生在日常治疗中经常遇到生长期牙齿萌出异常的患者。牙齿萌出异常的早期诊断对确定最佳矫治时间、从而减少未来的并发症是非常重要的[4]。大多数与牙齿萌出有关的异常情况发生在混合牙列。在殆的发育过程中，要了解主要的萌出异常情况，同时为了做到在第2章提到的PIOM的有效临床管理，应掌握如何处理这些异常情况。

萌出异常可以被分为：（1）牙齿的迟萌。（2）牙齿萌出顺序异常。（3）牙齿异位萌出。（4）牙齿粘连。

*牙齿的迟萌（DTE）：*不同种族的男孩和女孩，每组乳牙和恒牙大部分萌出的年龄已经很清楚了。当某颗牙齿的萌出时间比平均的萌出年龄迟萌2年（牙齿的萌出顺序），而且牙根形成的长度也适合其萌出（占最终长度的2/3），医生应该查找任何影响牙齿正常萌出的可能因素。女孩牙齿的萌出比较早[5]，萌出时间的差异平均在4～6个月。女孩恒牙萌出的时间较早，是由于其成熟较早[5]。而基因、种族及个体因素可能也会影响萌出[3]。在第4章中提到过，基因在牙齿的发育中起着重要的作用。一般的牙齿发育迟缓多见于患有综合征的患者，具有遗传性。有多种机制来解释与基因异常有关的DTE。骨吸收不足、细胞牙骨质的改变以及多生牙的发生可能是由于与综合征有关的DTE造成的。有人提出存在控制牙齿萌出的基因，而且“遗传性迟萌”患者的“延迟性”可能是造成DTE的原因。机体的障碍也是引起个别牙迟萌的常见局部原因。多生牙、牙源性肿瘤、牙弓长度不足是与迟萌有关的最常见的局部障碍。黏膜障碍、瘢痕组织和肿瘤可能也与迟萌有关[6]。

*牙齿萌出顺序改变：*乳牙的萌出顺序改变是非常常见的，但很少能表明是萌出紊乱。然而，恒牙表现出恒定的萌出顺序，其萌出顺序异常在临床上就表现为显著的紊乱。恒牙萌出顺序的异常可能是由于牙弓长度变短，以及牙弓内间隙问题。临床医生应了解恒牙正常的萌出顺序（见第5章），并仔细观察咬合发育的各个阶段。监控下

拔除乳牙并进行恰当的间隙管理，有助于萌出顺序的正常发展。

异位萌出：这是一种牙齿萌出违背自然过程的紊乱状态。在乳牙列很罕见，但在恒牙列异位萌出发生率较高。最常见的发生部位是上颌第一恒磨牙和尖牙，其次是下颌尖牙、下颌第二恒磨牙以及上颌侧切牙。由于牙弓长度不足以及后牙段的拥挤，第二和第三恒磨牙可能表现为萌出方向异常。为了形成稳定的咬合，对异位萌出牙齿的矫治是非常重要的，这是正畸阻断性治疗的一个重要组成部分。医生可以对多种有效的治疗方法进行选择，从而成功治疗异位萌出的恒牙。

粘连：牙齿的粘连表现为骨骼与牙骨质的融合，这被认为是一种牙齿萌出中发生的渐进性异常，通常会对咬合有重要的影响。下沉的牙齿是指临床中牙齿萌出后发生粘连，当颌骨发育时，丧失继续萌出的能力。乳牙粘连发生的概率远远高于恒牙，其比例可达10：1，其中下颌牙齿粘连比上颌高2倍。几乎所有的粘连牙齿都为乳磨牙或恒磨牙，其粘连位置很好确定。不论乳牙还是恒牙粘连的治疗都取决于发生的时间、诊断的时间以及受累牙齿的部位。

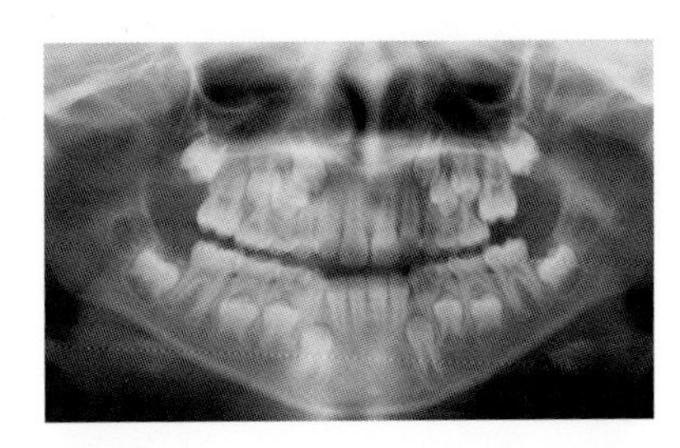

图8.13　上颌双侧第一恒磨牙异位萌出，右侧磨牙表现为跳跃型，而左侧表现为阻滞型。两者均可观察到上颌第二乳磨牙的牙根吸收。

关于粘连乳磨牙的系统回顾[7]总结如下：

经常表现出轻度至中度的渐进性低位咬合，一般建议保守观察粘连乳磨牙。如果继承恒牙已经改变了萌出的方向，粘连的乳磨牙严重下沉，导致邻牙倾斜而妨碍继承恒牙的萌出，或者二者兼有，医生应考虑拔除粘连乳磨牙。通常粘连的磨牙在6个月内会自动脱落，然而，当自然脱落延后，就可能发生牙弓长度

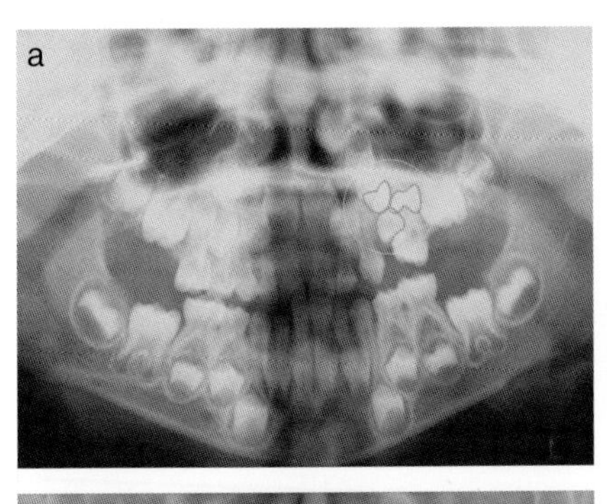

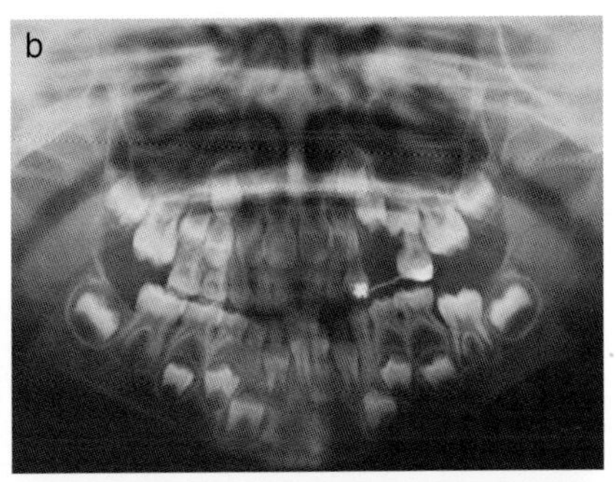

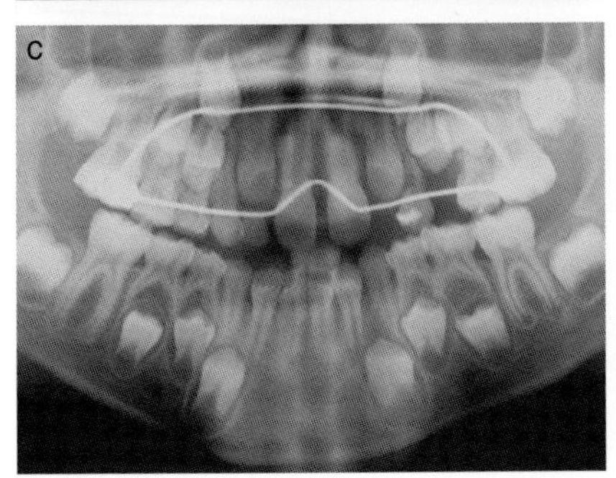

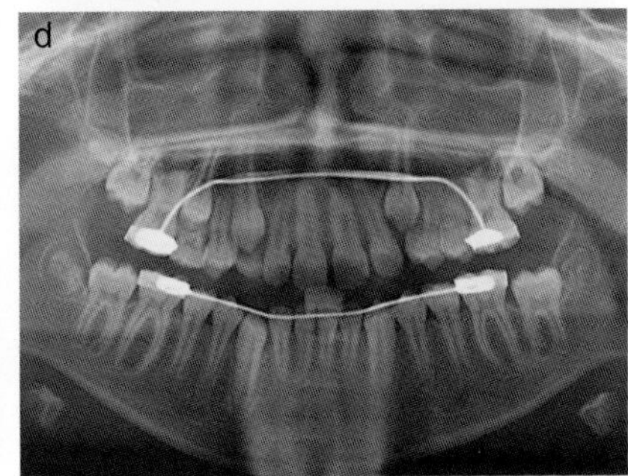

图8.12　a. 第二阶段，女孩（4岁零6个月），表现为左上第一乳磨牙下沉，导致原发性萌出障碍（PFE）。可见继承第一前磨牙向上错位以及牙弓长度减少。b. 在重新获得间隙及拔除左上第一乳磨牙12个月后，可以看到第一前磨牙的位置较好。c. 患者7岁零6个月时显示第一前磨牙的位置变得更好。 d. 12岁时，第一前磨牙与对侧同名牙同时对称萌出。

丧失，咬合紊乱、牙根弯曲或者继承恒牙阻生。对于粘连的乳磨牙应严密观察6个月以上。如果它们不能自然脱落，就需要及时拔除，因为如果延迟拔除，会导致牙弓长度丧失、牙槽骨缺失、继承恒牙阻生、咬合紊乱等。

近年来，有人提议下沉的牙齿应被划分在“原发性萌出障碍（PFE）”之列[8]。

PFE被认为是一种萌出缺陷，表现为完全不能萌出或在初期萌出停止，而局部或全身没有明显的诱发因素。牙齿不能萌出的原因不明，但却有很强的遗传因素。不幸的是，所有用正畸方式移动受累牙齿的尝试成功的可能性都不高。

8.7 萌出异常和PIOM：牙弓发育各个阶段最容易出现的萌出异常有哪些？

在咬合发育过程中，牙弓发育的各个阶段都有一些萌出问题容易发生，第1阶段表现为乳牙列的萌出，我们将讨论第2~7阶段可能出现的问题。

8.7.1 第2阶段——乳牙列完成

在乳牙列的成熟阶段（3~5岁），萌出异常比较少见。然而，医生应知道可能出现牙齿粘连，根据其发生的时间，它可能对牙弓的正常发育表现出真正的威胁。乳磨牙粘连发生较早时（5岁前），应受到特别关注。对伴有明显的垂直骨丧失的严重病例，应拔除粘连的牙齿，并放置间隙保持器。通常早期乳磨牙下沉会导致牙弓长度丧失。为了让继承恒牙萌出，应进行充分的间隙管理（图8.12）。

8.7.2 第3阶段——第一恒磨牙的萌出

在文献中广泛描述的上颌第一恒磨牙异位萌出，基于不同的调查人群，其发生率在2%～6%。Harrison Jr.和Michal [9]提出了第一恒磨牙异位萌出的分类。跳跃型（当发生自行矫正时）发生率较高，而阻滞型（未发生自行矫正时）较少发生（图8.13和图8.14）。

下颌第一恒磨牙萌出障碍（图8.15和图8.16）是很少见的（<0.05%），一旦发生，预后就很

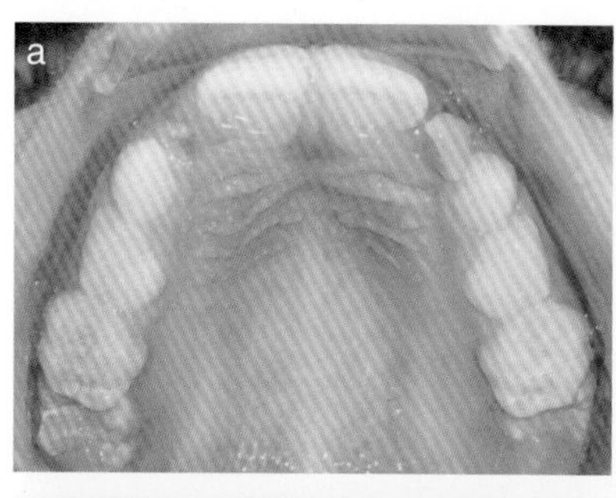

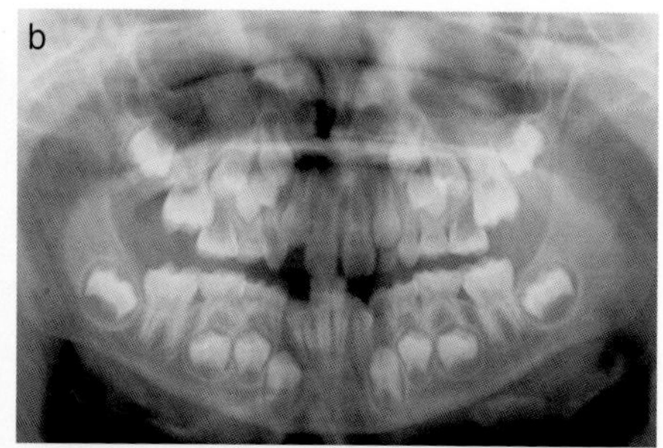

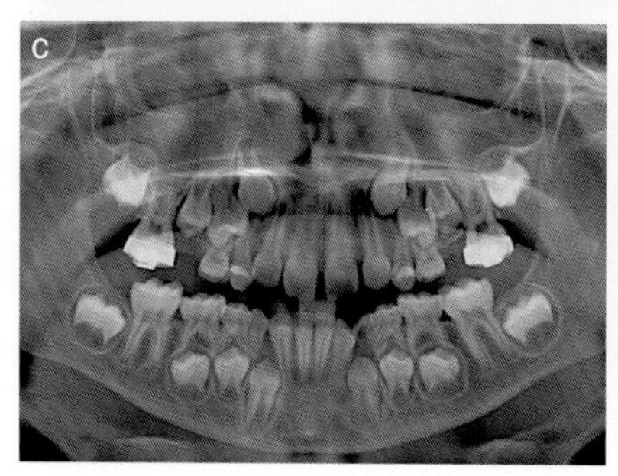

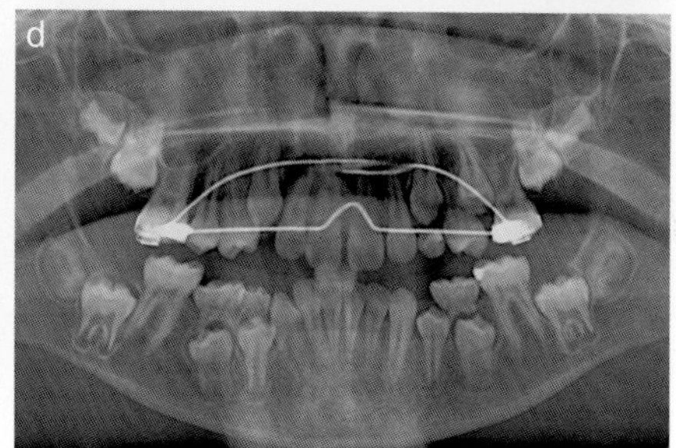

图8.14 a. 8岁女孩，上颌双侧第一恒磨牙异位萌出。b. 上颌第二乳磨牙牙骨质及牙本质发生严重吸收。c.上颌第二乳磨牙拔除，随后利用戴用头帽远中移动第一恒磨牙，8个月后，磨牙达到Ⅰ类关系。d. 利用固定上颌腭弓保持间隙，右上第二前磨牙在充足的间隙中顺利萌出，左上第二前磨牙受阻，需要正畸固定矫治器来排齐。

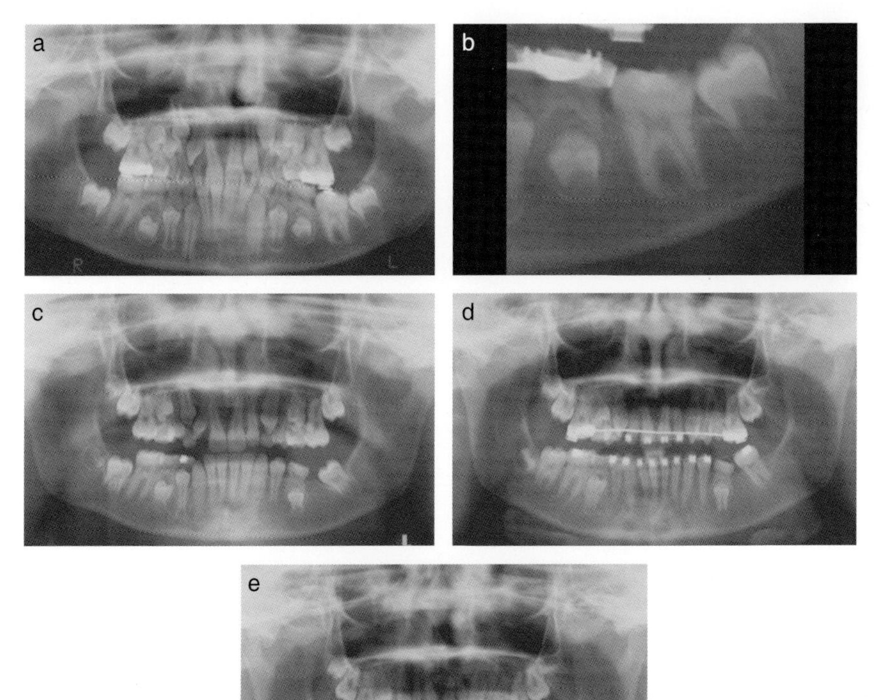

图8.15　a. 7岁女孩，左下第一恒磨牙下沉，前期正畸目标是通过颌间牵引使其伸长，但是只有左上磨牙得到伸长。未发现下沉磨牙发生移动。b. 进行外科松解后使用颌内正畸装置，18个月后，仍未观察到牙齿发生移动，这就需要拔除粘连的恒磨牙。c. 下颌相邻的第二恒磨牙萌出，伴有明显的近中倾斜。d,e. 正畸直立第二恒磨牙，治疗计划是保持间隙，义齿修复被拔除的恒磨牙。

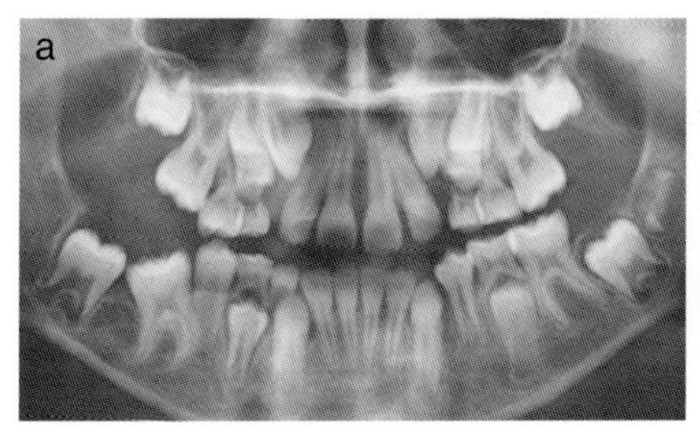

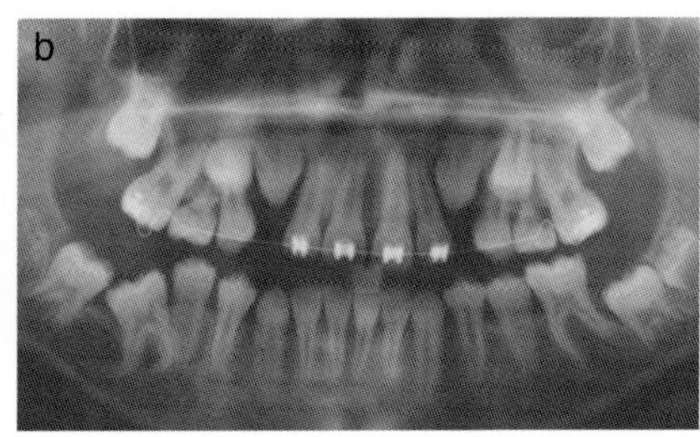

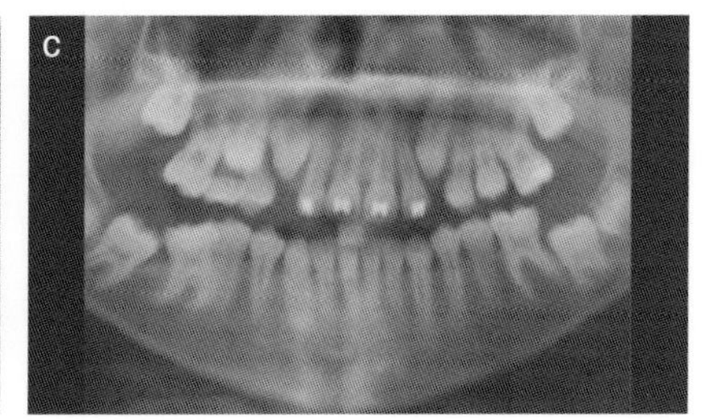

图8.16　a. 8岁零3个月男孩，表现为右下第一恒磨牙萌出障碍。曲面断层片显示牙齿下沉，诊断为第一恒磨牙粘连，应拔除。患儿家长拒绝拔牙，并要求无创治疗。在上牙弓内完成第1阶段的正畸治疗，管理间隙及咬合诱导。b. 正畸治疗18个月后，曲面断层片显示相邻的下颌第二恒磨牙萌出中移动到下沉磨牙的上方。再次建议家长拔牙，其预后较差。家长仍然拒绝拔牙。c. 12个月后，曲面断层片显示下沉牙齿位置仍未改善。

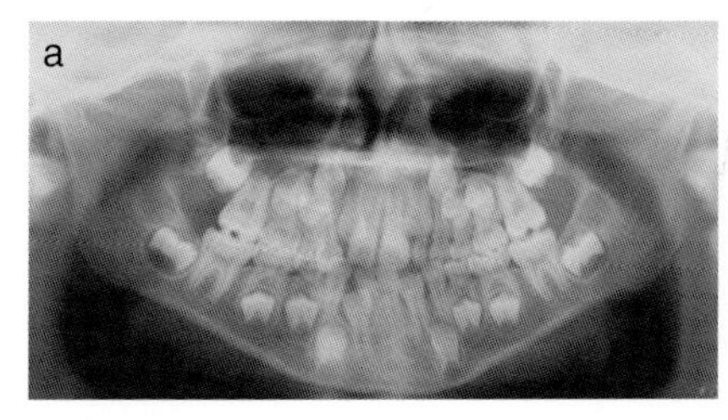

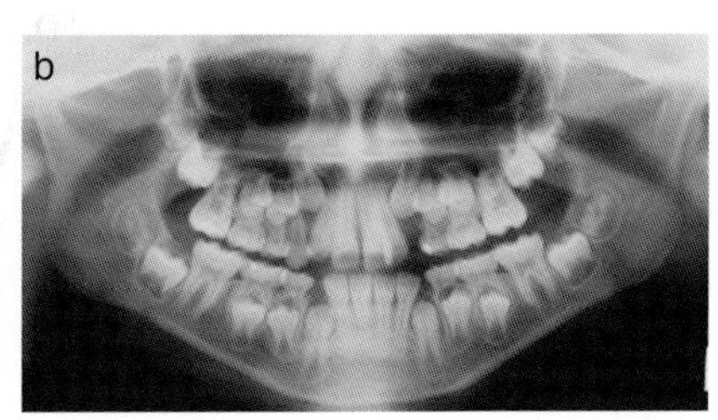

图8.17　a. 8岁女孩，表现为严重的间隙不足。下颌恒切牙没有萌出间隙。左下侧切牙阻生。b. 拔除左下乳尖牙12个月后，左下侧切牙萌出并已完全排齐。下颌使用活动唇挡防止牙弓长度丧失。

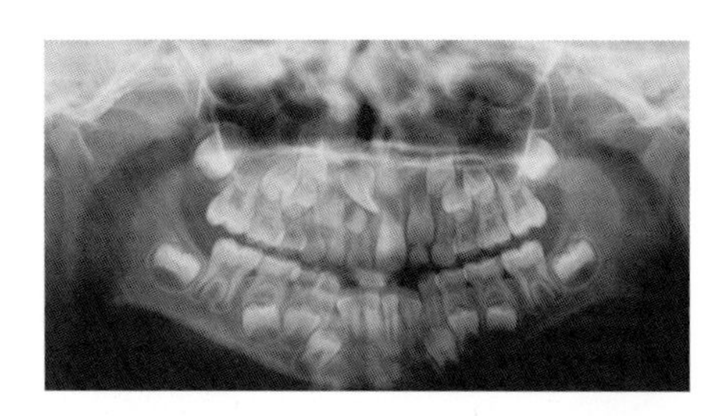

图8.18 右上中切牙在对侧中切牙萌出10个月后仍无萌出迹象。曲面断层片显示，这个7岁零9个月的男孩有一颗多生牙阻止了中切牙的正常萌出。

差，很容易形成粘连。正畸不可能使其移动，而且其他方法如外科松解术也很少能够产生效果，尽管有个别成功的案例报道[10]，但大多数病例仍需要拔除下沉的牙齿。

8.7.3 第4阶段——恒切牙的萌出

上颌切牙的迟萌主要影响牙齿及面部的美观。Yaqoob等[11]发表了关于未萌上颌切牙的治疗指南，同时提供了大量这方面的参考文献。切牙迟萌最常见的因素有：牙齿/组织比例异常（图8.17）、多生牙（图8.18和图8.20）以及牙龈纤维化（图8.19）。

8.7.4 第5阶段——下颌尖牙及第一前磨牙的萌出

下颌恒尖牙可出现萌出异常。密切的观察对于确定实施任何干预治疗都是十分必要的。图8.21和图8.22中的案例分别显示对异位萌出的下颌恒尖牙的不当治疗和有效治疗。第一前磨牙同样也会表现出异位萌出，而且用曲面断层片进行观察有助于医生的治疗。大多数情况下，建议拔除乳磨牙并保持牙弓长度。然而，医生可能有不同的观点，认为前磨牙的迟萌很常见，最好进行长期观察（图8.23）。

8.7.5 第6阶段——第二前磨牙的萌出

正畸患者中经常出现第二前磨牙发育不全，牙冠和牙根发育迟缓也经常出现（图8.24）。

8.7.6 第7阶段——上颌尖牙及第二磨牙的萌出

正畸医生、儿科医生、全科医生平日经常会遇到尖牙萌出异常的情况。延误诊断会导致不可逆的损失（图8.25）。但是，即使非常严重的上颌尖牙位置异常，通过正畸治疗也能到达其正常位置（图8.26和图8.27）。医生也必须知道第二恒磨牙阻生的风险（图8.28和图8.29）。

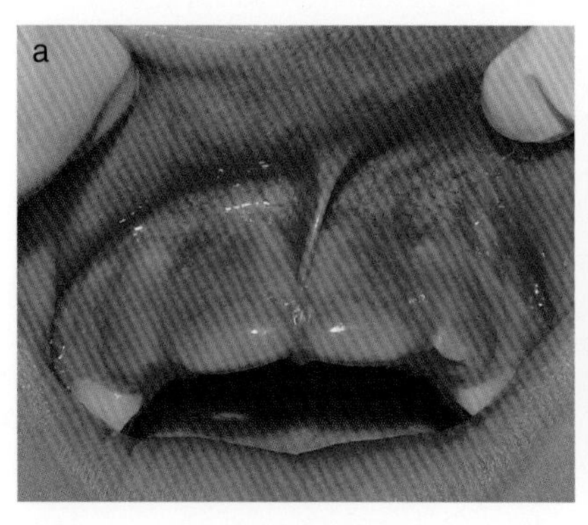

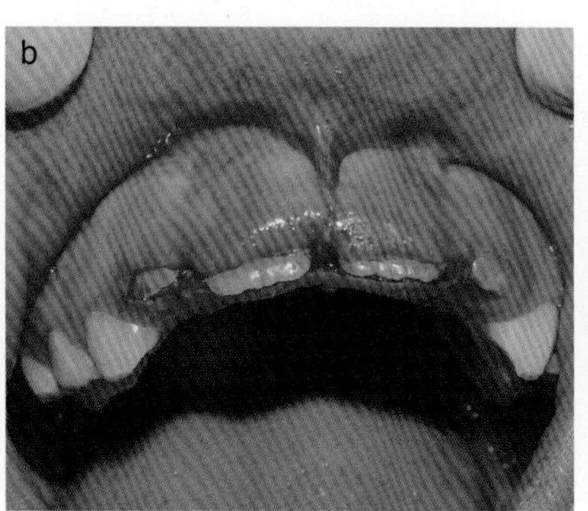

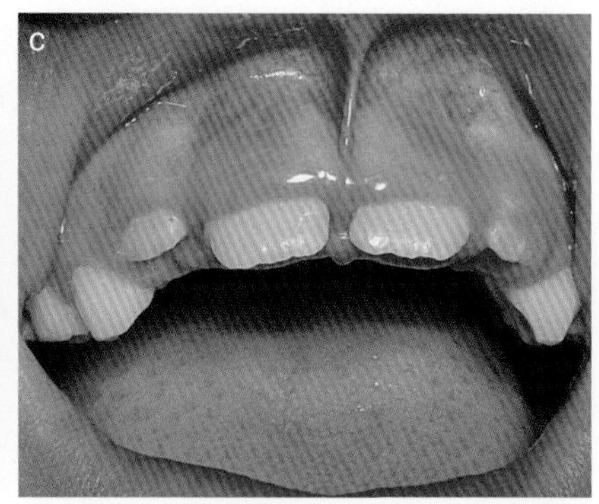

图8.19 a. 9岁零10个月女孩，上颌切牙迟萌，触诊发现局部牙龈组织纤维化。16个月前上颌乳切牙脱落，但恒切牙被纤维化的牙龈阻碍，X线检查其牙根发育正常，没有其他障碍。由于迟萌，患者出现很大心理问题。b. 实施牙龈切除术。c. 外科手术10天后切牙自动萌出。

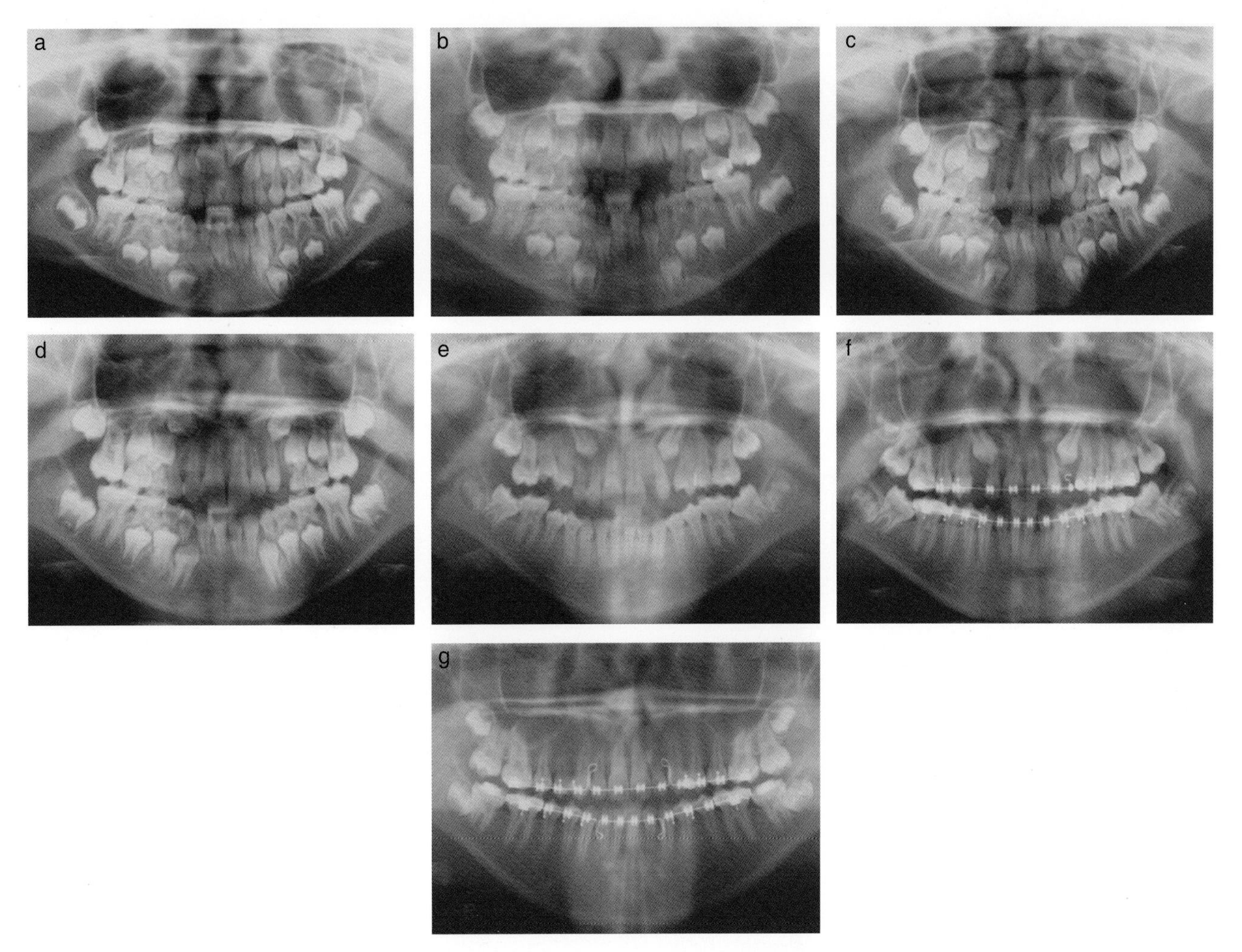

图8.20 a. 5岁零9个月女孩，曲面断层片显示左上多生乳侧切牙及多生恒侧切牙各1颗。与对侧相比，左上恒中切牙位置异常。同时患者左上第一恒磨牙异位萌出。为了加速继承恒侧切牙的萌出，同时改善异位的中切牙位置，拔除了2颗左上乳侧切牙（正常侧切牙及多生牙）。b. 左上乳侧切牙拔除后12个月，可以看到左上中切牙的位置得到改善，而上颌乳中切牙并未被拔除。c. 7岁零9个月时，左上多生的恒侧切牙也没有被拔除。X线显示2颗恒侧切牙的解剖形态相似，使得拔除多生牙更加困难，需要在2颗牙完全萌出后再决定拔除哪颗牙齿。医生需根据牙齿外形及颜色决定拔除哪颗牙齿。d. 9岁时，2颗恒侧切牙萌出，根据牙冠颜色，决定拔除近中的侧切牙。e. 在多生侧切牙拔除24个月后（11岁时），没有发现左上恒侧切牙向近中自动漂移。f. 12岁时，通过正畸移动左上恒侧切牙，对上颌尖牙实施外科开窗术，并进行正畸牵引。g. 正畸治疗22个月后，下颌第二磨牙被直立起来，间隙被关闭。这时需要弯制艺术曲来改善上颌切牙的轴倾度。

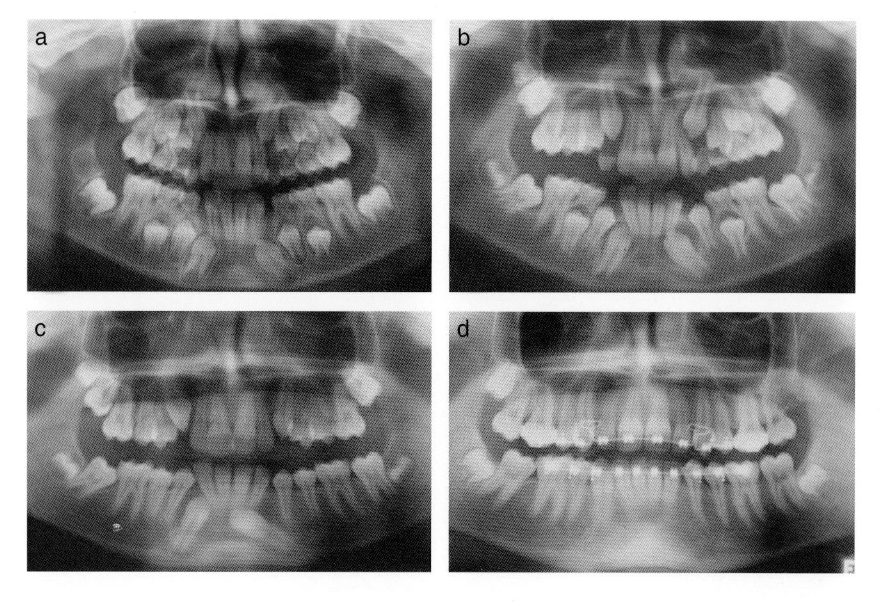

图8.21 a. 8岁男孩，下颌牙弓间隙严重不足。为了让下颌恒切牙萌出并排齐，下颌乳尖牙被早期拔除，但这时却没有对这个患者采用维持牙弓长度的措施。b. 9岁时，左下恒尖牙明显向近中倾斜，但没有实施主动的正畸治疗使异位萌出的尖牙进行自行调整。c. 11岁时，左下尖牙的近中移动变得更糟。由于间隙严重不足，切牙出现了前凸，需要拔除第一前磨牙，然后进行正畸治疗。在那个阶段，家长拒绝拔除前磨牙。d. 12个月后，左下恒尖牙位置变得更糟，因此决定拔除左下尖牙及右下第一前磨牙，实施全口矫治达到牙尖交错并关闭间隙。

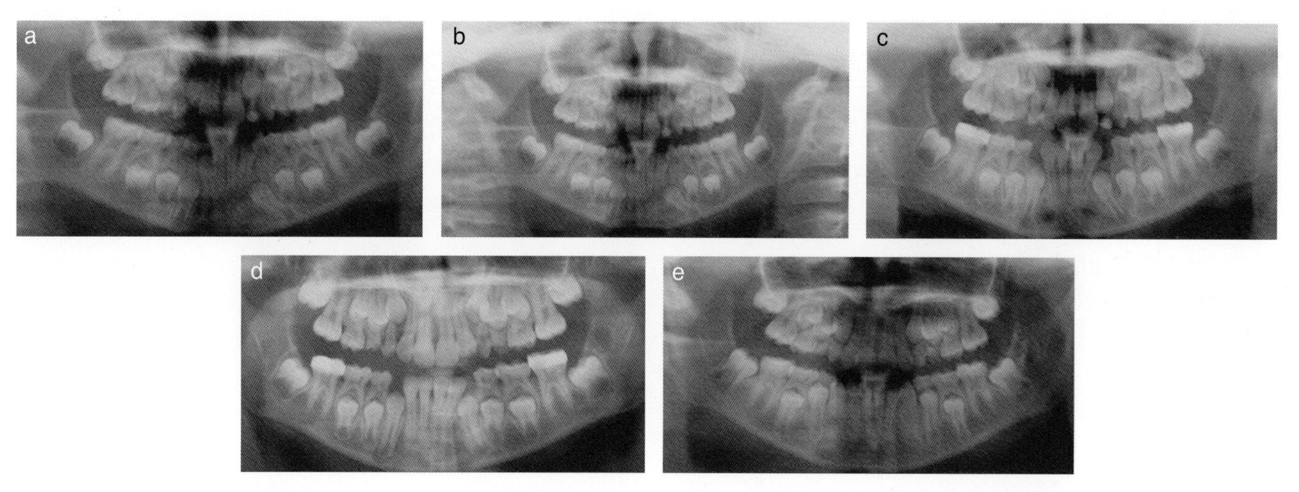

图8.22 a. 7岁女孩，曲面断层片显示左下尖牙近中倾斜。b. 6个月后，相邻的恒侧切牙牙冠远中倾斜度增加。儿科医生重新拍了曲面断层片，显示左下恒尖牙向左下侧切牙根方向移动。c. 拔除下颌乳尖牙，同时使用下唇挡4个月后，可见左下恒尖牙萌出道改善。 d. 正畸治疗8个月后，左下恒尖牙与右侧相比更加对称了。e. 10岁时，两侧恒尖牙萌出。对牙齿萌出异常采用早期正畸治疗是有效的。

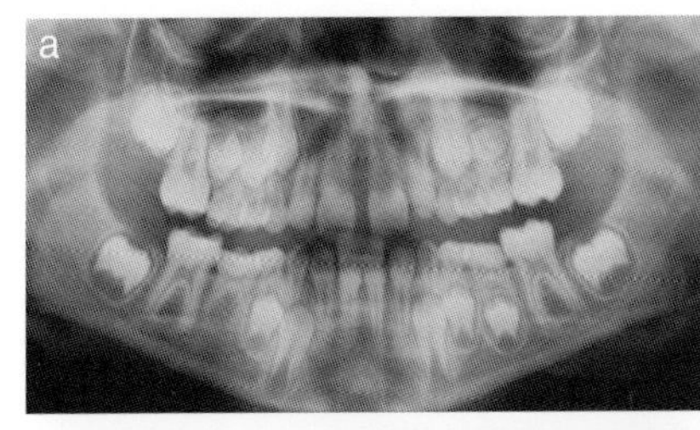

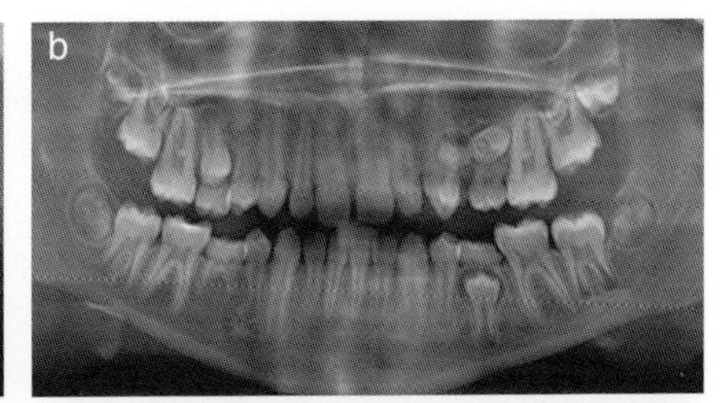

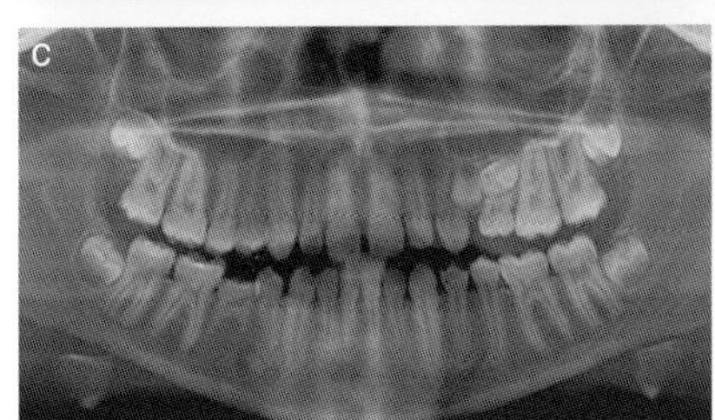

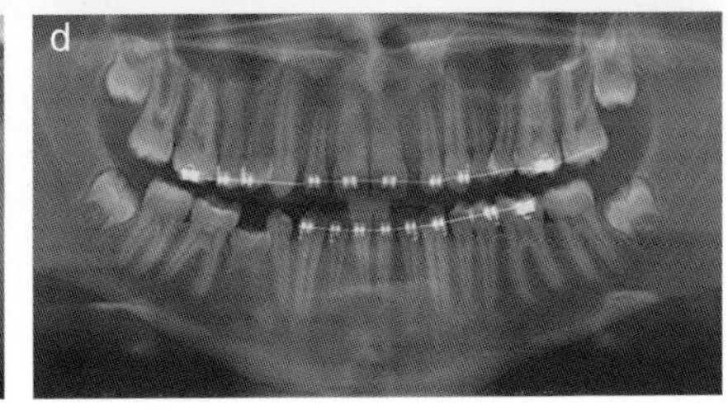

图8.23　a. 9岁男孩，曲面断层片显示右下第二前磨牙及左上第一前磨牙牙胚缺失。b. 4年后，13岁时，可见左上第一前磨牙开始发育，但很明显是发育迟缓。c. 15岁时，左上第一前磨牙仍表现为发育迟缓。由于正畸治疗需要与修复治疗相结合，因此对该牙的拔除需要延迟。家长也极力反对这种治疗方式。右下第二前磨牙明显发育不全。d. 18岁时，左上2颗前磨牙均萌出，其牙冠和牙根完整，最终采用正畸综合治疗，目标是关闭右下间隙，磨牙达到Ⅲ类关系。使用TAD协助关闭下颌间隙，同时控制下颌中线。因为不再需要义齿修复，家长非常高兴。

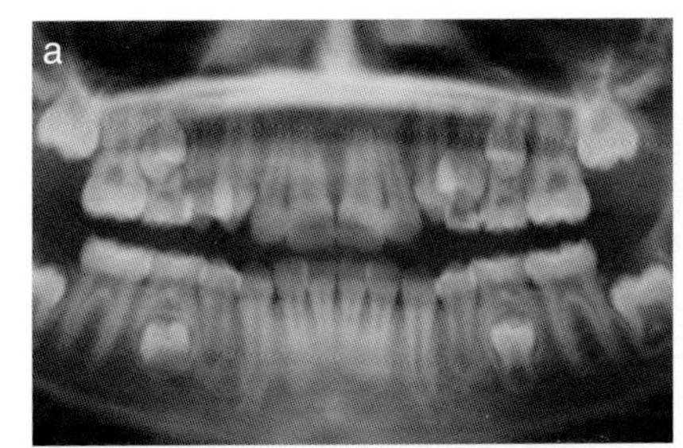

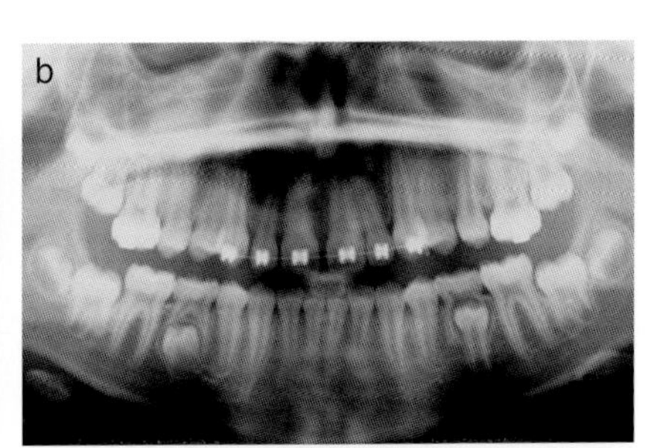

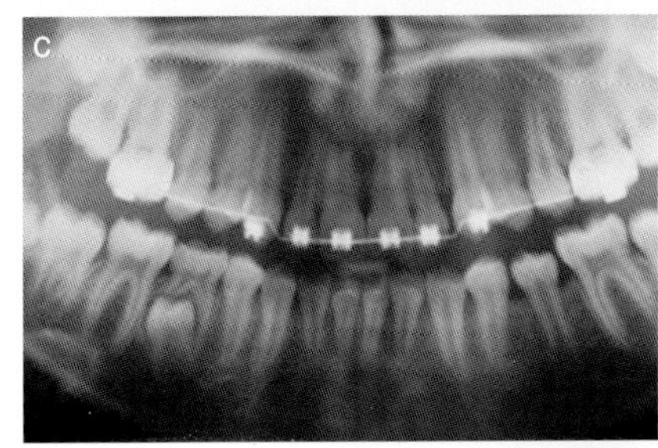

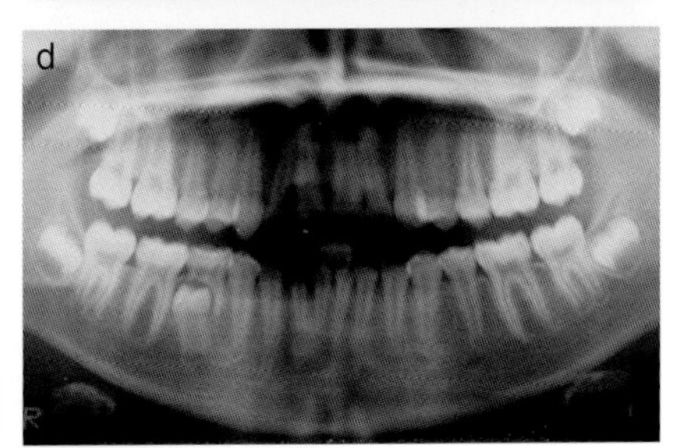

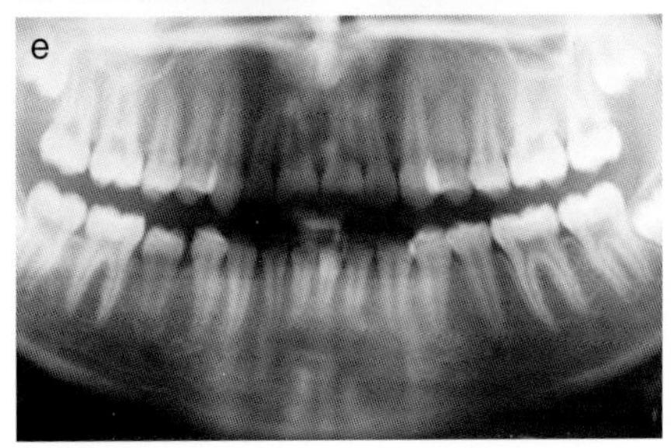

图8.24　a. 11岁女孩，曲面断层片显示下颌第二前磨牙发育迟缓且不对称。b. 13岁时，左下第二前磨牙牙根形态明显改善，而对侧第二前磨牙也有所改善，但牙根形成仍然迟缓。c. 14岁时，左下第二前磨牙萌出，右下牙根形成得更好了，但还远没达到主动萌出的阶段。d. 15岁时，右下第二前磨牙牙根形成一半，进入萌出阶段。e. 最后，17岁时，右下第二前磨牙萌出，可以看到根尖仍处于开放状态。

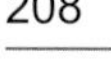

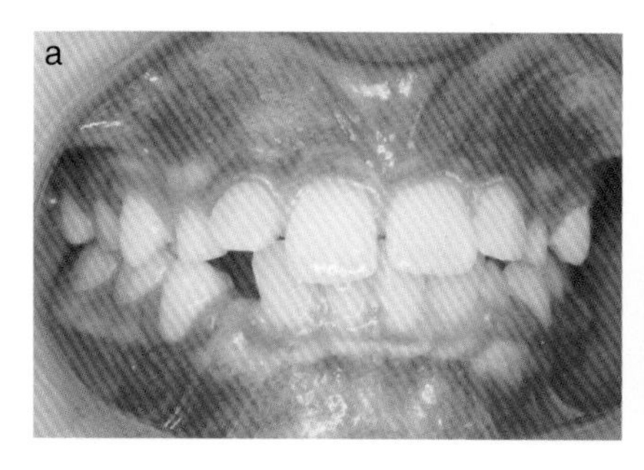

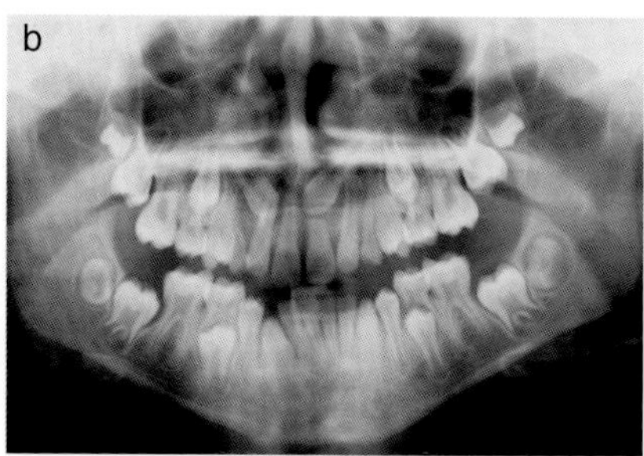

图8.25 a，b. 11岁男孩，口内正位像及曲面断层片显示上颌尖牙异位，上颌侧切牙的位置不对称，表明可能有异常情况出现。由于上颌恒尖牙异位萌出导致右上恒侧切牙牙冠向远中唇向移位（“丑小鸭”）。在左侧，恒中切牙发生明显的牙根吸收。

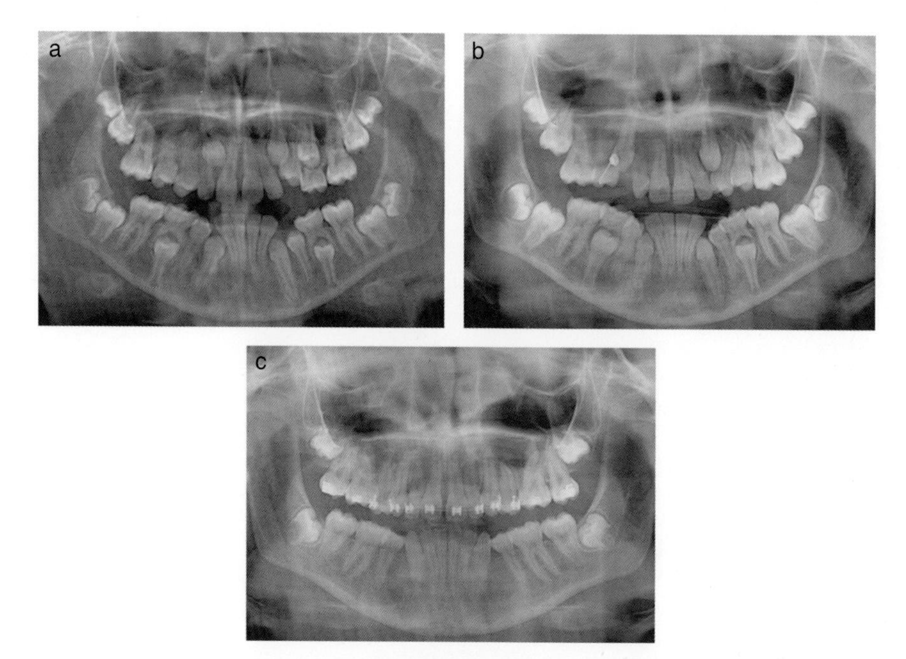

图8.26 a. 11岁女孩，表现为严重间隙不足。右上恒尖牙位置异常。b，c. 治疗计划包括拔除4颗第一前磨牙，正畸牵引异位的左上尖牙。首先拔除右上第一前磨牙，然后使用活动矫治器牵引异位尖牙，尖牙牵引完成后再拔除其余的第一前磨牙。

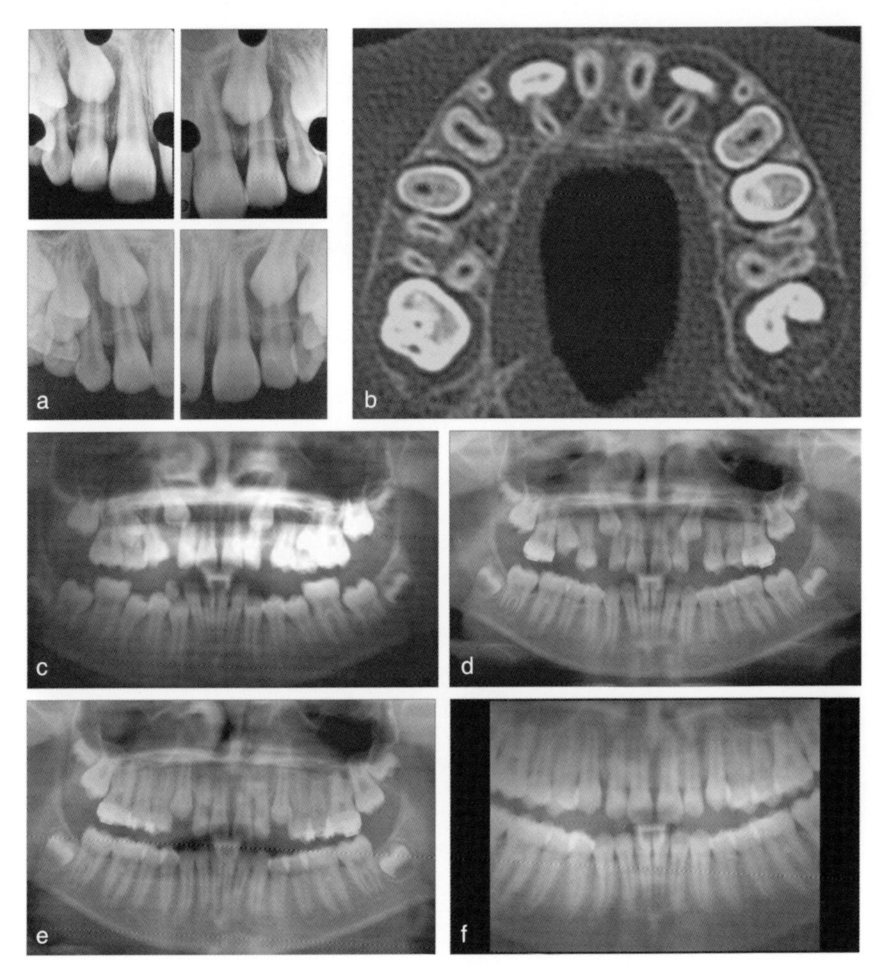

图8.27 a，b. 11岁女孩，根尖片及CT显示上颌恒尖牙位置异常，上颌第一乳磨牙及乳尖牙被拔除，并进行上颌快速扩弓。c. 拔牙12个月后，可见上颌尖牙位置自行改善，此时使用颈牵引增加牙弓长度，使上颌尖牙获得足够的萌出间隙。d. 使用头帽8个月后，即12岁零8个月，可见上颌尖牙位置进一步改善。e，f. 在30个月的干预治疗后，双侧上颌恒尖牙自动萌出。

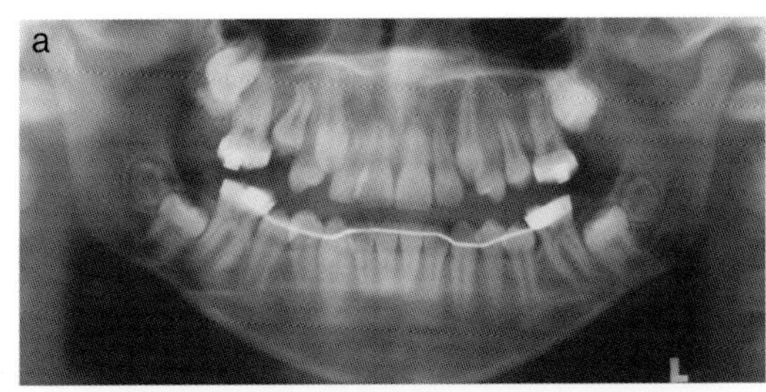

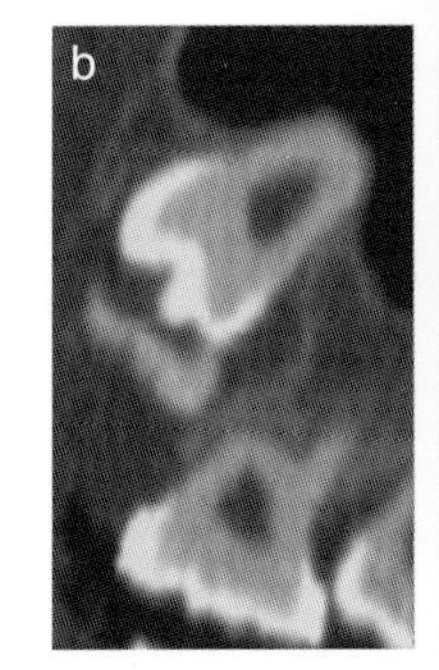

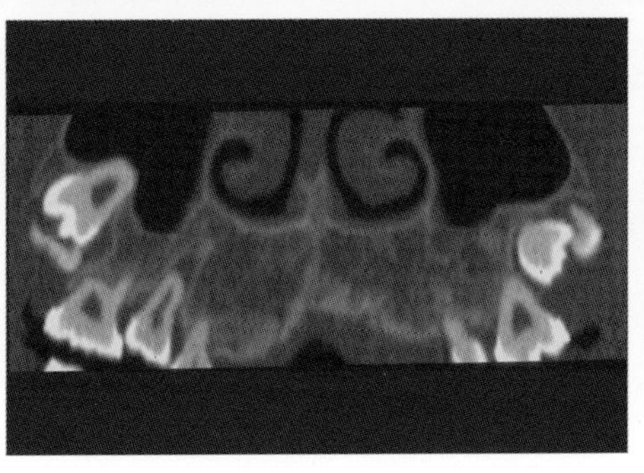

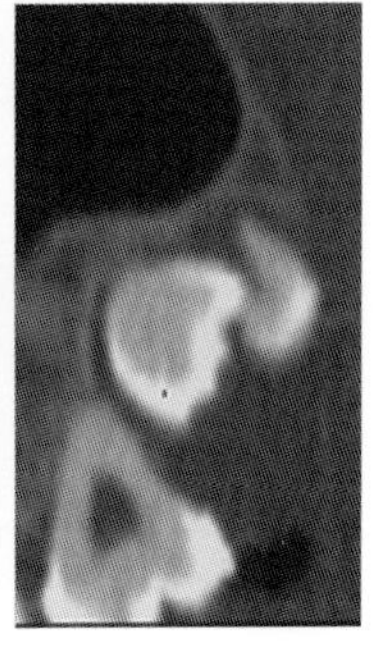

图8.28 a. 11岁男孩，曲面断层片显示有一阻射团块妨碍右上第二磨牙的萌出，左侧第二磨牙没有这种团块。b. 当月拍摄了CT，显示上颌第三磨牙牙胚阻碍了两侧相邻的第二磨牙的萌出。对上颌第二恒磨牙迟萌的检查还应包括对相邻的第三磨牙位置的检查，以后可考虑重新做CT检查来评估第三磨牙。

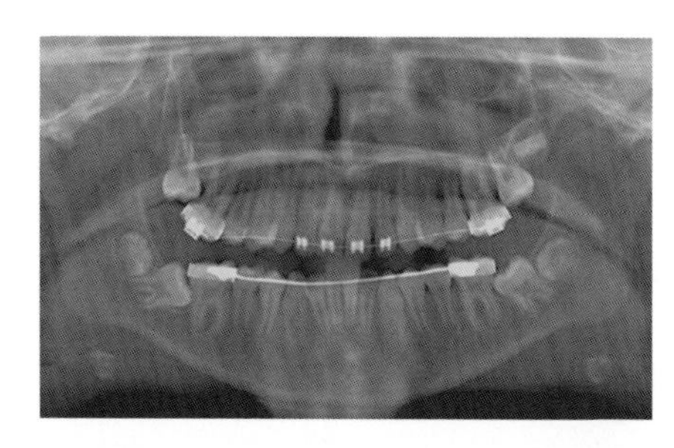

图8.29 下颌第二恒磨牙阻生与使用下颌舌侧保持弓丝维持间隙有关。正畸矫治器要保持替牙阶段下牙弓长度，可能会增加下颌第二恒磨牙萌出障碍的可能。临床医生应严密观察这些患者[12]。

参考文献

[1] Marks, SC, Schroeder, HE. Tooth eruption: theories and facts. *Anat Rec* 1996;**245**:374–93.

[2] Wise, GE, King, GJ. Mechanisms of tooth eruption and orthodontic tooth movement. *J Dent Res* 2008;**87**:414–34.

[3] Nanci, A. *Ten Cate's Oral Histology: development, structure, and function*. 8th edn. Saint Louis: Elsevier Mosby 2013.

[4] Loriato, LB, Machado, AW, Souki, BQ, Pereira, TJ. Late diagnosis of dentoalveolar ankylosis: impact on effectiveness and efficiency of orthodontic treatment. *Am J Orthod Dentofacial Orthop* 2009;**135**:799–808.

[5] Gron, AM. Prediction of tooth emergence. *J Dent Res* 1962; **41**:573–85.

[6] Peedikayil, FC. Delayed tooth eruption. *e-journal of Dent.* 2011;**1**:81–6.

[7] Tieu, LD, Walker, SL, Major, MP, Flores-Mir, C. Management of ankylosed primary molars with premolar successors: a systematic review. *J Am Dent Assoc* 2013;**144**: 602–11.

[8] Ahmad, S, Bister, D, Cobourne, MT. The clinical features and etiological basis of primary eruption failure. *Eur J Orthod* 2006;**28**:535–40.

[9] Harrison Jr., LM, Michal, BC. Treatment of ectopically erupting permanent molars. *Dent Clin North Am* 1984; **28**:57–67.

[10] Smith, CP, Al-Awadhi, EA, Garvey, MT. An atypical presentation of mechanical failure of eruption of a mandibular permanent molar: diagnosis and treatment case report. *Eur Arch Paediatr Dent* 2012;**13**:152–6.

[11] Yaqoob, O et al. Management of unerupted maxillary incisors. Available at: https://www.rcseng.ac.uk/fds/publications-clinical-guidelines/clinical_guidelines/documents/ManMax Incisors2010.pdf.

[12] Rubin RL, Baccetti T, McNamara JA, Jr. Mandibular second molar eruption difficulties related to the maintenance of arch perimeter in the mixed dentition. *Am J Orthod Dentofacial Orthop*. 2012;**141**:146–152.

第三部分：年轻患者第二前磨牙缺失的应对策略

David B. Kennedy, BDS, LDS (RCSEng), MSD, FRCD(C)
Faculty of Dentistry, University of British Columbia, Vancouver, BC, Canada

本节将讨论由于缺牙部位、性别及地域等差异导致的先天性牙齿缺失的频率问题 [1]。牙齿缺失发生的频率在3.2%～7.6%，其中最易发生缺失的牙齿（除第三磨牙外）是下颌第二前磨牙，其次是上颌侧切牙和上颌第二前磨牙[1]。女性比男性高1.37倍[1]。各大陆间的差别中，北美的高加索人发病率低，而欧洲和澳洲的发病率都是增高的[1]。所有缺牙患者中，83%都有1颗或2颗恒牙缺失[1]。Kokich和Kokich提出在成人患者中，为了将来的种植修复而采用义齿保持间隙的方法[2]。然而，本节将回顾的是在年幼的孩子中，当第二前磨牙缺失时，第二乳磨牙发生的反应及治疗方法。

8.8 基本概念

全面的诊断性记录在各个维度上对患者进行评价，确定问题列表，确定治疗方案，并让患者知情同意[3]。乳磨牙牙冠的形态、牙根、修复体形态，以及牙槽支持组织高度到𬌗平面的距离，都是需要考虑的因素[4]。当一个年幼的患者出现先天性牙齿缺失时，医生应询问一些问题，从而决定乳牙是保留还是要拔除，拔除后间隙是维持还是关闭[5]。这些问题是[5]：如果出现牙齿缺失，你将做什么？是否可以通过拔牙和关闭间隙的方法圆满地解决错𬌗问题？乳磨牙的预期寿命是多少？

通常，对于轻度拥挤、深覆𬌗、切牙内倾、前下面高降低、下颌角低平的患者最好采用非拔牙治疗[5]。因此，如果这类患者的第二乳磨牙牙根及外形良好，且未出现下沉，则应尽量长期保留 [5]。对保留的下颌第二乳磨牙邻面减径使其近远中宽度接近缺失的第二前磨牙[2]。这种方法受到第二乳磨牙牙髓大小、牙根弯曲度以及与其相邻的第一恒磨牙及前磨牙的限制[5]。如不能减小保留的第二乳的磨牙近远中宽度，尽管尖牙有着Ⅰ类咬合，但还会导致磨牙尖对尖、终末平面对齐或半个牙尖错位的Ⅱ类𬌗关系（图8.30）。一个可选方案是在上牙列保留间隙，即可同时维持Ⅰ类的磨牙和尖牙关系（图8.31）。对于表现出大量的拥挤伴有磨牙或中线的不对称、牙列前凸、双颌前凸、浅覆𬌗、前牙开𬌗、面部高度增加的患者，通常最好采用拔牙并关闭间隙的治疗方法。

当确定要保留缺失的第二前磨牙的间隙时，就必须谨慎地处理第二乳磨牙[5]。不遵守正确的原则将破坏咬合或缺牙区牙槽嵴，导致未来修复受累[5]。相反，如果决定关闭缺失牙间隙，那么主要

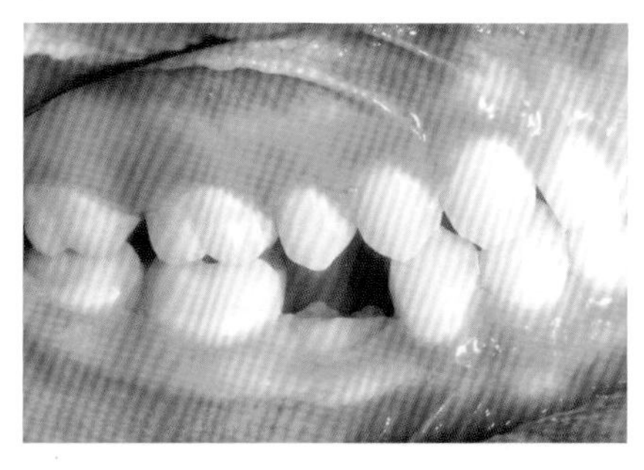

图8.30 保留下沉的乳磨牙破坏了咬合、牙槽支持组织，影响修复治疗。

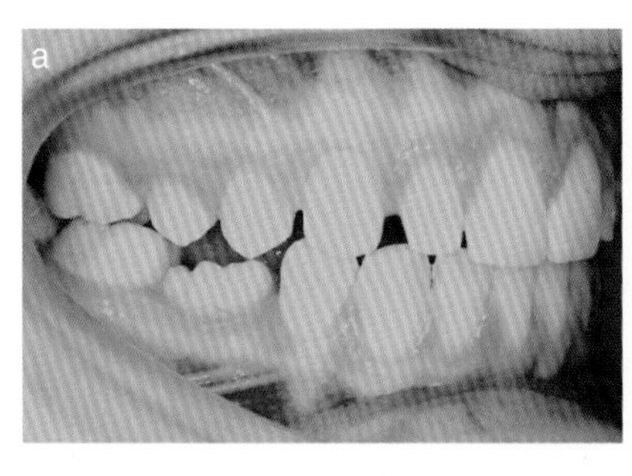

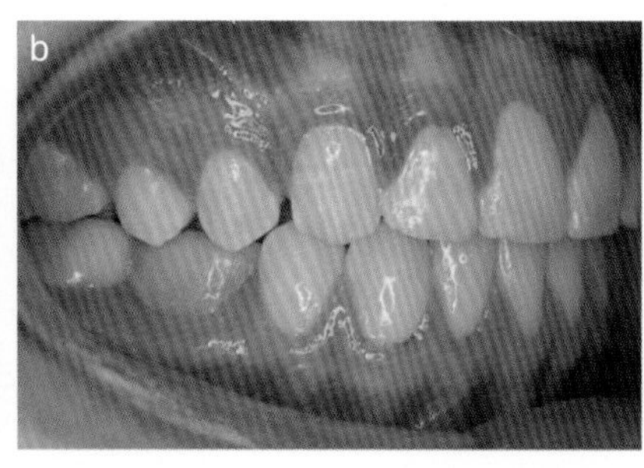

图8.31 左上牙弓间隙使得磨牙及尖牙达到Ⅰ类关系，将乳磨牙殆面修复。a. 修复前。b. 修复后。

的治疗目标就是将切牙排列到正确的位置上[5]。否则将导致切牙过度内收，破坏面部美观。

8.9 第二乳磨牙的寿命、吸收及下沉

医生必须考虑保留的乳磨牙的预期寿命，以及它是否发生下沉[5]。由于修复问题、牙根吸收或进行性下沉等，保留的乳磨牙可能会失败[5]。第二前磨牙缺失的年幼孩子们当在第二乳磨牙上出现很大的修复体时，其乳磨牙寿命是值得怀疑的。

8.9.1 吸收

Rune和Sarnas [4]报道了继承恒牙缺失时，被保留的第二乳磨牙的寿命。有26%的上颌第二乳磨牙没有发生吸收，且没有发生下沉。通过5年的观察，接近一半的下颌乳磨牙出现进行性牙根吸收。然而，在类似的研究中，通过15年的观察，26颗第二乳磨牙中的23颗牙根吸收的程度没有发生变化[6]。结果，第二乳磨牙存留了15年，远远超过了预期脱落的时间[6]。

Bjerklin和Bennett[7]报道了从10岁到20岁，59颗保留的第二乳磨牙出现轻度进行性牙根吸收的倾向（图8.32）。Sletten等[8]报道，在缺乏第二前磨牙而保留了第二乳磨牙的成人中（36~48岁），发生了轻度的牙根吸收。他们的样本中，上颌第二乳磨牙滞留的发病率较下颌牙少，与Rune和Sarnas的结果相似[4]，他们推测下颌乳磨牙相比上颌牙保留时间更长[4, 6, 8]。这些研究[4, 6–8]都反映出，当确定要保留这些牙齿后，被保留的第二乳磨牙预后良好，是“幸存者”。这让正畸医生更放心，如果保留的第二乳磨牙到了成人期都没有发生牙根吸收或下沉，预计它们可能会保留数十年，或者至少预计可保留到固定桥修复的时间[9]。

8.9.2 低位咬合

有报道显示，下沉的第二乳磨牙与缺失的继承恒牙有关[4, 6–7, 10–12]。当下方的前磨牙缺失时，下颌第二乳磨牙的下沉（31%）高于上颌第二乳磨牙（0）[4]。Bjerklin 和Bennett[7]报道在59颗保留的第二乳磨牙中45%发生了下沉；而通过10年的观察，其中的55%发生了显著的下沉[7]。通过3个方面，粘连很容易被诊断，即下沉、低沉的叩诊音以及与

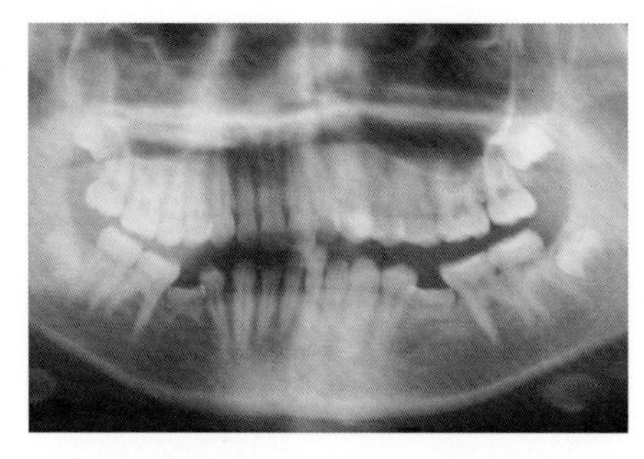

图8.32 曲面断层片显示，下沉的乳磨牙导致了邻牙倾斜、间隙丧失以及牙根吸收。

邻牙相比X线下倾斜的三角形骨水平[2]。这一倾斜的角形缺损表明邻牙的萌出及保留的乳牙发生下沉。

由于邻牙的代偿性萌出，随着骨骼的生长，下沉变得严重。因此，粘连和下沉发生的越早，潜在的问题越大[12–15]。间隙丧失开始于邻牙的倾斜，其间隙的丧失量大于正常的Leeway间隙的丧失量[13]。与下沉的乳磨牙相邻的牙齿明显倾斜[14]（图8.32），而且其垂直萌出高度降低[14]。单侧粘连的病例中，中线偏向乳磨牙发生粘连和下沉的一侧[14]。

粘连的乳磨牙发生下沉，进而使得其拔除面临更大的挑战。拔牙破坏了未来修复时所需的垂直向及颊舌向的牙槽骨水平（图8.30和图8.32）。现在的患者一般倾向于种植冠修复缺失牙。因此，应尽量避免将来种植区域的骨破坏[5]。

8.10 被拔除的乳磨牙的牙槽嵴

当没有继承恒牙的下颌乳磨牙被拔除后，在最初的3年里，3/4的颊舌侧骨嵴发生丧失，之后丧失量就很少了[16]。尽管发生了骨丧失，但仍有足够的骨骼用以将来的修复。因此，在混合牙列到恒牙列期间，治疗这些病例时，不要让牙齿下沉发展到太严重地步，以免拔牙时破坏过多的支持骨（图8.30和图8.32）。要确保在第二乳磨牙𬌗面低于相邻牙齿的最凸点之前进行干预。由于邻牙的补偿性萌出与骨骼的成熟带动邻近骨组织𬌗向生长，所以，垂直向牙槽骨嵴对于种植是充足的（图8.34～图8.36）。

8.11 口腔总体健康及费用

第二前磨牙缺失将间隙关闭的患者，与保持缺牙间隙随后用桥体或种植进行修复的患者，对其牙周健康的长期对比研究是缺乏的。而侧切牙缺失时，缺牙间隙用桥体或种植体进行修复的患者，与将尖牙移动到与中切牙相邻从而关闭间隙的患者进行比较，其牙周状况更差[17–18]。尽管经过20年的时间，修复学有了进步，但在这两项研究中，这些差异仍然存在[17–18]。因此，根据对缺失的侧切牙的研究，减少桥体的修复治疗可能会改进患者的牙周健康[17–18]。

当治疗中选择关闭间隙时，患者只承担正畸的费用。当选择保留间隙时，无论第二乳磨牙已经被拔除还是即将被拔除，患者都要承担正畸费用，以及修复前准备、修复体及其后期维护费用。随着先天缺牙数量的增加，修复费用也会增加，另外还有修复前正畸治疗费用[1, 5]。因此，应尽可能考虑关闭间隙，以便改善牙周健康并减少总体费用。此外，当使用了保持器时，关闭间隙的计划也就完成了。

8.12 案例分析

各种案例分析显示，对伴有第二前磨牙缺失的生长期患者，有多种治疗方法。

保留乳磨牙，根据需要加高𬌗面——对于非拔牙方案，应保留乳磨牙，并进行邻面减径，使其宽度与缺失的第二前磨牙相近（图8.33a）。当下沉量较小时，继发于粘连及有限的生长，增加𬌗面高度保持完全咬合接触，防止对𬌗牙过长及

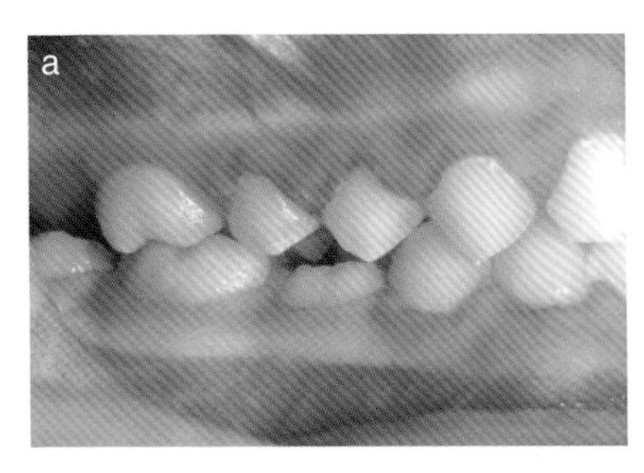

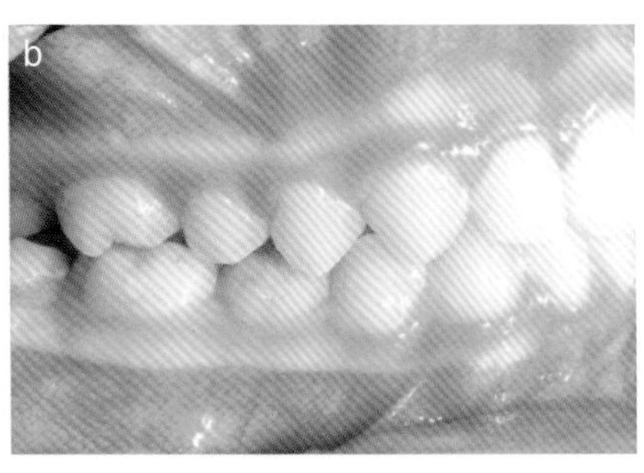

图8.33　a. 对轻度下沉的乳磨牙进行近远中减径。b. 𬌗面修复保持邻面完整及咬合面。

邻牙倾斜（图8.33b）。短期内可用复合树脂恢复𬌗面高度（图8.33b）。采用更耐用的嵌体或冠等修复体增加𬌗面，应等到保留的乳磨牙长期预后达到稳定后。

拔除乳磨牙、维持间隙并修复——当确定了非拔牙矫治，但由于明显的粘连、下沉和/或乳磨牙牙根吸收，则应拔除乳磨牙，并调节间隙，以便于将来进行修复，如图8.34～图8.36所示。

保留粘连的乳磨牙会导致将来在修复区牙槽骨的损失。治疗前记录（图8.34）表现出轻度拥挤，以及下颌第二乳磨牙下沉，伴深覆𬌗，下方的第二前磨牙缺失，以及切牙内倾。采用非拔牙矫治方案。10岁时在下沉的乳磨牙变得更严重前将其拔除，使用舌弓维持间隙。恒牙列使用固定矫治器进行非拔牙矫治，随后进行了种植修复（图8.35和图8.36）。

尽管拔除了乳磨牙，但由于邻牙的代偿萌出带动邻近的骨骼𬌗向增长，使得种植区的牙槽骨

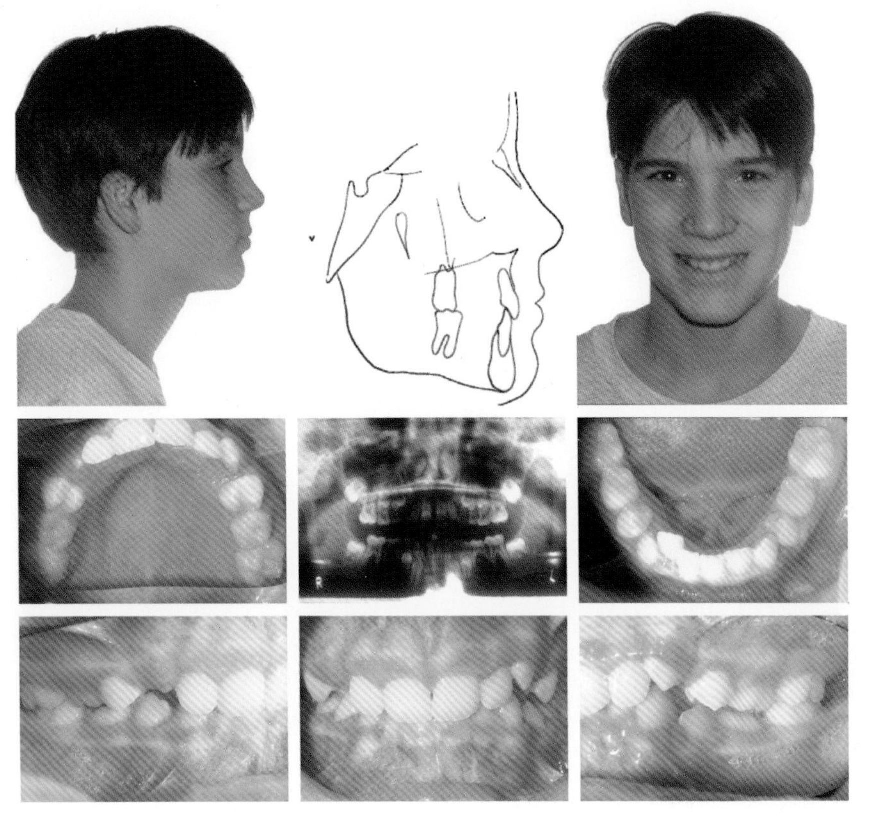

图8.34　Ⅰ类深覆𬌗伴有下颌第二前磨牙缺失；第二乳磨牙被拔除，并保持间隙以便修复。治疗前记录。

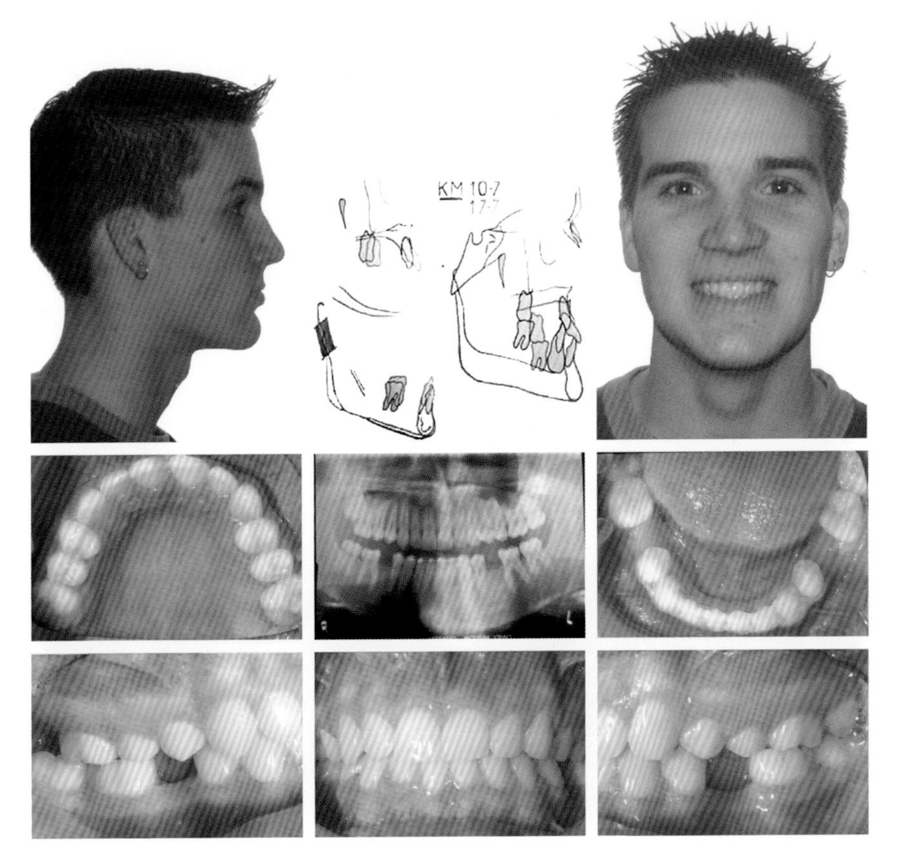

图8.35 治疗后记录。

没有被破坏。在没有生长且牙槽损伤很少的患者中，种植体冠修复是最好的方法（图8.36）。在拆除矫治器之前，拍摄X线片，确保间隙充足且牙根角度良好，以便于容纳种植体。正畸医生和修复医生间的合作确保良好的假牙宽度，完成拆除矫治器、保持及修复之间的协调工作。在种植前拍摄系列头侧片进行重叠后，确定面部生长是否停止。在生长发育的患者中，可使用一种叫作

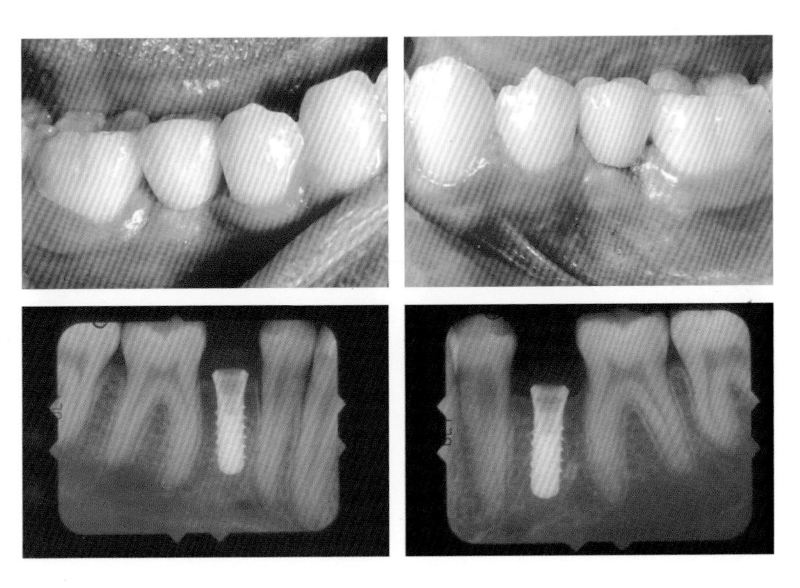

图8.36 种植体冠。

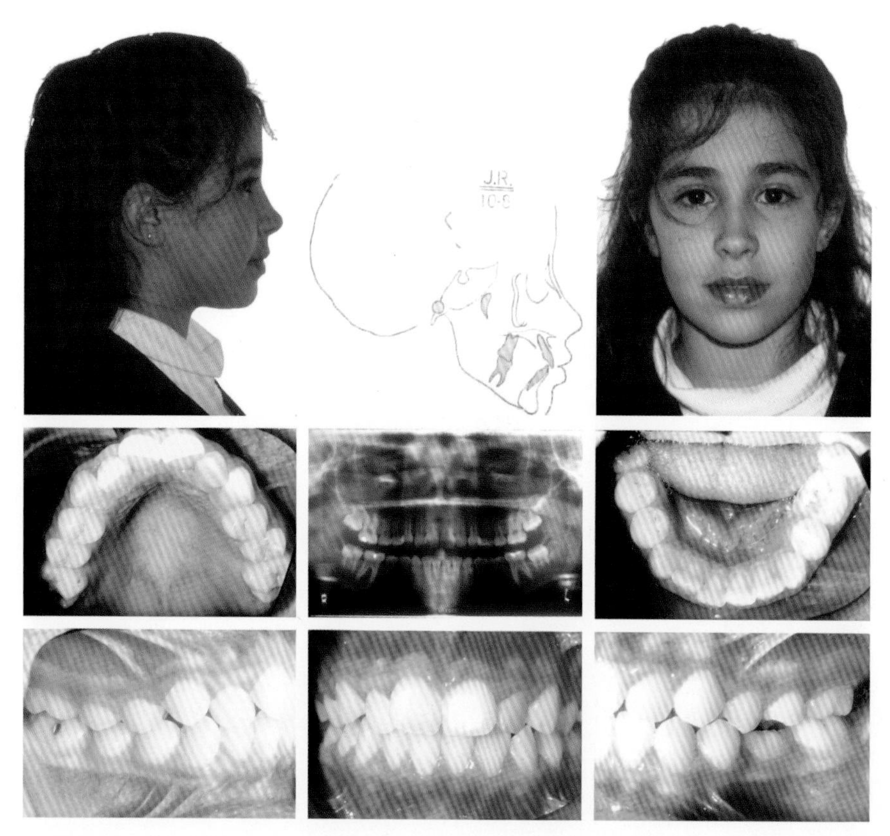

图8.37 Ⅰ类拥挤畸形伴有左下第二前磨牙缺失，拔除第二前磨牙进行矫治。治疗前。

Maryland桥的可摘局部义齿，或粘接保持丝作为临时中间修复体。此类患者的另一种治疗方法是，在下牙弓放置临时支抗装置，使得磨牙前移达到Ⅲ类关系，尖牙达到Ⅰ类关系。不幸的是这种治疗方法会导致上颌第二磨牙没有对颌牙而伸长。

恒牙早期拔除第二乳磨牙并关闭间隙——Ⅰ类拥挤的错殆畸形中，当第二前磨牙缺失时可以拔除第二乳磨牙，然后关闭间隙。为了保持对称性，其他前磨牙也需酌情被拔除。图8.37显示的就是Ⅰ类轻度拥挤伴有左下第二前磨牙缺失的错殆畸形。切牙的位置轻度前凸，下颌平面角比均值陡。除了左下象限的第二乳磨牙下没有继承恒牙外，其他所有的第二前磨牙均被拔除。关闭间隙并轻度内收切牙，如结束记录所示（图8.38）；较陡的下颌平面有利于恒磨牙的近中移动从而关闭间隙，如重叠图所示（图8.38）。

混合牙列期拔除乳磨牙并关闭间隙/改良系列拔牙——伴有拥挤和牙齿缺失的患者，采用改良的系列拔牙治疗，包括缺牙区乳牙的拔除。图8.39显示，Ⅰ类混合牙列，拥挤伴有右上第二前磨牙先天缺失，右上第二乳磨牙由于粘连发生严重下沉，同时伴有深覆殆及上颌狭窄。第1阶段的治

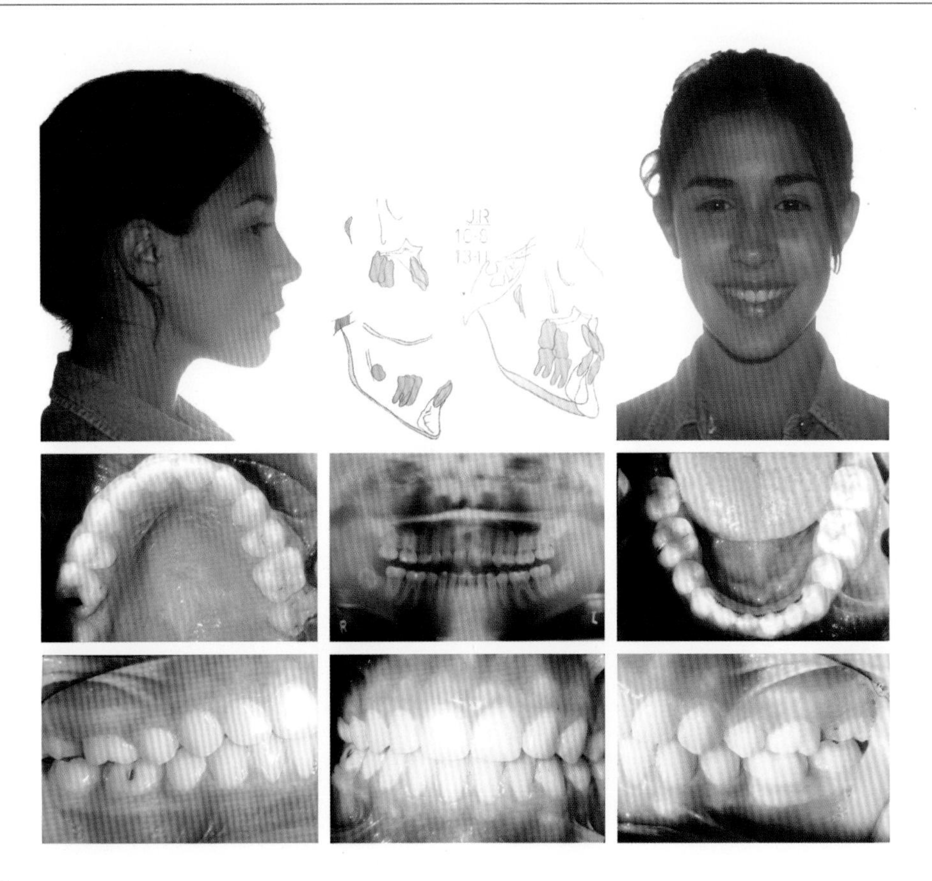

图8.38 治疗后。

疗目标是通过系列拔牙解除拥挤，并调节右上磨牙的位置及上颌中线。右上乳磨牙被拔除，并使用Nance间隙保持器控制上颌中线及上颌第一恒磨牙。在其他3个象限中，第一前磨牙一萌出就被拔除了，随后牙齿自行发生漂移。在此期间，右上拥挤的尖牙和第一前磨牙向远中漂移到被拔除的乳磨牙的拔牙间隙处，同时上中线及右侧磨牙保持不动，如图8.40所示。随后佩戴全口固定矫治器并进行上颌扩弓，完成矫治（图8.41）。

另外一种用到改良系列拔牙的情况是，混合牙列期的Ⅱ类患者，表现出拥挤及下颌第二前磨牙先天缺失，如图8.42所示。从理论上讲，治疗方案是通过拔除上颌第一前磨牙和缺失继承恒牙的下颌第二乳磨牙，解决Ⅱ类错殆及拥挤。这就是Ⅱ类错殆的“掩饰疗法”。通常在恒牙列，当牙齿拔除后马上会佩戴固定矫治器，而在混合牙列期，采用改良系列拔牙后，也是可以这样做的。在以下这个案例中，下颌第二乳磨牙被拔除，有利于下颌第一恒磨牙向前移动，从而形成Ⅰ类关系（图8.43）。下颌拔牙时应是先拔左侧，再拔右侧，使其自发调节中线的不协调（图8.43）；由于上颌没有拔牙，尖牙仍保持Ⅱ类关系。直到佩

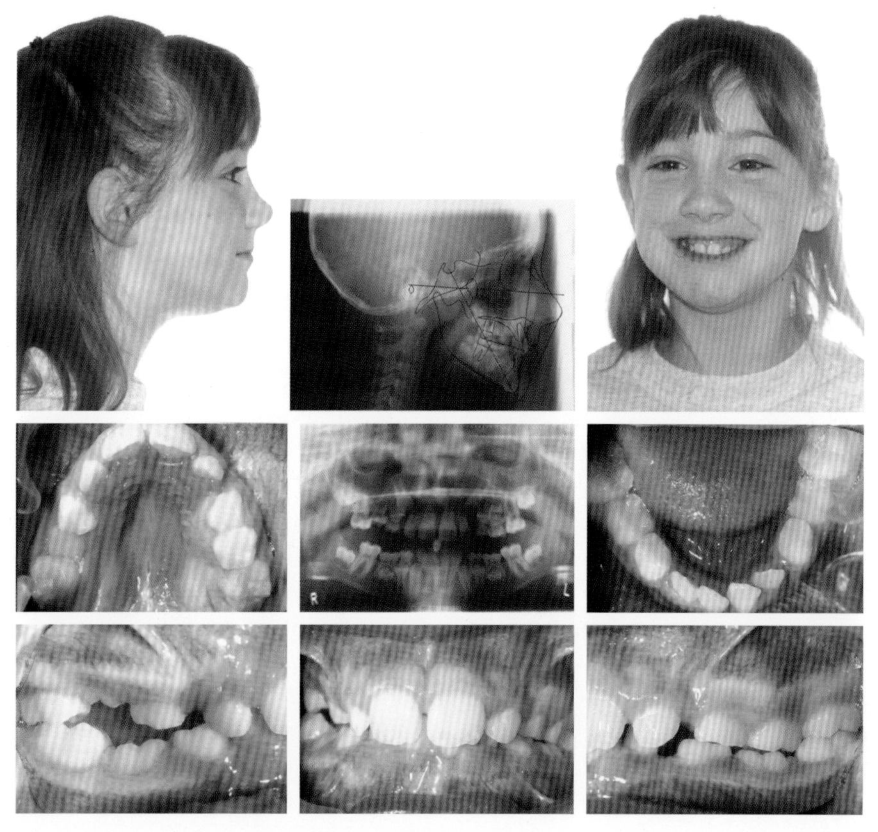

图8.39 Ⅰ类混合牙列，拥挤伴右上第二前磨牙缺失。治疗前。

戴固定矫治器来保护支抗后，上颌第一前磨牙才能被拔除。当下颌牙齿发生漂移后，中线得到改善，牙齿排齐，恒磨牙的Ⅱ类关系得到矫治（图8.43）。第2阶段的治疗包括上颌第一前磨牙的拔除，利用以前的Nance弓回收上颌尖牙，并使用传统固定矫治器使其最终达到Ⅰ类关系（图8.44）。

在8岁或9岁的混合牙列中，不论其是否有轻度拥挤或无拥挤时，拔牙顺序要包含拔除无继承恒牙的第二乳磨牙[19-20]。目的是通过后牙的近中漂移关闭间隙[19-20]。在Ⅰ类无拥挤的病例中，在第二乳磨牙拔除1年后，有50%的乳磨牙的拔牙间隙关闭[21]。在随后的4年中，上颌几乎90%、下颌80%的拔牙间隙关闭[21]。上颌剩有0.9mm、下颌有2mm的间隙要关闭[21]。考虑到下颌第二乳磨牙宽度约为9mm，这种方法显著减少了机械方法关闭间隙。拔牙间隙处前磨牙的倾斜大于磨牙。大部分的倾斜发生在乳磨牙拔除的第一年内。这些没有拥挤的Ⅰ类错𬌗表现出间隙关闭，伴有切牙的轻度内收、后牙向前漂移[21]。这些早期拔牙的治疗方案是使用面弓前牵下颌磨牙[2]或使用临时支抗装置，两种方法都会增加治疗时间及费用。

关闭间隙的治疗方案排除了将来修复的需

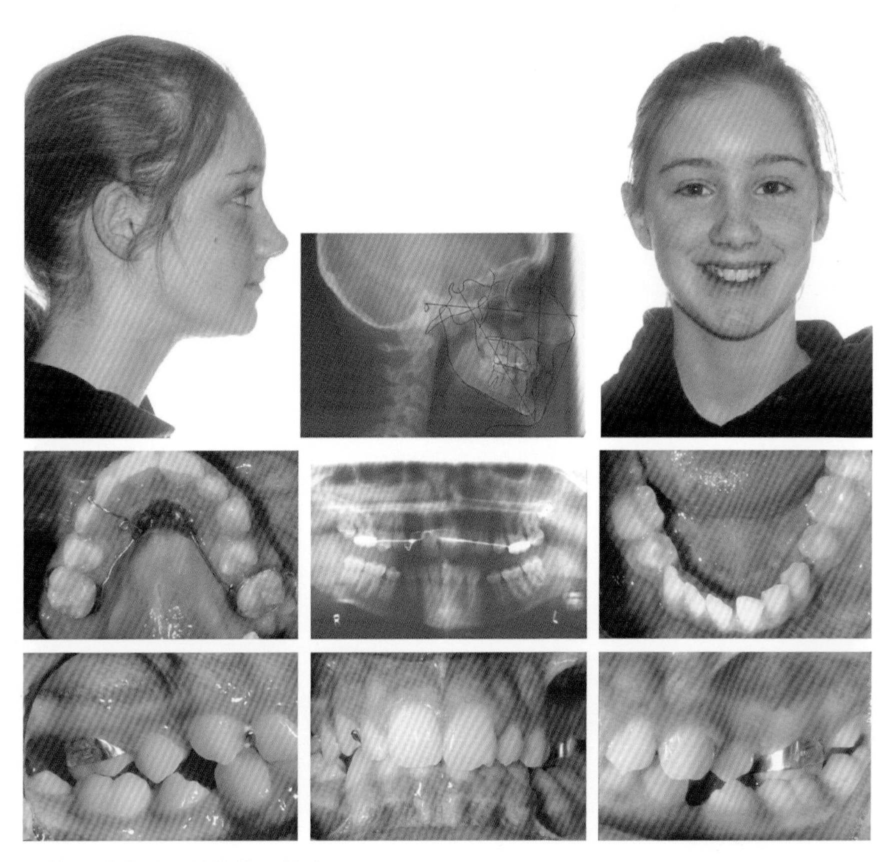

图8.40 系列拔除右上第二乳磨牙及其他第一前磨牙。

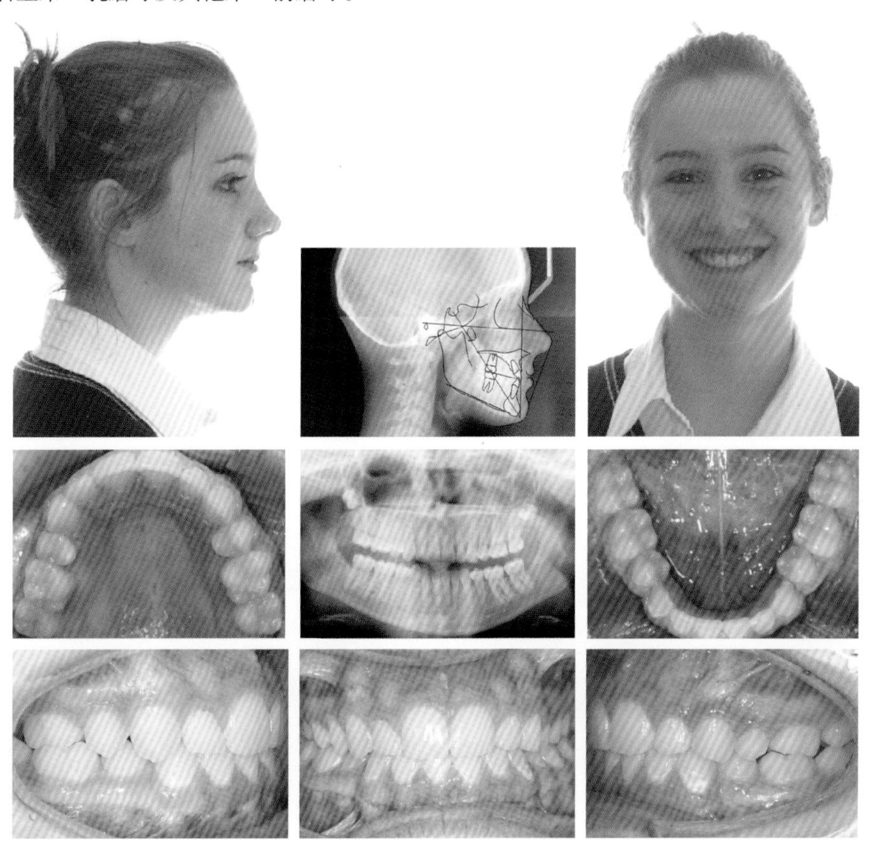

图8.41 结束后。

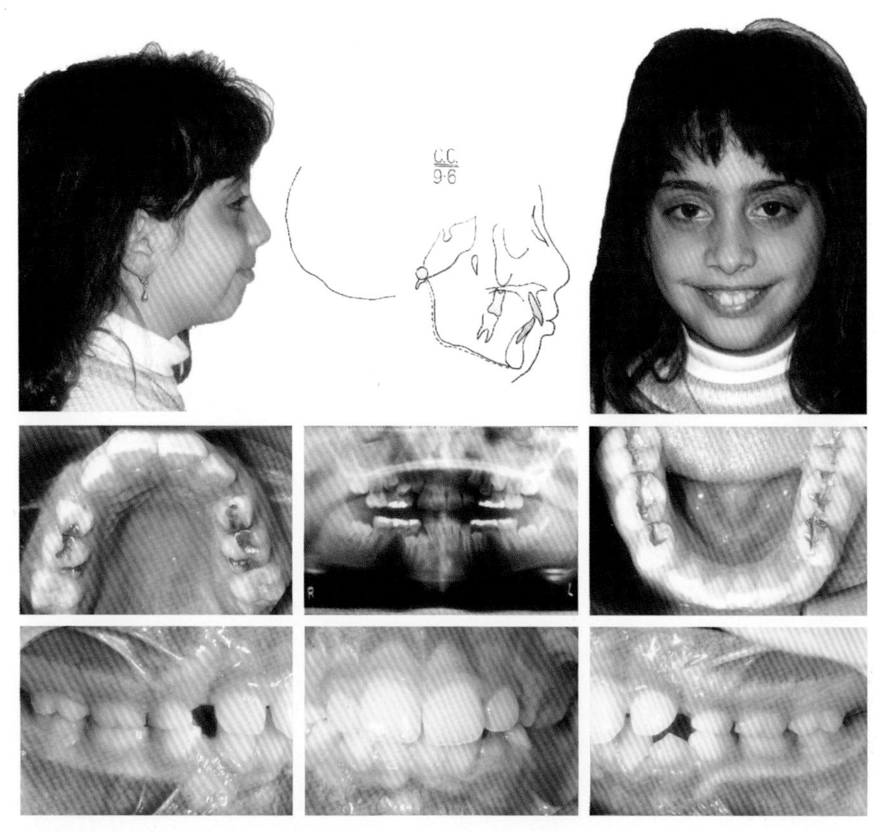

图8.42　Ⅱ类1分类混合牙列，伴有下颌第二前磨牙缺失。治疗前。

要，而且，由于拔牙间隙的自动关闭可减少固定矫治器的戴用时间。进而减少了Ⅱ类牵引力及切牙的回收所引起的潜在的不良后果。这类方法的缺点是邻牙向拔牙间隙处倾斜，颊舌侧牙槽骨变窄，下颌第一前磨牙向远中漂移[21]（图8.46）。

图8.45显示，Ⅰ类混合牙列，所有的第二前磨牙缺失，8岁时出现轻度拥挤。上颌第二乳磨牙大面积填充，而且切牙的位置并不前凸。有意思的是，患儿的母亲具有理想殆，深受代替她缺失的第二前磨牙的4个桥体带来的大量问题。因此，她要求为她的女儿关闭间隙。8岁时，所有的第二乳磨牙均被拔除，经历了5年的“漂移”期，其后牙向近中移动伴有切牙轻度内收（图8.46）。图8.46阶段记录显示，随着磨牙的近中漂移及扭转，大部分拔牙间隙自动关闭。同时前磨牙也发生了扭转及远中漂移。下颌拔牙间隙两侧的邻牙发生更严重的倾斜，但切牙只有少量的内收（图8.46）。而后，固定矫治器的戴用时间小于18个月（图8.37）。这种在混合牙列期的积极干预避免了将来由于第二前磨牙缺失而要进行的修复治疗，缩短了正畸治疗时间，减少了不当的切牙内收。

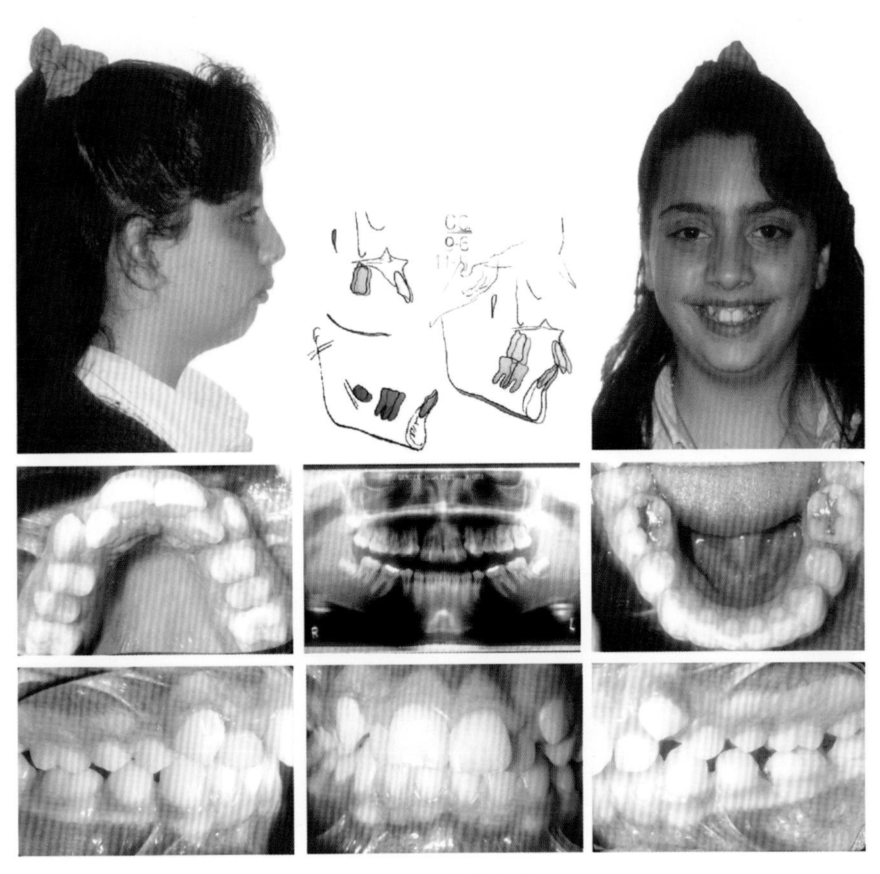

图8.43　拔除下颌第二乳磨牙。观察磨牙Ⅱ类关系及中线不一致的改进。

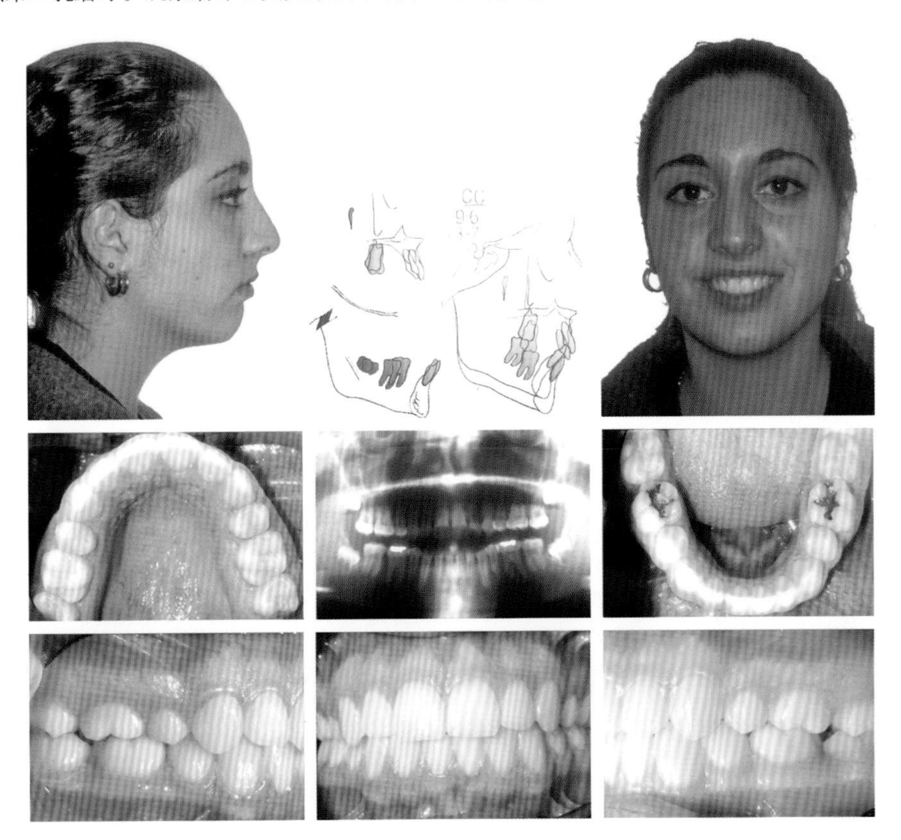

图8.44　结束。拔除上颌第一磨牙并戴入固定矫治器后。

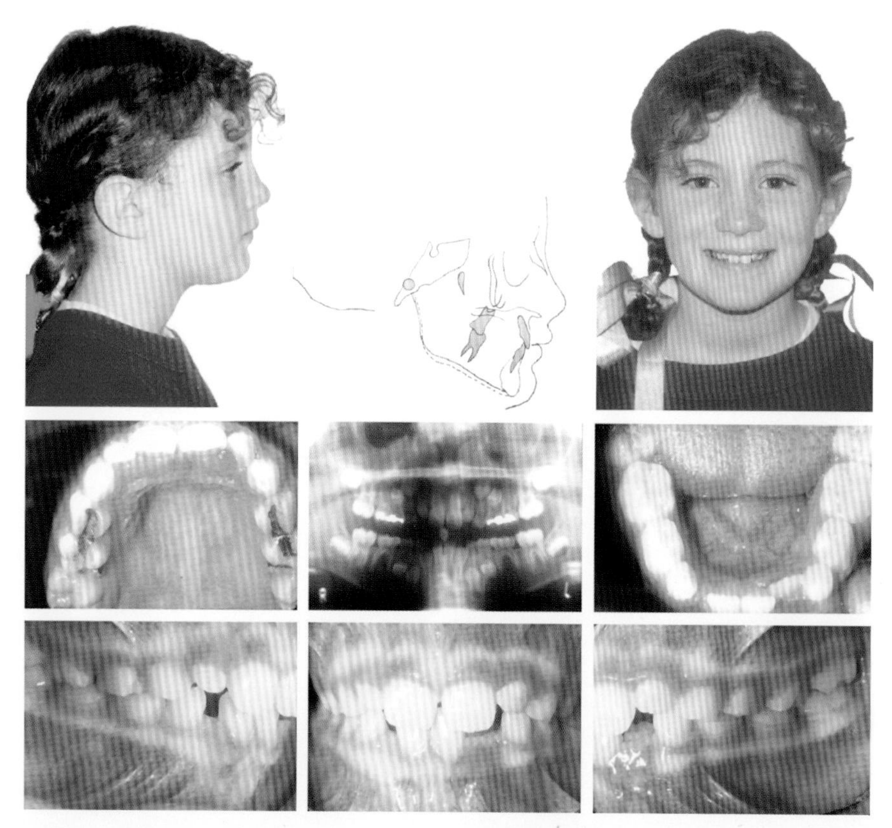

图8.45　Ⅰ类轻度拥挤错𬌗。所有第二前磨牙缺失；拔除第二乳磨牙使间隙关闭。治疗前。

移植——选择了几个移植的案例来分析。其中一个病例表现出拥挤伴有牙齿缺失[22]（图8.48）。为了解除拥挤，其中一个牙弓内的前磨牙可能必须被拔出。如果对𬌗存在牙齿先天缺失，可以考虑自体牙移植[23]。图8.48a显示，下颌拥挤伴有上颌侧切牙及右上第二前磨牙缺失，且右上第二乳磨牙牙根发生吸收。下颌第一前磨牙被拔除，在牙根形成2/3时，将左下第一前磨牙移植到右上第二前磨牙间隙处（图8.48b）。移植后，出现部分髓腔钙化但牙根继续发育（图8.48c）。随后戴入固定矫治器完成治疗。前磨牙的自体移植10年成功率很高，但是有发生牙髓问题及粘连的风险[22]。

针对第二前磨牙缺失的患者的第二种移植方法是，拔除上颌前磨牙（所有的上颌前磨牙）并移植到下牙弓。图8.49显示，尖牙有半个牙尖的Ⅱ类关系，伴有上下颌第二前磨牙缺失，且第二乳磨牙发生下沉。第二乳磨牙被拔除，左上第二前磨牙被移植到缺失的下颌前磨牙的牙槽窝内（图8.50）。后期的正畸治疗包括关闭所有上颌间隙，使尖牙达到Ⅰ类关系而磨牙为Ⅱ类磨牙关系（图8.51）。最好在前磨牙牙根形成2/3～3/4时做移植。

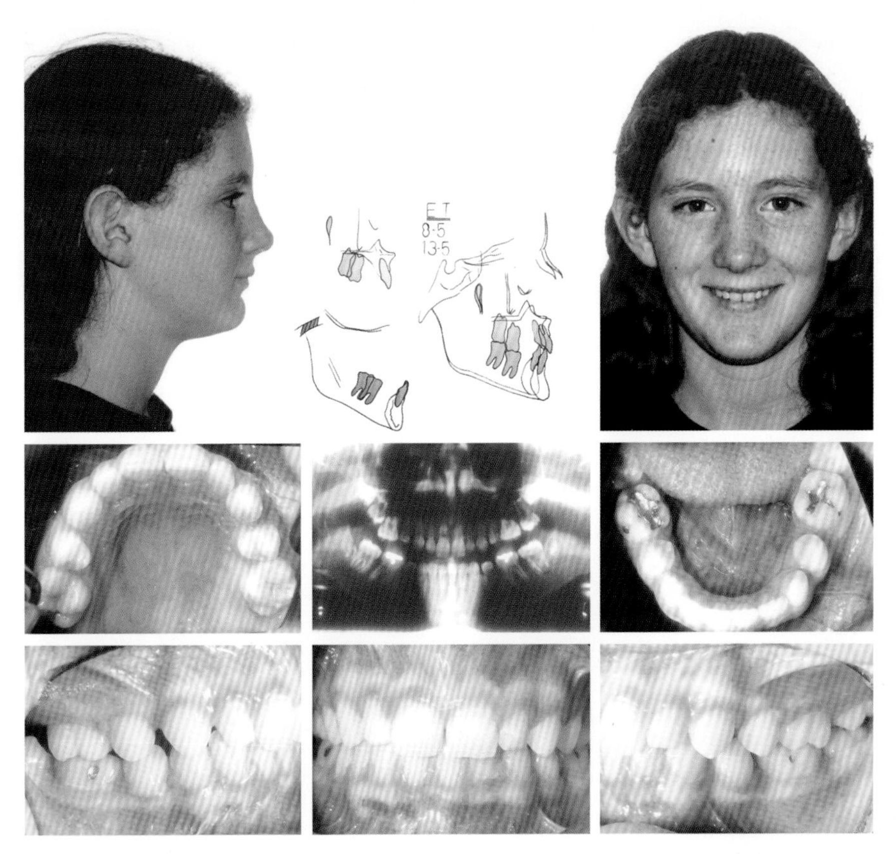

图8.46　进展中（5年“漂移”后）。

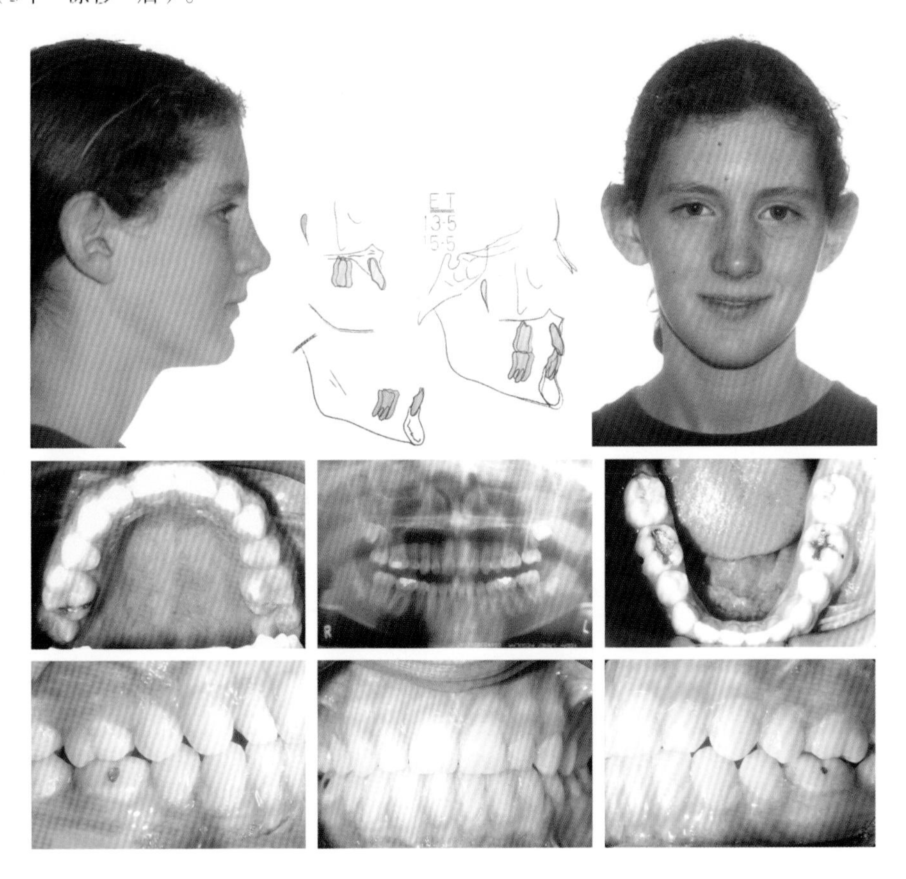

图8.47　结束期。

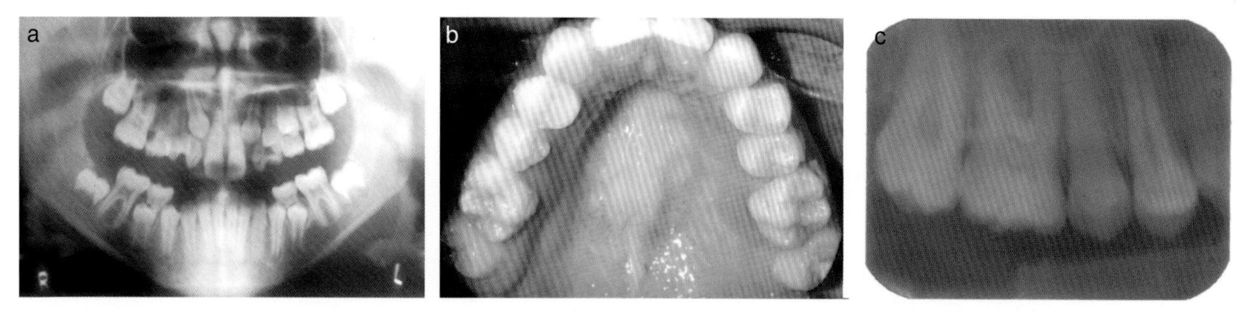

图8.48 Ⅰ类拥挤。a. 曲面断层片显示下颌拥挤，上颌侧切牙及右上第二前磨牙缺失。b. 左下第一前磨牙移植到右上第二前磨牙处。临床观察。c. 移植后的根尖片。

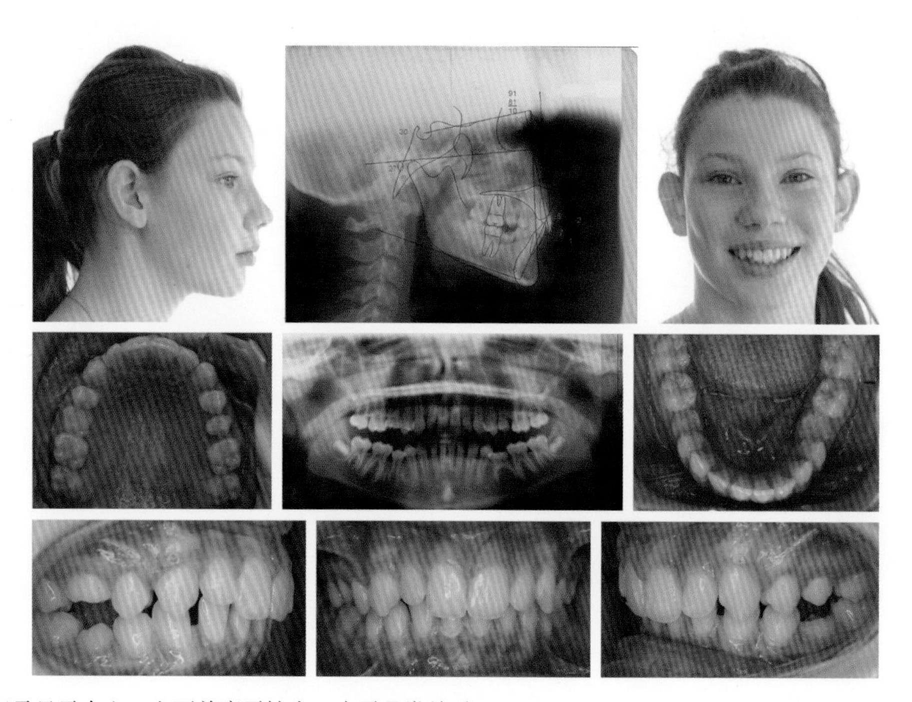

图8.49 治疗前记录显示右上、左下前磨牙缺失，尖牙Ⅱ类关系。

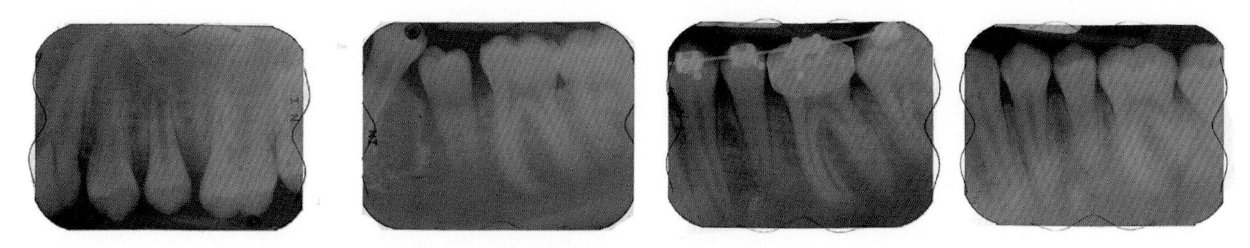

图8.50 X线片显示，左上第二前磨牙移植到下颌缺失的前磨牙的牙槽窝内。

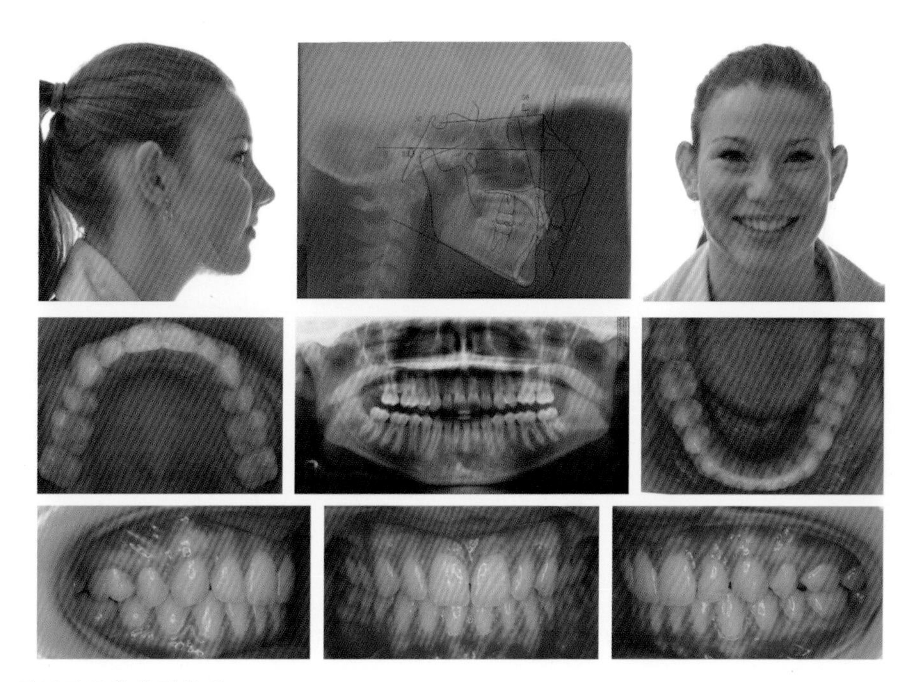

图8.51 治疗后记录显示Ⅱ类磨牙关系。

8.13 总结

本文回顾了第二乳磨牙继承恒牙缺失，其牙根吸收及粘连的发生频率及后果。通过案例分析，提出对年轻患者的各种治疗方法。对于生长期第二前磨牙缺失的孩子，有两条主要治疗原则。第一条原则，当采用非拔牙矫治时，确保适当的缺牙间隙，不要损伤牙槽骨。第二条原则，当采用拔牙矫治时，在关闭间隙时，确保下切牙的位置不被破坏。通常早期拔除第二乳磨牙有利于达到这一目标。

参考文献

[1] Polder BJ, Van'thof MA, Van der Linden FPGM, Kuijpers-Jagtman AM. A meta-analysis of the prevalence of dental agenesis of permanent teeth. *Community Dent Oral Epidemiol* 2004;**32**:217–26.

[2] Kokich VG, Kokich VO. Congenitally missing mandibular second premolars: Clinical options. *Am J Orthod Dentofacial Orthop* 2006;**130**:437–444.

[3] Profitt WR, Ackerman JL, Fields HW. *Diagnosis and treatment planning in Orthodontics. In: Contemporary Othodontics*, 2nd edn. St. Louis, CV: Mosby; 1993, 139–225.

[4] Rune B, Sarnas KV. Root resorption and submergence in retained deciduous second molars. *Eur J Orthod* 1984;**6**: 123–13.

[5] Kennedy DB. Review: Treatment Strategies for ankylosed primary molars. *Eur Arch Ped Dent* 2009;**10**:201–210.

[6] Hansen K, Kjaer I. Persistence of deciduous molars in subjects

with agenesis of the second premolars. *Eur J Orthod* 2000;**22**: 239–243.

[7] Bjerklin K, Bennett J. The long term survival of lower second primary molars in subjects with agenesis of the premolars. *Eur J Orthod* 2000;**22**:245–255.

[8] Sletten DW, Smith BM, Southard KA, et al. Retained deciduous mandibular molars in adults. A radiographic study of long term changes. *Am J Orthod Dentofac Orthop* 2004;**124**: 625–630.

[9] Scurrin MS, Bader JD, Shugars DA. Meta-analysis of fixed partial denture survival; prostheses and abutments. *J Prosth Dent* 1998;**79**:459–464.

[10] Ruprecht A, Wright GZ. Ankylosis with and without oligodontia: Report of seven cases. *J Can Dent Assoc* 1967;**9**: 444–447.

[11] Kurol J, Thilander B. Infraocclusion of primary molars with aplasia of the permanent successor. *Angle Orthod* 1984;**54**: 283–294.

[12] Brearle LJ, McKibben DH. Ankylosis of primary molar teeth. *J Dent Chil* 1973;**90**:54–63.

[13] Becker A, Karnei-Rèm RM. The effects of infraocclusion Part I: Tilting of the adjacent teeth and local space loss. *Am J Orthod* 1992;**102**:256–264.

[14] Becker A, Karnei-Rèm RM. The effects of infraocclusion Part II: The type of movement of the adjacent teeth and their vertical development. *Am J Orthod* 1992;**102**:302–309.

[15] Becker A, Karnei-Rèm RM, Steigman S. The effects of infraocclusion Part III: Dental arch length and midline. *Am J Orthod* 1992;**102**:427–433.

[16] Ostler MS, Kokich VG. Alveolar ridge changes in patients with congenitally missing mandibular second premolars. *J Prosth Dent* 1994;**71**:144–149.

[17] Nordquist GG, McNeill RW. Orthodontic vs. restorative treatment of the congenitally absent lateral incisor – long term periodontal and occlusal evaluation. *J of Period* 1975;**46**:139–143.

[18] Robertsson S, Mohler B. The congenitally missing upper lateral incisor. A retrospective study of orthodontic space closure versus restorative treatment. *Eur J Ortho* 2000;**22**: 697–710.

[19] Joondeph DR, McNeill RW. Congenitally absent second premolars: an interceptive approach. *Am J Orthod* 1971;**59**:50–66.

[20] Lindquist B. Extraction of the deciduous second molar in hypodontia. *Eur J Orthod* 1980;**2**:173–181.

[21] Mamopoulou A, Haag U, Schroder U, Hansen K. Agenesis of mandibular second premolars. Spontaneous space closure after extraction therapy: a 4-year follow up. *Eur J Orthod* 1996;**18**:589–600.

[22] Jonsson T. Sigurdson TJ. Autotransplantation of premolars to premolar sites. A long term follow up study of 40 consecutive patients. *Am J Orthod Dentofacial Orthop* 2004;**125**:668–675.

[23] Kennedy, DB. Autogenous Tooth Transplants for the Pediatric Dental Patient: Report of three cases. *Pediatric Dent* 2013;**35**: E113–E119.

第四部分：前磨牙自体牙移植的原则和技术

Ewa Monika Czochrowska, DDS, PhD[1], Paweł Plakwicz, DDS, PhD[2]
[1]*Department of Orthodontics, Medical University of Warsaw, Poland*
[2]*Department of Periodontology, Medical University of Warsaw, Poland*

牙齿缺失的生长期患者的治疗是极其受限的，因为传统的修复体，尤其是种植体，是生长发育停止前的禁忌[1]。可供选择的治疗方法有：

- 保留乳牙。
- 固定局部义齿（树脂加强型复合或烤瓷桥）。
- 正畸治疗关闭间隙。
- 自体牙移植。

每一种治疗方法都各有利弊，应由口腔多学科合作寻找和选择最大化满足患者需求的治疗方案。

自体牙移植术是通过外科手术将牙齿从一个位置移植到同一个体口腔内的另一位置。它提供了一种用天然牙代替缺失牙的可能性，因此成为了一种颇具吸引力的治疗选择[2]。最好的供体牙是发育中的前磨牙，据文献记载这些牙在移植术后的成功率超过90%[3-5]。利于自体牙移植成功的重要因素包括：

- 相对较好的外科手术入路——牙弓中段。
- 良好的形态——考虑到移植时较容易，常常选择牙根较短尖的单根牙。
- 位于龈下——通常在牙齿萌出前进行移植。

相比其他牙，尤其是经常被选作供体牙的智齿或阻生尖牙，上述这些因素会减少供体牙在外科手术中外伤的风险，从而获得较好的预后。前磨牙通常会因为正畸治疗的需要而拔除，因此应该将前磨牙移植的可能性纳入整体治疗方案的考虑中。

虽然通过口内像可以判断供体牙的尺寸，但在要求很高的一些病例中，比如需要将前磨牙移植到有外伤史的上颌前牙区的病例，CBCT的应用可以提高牙齿形态评估的准确性。CBCT也有助于复制供体牙，以用于受植区牙槽窝的制备[6]。

生长发育期患者进行前磨牙自体移植的正畸适应证[7]如下。

8.14 下颌第二前磨牙先天缺失的Ⅱ类错𬌗畸形

如果滞留的乳磨牙健康，不存在进展性的牙根吸收或龋坏，则可以考虑保留[8]，但常发生的情况是滞留乳牙的根骨粘连以及进展性的低位咬合[9]。如果局部的牙齿存在明显错位，比如邻牙的倾斜或对颌牙的伸长等，那么由于牙槽骨发育可能受到了损伤，今后的种植难度增加（图8.52）。一般而言，下颌第二前磨牙先天缺失的Ⅱ类错𬌗畸形患者不应该通过正畸治疗关闭下颌间隙，因为这会导致我们并不愿看到的下颌切牙内收的发生。也可以在关闭间隙时应用种植支抗，但该方法矫治周期长，并且需要医生对牙齿移动的控制非常好，尤其是下牙弓。因此，前磨牙自体移植的正畸适应证为需要拔除上颌前磨牙进行正畸治疗的Ⅱ类错𬌗畸形病例，将拔除后的前磨牙移植到先天缺失的下颌前磨牙处。在自体牙移植术后进行正畸治疗关闭上颌拔牙间隙，建立最佳的牙齿咬合关系。

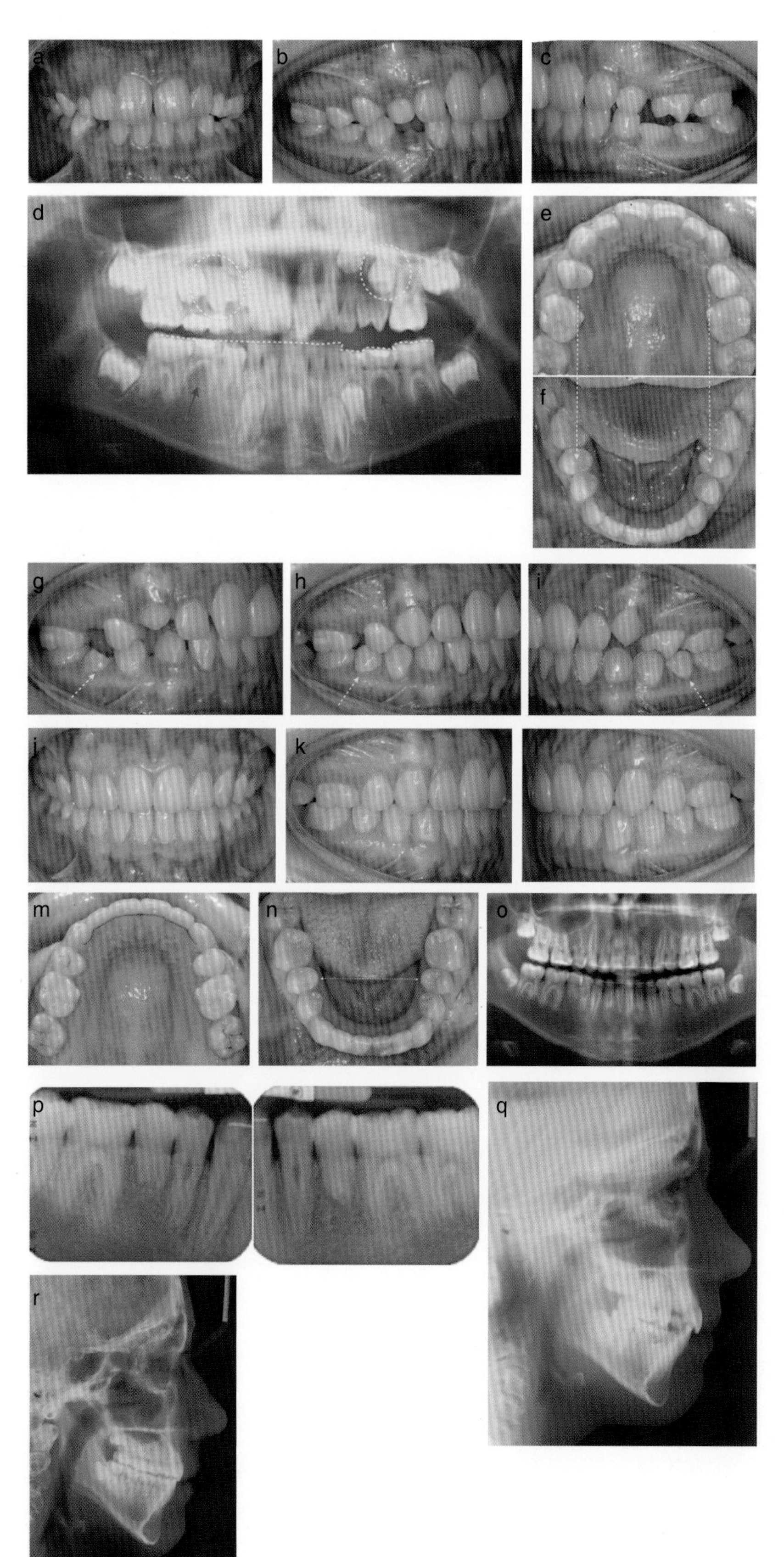

图8.52 11岁零5个月的女孩寻求正畸治疗（a~d）。曲面断层片显示患者下颌第二前磨牙先天缺失（d，箭头所指位置）。临床检查发现患者左侧乳磨牙低位咬合。患者母亲也有下颌第二前磨牙先天缺失的问题，她担心女儿的牙齿低位咬合问题愈发严重。未萌的上颌第二前磨牙（d，圆圈所指位置）进行自体移植从而替代缺失的下颌前磨牙（e和f，如箭头所示）。正畸治疗12个月（g）和18个月（h，i）的口内像可以看到自体移植后的前磨牙的萌出和牙列咬合关系的自发调整。正畸治疗结束后1年（j~n）咬合关系稳定、牙齿接触关系正常。治疗后的曲面断层片显示无低位咬合及硬组织病理变化（o~p）。患者治疗后的侧貌得到维持（q：治疗前，r：治疗后）。

8.15 上切牙的外伤缺失

发育期患者切牙缺失是前磨牙自体移植最重要的适应证。患者会因缺失一颗或多颗前牙而焦虑，也会因此尽快寻求口腔治疗。正畸治疗关闭间隙或自体牙移植是为数不多可以实现用天然牙取代缺失牙的治疗方案，并且已经成功应用于儿童患者而不仅仅理论适用。有不同的正畸治疗方案可供选择[10]，方法的选择和临床需求紧密相关，如果想要在缺牙部位减小牙弓长度，那就使用正畸方法关闭间隙；如果需要保留间隙，那就选择牙齿移植。自体牙移植需要有合适的供体牙，并且应该作为整体正畸治疗方案的一部分。正畸治疗计划拔除前磨牙的I类患者，如果上切牙外伤缺失则可以考虑前磨牙的自体移植。它对于前牙需要替代修复的病例是一种不错的选择（图8.53）。在这些病例里，为了获得稳定的咬合关系应该考虑代偿性的拔牙或使用种植支抗。供体牙更适宜从对侧牙弓象限中选择，而不是缺牙侧象限。对于缺失两颗上切牙的生长发育期患者而言，自体牙移植配合正畸治疗关闭间隙是一种可行的治疗方案[4]。

8.16 由先天性多颗牙缺失造成的牙齿分布不均衡

多颗牙先天缺失的患者，由于供体牙的数目有限，因此进行前磨牙自体移植比较困难。前磨牙自体移植的最佳适应证是某一区段牙弓拥挤、另一区段牙齿缺失的患者，以及正畸治疗中不宜关闭间隙的患者。牙齿先天缺失只存在于单颌牙弓的患者可以考虑该治疗，但从无牙齿缺失的牙弓中选择作为供体牙的前磨牙不应多于两颗。一个缺失上颌侧切牙和上颌第二前磨牙的年轻患者是比较适合的病例。可以选择的治疗方案是用下颌前磨牙替代缺失的上颌前磨牙，然后进行正畸治疗关闭存在于上颌前部和下颌的间隙[2]。

在进行自体牙移植前，我们应该考虑到各种因素，如患者的年龄、缺牙的数目和分布、乳牙的形态和状况、咬合、面部侧貌和患者的意愿等，并认真进行个性化的评估。

8.17 手术

当移植的前磨牙牙根尚未发育完成时，医生应非常小心，在术中操作轻柔以避免造成根尖创伤，以增大移植成功的可能性。

8.18 麻醉方法的选择（局部麻醉和全身麻醉）

一般情况下，自体牙移植术是在局麻条件下进行的，但麻醉的类型很大程度上由患者对手术的态度、全身健康状况、术者的喜好、手术的类型和预期时长以及对患者配合度的评估所决定。术中与患者的沟通或许很有帮助。对儿童患者进行前磨牙自体移植术往往要求医生具备较好的沟通能力。此外，全麻（插管法）所需要的设备和患者头部动度有限可能会给儿童患者某些区域的手术造成困难。相反的，手术会给年轻患者带来相当大的压力，因此焦虑的患儿会阻碍手术进程甚至不可逆地影响整个治疗方案的实施。术前与患者及其家长进行多次沟通有助于医生对于麻醉

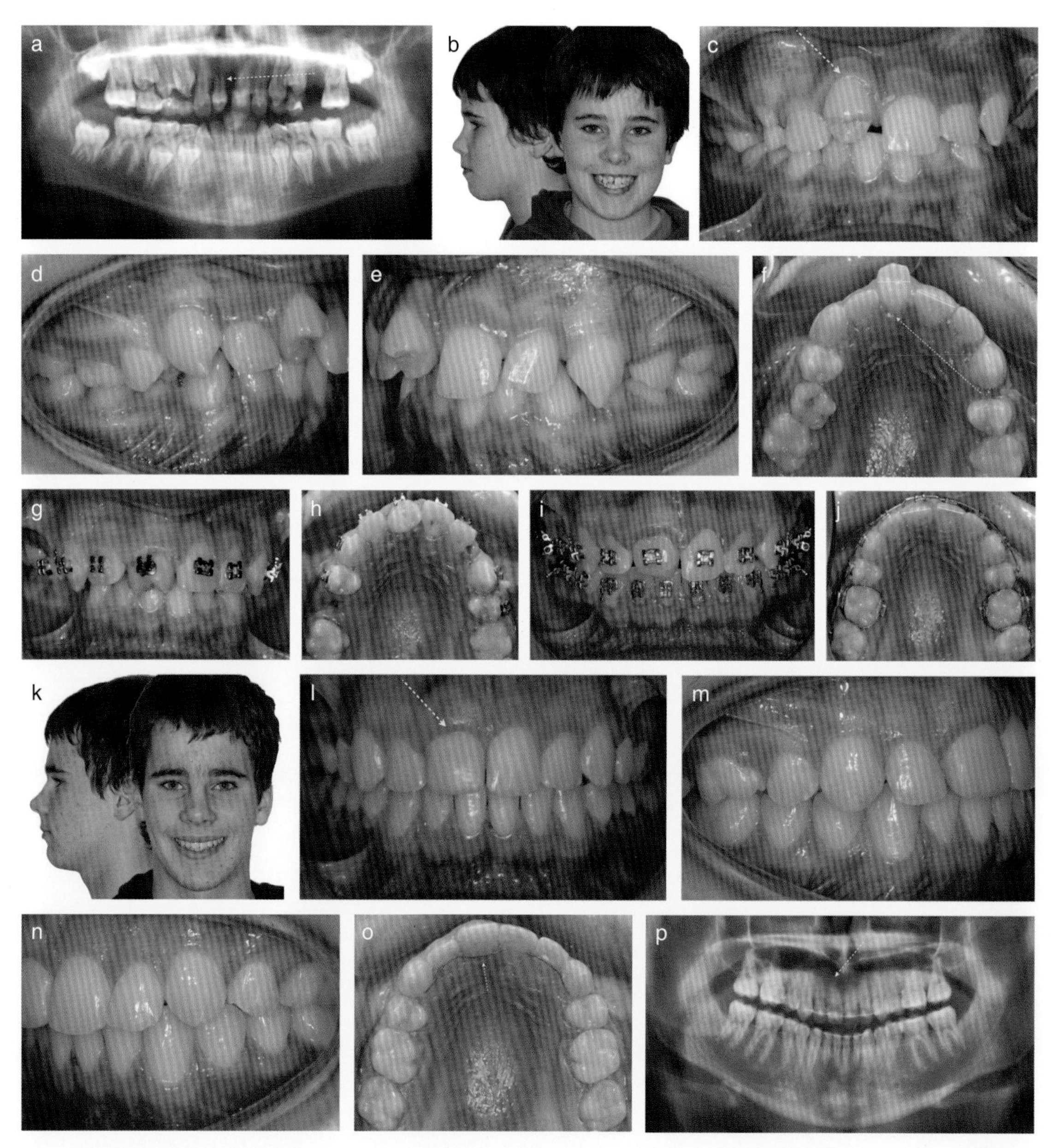

图8.53 右上中切牙脱位的11岁的男孩。30分钟后进行牙齿复位再植，但6个月后牙齿发生了广泛的炎性牙根吸收。将未萌的左上第二前磨牙移植至右上中切牙处（a，箭头所指）。18个月后，患者开始正畸治疗（b~e），由于移植后的前磨牙（箭头处）宽度与邻近的中切牙不匹配（f），通过正畸治疗将其进行旋转（g~h）使其与邻近的中切牙宽度匹配（i，j）。拔除右上第二前磨牙以获得正常的尖牙关系。矫治器拆除后，患者微笑美观且侧貌正常（k）。正畸治疗后，患者获得了稳定的咬合和正常的牙齿接触关系（l~o）。通过复合树脂贴面治疗将移植牙改形为切牙（l，箭头所指位置）；然而，移植牙在龈缘水平的宽度太大，以至于无法与邻近的中切牙匹配。治疗后无硬组织的病理改变（p）。

方法做出最合适的选择。手术时长取决于供体牙牙根所处的发育阶段、供体牙在牙弓中的位置以及受植区的外科预备及所处位置。手术团队的过往经验也是一个重要的影响因素。通常情况下，由于上颌前磨牙周围存在大量的松质骨且唇侧牙槽骨板较薄，上颌前磨牙的移植易于下颌前磨牙。供体牙的位置越靠近表面，比如正好位于松动乳牙的下方，位置越靠近牙弓前部，牙齿自体移植术所需要的时间越短。如果受植区的预备很简单，比如术前乳磨牙无粘连或外伤后的切牙还没有脱落，则手术的时长往往不超过90分钟。如果手术需要大量截骨，尤其是前牙区，对于患者极具挑战，可能很有必要进行全身麻醉。

8.19 前磨牙间的自体移植

手术应首先判断供体牙能否在不损伤牙骨质和Hertwig上皮根鞘的前提下从牙槽骨中移出（第一步）。如果供体区乳磨牙存在，将其拔除。沿着牙龈缘做第一切口（龈沟内），将其进行垂直切口，在供体区邻牙的颊侧进行翻瓣。在生理盐水的冲洗下使用牙钻仔细划分覆盖供体牙的唇侧骨板。使用牙钻轻轻去除邻近供体牙的剩余牙槽骨以防止牙根受创伤（图8.54a）。假设供体牙可以轻轻移出，那么第二步应该进行受植区的预备。如果受植区存在乳磨牙（即使发生根骨粘连）则有助于维持适合的牙槽骨量、牙槽骨形态以及角化牙龈的宽度。因此，这些乳牙应该保留至手术时。使用从小号钻到锥形完成钻等一系列的外科牙钻，预备新的牙槽窝使其与牙根外形相似（图8.54b）以适合供体牙，并与牙根之间有1mm间隙。当受植区预备完成后，将供体牙及其附着的牙囊从牙槽骨中轻轻移出（第三步）（图8.54c）。在移植过程中需要避免与供体牙牙根接触，因为对牙骨质的直接损伤会导致移植后发生根骨粘连。然后将供体牙移至预备好的牙槽窝中，并检查其与牙槽窝形态是否匹配（图8.54d）。如果受植区牙槽窝需要进一步的预备，为防止供体牙干燥应将其放置于

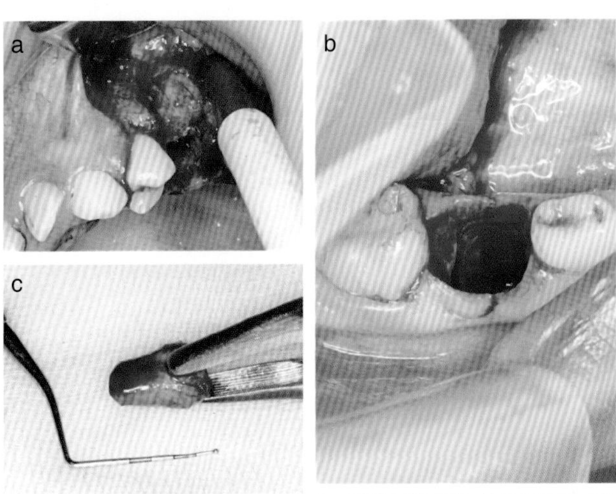

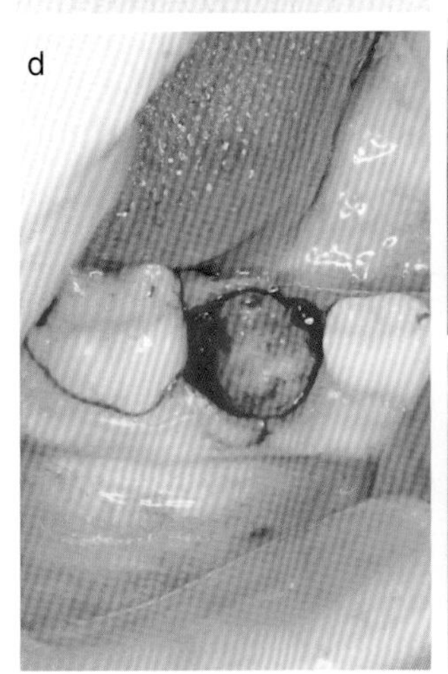

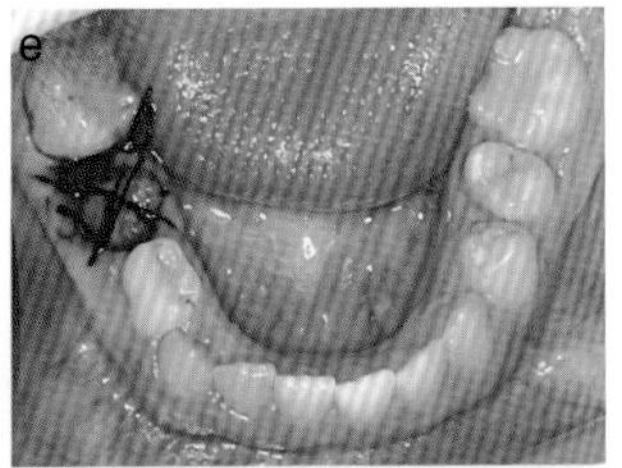

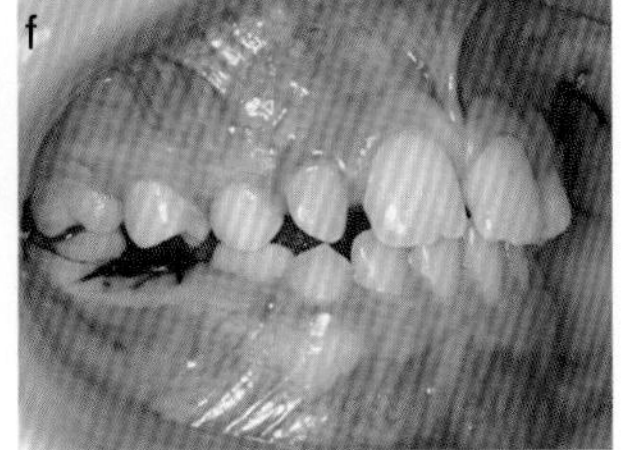

图8.54 11岁的女孩下颌第二前磨牙先天缺失——手术第一步（供区），翻开黏骨膜，用牙钻和牙挺去除颊侧牙槽骨从而暴露未萌的发育中的左上第二前磨牙（a）。手术第二步（受区），拔除右下第二乳磨牙，加深及重塑牙槽窝使其适合供体牙（b）。用钳子将供体牙从隐窝内轻柔提取出（c）并立即移植至人工预备好的下颌牙槽窝中（手术第三步）（d）。采用牙龈缝线横跨咬合面和牙囊将邻近的牙龈结扎以固定移植牙（e）。移植牙最终的位置位于牙龈水平以避免咬合接触（f）。

唾液中。使用缝线结扎以固定移植牙，缝线横跨咬合面并覆盖牙囊和邻近的牙龈（图8.54e）。不需要进行半坚强或坚强内固定。移植牙最终的垂直向位置通常与供体牙的初始位置一致。移植牙偶尔在受植区更偏𬌗向，在这种情况下，一定要检查咬合以确保其与对颌牙无接触点（图8.54f）。

8.20 将前磨牙移植至上颌前牙区

在临床中，医生经常会遇到上颌前牙区外伤的情况。外伤会导致切牙创伤并伴发活动期炎症和切牙根骨粘连伴发牙槽骨发育受限。在牙齿和牙槽骨损伤患者的受植区往往存在广泛的骨缺损和软组织瘢痕（图8.55a）。因此，对于供体牙而言，受植区牙槽骨的宽度和高度可能不足（图8.55b）。由于外科预备所造成的颊侧牙槽骨缺损和软组织撕裂，牙槽窝可能有时会在颊侧裂开（图8.55c）。在这样的情况下，应将移植的前磨牙的根尖置于松质骨内，而牙根的冠方伸向唇侧穿过牙槽骨用复位后的黏骨膜瓣覆盖（图8.55d）。因此，移植于上颌前牙区的前磨牙需要更强的固定，可以使用复合树脂将细金属丝粘接于邻牙和移植牙。

8.21 术后须知

建议患者遵循标准的术后须知，包括：适量的抗生素（通常为阿莫西林500mg，3次/日），非甾体类消炎药，冰袋，术区避免刷牙，使用0.12%～0.2%氯己定轻柔漱口，7天内避免咀嚼，可进软食。10～14天后拆线。

8.22 随访

在可能的情况下，分别于拆线后1个月、3个月、6个月及每年对移植牙进行临床和影像学检查，以确定其愈合良好。

临床检查由牙周组织的评估组成，包括牙周袋深度、临床附着水平、角化牙龈宽度的测量，

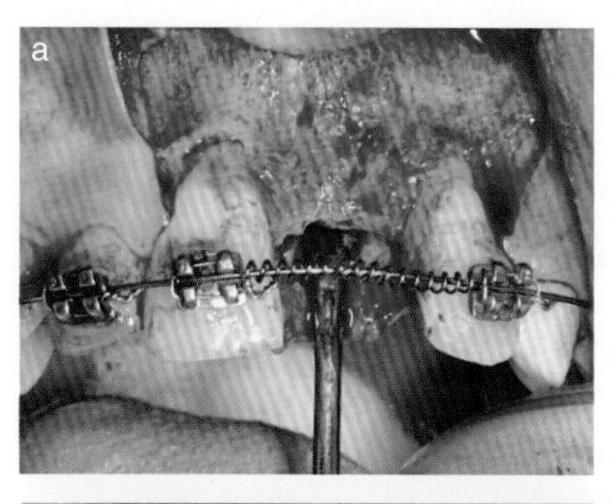
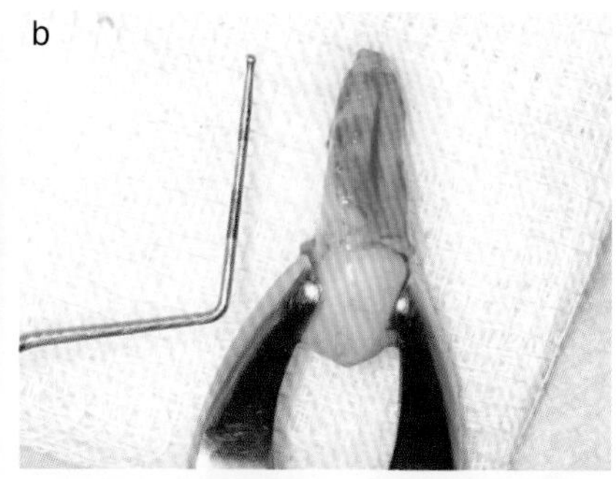
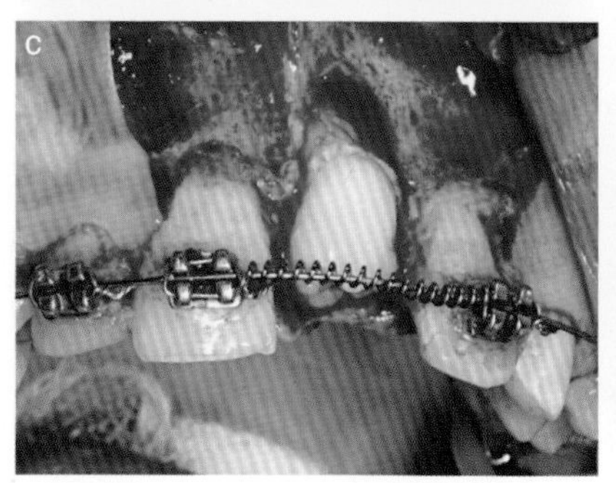
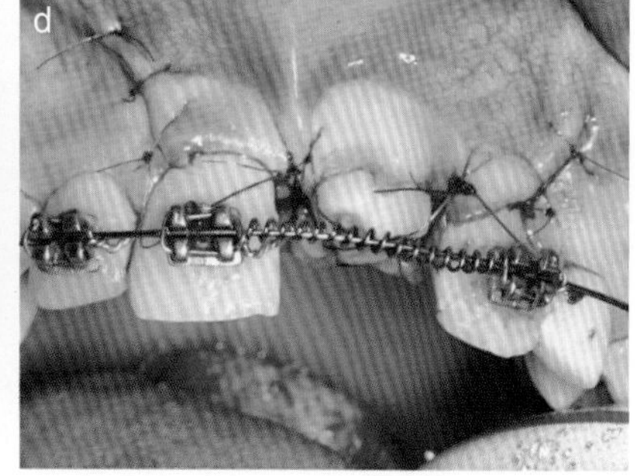

图8.55 左上中切牙外伤缺失的10岁男孩——左上中切牙脱位后受体区唇侧皮质骨缺损（a）。在进行上颌前部受体区的预备（手术第二步）前必须初始暴露供体牙，受体区预备后轻轻移出供体牙。这也就避免了在供体牙不可能移出的情况下受体区牙槽突的吸收。将半萌出的右下第二前磨牙摘出后，移植至受体区的牙龈水平（b）。治疗前的骨损伤和牙槽窝的外科预备造成了颊侧牙槽骨的开裂（c）。将瓣膜复位以覆盖移植前磨牙的牙根和骨开裂，并用缝线固位瓣膜（d）。

菌斑聚集的评估，炎症指标的检查。对牙齿动度也应进行评估，包括对根骨粘连的牙齿进行叩诊（叩诊音为高、金属音）。移植牙的电子牙髓活力测试可以帮助监测牙髓的愈合情况，但术后一段时间内牙髓活力测试值可能会降低。将天然的对侧牙作为对照，如果没有对侧牙，可以选择邻近没有受影响的牙齿作为参照。据文献报道，进行自体移植的牙根处于发育阶段的前磨牙与对照牙之间没有明显差异，这说明这种形式的自体牙移植可以获得成功的愈合。

通常使用口内影像学检查监测自体牙移植后硬组织的愈合，在一些治疗前存在广泛牙槽骨缺损的病例和需要进行正畸调整的病例中，偶尔使用CBCT检查移植牙周围牙槽骨的形成。

牙根处于发育阶段的牙齿在移植后，医生必须关注以下特征以确定其预后良好。

8.23 牙髓愈合

由于结缔组织内的新生血管通过根尖向内生长，因此在移植术后不久根尖开敞的牙齿就会发生牙髓血管再生[11]。几个月后，移植牙的牙髓组织内细胞和血管会减少，类似骨或牙骨质等新生组织会占据大部分的原始牙髓腔。这种情况在影像学上像是进展性的牙髓腔闭塞（图8.52p），发育中的牙齿在移植术后几个月通过口内X线片检查经常可见[2, 4]。没有发生牙髓腔闭塞暗示牙髓可能发生坏死，可以通过牙髓活力测试确定。如果牙齿移植后发生牙髓坏死，那么移植牙需要进行根管治疗，而相比之下，发育成熟的牙齿在移植后都需要进行根管治疗。医生更倾向于选择在手术时牙根长度发育完成1/2至3/4的牙齿作为供体牙[3, 12]，因为牙髓坏死很少发生于这类牙齿（图8.52和图8.53）。根尖开敞的短根牙更易获得组织再生，并能更好地适应受植区。

8.24 牙周愈合

如果在手术过程中牙根表面没有受损，那么正常的牙周韧带会发生附着，移植牙萌出（图8.52g ~ i）[13]。萌出率取决于在手术时牙根发育所处的阶段，通常在术后2 ~ 6个月可见牙齿萌出[14]。在牙根发育早期阶段进行移植的牙齿按照它们正常的发育速度需要经历较长的时间萌出[15]。术后没有萌出的移植牙可能发生了根骨粘连，这也可以通过之后的正畸牵引牙齿没有反应得以确定。如果发生了根骨粘连，有时患者拥有另一颗可用的供体牙，那么它就为第二次自体牙移植术提供了可能性。即使第一次自体牙移植术以失败告终，医生仍然可以期待第二次移植术后牙齿愈合良好。如果没有多余的供体牙可用，那么可以考虑继续观察根骨粘连的移植牙。在这种情况下，最终的预后取决于牙槽突的生长潜力以及牙根粘连的进展情况，不同患者之间差异很大。

8.25 牙根发育

牙齿移植后牙根会进一步发育，并且取决于移植初始牙根所处的发育阶段[16]。与对侧对照牙相比，移植牙的牙根通常较短（图8.52p，图8.53p）[4-5]，但无临床意义。在移植术后2年内移植牙的牙根长度达到稳定[17]。有时，移植术后牙根不会继续发育，而这些牙齿在进行自体移植时正处于牙根形成早期阶段——牙根长度不足1/2。

8.26 重塑切牙形态

当前磨牙被移植去替代外伤或缺失的上颌切牙时，不得不将其改形为切牙。在手术过程中，如果不可能将供体牙放置于与邻近的切牙相比最理想的位置，那么在自体移植术后进行正畸调整可以明显改善移植牙的位置以对其进行满意的改形（图8.53g ~ j）[18]。通常，在移植术6个月以后对移植牙进行临时的复合材料修复，一般不调磨釉质表面或进行最小限度的调磨。为了保护牙周组织必须避免悬凸边缘。贴面可以将前磨牙改形为切牙，它在美观和颜色匹配方面效果最理想，是首选的治疗方法（图8.53l）。由于其天然的釉质，瓷贴面也具备最好的牙周相容性。因为贴面修复需要对釉质进行调磨，所以应该在手术2年后再进行贴面修复。

一般情况下，在移植术后1年内会发生自体牙移植并发症[3, 16]。因为移植术后的组织愈合需要时日，因此在必要时应将移植牙的正畸治疗推迟至术后至少1年以后。

参考文献

[1] Thilander B, Ödman J, Lekholm, U. Orthodontic aspects of the use of oral implants in adolescents: a 10-year follow-up study. *Eur J Orthod* 2001;**23**(6):715–31.

[2] Czochrowska EM, Stenvik A, Bjercke B, Zachrisson BU. Outcome of tooth transplantation: survival and success rates 17–41 years post treatment. *Am J Orthod Dentofacial Orthop* 2002;**121**(2):110–9.

[3] Andreasen JO, Paulsen HU, Yu Z, et al. A long-term study of 370 autotransplanted premolars. Part II: Tooth survival and pulp healing subsequent to transplantation. *Eur J Orthod* 1991;**12**(1):14–24.

[4] Czochrowska EM, Stenvik A, Album B, Zachrisson BU. Autotransplantation of premolars to replace maxillary incisors: a comparison with natural incisors. *Am J Orthod Dentofacial Orthop* 2000;**118**(6):592–600.

[5] Plakwicz P, Wojtowicz A, Czochrowska EM. Survival and success rates of autotransplanted premolars: a prospective study of the protocol for developing teeth. *Am J Orthod Dentofacial Orthop* 2013;**144**(2):229–37.

[6] Keightley AJ, Cross DL, McKerlie RA, Brocklebank L. Autotransplantation of an immature premolar, with the aid of cone beam CT and computer-aided prototyping: a case report. *Dent Traumatol* 2010;**26**(2):195–9.

[7] Zachrisson BU, Stenvik A, Haanæs HR. Management of missing maxillary anterior teeth with emphasis on autotransplantation. *Am J Orthod Dentofacial Orthop* 2004;**126**(3):284–8.

[8] Bjerklin K, Al-Najjar M, Kårestedt H, Andrén A. Agenesis of mandibular second premolars with retained primary molars: a longitudinal radiographic study of 99 subjects from 12 years of age to adulthood. *Eur J Orthod* 2008;**30**(3):254–61.

[9] Hvaring CL, Øgaard B, Stenvik A, Birkeland K. The prognosis of retained primary molars without successors: infraocclusion, root resorption and restorations in 111 patients. *Eur J Orthod* 2014;**36**(1):26–30.

[10] Stenvik A, Zachrisson BU. Orthodontic closure and transplantation in the treatment of missing anterior teeth. An overview. *Endod Dent Traumatol* 1993;**9**(2):45–52.

[11] Skoglund A, Tronstad L, Wallenius KA. A microangiographic study of vascular changes in replanted and autotransplanted teeth of young dogs. *Oral Surg Oral Med Oral Pathol* 1978;**45**(1):17–28.

[12] Kristerson L. Autotransplantation of human premolars. A clinical and radiographic study of 100 teeth. *Int J Oral Surg* 1985;**14**(2):200–13.

[13] Paulsen HU, Andreasen JO. Eruption of premolars subsequent to autotransplantation. A longitudinal radiographic study. *Eur J Orthod* 1998;**20**(1):45–55.

[14] Paulsen HU, Shi XQ, Welander U, et al. Eruption pattern of autotransplanted premolars visualized by radiographic color-coding. *Am J Orthod Dentofacial Orthop* 2001;**119**(4):338–45.

[15] Plakwicz P, Czochrowska EM. The prospective study of autotransplanted severely impacted developing premolars: periodontal status and the long-term outcome. *J Clin Periodontol* 2014;**41**(5):489–96.

[16] Andreasen JO, Paulsen HU, Yu Z, Bayer T. A long-term study of 370 autotransplanted premolars. Part IV: Root development subsequent to transplantation. *Eur J Orthod* 1991;**12**(1):38–50.

[17] Myrlund S, Stermer EM, Album B, Stenvik, A. Root length in transplanted premolars. *Acta Odontol Scand* 2004;**62**(3):132–6.

[18] Czochrowska EM, Stenvik A, Zachrisson BU. The esthetic outcome of autotransplanted premolars replacing maxillary incisors. *Dent Traumatol* 2002;**18**(5):237–45.

第五部分：混合牙列的正畸力学机制

Gerald S. Samson, DDS

Department of Orthodontics, Center of Advanced Dental Education, Saint Louis University, St. Louis, USA

“正畸治疗不会仅仅因为你期盼它有效就会成功。”——HT Perry Jr，DDS，PhD。

1979年，正畸专业毕业后，我在位于伊利诺伊州芝加哥的西北牙学院进行第一年住院医师实习。进入诊所后，由15名兼职教师对我们这些正畸实习生进行带教。这简直是一场正畸机制的混乱灾难。星期一，老师说头帽口外弓管应该偏向龈方，星期二却说要偏向殆方，星期三又说偏向龈方，星期四变成了外科正畸方法，无须口外弓管了，星期五的带教老师却非常笃定地说其实这些本质上没有什么区别。在前6个月内，我问系主任Harold T Perry, Jr. 医生，为什么我们既要学习0.018系统又要学习0.022系统的方丝技术。我把Perry医生的回答分享给年轻医生：

> Samson，你太缺乏经验，我的回答会让你难以理解，但我会尽力解释。有些方法有作用，有些没有，有些会在一段时间内起作用然后变成无效。治疗患者时，你会遇到各种各样的治疗反应。治疗某些问题时，第一种和第二种方法可能都不起效。事实上，为了获得好的治疗效果，你需要知道的并不仅仅是一些正畸临床技术，而是必须明白如何去结合、配对以及具有创造力。你学习的不仅仅是正畸技术，更是学会如何思考。

然后，Perry医生用他王者般的威严让我离开了办公室，并引用了Lysle E Johnston, DDS, PhD的话：“当一切都在起作用时，就没什么可担心的了”。

请扪心自问：在任意一天，需要有多少个正畸治疗无效的患者才会使我们感到心烦意乱？我们的回答都一样：“一个就足够了”。虽然我们知道想要每时每刻都做到完美是不现实的，但在情感上，当面临治疗无效或者遇到更糟的“医源性问题”时，文献里的统计学资料根本起不到任何安慰作用。每当我在临床治疗中遇到这样郁闷的经历时，我的脑海中都会回荡这样的声音——如果我对所使用的正畸治疗机制能有更加充分的理解，就不会发生这样的事情了，至少我会在解决出现的问题时少些痛苦。

秉承Harold T Perry, Jr. 医生的精神，本章节的目的就是刺激读者的神经突触连接，让乙酰胆碱流动起来，从而引发读者的思考。

8.27 定义和术语[1–3]

阻抗中心（图8.56）——阻抗中心（Center of

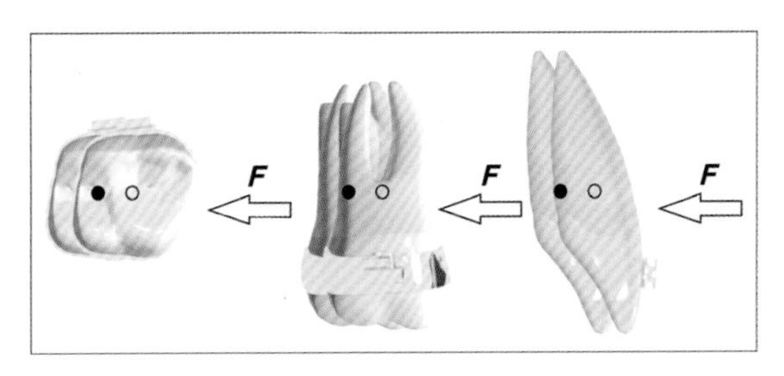

图8.56 直线通过并作用于阻抗中心的力量，将使牙上所有点以相同的量及相同的方向进行移动，称为平移（引自Robert Isaacson医生）。

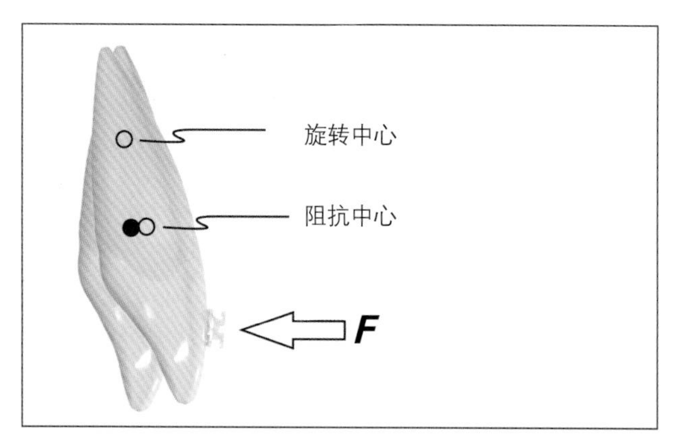

图8.57　从运动学角度描述牙齿的旋转就是从时间点1到时间点2围绕旋转中心的转动。请注意阻抗中心沿着施力方向进行移动（引自Robert Isaacson医生）。

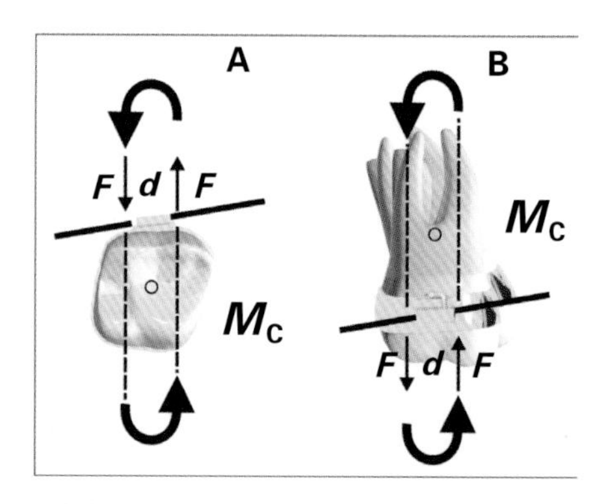

图8.59　力偶的转矩引起的第一序列（A）和第二序列（B）方向上的转动。每个托槽上力偶的两个力量与阻抗中心相距同等距离。阻抗中心与旋转中心重合。$M_C = F \times d$。

Resistance, CRes）是指单一力量可使物体（牙齿）发生平移的作用点（与质心类似）。

平移（图8.56）——物体整体移动，物体内所有的点发生的移位距离相等、方向相同。例如，在牙齿做平移运动时，牙齿（或一组牙）长轴的角度必须保持不变。任何非平移运动均可称为“转动”。

旋转中心（图8.57）——旋转中心（Center of Rotation, CRot）是指物体在非平移运动中物体转动所围绕的中心。

力——使物体加速的作用或影响。力是矢量，有*方向和大小*两个属性。

力矩——围绕着一点或者一个轴进行转动的趋势。

力的力矩（图8.58）——力的力矩（Moment of Force, M_F），是相对于一条线或一个点而言的，指的是物体在受到力作用时，相对于该线或该点的转动趋势。牙齿受到不通过阻抗中心的力的作用时有发生转动的趋势，或称为“作用力产生的力矩”。

力偶——作用于物体上的两个力，其大小相等、方向相反，两个力相互平行，同时不在同一直线上，这样的力系统称为力偶。

力偶矩（图8.59和图8.60）——力偶产生的转动趋势。

转矩（图8.60）——物体沿长轴发生转动，是在单一力量或一组力量的作用下产生的“转动力矩”。例如，一个第三序列方向上的力偶可以通过对弓丝沿其长轴扭转产生。这样，牙冠向一个方向移动，而牙根向相反方向移动。

概要[1]

所有施加在牙齿上的力系统都是由单力和/或力偶组成的。施加一个通过阻抗中心的力，会

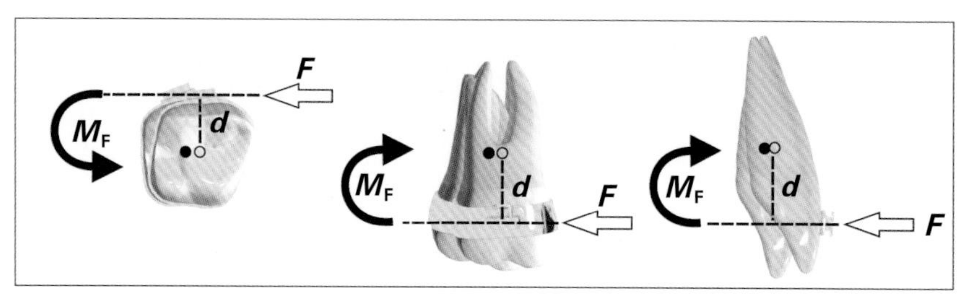

图8.58　牙齿受到不通过阻抗中心的力的作用时，会产生转动的力矩或趋势。力矩的大小，等于该作用力大小乘以力与阻抗中心的垂直距离，以力和距离的乘积作为单位，$M_F = F \times d$。如图显示了3个序列方向上的牙齿转动（引自Robert Isaacson医生）。

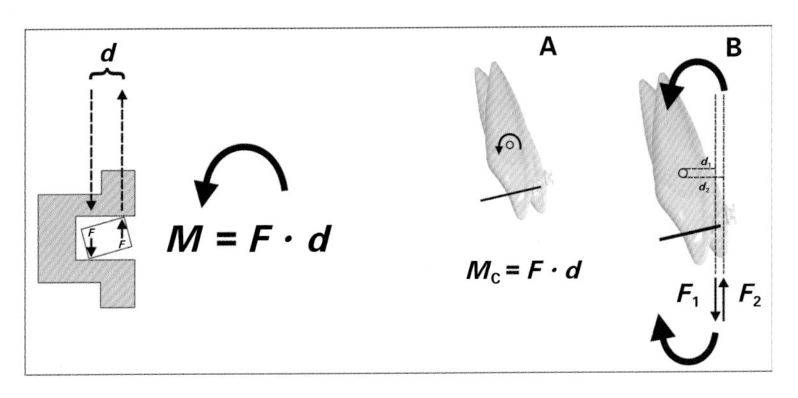

图8.60　力偶中的两个力矩阻抗中心距离不同，力偶的力矩（M_C）引起第三序列方向上的转动。无论力偶作用在牙齿的哪个位置，阻抗中心和旋转中心始终重合（引自Robert Isaacson医生）。

引起牙齿平移；施加一个通过阻抗中心以外任何点的力，会引起牙齿倾斜或转动的趋势。对牙齿施加一个力，牙齿发生转动的同时，牙齿阻抗中心也会沿着这个力的方向移动。相反，力偶的作用位置与牙齿发生何种运动无关。力偶的作用不会引起阻抗中心的移动，在力偶作用下，旋转中心和阻抗中心始终重合。所有的牙齿移动相对阻抗中心而言，一定是平移和/或旋转。

应用完善的基本概念，控制牙齿移动的物理学原理才能最好地应用于正畸治疗中。

8.27.1　质心和阻抗中心（图8.56和图8.57）

把牙齿想象成空间中静态的自由体。任何作用于其“质心”的力量将引起整颗牙齿向力的方向移动（图8.56）。通过质心的外力将使牙齿上的所有点向同一方向移动同等距离。这种正畸牙齿移动称为**平移**或**整体移动**。然而，由于有牙周膜将其连接到支持组织上，体内牙齿并非自由体。因此，抵抗移动的所有阻力可看成是集中于一点，即**阻抗中心**（Center of Resistance, CRes）（图8.56），而非质心。而体内牙齿移动的实际情况是，我们很难施加一个力量完全通过牙齿的阻抗中心。因此，我们可以观察到牙齿围绕旋转中心的各种倾斜或转动趋势（各种力矩）（图8.57），阻抗中心也向力的方向移动。

8.27.2　牙齿移动的序列以及正畸术语[1-3]

当弓丝对牙齿施加力量时，牙齿可以平移、转动或两种运动均有。通称“转动”在正畸中有特定的定义，如下述。

第一序列转动或沿牙齿长轴的转动，正畸学中称为牙齿的扭转（图8.59A）。

第二序列转动或沿牙齿唇舌向轴的转动，正畸学中称为**倾斜**（图8.59B）。

第三序列转动或沿牙齿近远中向轴的转动，正畸学中称为**转矩**。技术上而言，扭矩指的是沿物体长轴方向上的变化。正畸学中我们真正做的是“扭转”弓丝，引起牙齿的第三序列方向上的倾斜运动（图8.60）。

8.27.3　力系统[1-3]

弓丝的力系统可用基础构建模块进行分析。这些模块或是**单点力**或是成对的大小相等、方向相反、不在同一直线上（非共线）的力。这些非共线的力称为**力偶**。

8.27.4　单点力和力的力矩

施加于牙齿上的单点力同时具有大小和方向

两个属性。若单点力方向完全通过阻抗中心，则牙齿有平移趋势或牙上所有点均向同一方向移动同等距离（图8.56）。只有力能移动牙齿的阻抗中心。在体内，施加直接通过牙齿阻抗中心的单点力是很困难的。当力量不通过牙齿阻抗中心时，即产生转动（图8.57）。这种由不通过阻抗中心的外力产生的牙齿转动趋势或力矩则称为**力的力矩**（M_F，图8.57）。M_F力矩的大小，由该作用力大小乘以力与阻抗中心的垂直距离而得（$M_F=F \times d$）。正畸应用中，通常以力和距离的乘积作为M_F的单位，即g・mm。事实上，用g・mm来表示力矩是正畸学传统。克是质量单位，用于表达力量大小并不准确。力的大小的正确单位是牛顿。转换方法为：1g=0.00981N或者1N=101.937g。

8.27.5 附加或消减型力偶[1-3]（图8.59和图8.60）

弓丝也可以通过一对大小相等、方向相反、非共线的力量向牙周膜发出牙齿移动的信号。这种力系统称为“力偶”。当力偶作用时，物体产生倾斜或转动运动，我们称之为“力偶矩”（图8.59和图8.60）。力偶的力系统是组成力偶的这对大小相等、方向相反的单一力系统的总和。单独而言，力偶中的每个单一力会将阻抗中心往力的方向移动，见前述的单点力部分。由于两个力量大小相等、方向相反，每个力倾向于将阻抗中心往相反的方向移动，距离相同。*因此，不管力偶作用于牙齿的哪个部位，阻抗中心将保持不变。*当力偶的两个力作用线分别位于阻抗中心两侧同等距离时，两个力均倾向于使牙齿围绕阻抗中心做转动运动，称之为附加力偶（图8.59）。即使两个力与阻抗中心的距离不同，也会产生牙齿转动的相同倾向。

如图8.60B，托槽内施加了第三序列方向上的力偶，组成力偶的两个力与阻抗中心距离不同。离阻抗中心较近的力，其与力量大小相乘的垂直距离较短，产生的使牙齿顺时针转动的力矩或趋势较小。同理，离阻抗中心较远的力，其与力量大小相乘的垂直距离较长，产生的使牙齿逆时针转动的力矩或趋势较大。当逆时针转动力矩减去顺时针转动力矩，则得出剩余的逆时针转动力矩。这与位于阻抗中心同等距离的力偶产生的牙齿反应几乎是一样的，如图8.59所示。请记住，力量相减以后，剩余的力量作用于离阻抗中心很远的位置。因此，当力偶作用于托槽时，*引起的牙齿转动方式*与托槽位置或托槽内的转矩类型无关。也就是说，力偶作用下，牙齿只能围绕阻抗中心做旋转运动。

力偶产生的转动趋势称为力矩，或者**力偶矩，M_C（moment of the couple）**（图8.59和图8.60）。M_C的大小等于组成力偶的两个大小相等、方向相反的力量产生的力矩和。因此，M_C的大小等于其中一个力乘以两力间的距离。方丝弓矫治器的独特性在于可以在3个平面上产生力偶。无论托槽粘接在牙齿的哪个位置，施加力偶时，只会引起牙齿围绕其阻抗中心进行旋转的趋势。仅有力偶不会导致阻抗中心的位置改变，且旋转中心和阻抗中心将始终重合。

8.27.6 力的平衡与牙齿移动——牛顿第三定律[1-3]

牛顿第三定律指的是相互作用的两个物体之间，总有**大小相等、方向相反的作用力和反作用力**。这在单点力中很容易想象，当我们用一根弓丝压在另一根同样的弓丝上时，两根弓丝形变相同、方向相反。当两根弓丝抗力不同时，弱一些的那根弓丝形变更大，但两根弓丝受到的推挤力量是大小相同、方向相反的。**力的平衡要求任何一个平面上力量总和为零**。力的均衡指任一平面上的力矩和为零。当弓丝入槽产生一对力偶时，牙齿感受到围绕阻抗中心旋转的趋势。托槽内的力偶是通过弯曲或扭转托槽之间的弓丝来激活的。这在弓丝内会产生应力，导致要么托槽移动要么未激活部分的弓丝移动，直到弓丝回到被动状态。

虽然托槽内的力偶产生了一个方向上的力偶矩，但同时弓丝的另一端产生了另一对力偶，其力偶矩方向正好相反。托槽内力偶矩与弓丝另一端平衡力产生的力偶矩必然是大小相等、方向相反的。这就是力的平衡。因平衡中的整个力系统很难想象，很不直观，某些组成部分容易被忽略，从而导致不希望的临床牙齿移动。

8.27.7 力系统和牙齿移动[1]

当弓丝弯曲，不论多复杂，均向牙齿传递了包含单一力和/或一对力偶的信息。作为反应，牙齿进行平移和/或平移、转动混合运动。若能施加一个直接精确通过阻抗中心的单一力量，则牙齿进行平移，无转动（图8.56）。

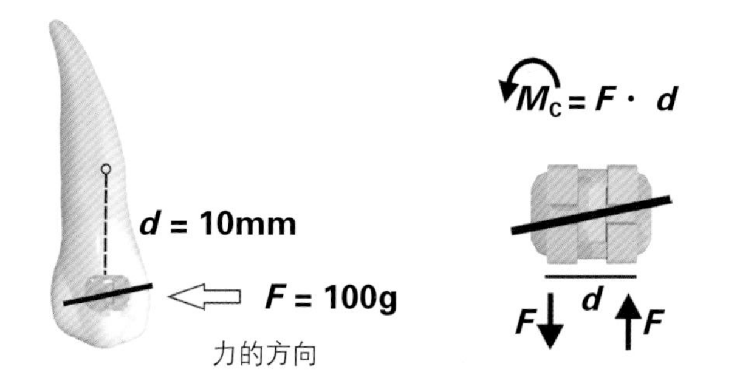

图8.61　在离阻抗中心冠方10mm的位置用一个100g的力量进行尖牙内收，产生了一个正的1000g · mm的M_F。为防止牙冠倾斜，方丝弓矫治器必须在托槽上引一个第二序列方向上负的1000g · mm的力偶（引自Robert Isaacson医生）。

转动发生于力偶施加于托槽，牙齿受到力偶矩（M_C）的作用时（图8.59和图8.60）。图8.61所示的是一种典型的临床情况，在结扎于连续弓丝的托槽上施加单一力量。该力量产生了力矩（M_F），有将阻抗中心往力的方向移动的趋势。为了对抗这种牙齿顺时针倾斜的趋势，方丝弓托槽的设计可引入一个第二序列方向上的力偶，将牙齿往相反的逆时针方向转动。完美地平衡M_F将牙往顺时针方向转动的趋势以及M_C将牙往逆时针方向转动的趋势，将产生牙齿平移运动。在正畸术语中，这种关系用M_C和产生M_F的F的比例来表达，或力矩-力比（M/F比）。例如，图8.61中我们希望尖牙进行整体移动，我们在离阻抗中心冠方10mm的位置施加了一个100g的力量。这将导致阻抗中心向力矢量方向移动。由于力量不通过阻抗中心，牙冠有发生倾斜的趋势，或称M_F，牙冠将向力的方向倾斜。向这个方向转动的力矩或趋势定量为100g × 10mm=1000g · mm。牙冠将发生倾斜直到在方丝托槽内产生了力偶。一旦牙齿倾斜到足够产生力偶的位置，托槽中第二序列方向上的力偶矩M_C将提供使牙往相反方向转动的趋势。如果托槽宽度为4mm，那么弓丝需要在托槽两端分别施加250g的力量来产生1000g · mm，使牙往相反方向转动的M_C。若可以获得此M_C，那么所有转动趋势将抵消。力的转矩和力偶矩并不是叠加而是相互抵消，最终结果和牙齿净移动（倾斜和直立运动的结合）将表现为施加力方向的平移运动。

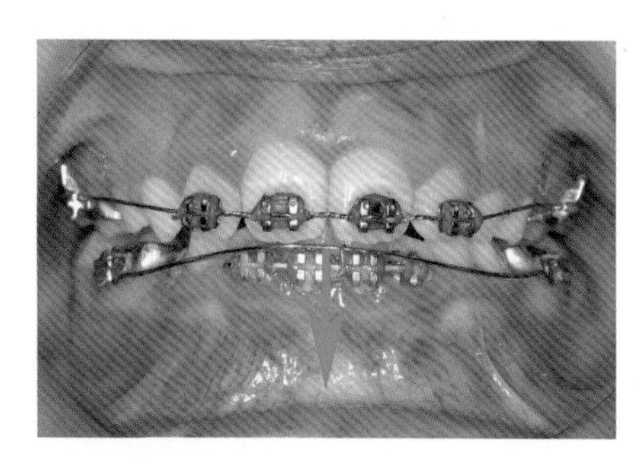

图8.62 患者1时间点1。

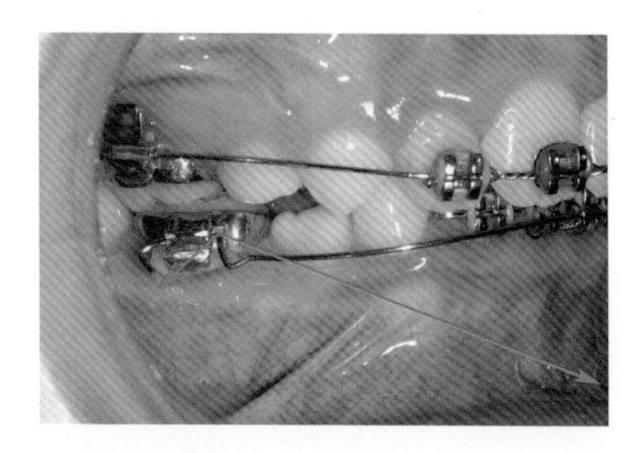

图8.63 患者1时间点2。

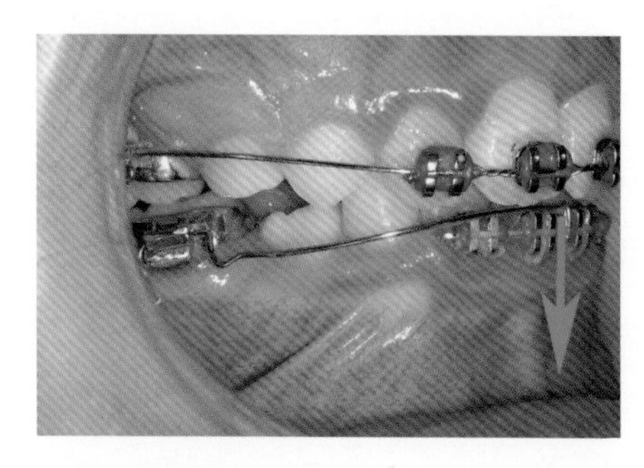

图8.64 患者2时间点1。

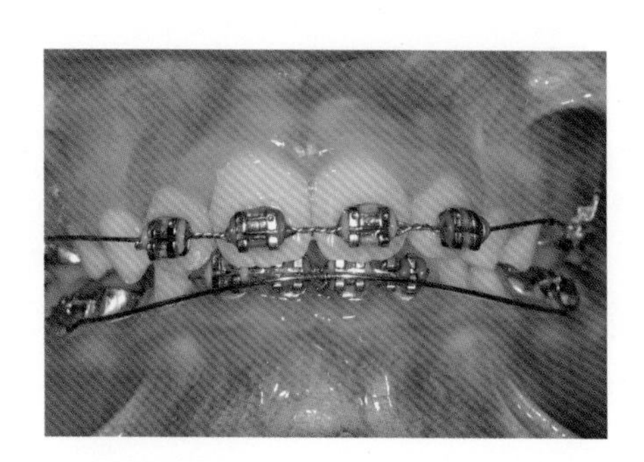

图8.65 患者2时间点2。

8.27.8 乳牙列单颊管（托槽）和单力偶系统案例（图8.62～图8.65）

0.018系统托槽，0.016不锈钢压低辅弓——下切牙主弓丝为16×16的不锈钢片段弓，在中线处用0.010不锈钢结扎丝结扎。

请思考仅**牙弓一侧**的力系统。最简单的含有力偶的正畸力系统是一根弓丝在一个托槽上产生一个力偶。在单托槽系统中（磨牙颊管），弓丝的一端在接近颊管处弯制激活曲并插入颊管中。如图8.62所示，患者1在时间点1，第二乳磨牙处弯制了牙冠后倾曲，于是弓丝的另一端发生了移位，并用不锈钢结扎丝结扎于下中切牙间。图片显示了辅弓仅结扎于下中切牙之间的中线处。当激活的弓丝一端结扎于中切牙近中接触点处，另一端入槽于磨牙颊面管中，就产生了两个大小相等、方向相反的力量构成力偶。其中一个力作用点在颊管近中，另一个在颊管远中。该力偶产生导致磨牙围绕其阻抗中心转动的M_C或趋势。当力偶在单个颊管中产生M_C时，重要的是弄清楚力矩的方向，以便了解整个平衡系统中力的方向。对于单个颊管、单力偶系统，有一个估算力偶矩方向的有效方法，即将弓丝的一端放置于颊管处，但不入槽。将弓丝的另一端放置于结扎处，结扎为单点接触（下中切牙间）。在磨牙处，当弓丝和颊管成一角度（图8.62患者1时间点1），可以想象颊管逐渐转动成弓丝角度，这就是弓丝产生的力矩方向。了解颊管内力矩的方向后，就可以确认平衡系统中力的方向了。单力偶系统中力和力矩的大小可以通过测量将弓丝变形并结扎到前牙接触点时所需的力量来进行临床估算。该力乘以颊管到结扎处的距离得到一个力矩，该力矩与颊

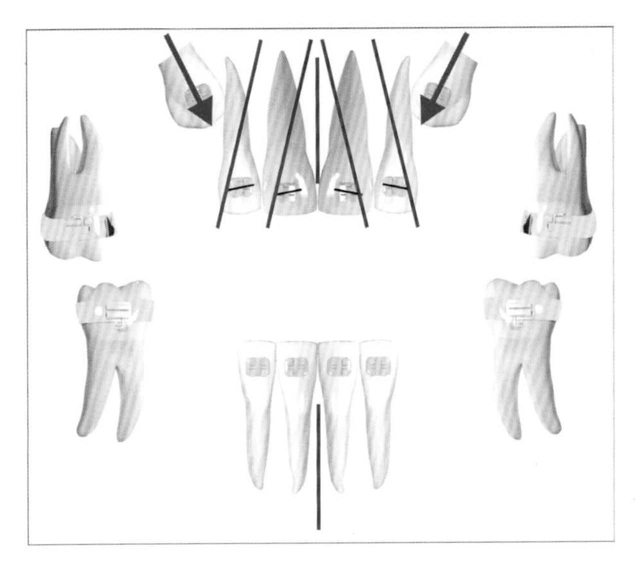

图8.66 混合牙列牙根聚拢。这是通过上颌恒切牙槽沟近中龈向的角度达到的。

管处的M_C大小相等、方向相反。为估算颊管处力偶中单个力的大小，用力偶矩除以颊管宽度即可得。

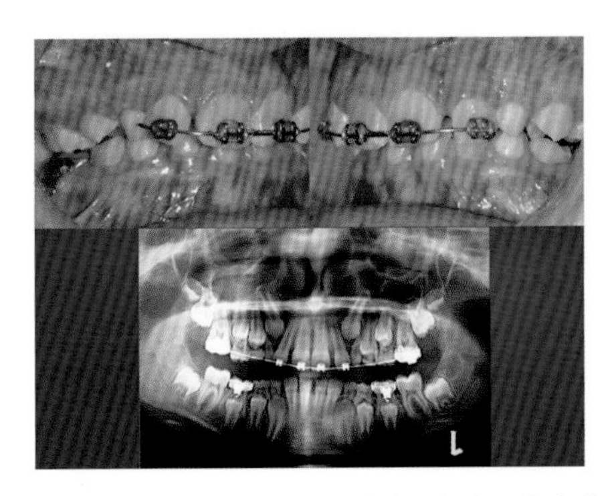

图8.67 混合牙列牙根聚拢。上中切牙近远中向角度为"0°"。上颌侧切牙的托槽左右互换，使牙根向中线聚拢。

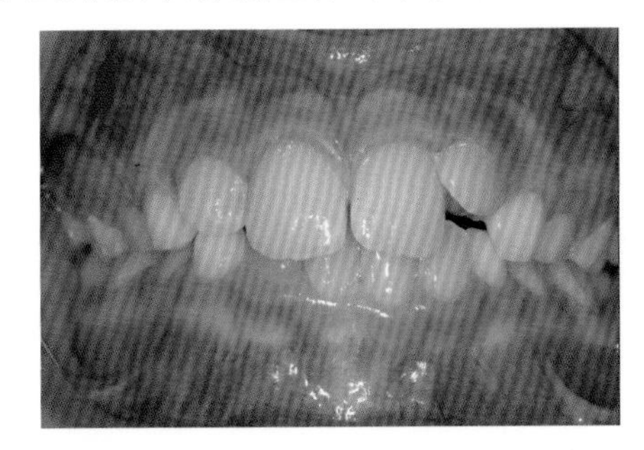

图8.68 时间点1——混合牙列前牙排列情况。

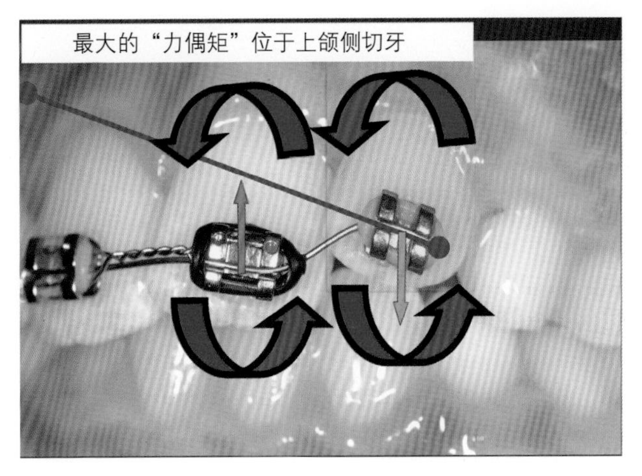

图8.69 时间点——混合牙列，前牙区用0.012NiTi丝片段弓进行排齐。请注意附加的力偶矩和垂直向力量。

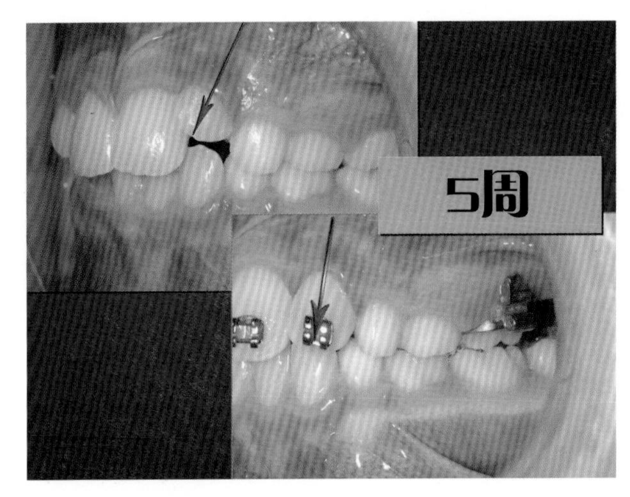

图8.70 时间点1和时间点2——混合牙列，前牙用0.012NiTi丝片断弓排齐了5周。

图8.63为患者1时间点2，可见磨牙对冠后倾曲的治疗反应以及切牙压低量。

8.27.9 混合牙列：上前牙牙根聚拢

混合牙列与恒牙列正畸治疗相比，前者上颌恒尖牙尚未萌出，因此聚拢上颌侧切牙的牙根很重要，而不是分开这些牙根。为使这些牙根聚拢，最具可预测性的方法是更换侧切牙的托槽，即将左上侧切牙的托槽粘接在右上侧切牙上，将右上侧切牙的托槽粘接在左上侧切牙上（图8.66 ~ 图8.71）。

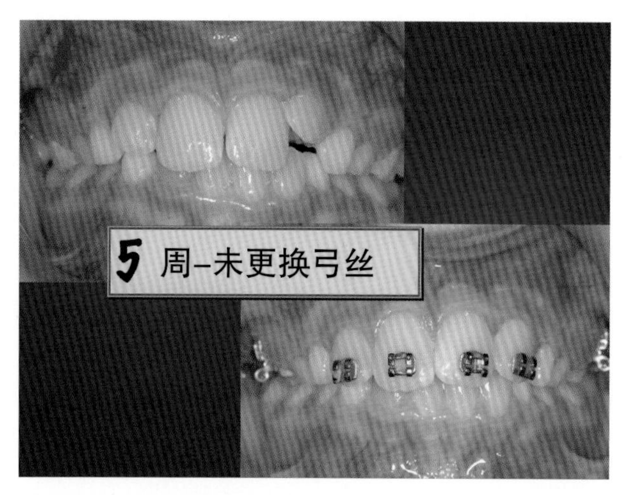

图8.71 时间点1和时间点2——混合牙列，前牙用0.012NiTi丝片段弓进行排齐。

8.27.10 根尖未闭牙的正畸治疗

Fenn[4]分析了正畸治疗对根尖未闭合的上切牙的影响。实验组共30位患者，平均年龄7.9岁，对照组包括33位未经正畸治疗的患者。配对t检验并未发现上中切牙和侧切牙的牙根长度有显著性差异。

8.27.11 双托槽——两个大小相等、方向相反的力偶（图8.72）[1-3]

当相邻两个托槽上的M_C大小相等、方向相反时，它们所对应的平衡系统中的力也是大小相等、方向相反的，且倾向于互相抵消作用效果，在本质上是消减的（图8.67）。这有时称为对称人字形曲，并假定是对称放置于两个同一水平线上的托槽内的。当两颗相邻牙齿需要大小相等、方向相反的力矩，但不需要力矩相关的平衡力时，即可使用对称人字形曲。为使对称人字形曲对两个托槽施加大小相等、方向相反的力偶，两个托槽的槽沟必须排齐，即位于同一直线上。由于错殆畸形情况下，托槽通常是不对称排列或非共线的，因此使用对称人字形曲无法产生大小相

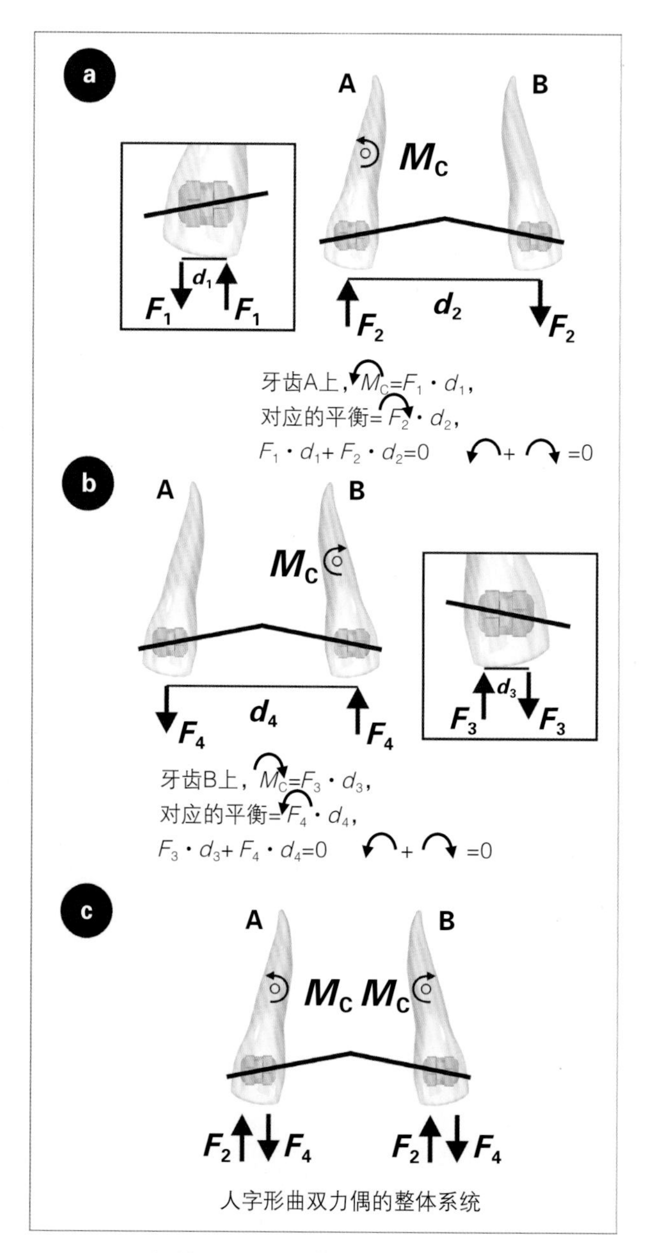

图8.72 双托槽、双力偶系统中的力和力矩。（a）弓丝入槽后，牙齿A上产生的M_C，$F_1 \times d_1$，及其对应的平衡$F_2 \times d_2$。（b）弓丝入槽后，牙齿B上产生的M_C，$F_3 \times d_3$，及其对应的平衡$F_4 \times d_4$。（c）显示了两颗牙上的整体系统效果就是a图和b图中单独效果的总和（引自Robert Isaacson医生）。

等、方向相反的力矩。重要的并不是人字形曲的位置，而是在两个相邻托槽上产生大小相等、方向相反的力矩，这可以通过调节弓丝入槽角度来

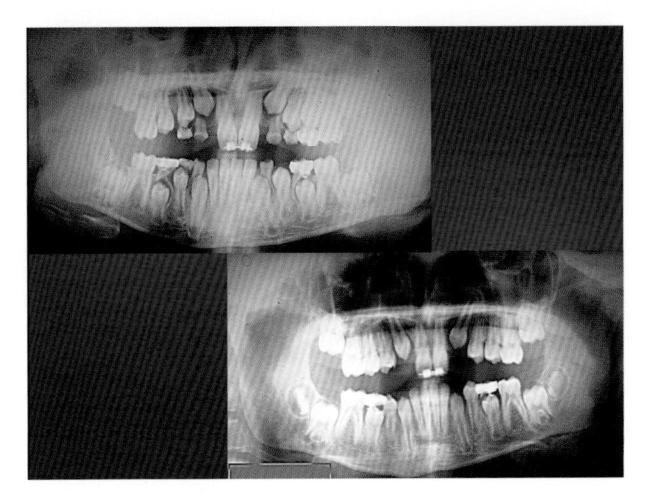

图8.73 该患者双侧上颌侧切牙先天缺失，使用对称人字形曲聚焦上中切牙的牙根以避开发育中的上颌恒尖牙。加力了两次，每次间隔6周。

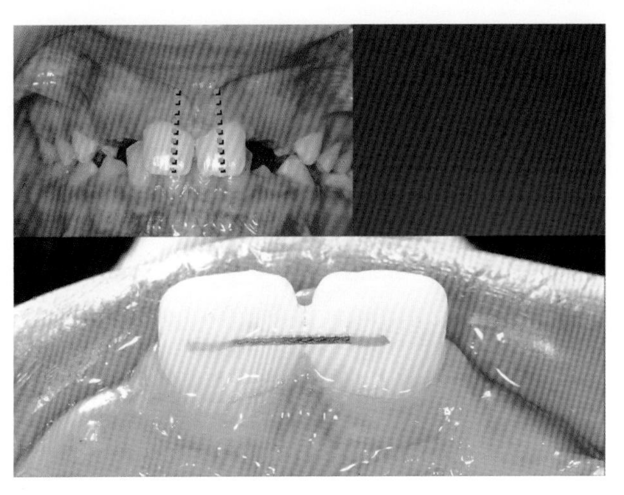

图8.75 中切牙过矫正位置，固定舌侧丝保持。请注意正在萌出的右上恒尖牙。

达到，使其在入槽前是大小相等、方向相反即可（图8.73～图8.75）。

8.27.12 双托槽——两个大小不等、方向相反的力偶（图8.76）[1-3]

出于临床考虑，两个相邻托槽上大小不等、方向相反的力偶（消减型力偶）的作用可以想象为两个单托槽系统的代数和。两颗相邻牙齿上力矩的相对大小。临床上可以通过检查弓丝被动放置于槽沟上来估算。*入槽角度大的托槽，产生的M_C也较大，牙齿转动的倾向也比较小的M_C大。*当两个相邻托槽上的M_C大小不等、方向相反（消减

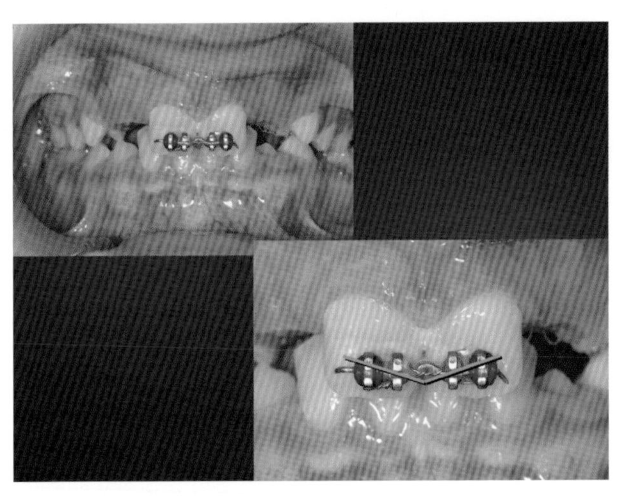

图8.74 显示了16×22不锈钢丝片段弓，对称带圈人字形曲的临床应用，用于聚集上中切牙的牙根，以避开发育中的上颌恒尖牙，螺圈用于增加弓丝弹性。蓝线代表了上中切牙槽沟的大致入槽角度。上中切牙托槽用不锈钢结扎丝进行连扎。当牙冠开始远中移动时，结扎丝提供了一个向近中的“新力量”，使牙根直立，并使两颗中切牙的阻抗中心向中线移动。

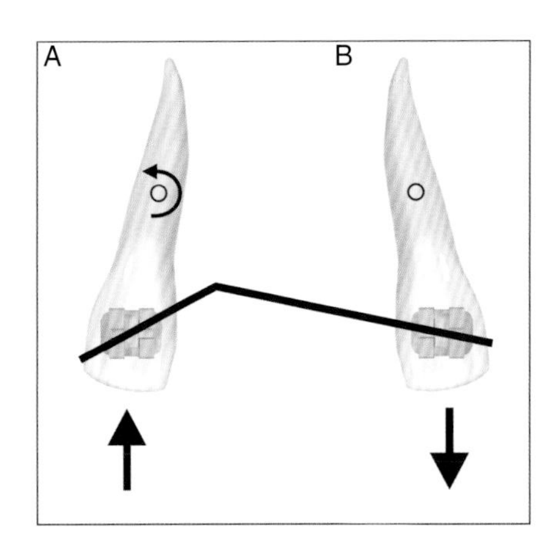

图8.76 不对称人字形曲形成的双托槽、双力偶系统。可见牙齿A的入槽角度较大，因此力偶矩较大，这决定了A和B牙齿上的平衡力方向。牙齿B上较小的反方向的力矩产生的平衡力较小，消减了一部分从牙齿A上产生的平衡力（消减力）。因此，总体效果是牙齿B压低，牙齿A伸长，牙齿A的牙根远中倾斜比牙齿B多（引自Robert Isaacson医生）。

型）时，较大的力矩将决定平衡力的方向。在每颗牙齿上，较大的M_C产生的平衡力都会被较小的M_C产生的平衡力缓和（消减）。每个托槽均受到净差值（图8.76）。这种弓丝形态被称为不对称人字形曲，但其具体位置并不重要，重要的是弓丝相对于每个托槽槽沟的方向。*入槽角度决定了产生的较大力矩，从而决定了平衡力的方向。*

8.27.13 双托槽——两个"同向、增强"力偶，前牙根舌向转矩增加

图8.77相当于同时使用了压低多用途弓和转矩弓。当两个相邻托槽上的M_C方向相同，其在两个托槽上产生的平衡力方向也相同。每颗牙齿均受到净力值或力的总和。这种形状的弓丝有时称为台阶曲，基本由两个人字形曲组成，产生的力偶、力矩和力均是同一方向的（附加型力）。当在所有切牙托槽上使用第三序列方向上的力偶以进行冠唇向移动时，临床上冠唇向运动比根舌向运动更快。这是因为切端比根尖距离阻抗中心更远，牙齿进行任一角度的转动，切端移动的直线距离均比根尖大。由于转矩弓可以使切牙牙冠围绕阻抗中心快速转动，因此在解除前牙反𬌗时非常有效。

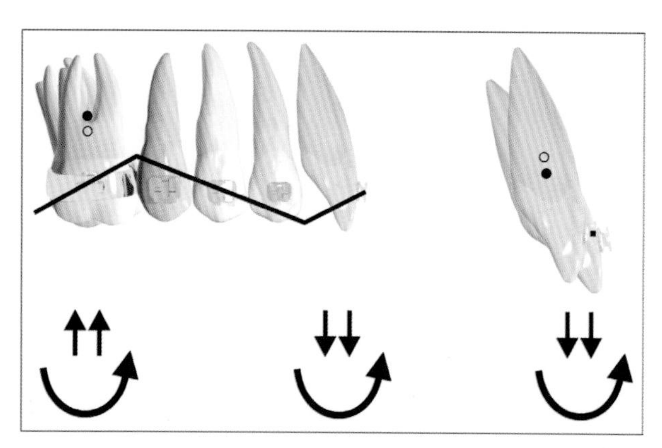

图8.77　台阶曲，产生附加型力的双托槽、双力偶系统。前牙和后牙力偶均作用于同一方向（附加型），称之为"附加型力偶"。这些力偶产生的平衡力作用方向为垂直向，方向相同（引自Robert Isaacson医生）。

8.27.14 临床应用——混合牙列期前牙开𬌗，两个"同向、增强"力偶，前牙根舌向转矩增加

图8.78显示了混合牙列中的临床应用。下颌

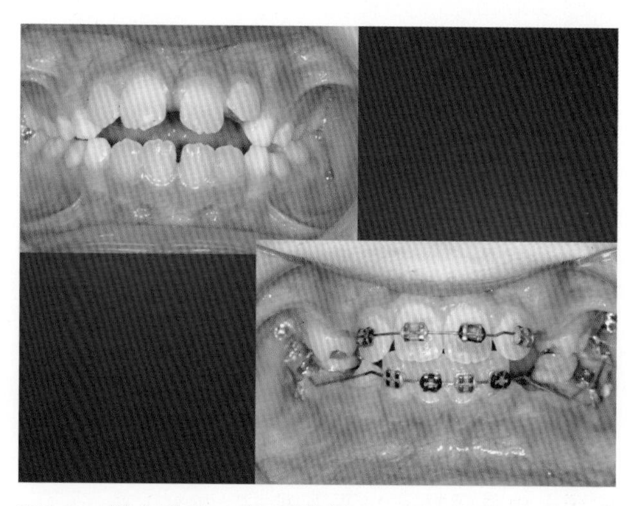

图8.78　混合牙列，下切牙使用16×22不锈钢丝，附加型力的伸长多用途弓。为了减少第二乳磨牙（E）的近中转动（倾斜），使用了支抗片段弓，将第一恒磨牙也纳入了系统中。请注意双侧下颌第二乳磨牙不同的倾斜效应。

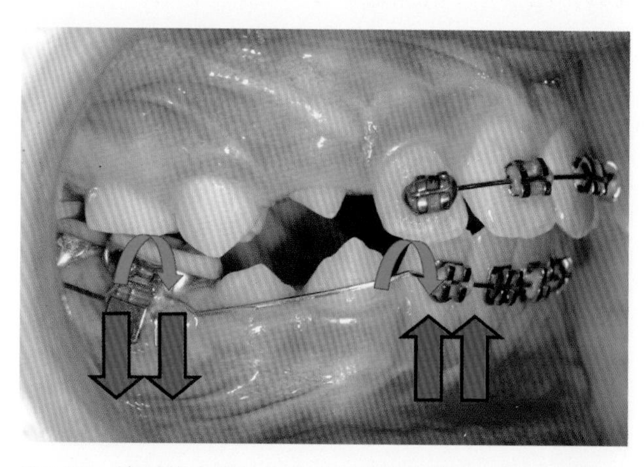

图8.79　该系统中附加型力学机制及矢量的大致示意图。为了减小乳磨牙的近中倾斜并促进切牙的伸长，第二乳磨牙（E）和第一恒磨牙上放置了16×22不锈钢丝"支抗片段弓"。这在右下第二乳磨牙上有些支抗作用。另外，由于切牙伸长，下切牙上有消减力（冠舌向转动）。

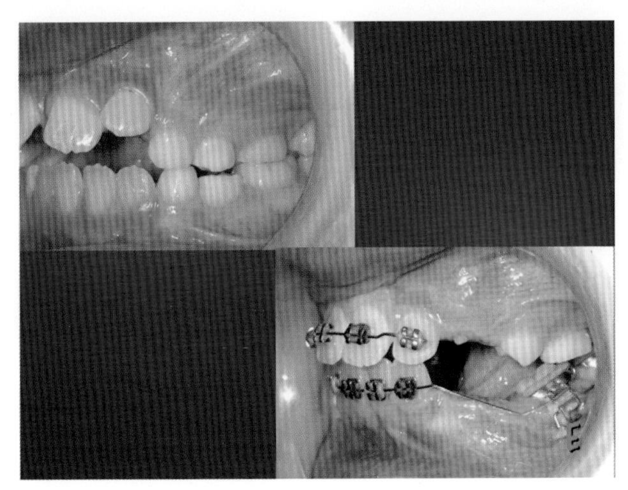

图8.80 混合牙列，使用16×22不锈钢丝伸长下切牙。左下第二乳磨牙（E）严重牙冠近中倾斜和牙根远中倾斜。这可能是由于左下第二前磨牙的萌出和第二乳磨牙牙根吸收导致的（图8.81）。

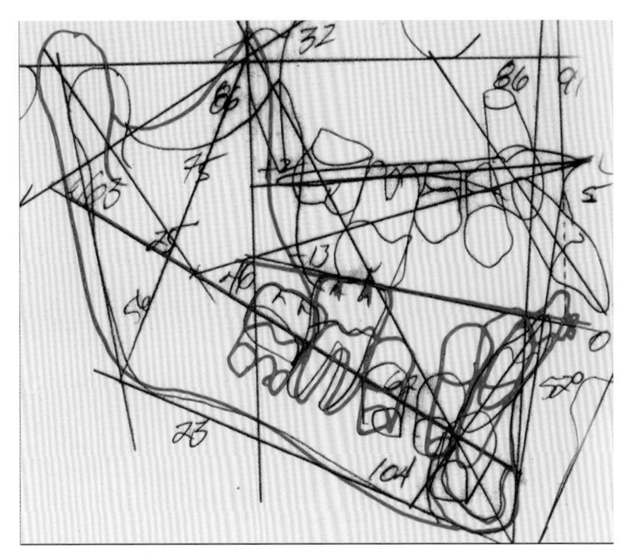

图8.82 在PM点上，以骨皮质进行重叠（Ricketts' s重叠法），可见下切牙伸长。根据临床需要，医生可调节附加型力的伸长多用途弓来获得或多或少的根舌向/冠唇向转动（转矩）。

第二乳磨牙粘接了带环，并预计到了会有较大角度的冠近中和根远中倾斜。为了减小乳磨牙的近中倾斜并促进切牙的伸长，第二乳磨牙和第一恒磨牙上放置了16×22不锈钢丝“支抗片段弓”。可能由于多用途弓管中弓丝/颊管的余隙，右下第二乳磨牙有些抵抗倾斜的效应（图8.79）。如图8.80，左下第二乳磨牙严重牙冠近中倾斜和牙根远中倾斜。这可能是由于左下第二前磨牙的萌出和第二乳磨牙牙根吸收导致的。图8.81可见左下第二前磨牙垂直向萌出道并未受明显影响。图8.82和图8.83分别显示了头颅侧位片和牙颌变化。图8.84为Ⅱ期治疗结束后2年的面部协调性。

本人要感谢Robert Isaacson医生允许使用和修改他的出色的材料。

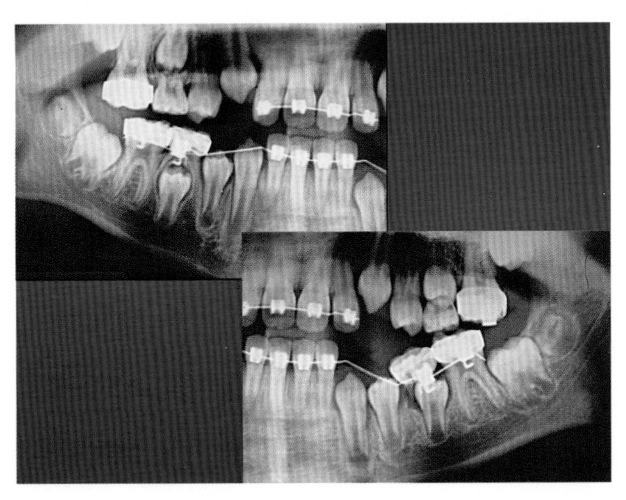

图8.81 左下第二前磨牙的萌出和第二乳磨牙牙根吸收可能允许第二乳磨牙进一步牙冠近中倾斜。左下第二前磨牙垂直向萌出道并未受明显影响。

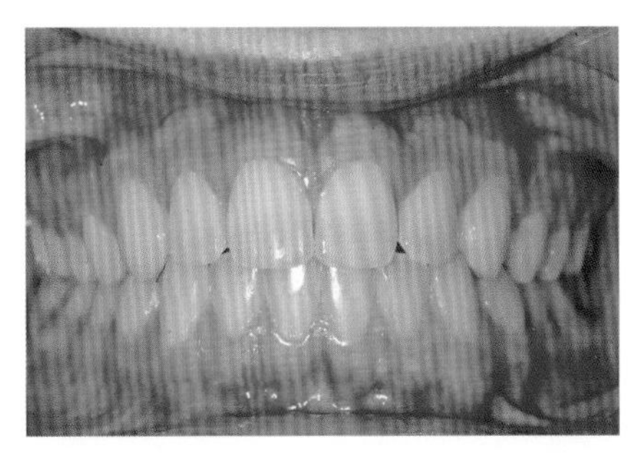

图8.83 正畸治疗2年后。该患者Ⅱ期正畸治疗时间很短，使用上下颌固定矫治器进行精细调整。该图显示的是正畸治疗2年后情况。该患者佩戴压膜保持器，频率为每周2～3个晚上，未使用固定舌侧丝。

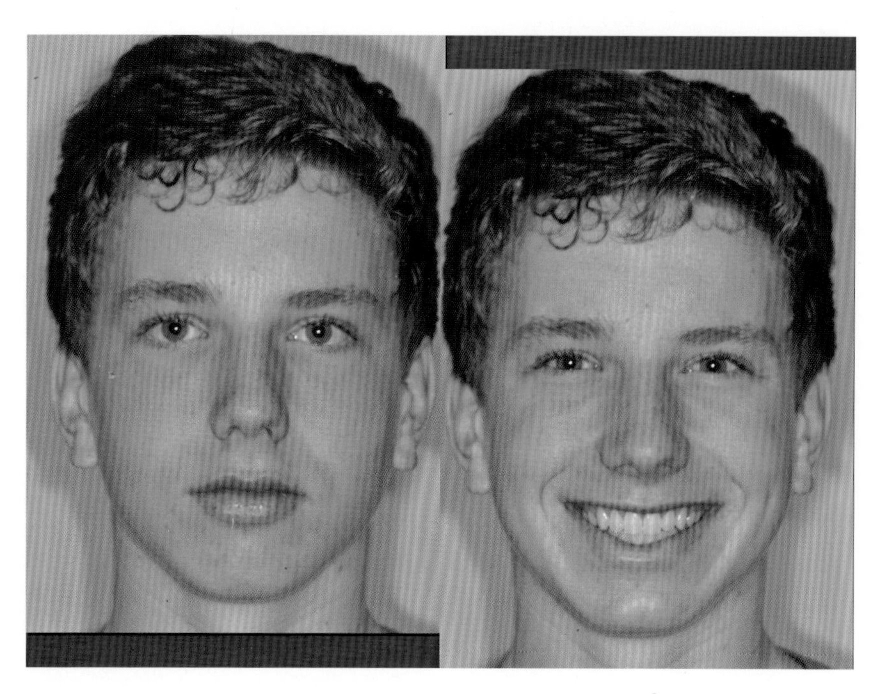

图8.84 Ⅱ期正畸治疗结束后2年的牙颌协调情况。笑弧处于可接受范围内。

参考文献

[1] Isaacson, RJ. *Seminars in Orthodontics Journal, Vol 1, No 1*: Elsevier Publications, USA, March 1995.

[2] Mulligan, TF. *Common Sense Mechanics in Everyday Orthodontics II*, Phoenix, Arizona, USA, CSM Publishing, 2009.

[3] Marcotte, MR. *Biomechanics in Orthodontics*, BC Decker, Philadelphia, USA, 1990.

[4] Fenn, KM. The effect of fixed orthodontic treatment on developing maxillary incisor root apices. *Am J Orthod* 1998; **114**(5):A1.